现代医院护理及综合管理学

孙莉等 主编

天津出版传媒集团

天津科学技术出版社

图书在版编目（CIP）数据

现代医院护理及综合管理学/孙莉等主编. -- 天津：天津科学技术出版社，2024.7
ISBN 978-7-5742-2294-6

Ⅰ．R47

中国国家版本馆CIP数据核字第20242ZZ211号

现代医院护理及综合管理学
XIANDAI YIYUAN HULI JI ZONGHE GUANLIXUE

责任编辑：	李　彬
出　　版：	天津出版传媒集团 天津科学技术出版社
地　　址：	天津市西康路35号
邮　　编：	300051
电　　话：	（022）23332377
网　　址：	www.tjkjcbs.com.cn
发　　行：	新华书店经销
印　　刷：	山东道克图文快印有限公司印刷

开本787×1092　1/16　印张24　字数500 000
2024年7月第1版第1次印刷
定价：88.00元

编委会

主　编：孙　莉　赵艳芹　张　瑞
　　　　　郭秀会　张克香　王建蕾
副主编：寇景娟　杨永红　杨海燕
　　　　　王　娟　周　倩
编　委：(按姓氏笔画)
　　　　王建蕾　烟台毓璜顶医院
　　　　王　娟　山东中医药大学附属医院
　　　　孙　莉　山东第一医科大学第一附属医院(山东省千佛山医院)
　　　　张克香　山东大学第二医院
　　　　张　瑞　天津市口腔医院
　　　　杨永红　山东第一医科大学第一附属医院(山东省千佛山医院)
　　　　杨海燕　山东大学第二医院
　　　　周　倩　山东颐养健康集团淄博医院
　　　　赵艳芹　泗水县人民医院
　　　　郭秀会　山东大学第二医院
　　　　寇景娟　东平县第一人民医院
　　　　梁吉香　东平县第一人民医院

前 言

临床护理学随着社会的进步和科学的发展以及疾病形态与医疗保健技术及体系的进步而不断地发展变化，临床护理学将集医学、社会科学、人文科学及管理科学为一体，在保护人民健康、防治重大疾病、提高人口素质中发挥着重要作用。本书充分吸收了国内外同类文献的新知识，增加及更新了许多重要的学科知识点，突出介绍了护理专业的基础理论、基本思维及工作方法。全书内容涵盖面广，注重基础，又突出重点，力求反映护理临床护理的新成果。

《现代医院护理及综合管理学》是介绍护理学基础理论知识及相关知识的一门课程，是护理专业的启蒙和入门课程。近年来，新的医学模式、护理模式对疾病的治疗护理及其研究的指导意义日益受到重视。本书主要从护理学基础理论知识及常见疾病护理等方面来写。并对医院相对应的管理方式和管理制度进行相关的阐述。本书立足临床实践，内容全面翔实，重点突出，力求深入浅出，方便阅读，是一本实用性很强的护理学权威性医学著作。

由于本书为集体执笔，编者较多，文笔不同，加之学识有限，书中难免存在不足和错漏之处，欢迎广大读者对本书的内容提出宝贵意见，使之更趋完善。

目录

第一章 绪论
- 第一节 护理相关的基本概念 ... 5
- 第二节 护理的工作模式 ... 16
- 第三节 护理学的定义及特性 ... 19
- 第四节 护理学的发展史 ... 21
- 第五节 护理实践的内容和范畴 ... 27
- 第六节 护理学的研究对象和方法 ... 28

第二章 护理常用操作技术
- 第一节 生命体征的测量 ... 30
- 第二节 鼻饲管的使用技术 ... 32
- 第三节 冷敷、热敷法 ... 33
- 第四节 排泄护理技术 ... 35
- 第五节 外伤简易处理技术 ... 37
- 第六节 烧烫伤简易处理技术 ... 38
- 第七节 食物中毒简易处理 ... 39
- 第八节 蒸汽吸入法 ... 40
- 第九节 留取化验标本 ... 41
- 第十节 家庭消毒及隔离技术 ... 44
- 第十一节 重患者的家庭护理技术 ... 48
- 第十二节 患者的体位与变换 ... 50
- 第十三节 给药途径和方法 ... 54
- 第十四节 隔离原则与隔离技术 ... 56
- 第十五节 灌肠术 ... 60
- 第十六节 膀胱冲洗术 ... 62

第三章 特需患者的常用护理
- 第一节 发热患者护理 ... 63
- 第二节 中暑患者护理 ... 65
- 第三节 中毒患者护理 ... 67
- 第四节 休克患者护理 ... 74
- 第五节 意识障碍患者护理 ... 85
- 第六节 疼痛患者护理 ... 89
- 第七节 腹泻患者护理 ... 99
- 第八节 卧床患者的护理 ... 101
- 第九节 呼吸困难患者的护理 ... 106
- 第十节 康复患者护理 ... 111
- 第十一节 老年患者护理 ... 119
- 第十二节 临终关怀 ... 124

第四章 呼吸系统疾病患者的护理
- 第一节 呼吸系统疾病一般护理 ... 131
- 第二节 急性上呼吸道感染 ... 131
- 第三节 肺炎 ... 134
- 第四节 支气管哮喘 ... 139
- 第五节 支气管扩张 ... 144

第六节　肺结核 147
　　第七节　慢性阻塞性肺气肿-肺源性心脏病 153
　　第八节　自发性气胸 158
　　第九节　呼吸衰竭护理 162
第五章　循环系统疾病护理 167
　　第一节　心力衰竭护理 168
　　第二节　心律失常护理 173
　　第三节　高血压病护理 179
　　第四节　冠状动脉硬化性心脏病护理 184
第六章　消化系统疾病护理 191
　　第一节　消化性溃疡护理 191
　　第二节　肝硬化护理 200
　　第三节　急性胰腺炎护理 206
　　第四节　慢性胰腺炎护理 213
第七章　泌尿系统疾病护理 217
　　第一节　肾盂肾炎护理 217
　　第二节　慢性肾炎护理 221
　　第三节　慢性肾功能衰竭护理 226
第八章　血液和造血系统疾病护理 234
　　第一节　贫血护理 234
　　第二节　白血病护理 238
　　第三节　恶性淋巴瘤护理 244
第九章　内分泌代谢性疾病护理 246
　　第一节　糖尿病护理 246
　　第二节　甲状腺功能亢进症护理 257
　　第三节　皮质醇增多症护理 263
　　第四节　尿崩症 266
第十章　神经系统疾病护理 268
　　第一节　意识障碍护理 268
　　第二节　瘫痪护理 274
　　第三节　痴呆护理 280
　　第四节　急性脑血管病的护理 284
第十一章　外科疾病护理总论 292
　　第一节　外科疾病的基本护理 292
　　第二节　围手术期患者一般护理 300
　　第三节　水、电解质和酸碱平衡失调患者护理 304
　　第四节　外科感染患者护理 315
　　第五节　烧伤患者护理 322
　　第六节　创伤的护理 331
第十二章　普通外科疾病患者护理 334
　　第一节　甲状腺疾病患者的护理 334
　　第二节　腹外疝患者的护理 341
　　第三节　腹部创伤患者的护理 344
　　第四节　急性腹膜炎患者的护理 345

第五节 肠梗阻患者的护理 348
第六节 阑尾炎患者的护理 350

参考文献 353

第一章　绪论

护理学作为医学科学领域中一门系统而独立的学科体系，本身具有许多分支学科，并且随着科学和社会的发展，护理学与医学、自然科学和人文社会科学之间相互交叉融合，又不断形成新的边缘学科。为了学习好护理学，我们不仅需要学习各分支学科的知识，更需要从整体上来研究考察护理学的完整体系，认识和掌握护理学的本质和发展规律。护理学基础从整体角度研究护理学，分析护理学的性质、特性、发生发展规律、实践范围、学科体系结构；论述护理理念；研究护理学在卫生保健体系中的社会地位、社会功能、相关的政策和法规；介绍护理学的基本理论和方法以及护理人员的思维方法和基本技能。

第一节　护理相关的基本概念

人、健康、环境和护理被大多数学者认为是影响和决定护理实践的四个基本概念。对这四个概念的研究和描述构成了护理学的基本要素和总体理论框架，决定着护理工作的任务和方向。在这四个概念中，人是护理实践的核心，由人的概念可以引出其他三个概念。

护理学家提出其护理理论时，首先要对这些概念进行描述，以使他人了解其基本理论思想。护理教育机构通过阐明其教职员工对这些概念的基本观点，确立办学宗旨，并以此为依据设置课程和决定教学内容。护理管理者也通过对这四个基本概念的描述，使员工和协作者统一思想，指导护理实践。广大护理实践者对这四个基本概念的认识和理解，更是直接影响着护理实践的质量。故本章将分别对四个基本概念进行论述。

一、人

人是护理的服务对象，对人的认识是护理理论和护理实践的核心和基础。

（一）人是一个统一的整体

1.一般系统理论

系统论是美籍奥地利学者 L.V.Bertalanffy 在 1947 年提出，1973 年进一步完善为一般系统理论。系统论主要解释了事物整体及其组成部分间的关系，以及这些组成部分在整体中的相互作用。其理论框架被广泛应用于许多科学领域。

系统具有以下特征：

（1）整体性：系统由各要素组成，具有整体功能。整体功能大于且不同于各要素功能的总和。各要素间相互影响，任一要素的变化均会影响其他的要素和整体的变化。

（2）相关性：系统围绕目标由相应的要素组成，各要素间相互影响，相互作用。组成系统的各要素都有独特的功能。

（3）层次性：系统的结构是按层次有序排列的，系统内有子系统，系统外有超系统。

（4）目标性：每一具体系统均有其特定的目标，系统的组成和活动均围绕目标进行。系统通过各要素间的相互作用和协调，以达到适应环境，保持系统稳定，完成系统整体功能的目标。

根据系统是否与其他系统和周围环境发生联系，系统分为开放系统和闭合系统。

2.人是一个整体的概念

整体的概念即系统的概念。人是一个统一整体，不仅从生物角度看，人是一个由各种器官、系统组成的生物有机体，具有生物意义的完整功能。更重要的是，人是有意识、有情感，具有社会属性的人。因此，人是一个整体的概念，是指人是由生理、心理和社会三方面组成的统一整体，三者相互作用，相互影响，任何一方面的障碍或失调，都会影响到其他部分以至整体。例如，身体的不适会影响情绪和工作；而人际关系的紧张也会通过心理因素引起身体的疾病。所以护理的对象不应该是"疾病"而是整体的人。在护理实践中，不仅要满足患者生理的需要，还应注意满足其心理、社会的需要。

3.人是开放系统

人生活在自然和社会环境中，总是不断的与周围环境进行着物质、能量和信息的交换。例如：人需要从外界吸入氧气，呼出二氧化碳；需要与外界交流，以获取信息和表达自己的思想。人作为开放系统的基本目标是保持机体内环境的平衡，以适应外环境的变化，从而保持健康状态。我们在护理实践中强调人是一个开放系统，不仅要关心机体各器官、系统功能的协调平衡，同时还应注意环境中其他人、家庭、社区等对机体的影响。护理工作者有责任为护理对象创造一个良好的环境，以促进和维护其健康。

（二）人的基本需要

1.基本需要的定义

人的基本需要是指个体为了维持身心平衡，并求得生存、成长与发展，在生理上和心理上最低限度的需要。当基本需要得不到满足时，就会出现机体的失衡，影响身心健康，甚至威胁生命。护理是一个帮助人，为人的健康服务的专业，护理的功能就是帮助护理对象满足他们的基本需要，维持或恢复身心健康，达到促进健康预防疾病的目的。

2.马斯洛人类基本需要层次论

美国心理学家马斯洛总结了人类基本需要所具有的共性，于1943年提出了人类基本需要层次论。这一理论被广泛应用于心理学、社会学和护理学等学科领域。

（1）人类基本需要层次

马斯洛即将人的基本需要分为五个层次，按其重要性和发生的先后次序由底层向高层依次排列成"金字塔"型状。图

①生理需要：是人类求生存的最基本需要，它包括对氧气、水分、食物、排泄、温度、活动、休息和睡眠以及性等的需要。

②安全需要：包括生理上的安全和心理上的安全。前者指个体需要一些安全措施以防止身体受到伤害，如躁动患者需要床挡以防止坠床；热水袋的温度应控制在50~70℃以防止烫伤。后者指个体需要一种心理上的安全感觉，如人们大多喜欢在熟悉、有序、可预知的环境下生活，而害怕陌生危险的环境。

③爱与归属的需要：人需要获得亲人、家庭的爱和集体的接纳，同时也需要去爱别人。人渴望归属于某一群体，参与群体的活动，并在交往中建立良好的人际关系。

④自尊的需要：自尊有双重含义，即拥有自尊，视自己为一个有价值的人，和被他人尊敬，得到他人的认同与重视。满足自尊的需要可使人获得力量和自信。

⑤自我实现的需要：是指人都希望完善自己，充分发挥个人的潜能，实现自己在工作和生活上的愿望，成为成功的人。满足这一需要会使人感到最大的快乐。

（2）各需要层次间的关系

①基本需要是人类普遍存在的，其满足的程度与健康状况成正比。

②越是底层的需要对个体越重要，一般情况下，首先满足较低层次的需要，然后再考虑满足较高层次的需要。生理需要是最底层的需要，也是最重要的需要，个体必须首先予以满足。

③通常是在一个层次的需要被满足或部分被满足后，更高一层次的需要才出现并逐渐明显和强烈。但有时不同层次的需要会重叠，甚至颠倒。例如：著名诗句"生命诚可贵，爱情

价更高，若为自由故，两者皆可抛。"即描述了诗人为了实现美好理想而不惜牺牲生命的崇高境界。

④维持生存的低层次需要往往要求立即和持续予以满足，如氧气的需要；越高层次的需要越可以暂缓满足，如自我实现的需要。但这种一时不能满足的需要始终存在，不可忽视。

⑤随着需要层次的上移，层次越高的需要，其意义及满足的方式越具有差异性。例如：人都需要氧气，且都是通过呼吸运动吸入氧气，呼出二氧化碳；而自我实现的需要是人类特有的需要，意义及满足的方式因人而异。有人想成为作家，有人想成为白衣天使，有人满足于现状，有人努力学习新知识，不断改革和创新。

⑥各需要层次间可相互影响。有些高层次需要并非生存所必须，但它可促进生理功能更加旺盛，如果不被满足，会引起焦虑、抑郁等情绪，影响健康。

(3) 马斯洛基本需要层次论对护理的意义

马斯洛基本需要层次论在护理上得到广泛应用，它可帮助护理人员：

①识别护理对象未满足的需要，即护士应提供帮助和解决的护理问题。

②更好地理解患者的言行。患者不仅有低层次的生理需要，还有高层次的心理及社会文化的需要。

③预测患者尚未表达的需要，或可能出现的问题，即潜在护理问题，以便采取预防措施。

④以基本需要层次论为理论框架，系统地收集和评估患者资料。

⑤按照基本需要的层次，识别和排列护理问题的轻重缓急顺序，制定和实施护理计划。

(三) 人的成长与发展

护理服务的对象包括从出生到死亡所有年龄组的人，人在生命过程的各个发展阶段具有不同的基本需要，了解各个发展阶段的特点和需要，掌握成长与发展的规律，对于更好地提供护理服务十分必要。

1.成长与发展的定义

(1) 成长是指个体在生理方面的量性增长。常用的人体可测量指标有：体重、身高、骨密度和牙齿结构的变化。

(2) 发展是指生命中有顺序的可预期的功能改变，是个体随年龄增长及与环境间的互动而产生的身心变化过程。发展是学习的结果和成熟的象征。发展表现为组织器官功能的成熟和机体能力的演进，如行为改变，技能增强等，往往不易被测量。

2.成长与发展的内容

(1) 生理方面：主要指体格的生长和各系统功能的增强和成熟。

(2) 认知方面：指智力的增强，包括感知、记忆、想象和思维能力的增强。

(3) 情感方面：情绪情感是指人对客观事物的态度体验，如喜怒哀乐等内心体验。情绪情感的发展表现在这种体验的丰富性、稳定性和深刻性方面的变化。

(4) 精神方面：是指人对生命的意义，生存价值的认识。

(5) 社会方面：指个体与他人、群体间相互作用，完成个体社会化的过程。

(6) 道德方面：指人的是非观念等道德信念的形成，并以此规范自己的言行。

以上六部分，除生理方面外，其他五部分都属于心理社会领域。但各部分相互关联，形成统一整体。

3.成长与发展的规律

(1) 规律性和顺序性：人的成长发展是遵循一定规律，经历相同的发展阶段按一定顺序进行的，而且这顺序是不可逾越和不可逆的。例如：婴幼儿身体运动功能发展的顺序是：

由头到尾、由近到远、由粗糙到精细、由简单到复杂。婴儿总是先会抬头，后抬胸，再进一步会坐、立和行走；先学会控制肩、臂、腿的运动，再学会控制手和脚的运动；先学会用手握持玩具，再发展到能用手指捏取物品。

心理社会发展也按一定顺序进行。具体的顺序在发展理论中作详细介绍。

（2）连续性和阶段性：虽然在人的生命过程中，生长和发展是持续不断进行的，但表现出明显的阶段性特征。每个阶段都有其特定的发展任务，下一个阶段的顺利发展必须依赖前一阶段发展的基础。

体格生长表现出的阶段性特点是婴儿期生长非常迅速，幼儿期稳步成长，青春期进入第二个快速生长期，成年后处于相对稳定的阶段，老年期各系统出现衰退和老化。

心理社会的发展同样具有连续性和阶段性，个体在生命的不同时期会有特殊的心理社会需求，以及特定的心理社会问题和冲突需要解决，如果这些需求和问题能够较好的予以满足和解决，个体就能顺利进入下一个发展阶段，否则，将导致以后发展的困难，心理障碍及社会适应不良。

（3）不平衡性：在生理方面各系统的生长发育不是同步进行的，可以用四条很有特点的曲线来概括神经系统、淋巴系统、一般器官系统和生殖系统发育的规律。以下是一组研究数据。

表 1—1　儿童发展的 4 条生理曲线数值

年龄（岁）	成熟度（%）			
	淋巴系统	神经系统	一般器官系统	生殖系统
2	40	60	30	5
4	60	80	40	8
6	90	90	42	10
8	120	95	45	10
10	170	96	50	10
12	190	97	60	15
14	160	98	70	20
16	130	99	85	45

根据以上数据画出简单的坐标图，横坐标为年龄，纵坐标为发育成熟度，得出四条曲线。

心理社会的发展同样存在不平衡性，例如语言发展以 3～5 岁最快。

（4）个体差异性：人的生长发展有一定的发展顺序，经历相同的发展过程，但由于遗传和环境因素的影响，每个人在通过各个发展阶段时，都表现出自己独特的方式和速度。例如：同一年龄组的健康儿童，有点语言发展较快，有的运动能力强。其身高、体重等生理测量值也会在一定范围内波动。

（5）敏感时期性：成长和发展过程中存在较敏感的时期，一般认为生长发展较快的阶段是人较敏感的时期。例如：胚胎的前三个月事胎儿生长发育的关键时期，最容易受到病毒、药物或化学因素耳朵影响；婴儿期婴儿与父母依恋情感的建立对其一生的心理社会发展都十分重要，如果此期得不到亲情的爱抚，将影响健康人格的形成；青春期体格生长迅速，生殖系统发育加速，是自我意识建立和人格成熟的另一个敏感时期。

4.影响成长发展的因素

（1）遗传因素：人的生长发展受父母双方遗传因素的影响，基因决定了整个发展过程中性别、头发的颜色、肤色等体格特征。同时在人的能力、气质和性格等人格因素的形成和发展过程中也起着重要作用。

（2）环境因素：遗传因素仅为身心发展提供了可能性，而环境的影响决定了身心发展的现实性，正如种子需要合适的土壤提供水分和阳光，才能发芽、生根和开花。环境包括许多因素，在个体早期的发展过程中，家庭是最重要的环境，它为个体提供温饱、安全、爱和归属等最基本的需要，是人类性格形成的第一课堂。学校是发展的另一重要环境，是提供正规教育和社会化的场所，学校通过系统地传授知识、体格锻炼、艺术熏陶和集体活动使个体获得将来立足社会必要的知识、技能和社会规范。此外，社会文化习俗、宗教等因素也影响着人的发展。

5.成长与发展的理论

成长与发展的理论主要研究社会心理方面的发展，即人格发展理论。代表性的理论有：弗洛伊德的心性发展学说、艾瑞克森的心理社会发展学说和皮亚杰的认知发展学说。

（1）弗洛伊德心性发展学说：弗洛伊德是奥地利神经科医生，他通过精神分析法观察人的行为，创建了心性发展学说。他认为人是倾向于自卫、享乐和求生存的，其原动力（本能冲动）始自性的力量，是心理发展的基础。他将人格结构分成三部分：

本我：是人格最只要的部分，属于人的潜意识，出生的时候就存在的，受快乐的原则支配，也就是追求最大的快乐和最小的痛苦。

自我：介于本我和超我之间，遵循为是原则，在本我冲动受到控制以后，使自己的行为按社会所接受的方式来表达。

超我：属于良心和道德的范畴，是按理想原则行事，是监督自我的表现，追求更高的境界。

人格结构三部分的相互影响变化发展，就是心理的发展过程。他将人格发展分为五个阶段。

表1—2 弗洛伊德心性发展的五个阶段与护理应用

阶段	年龄	特点	护理应用
口欲期	0～1岁	口部成为快感来源的中心	喂养可为婴儿带来快乐、舒适和安全感。此期喂养应及时，且掌握正确的喂养方法
肛门期	1～3岁	肛门和直肠成为快感来源的中心	大便的控制和最终排泄可为幼儿带来快感和一种控制感。对小儿大小便控制的训练应留给其愉快的经历，适当给予鼓励，以利于健康人格发展
性蕾	3～6	生殖器成为快感来	孩子对异性父母的认识有助于日后建立起自己

阶段	年龄		护理应用
期	岁	源的中心	正确的道德观和良好的两性关系。此期应鼓励对性别的认同
潜伏期	6~12岁	精力主要放在智力活动和身体活动上	注意培养孩子的学习兴趣，鼓励追求知识，积极体育锻炼，参与小朋友的游戏
生殖期	13岁以后	精力逐步转向建立成熟的异性关系	鼓励自立、自强和自己作决定

（2）艾瑞克森的心理社会发展学说：艾瑞克森是弗洛伊德的学生，他在心性发展学说的基础上，修正了弗洛伊德过分强调性的力量的观点，提出文化社会环境在人格发展中的重要作用，形成了心理社会发展学说。他将人格发展分为八个阶段，每一阶段都有一个心理社会冲突中心需要解决。具体发展过程：

表1—3　艾瑞克森的心理社会发展过程

阶段	年龄	主要冲突	护理应用
婴儿期	0~18个月	信任与不信任	及时满足婴儿的各种需求，包括食物、卫生等生理需要，还包括安全、爱抚等心理需要
幼儿期	18个月~3岁	自主与羞愧或疑虑	提供自己作决定的机会，鼓励进行力所能及的自理活动，如进食、穿衣、如厕等，并对其能力加以赞赏
学龄前期	3~6岁	主动与内疚	给予儿童更多的机会去创造和实践，鼓励他们自由的表达自己的思想，耐心的回答各种问题
学龄期	6~12岁	勤奋与自卑	当儿童完成任务时及时给予鼓励，有助于发掘其勤奋潜力，而失败时受到嘲笑则会产生自卑感
青春期	12~18岁	自我认同与角色紊乱	帮助他们保持良好的自我形象，尊重其隐私，鼓励他们参与各种有益的活动，谈论自己的感受
成年早期	18~25岁	亲密与孤独	此期的顺利发展是学会承担对他人应负的责任和义务，建立爱情和婚姻关系
成年期	25~65岁	创造与停滞	此期的发展任务是养育后代，努力工作，事业取得成就。否则可能会造成人格的贫乏和停滞
老年期	65岁以上	完善与失望	帮助他们积极面对现实，作出身体和心理社会的适应和调整

（3）皮亚杰的认知发展学说：皮亚杰是瑞士心理学家，他通过对儿童行为的观察，提出认知发展学说。皮亚杰将认知发展过程分为四个阶段：

感觉运动期：儿童主要通过身体动作和感觉来认识周围世界的，

前运思期：学会通过符号和语言来表达自己的需要，但是缺乏系统性和逻辑性，并且很大的特点是以自我为中心，

具体运思期：克服和摆脱了看问题以总我为中心的特点，能够同时从两个方面甚至从更多的方面来观察事物，因此想法比较客观、具体，

形式运思期：进入12岁以后思维迅速发展进入了一个抽修思维和假设的领域，看问题能以社会接受的方式，并且与他人建立相互关系。

以上三个人格发展理论从不同的角度划分人格发展阶段，但都强调每个发展阶段有其特殊的发展任务，成功地完成这些发展任务是顺利通过下一阶段的基础。如果某一阶段心理冲突不能很好地解决，则为以后的发展带来困难，最终造成人格发展的缺陷。

（四）人对自身的健康负有责任

每个人都具有追求和保持健康的主观能动性，并具有不同程度的自我护理能力。因此，人不是被动地等待治疗和护理，而是主动寻找有关健康的信息，积极参与到维护健康的过程中。护理人员应充分调动人的主观能动性，加强健康教育，鼓励患者参与自身护理活动，增强其自我护理的能力。

随着护理学科的发展，护理的服务范围和服务内容也在不断扩大。护理的服务对象不仅是患者，还包括健康的人；不仅是个人，还包括家庭、社区，乃至整个社会。每个个体都来自一定的社会群体，必然受到所属群体的影响；而每个社会群体又是由相互关联、相互影响的不同个体组成的。护理人员应将对个体人的认识扩展为对群体人的认识，以实现护理的最终目标——维持和促进人类的健康。

二、健康

国际护士协会（International Council of Nurses，ICN）的护理规范中指出，护理人员的基本职责是：促进健康、预防疾病、恢复健康和减轻痛苦。可见维护人群的健康是护理人员的首要职责。而对健康和疾病的认识将直接影响护理人员的护理决策和行为。

（一）健康的概念

虽然我们对健康（health）一词都很熟悉，但要给它一个明确的定义并非易事。不同的时代、不同的社会文化背景以及不同的个体对健康的理解和界定都会不尽相同。换言之，健康是一个复杂的、不断变化和发展的概念，人们对健康的理解受个人的年龄、教育程度、生理状况、自我照顾能力、社会阶层、风俗文化、价值观和科技发展等多种因素的影响。

中世纪时代，医学与宗教不分，认为健康是一种与鬼神和平共处的状态。我国春秋战国时期开始以阴阳五行学说来解释健康，认为健康就是人与自然间及人体内阴阳五行调和的结果。如果阴阳不调和或五行失序，人便会生病。该理论一直体现在中医的诊疗体系中，影响许多中国人的健康观念。早期西方的体液说，认为世界由火、空气、水和土四种元素组成，而人的体内则由黄胆汁、血液、痰和黑胆汁四种体液组成。如果这四种体液处于平衡状态即为健康，反之则有疾病或苦痛。西方早期这种平衡观念与我国的阴阳调和理论有着相似之处。文艺复兴后又兴起了机械论，认为人体就像一部按数学定律运作的机械，健康就是机械功能状态良好。

早期对健康的定义只着重在身体层面，如1910年大英百科全书对健康的定义是："生理健全、美好的状态，在这种状态下，各器官有效地执行它的功能。"

随着医学的发展，特别是医学模式的转变，人们对健康有了更进一步的认识，虽然对健康仍有多种不同的看法和解释，但关于健康应该是生理、心理和社会多层面的良好状态的理念则得到当今学术界的普遍认同。目前向公众所极力倡导的"三维健康"就是这种理念的具体体现。目前有关健康的定义中，最具权威也最常被引用的是世界卫生组织（WHO）于1946年提出的"健康不仅仅是没有疾病和身体缺陷，还要有完整的生理、心理状态和良好的社会适应能力"。此定义将健康的领域扩展到生理、心理及社会三个层面，并标示出理想的健康状况不仅仅是免于疾病的困扰，更要能充满活力，与他人维持良好的社会互动，使个体能处于完全健全及美好的状态。这是一个极为崇高的目标，虽然有些抽象及不易达到，但是它所显示的理念却是非常具有意义与价值的。此外，1973年勒纳（Lerner）提出健康至少必须考虑四个部分："生物、社会、道德与情感。"他强调指出："健康的意义已经超出了单纯的生物医学的现象，它涉及到一个生活在社会环境里，必须履行其社会角色的社会人。此外，还要考虑到这个社会人同时也是一个道德人。"

护理学家也提出了种种有关健康的定义，例如：

南丁格尔（Nightingale）提出：健康是生命毫无阻碍地运用其所拥有的每一种能力的状况，而且没有任何疾病。

罗杰斯（Rogers）提出：健康是一种人与环境的能量互换的动态过程，这种能量能相互提升，并表现出生命的所有潜力。该观点强调人要不断地与环境保持互动，人与环境保持协调即表现为健康。

罗伊（Roy）提出：健康被形容为适应，强调健康是自己的责任，健康就是一个人能够达到完整和全面的状态和过程，而人的完整性则表现为有能力达到生存、成长、繁衍和主宰的目的。

金（King）提出：健康是人类动态的生活经历，包括充分利用各种资源持续地与内外环境中的应激原进行调整，以最好地发挥潜能。

奥瑞姆（Orem）提出：健康是一个完整的状态或一个人的整合。强调身体、生理、人与人之间及社会各层面的健康，一个人没有能力照顾自己或依赖他人，就是自我照顾缺失。

以上观点，从不同角度、不同层次大大丰富了健康的概念，表达了人类对健康更高水平的追求，体现了现代健康观的崭新特征：①对健康的解释从过去局限于生物学范围，扩大到生物、心理、社会诸多方面，将人作为整体看待，改变了医学和护理学的着眼点，给护理学理论和实践的发展带来了深远的影响。②把健康看作是动态的变化过程，健康可以有不同的水平。③从关注个人健康扩大到重视群体健康。④把健康放在人类社会生存的广阔背景中，健康不仅是医务工作者的目标，而且也是国家和社会的目标。

（二）疾病的概念

疾病（disease）与健康是一组对应的概念。人们对于疾病的认识如同对健康的认识一样，也经历了一个漫长和不断发展的过程，而且这种认识也会因社会文化的变迁、个人所处的时空及身心状况等因素的影响而不同。

此外，不同的领域如生理学、流行病学、生态学和社会学等都从不同的侧面提出了疾病的概念。生理学及生物学认为疾病是一个医学名词，它表明身体的某一部分、系统在功能和结构上的反常；流行病学认为疾病是宿主对环境中致病因素易感而形成的状态；生态学认为疾病是人和生态系统关系不适应和不协调的结果；社会学认为疾病是人的社会行为，尤其是劳动能力的丧失和改变；而一般人则认为疾病是不适与疼痛。

这些认识均有其局限性，未能揭示疾病的本质和基本特征。因为人的疾病，不仅与躯体体质、遗传、免疫等物质因素有关，而且与本身特有的心理和社会因素有关。因此，对疾病的认识不能局限于身体器官机能和组织结构的损害，而应扩大到人体各器官系统之间、心理因素与社会因素之间以及个体与社会环境之间的联系。

西医学认为，疾病是机体（包括躯体和心理）在一定的内外因素作用下而引起一定部位机能、代谢、形态结构的变化，表现为损伤与抗损伤的整体病理过程，是机体内外环境平衡的破坏和正常状况的偏离。医疗护理的目标是消除或减轻疾病发展的过程。

由毛思勒（Mausner）等人提出的轮状致病模式较全面地显示了各种复杂多变的致病因素与疾病的关系。该模式又称生态模式，强调个体与环境的彼此互动，注重生态体系的平衡与协调，具有一定的灵活性。因而受到较为普遍的接受和采纳。

（三）健康与疾病的关系

关于疾病和健康的关系，以往较强调健康和疾病是各自独立而对立的，即一个健康的人不可能是一个有疾病的人，后来逐渐认识到健康和疾病是一种连续的过程，其范围可从濒临死亡到最佳健康状态，每个人均处于这条直线上的某一点，而且这一点的位置是不断改变的，任何时期都包含着健康与疾病的成分，哪一方面占主导，就表现出哪一方面的现象与特征。所以健康与疾病是相埘的，是动态变化的，在一定条件下可以相互转化。最近较多学者更主张健康与疾病可以在一个人身上同时并存，亦即一个人可能有躯体、生理、心理、心灵和社会五个元素中的某一或数项元素是属于"低层次的健康"，甚至是处于疾病状态，而其他元素都是健康的。

（四）影响健康的因素

人们对健康和疾病的认识，经历了感性到理性的认识过程，至今仍在继续研究发展中。目前，国内外关于疾病的研究，除了在人体器官、细胞或生物分子上找到或测量到形态或化学的变化，确定出生物或理化的特定病因外，还认识到健康维持和疾病的发生、发展受到生理、社会及环境等诸因素的影响。

1. 生物因素：包括种族、遗传、性别、年龄等因素，决定着一个人的生理结构和功能状态，是个体生长和发展过程中趋向健康或疾病的内在决定因素。如白化病、血友病等与遗传基因有关。此外，遗传因素还可增加某些疾病发生的危险性，如心脏病、高血压、糖尿病和精神病等。性别的不同也会影响疾病的产生，表现为某些疾病好发于男性，而另一些疾病则好发于女性。而年龄则同时与生物性和心理社会性健康有关，而且是最具有动力性的内在性因素。一个人在不同的生长发育阶段都有特定的需要和任务，因此，不仅其生理功能会随着年龄的增长而发生相应的变化，进而影响其对疾病的易感性。同时，其心理状态和社会适应能力也会随之受到影响而发生变化。

2. 环境因素：环境对人类健康影响极大。可以说，除了少数纯属遗传因素的疾病之外，所有人类健康问题都或多或少地与环境有关。环境因素包括自然环境、社会文化环境、政治环境等。环境对于健康的影响将在环境这一节中具体阐述。

3. 心理因素：人的心理活动是在生理活动的基础上产生的，反过来，又通过情感、情绪的中介作用，经神经—内分泌系统影响人体内脏器官生理和生化的变化，甚至可造成功能紊乱，免疫功能下降等，可增加多种疾病发生的机会。消极的心理因素可引发许多疾病。中医学早就有"喜伤心、怒伤肝、思伤脾、忧伤肺、恐伤肾"之说。西医学研究也表明，许多慢性病如肿瘤、高血压、溃疡病等与心理因素有关。

4. 生活方式：生活方式是指人们长期受一定文化、民族、经济、社会、风俗、规范，特别是家庭影响而形成的一系列生活习惯、生活制度和生活意识。例如：不良的饮食习惯、吸烟、酗酒、吸毒、体育锻炼和体力活动过少、生活节奏紧张、家庭结构异常等，可导致机体内部失调而致病。

根据布瑞斯洛（Breslow L）和毕洛克（Belloc NB）对7000名成人的研究，人们的健康及平均寿命与下列基本健康习惯有一定关系：①每日三餐定时，不吃零食。②每日都进早餐。③一周运动2~3次。④适当的睡眠（通常每晚7~8小时）。⑤不吸烟。⑥体重适中。⑦不喝酒或少量饮酒。研究者发现，这些简单的健康习惯可让一个平均寿命45岁的男性，增加11年寿命，尽管有这样重大的发现，有些人由于职业的缘故或其他原因，还是很难遵循这样的习惯。

由于个人对健康和疾病的定义不同，因此对健康的关注和照顾的态度也就不同。医护人员应向民众进行健康教育，对于健康的人，应介绍影响健康的因素和增进健康、预防疾病的知识，使其享受健康的生活；对于那些已患病的人，应提供必要的支持与协助，使其及早恢复健康；对那些无法恢复健康的人，应帮助其学会"与病共舞"，使其过着具有品质的生活。

三、环境

（一）概念

环境（environment）是我们所熟知的、经常使用的概念。人的环境可分为内环境和外环境。更多的情况下，我们所说的环境指的是人的外环境。例如现代护理创始人南丁格尔认为环境是"影响个体生命和发展的所有外界情况"。所谓外环境是指围绕着人的外部世界，是人赖以生存和发展的社会和物质条件的综合体，由自然环境和社会文化环境组成。其中自然环境包括生物、化学、物理等组成部分，如人生存的空间、空气、水、植物和动物等。社会文化环境包括经济条件、劳动条件、生活方式、人际关系、社会安全、宗教、文化、健康保健条件等。

人的内环境是指人的生理、思维、思想、心理等方面。为了维持正常生命活动、保持健康，个体必须不断使内环境处于一种动态的相对稳定状态。内环境的稳态是机体各器官功能正常运转的必要条件，并通过机体各种调节机制进行控制和维持。当某些因素导致内环境改变时，机体将通过各种调节机制，使内环境重新恢复正常；若机体无法使内环境恢复正常，则会导致机体功能的障碍，甚至死亡。

人的内环境与外环境持续进行着物质和能量的交换和相互作用，内外环境往往不能截然分开。

（二）环境与健康的关系

环境与人类健康密切相关。例如，空气污染对人类和其他动植物的危害越来越大，特别是汽车尾气和工业废气，污染的空气会影响肺功能和加重慢性阻塞性肺部疾患如肺气肿、支气管炎等；另外，土地污染、水和食物污染、强烈的噪声、过高或过低的温度都会直接或间接地影响人类的健康。

然而仅有一个良好的自然环境不足以维持人类的健康。人是一种社会性动物，必须与他人交往，拥有他人的支持，方能维持和促进健康，因而有一个良好的社会环境也是十分必要的。例如，经济条件在一定程度上是决定健康水平的基础，人们的劳动、休息、物理环境和健康保护等均受经济发展的制约。文化教育与健康的关系也很密切，教育水平与生育率、婴儿死亡率呈负相关，受教育少的人群或地区由于缺乏防病知识往往易罹患疾病。

家庭是维护个人健康最基本、最重要的环境，是个体最大的支持来源。除了提供生活的必需外，家庭关系作为最重要、最直接的社会关系，对个体的身心健康、成长与发展以及疾病的康复等均具有举足轻重的作用。如父母的离、丧或对子女的虐待，均可引起儿童的健康问题，甚至导致精神病、自杀等；老年人可因丧偶、缺少照顾而产生孤独感、恐惧感等。

此外，医疗环境作为一种为患者提供治疗环境与人的健康和疾病恢复密切相关。创造和维护一个安全、舒适，适合患者恢复身心健康的治疗性环境是护理人员不可推卸的神圣职责。

四、护理

（一）护理的概念

护理英义名为 nursing，原意为抚育、扶助、保护、照顾病残者和幼小等。自从有了人类，也就有了生、老、病、死，因而也就自然有了抚育、保护、照顾等需要。也就是说，有了人类，就有了护理行为。然而，随着时代的发展，受社会的进步以及不同的社会文化背景等因素的影响，护理的内涵和外延都发生了深刻的变化，但直至今日对护理的定义尚无完全一致的看法。

现代护理的鼻祖南丁格尔认为："护理既是艺术，又是科学。"1859 年，她在《护理札记》（Notes on Nursing）中写到：护理"是通过改变环境，将患者置于最佳环境状态下，待其自然康复"。

20世纪初，护理仍处于从属于医疗的地位，执行医嘱是护理工作的主要内容。随着医学模式的转变，极大地促进了护理学家对护理进行理论上的深入探讨和研究。

1943年，美国学者奥利维亚（Olivia s）提出："护理是一种艺术和科学的结合，包括照顾患者的一切，增进其智力、精神和身体的健康。"

1966年，美国护理学家韩德森（Henderson v）提出："护理是帮助健康人或患者进行保持健康或恢复健康（或在临死前得到安宁）的活动，直到患者或健康人能独立照顾自己。"并具体提出了十四项护理基本要素。

1970年，美国护理学家罗杰斯（Rogers ME）提出："护理是帮助人们达到最佳的健康潜能，护理所关心的是人——无论健康或生病、贫穷或富有、年轻或年老。只要是有人的地方，就有护理服务。"

1973年，国际护士学会（ICN）提出："护理是帮助健康的人或患病的人保持或恢复健康（或平静地死去）。"

随着护理程序的提出和在护理实践中的广泛应用，1980年，美国护士学会（ANA）提出："护理足诊断和处理人类对现存的和潜在的健康问题的反应。"首先，这个概念提出护理是研究人类对健康问题的反应，限定了护理学是为健康服务的一门科学。其次，人对健康问题的反应可以包括身体、生理、心理、精神和社会等各个方面，因而表明了护理注重的不仅仅是疾病本身，更注重整体的人。此外，定义中的"现存和潜在的健康问题"一方面指出了护理的预测性功能，同时说明护理的对象应包括已存在健康问题的人和可能出现健康问题的人。因此，护理的工作范围从护理生病的人恢复健康扩展到帮助健康的人更加健康。这个概念揭示了护理学所具有的科学性和独立性。目前，已经受到许多国家护理同行的赞同和采用。

根据这个概念，护理人员需要收集护理对象的有关资料，运用自然科学、社会科学以及护理学科等相关理论和知识评估其健康状况，确认其对健康状况的各种反应，然后制定和实施相应的护理措施，并对其效果做出评价。这就要求护理人员具有识别反应的能力（评估和诊断）、制定处理方案的能力（计划）、实施处理方案的能力（实施）以及判断处理效果的能力（评价）。

（二）护理专业的特点

从护理的发展史中可以看出，护理是由一般性的家庭照顾、宗教上的自我牺牲逐渐发展成为一种职业，并进而成为一种专业。那么何谓专业?作为一种专业应具有哪些特征?许多学者对此进行了研究并提出了各自的看法。例如霍尔（Houle，1980）认为专业应具有以下特性：①专业任务符合社会的需要。②善于运用理论知识，有解决问题的能力。③有正式的教育和训练制度，专业人员之间能互相切磋。④有发展亚专业的能力和适当的"专业能力"认定制度。⑤已建立合法的专业标准。⑥对不合格和不合法的从业人员有合理的处罚制度。⑦具有专业自主性，可自由发展专业知识和技能。

概括而言，作为一种专业应该具有系统的知识和特殊功能，是社会所需要，具有社会价值，从业人员应具有批判性思维、创造性思维和独立行业的能力，有特定的教育制度及相应的管理制度等。因此，护理已具备作为一种专业的特点：

1.为人类的健康服务，是卫生保健系统中的重要组成部分。护理的目标就是预防疾病、恢复和促进人类的健康。因此，护理具有重要的社会价值。

2.具有独特的专业知识体系和理论框架，并通过科学研究得以不断扩展。自20世纪60、70年代以来，随着护理学者对护理实践、护理理论等研究的不断深入，护理逐渐形成了自己独特的专业知识体系，护理学已成为一门综合运用自然科学、人文及社会科学知识，以提高人类健康水平为目的的实践性学科。在运用相关学科理论的基础上，逐渐形成、发展了独特的护理理论，如 Orem 的自理缺陷护理理论、Roy 的适应理论等，为护理实践提供了理论上的指导。由于社会的发展、时代的变迁，影响人类健康的因素以及人们卫生保健观等也在发生改变，为了满足时代的要求，护理的服务对象、工作范围、工作模式等也在不断地调整和扩充。

3.具有完善的教育与培训制度及专业标准。接受正规的专业教育是护理专业人员从业的基本要求。护理人员必须接受相应的护理教育，获得相应的专业知识和能力，并通过相应的专业标准认定，才能参加护理专业活动。如《中华人民共和国护士管理办法》明确规定凡在我国从事护理工作的人员必须通过注册考试，才能取得护士资格。护士资格的获得以及职称评定是受社会认可和尊重的，并受到法律的保护。在从业过程中，还必须参加各种形式的继续教育和培训项目，以不断更新专业知识和提高专业能力。在专业教育过程中，注重培养患者的批判性、创造性思维能力已成为普遍的共识。而随着高等护理教育的不断发展和壮大，势必为护理界输送更多具有更高专业水平和开拓精神的护理专业人才，以期促进护理专业知识体系的不断完善和发展，不断提高护理的实践水平和发挥更大的社会价值。

4.具有相应的专业组织和团体，并拥有专业发展的自主性。随着护理的发展，各种专业组织和团体不断发展壮大，自主性也不断增强，在促进专业发展及保障提供高质量的实践等方面发挥着重要作用。如美国的护士协会、我国的中华护理学会等。它们参与制定有关的政策、法规和专业标准，对护理专业活动和实践质量进行指导和监控，积极促进和主办国内外的学术交流活动，为护理人员提供各种接受教育和培训的机会，谋求福利，争取应有的权力和地位等。

5.有相应的伦理道德准则和规范以指导和规范护理专业人员的决策和行为。护理人员的职责是"促进健康、预防疾病、恢复健康和减轻病痛"。而护理的对象是有着独特的家庭和社会文化背景，有情绪和情感的社会人。在护理实践过程中，护理人员必须本着尊重人的生命、尊严和权利的基本准则，对不同种族、年龄、性别、文化程度、经济水平及社会地位的护理对象均应一视同仁，为其提供令人满意的护理服务。

6.护理人员愿将护理作为自己终身的事业。尽管在过去相当的一段时间内，由于各种原因影响了一部分护理人员的专业认同感，对工作缺乏积极性、主动性以及探索精神等。然而，随着护理的迅速发展，社会地位的改善等，越来越多的护理人员能够以饱满的热情，积极主动地投入到护理实践和研究等专业活动中，并努力通过各种进修和学习不断提高自己的专业知识和能力，将护理作为终身为之奋斗的事业。

总而言之，护理已发展成为一门具有独立知识体系，以服务于人类健康为主要任务的专业。但作为一个古老而又年轻的专业，还有许多值得我们深入研究和探讨的问题，相信在国内外护理界专家和学者的不懈努力下，对护理的本质、价值以及实践方式的认识会更加深入和明晰，护理必将在维护和促进人类健康的事业中发挥更大的作用。

第二节 护理的工作模式

我们知道护理工作的完成实际上是由一定数量的护理人员组成的工作团队，利用所提供的物质资源按照一定的分配原则和工作程序实现的。其中合理的工作分配和组织原则是影响护理质量的重要因素之一。即使护理人员具有很高的业务水平以及足够的人员配备，若工作分配不合理，势必影响工作的协调性，最终影响护理质量，甚至影响护理人员的成就感而失去对工作的兴趣。护理工作模式是一种为了满足护理对象的护理要求，提高护理工作质量和效率，根据护理人员的工作能力和数量，设计出来的不同结构的工作分配方式。在不同的历史时期，不同的社会文化背景，受不同护理理念的影响以及工作环境、工作条件等的限制，相继出现了各种不同的护理工作模式。

一、个案护理

个案护理（case nursing）是指患者所需的护理完全由一位护理人员完成。此种工作模式适用于需特殊护理的患者，如大手术后、监护病房的患者等，一般由经验较为丰富的高年资护理人员承担，每个人专门护理1～2个患者，当班时负责患者的全部护理工作。

事实上，个案护理是一种最早出现的护理工作模式。最初，由于医院还无法提供必要的医疗服务，护理人员多以特别护士的身份在家庭中照顾患者，分两班制，一星期工作6～7天，只照顾一位患者。后来随着患者主要住在医院，护理人员也回到医院。

个案护理的优点：①能够对患者实施细致、全面的观察和护理，满足其各种不同的护理需求。②有助于护患之间的沟通和良好护患关系的建立。③护理人员的职责和任务明确，有助于增强护理人员的责任心。

个案护理的缺点：①要求护理人员具有一定的临床工作经验和较高的专业知识和专业技能。②所需人力较大，效率又低，因而人事费用较高。③若患者住院期间每天由不同的护理人员进行护理，患者则无法获得连续性和整体性的护理，同时由于每位患者的护理是由病房的所有护理人员轮流完成的，没有人对患者的护理真正负责和进行协调，给患者提供什么样的护理完全在于护理人员本身的教育及理念，因而不同班次及每天所提供的护理差异很大，缺乏连贯性，势必使护理质量受到影响。

二、功能制护理

到了20世纪50年代，由于经济的大力发展，人们对疾病的治疗和护理的要求也发生了很大的改变，造成医院数量的不断增长和护理人员的严重不足。为了弥补这一矛盾，提高工作效率，护理专业将工业管理的研究成果，如流水线生产、动作与时间的关系以及人员的综合利用（utilization of personnel），应用于护理管理，将护理服务划分为不同的工作种类，如打针、发药、大量静脉注射、治疗、换药及推送患者等。根据个人的能力及所受训练的不同，每个人负责不同的工作。这就形成了所谓的功能制护理。

功能制护理（functional nursing）所引用的是现代工业流水作业法，就是按工作内容分配护理人员，每组1～2个人承担特定的护理工作，如处理医嘱、生活护理、给药、治疗等。由于每个人负责全病房所有患者的少数几项护理工作，重复性高，可以熟能生巧，提高工作效率，节约人力资源，因此，适用于人力严重短缺或为降低人事成本时。

功能制护理的优点：提高工作效率，节约人力，降低人力成本是功能制护理的突出特点。

功能制护理的缺点：①由于每个护理人员只负责几项特定的工作，整个患者的护理工作被分成许多片断，护理人员对患者的病情及护理需求缺乏整体的概念。②由于没有人对患者的护理需求进行整体的分析和考虑，每个护理人员忙于各自所负责的工作任务，对患者的护理缺乏主动性，往往表现为机械地完成医嘱，而患者的心理、社会方面的需要往往被忽视。③护理人员每天都是重复的技术性工作，不能发挥其主动性和创造性，容易产生疲劳和厌倦情绪。

总之，功能制护理工作模式是特定历史时期、特定条件下的必然产物。然而，随着护理的发展，护理理念的改变，尤其是整体护理理念的提出，功能制护理所存在的弊端愈加突出。

三、小组制护理

随着护理人员的不断增加，人们开始思考如何克服功能制护理的弊端，充分发挥护理人员的能力，调动护理人员的积极性，提高护理服务的质量，提出了小组制护理的工作模式。理由是小组形式下各成员分工合作，可激发各成员的积极性、主动性和创造性，能更好地完成护理任务，实现护理目标。

小组制护理（team nursing）是将护理人员分成小组，每组由一位有经验的护理人员任组长，领导小组成员为一组患者提供护理。小组成员间分工合作，通过相互沟通，共同分析患者的需要，共同制定和实施护理计划，可充分发挥集体的力量，更好地完成护理任务。

小组制护理的优点：①患者能得到连续性的、有计划的护理，有助于整体护理的实施。②小组成员间通过共同合作，可集思广益，有助于护理质量的提高。③小组成员由不同级别的护理人员组成，可充分发挥不同成员的水平和能力，通过共同参与、互相学习，有利于成员的业务水平和共同协作能力的提高。④小组拥有较大的自主权，可激发小组成员的积极性和创造性，可产生较强的成就感。

小组制护理的缺点：①对组长的业务水平、组织和领导能力要求较高。由于小组制护理模式下，护理的责任到组，而非责任到人，若小组缺乏凝聚力和共识，则会影响到小组成员的责任感，从而影响护理服务的质量。②若人员配置不足或不合理，使小组成员没有时间和精力进行充分的沟通和有效的协作，则难以发挥小组护理的优势。

四、责任制护理

随着专业护理人员的增加，受教育层次的不断提高，以及"以患者为中心"的整体护理理念的提出等，护理人员希望能更多地接触患者，为患者提供直接的护理。正是在这种背景下，1968年美国明尼苏达大学医院，在Marie Manthey的指导下提出了全责护理的概念。1973年圣路克医学中心等在相关研究的基础上提出了责任制护理工作模式。该模式的主要目的是使护理人员能够有更多的时间和精力直接接触和照顾患者，使患者的护理具有连续性和整体性。

责任制护理（primaly nursing）是受生物—心理—社会医学模式影响，在整体护理理念的指导下所产生的一种临床护理工作制度。责任制护理是由具有一定临床经验的护理人员作为责任护士，每个患者从入院到出院都有责任护士负责，要求责任护士对其所负责的患者做到8小时在班，24小时负责。责任护士不在班时，其他护士按护理计划和责任护士的护嘱为患者实施护理。根据责任护士的能力和水平的不同，一般负责3~6位患者。这种工作模式与每个患者都有自己的主管医生的形式类似。责任制护理强调以患者为中心，以护理程序为手段，对患者的身心实施全面的、有计划的整体护理。

责任制护理的优点：①有助于"以患者为中心"的整体护理理念的贯彻和实施。②保证了患者护理的连续性。③患者的护理责任到人，能激发责任护士的积极性、主动性和创造性，提高对工作的兴趣和满意度。④能够更直接有效地满足患者的各种需要，增加了患者对护理的满意度。

责任制护理的缺点：①对责任护士的专业知识和能力要求较高。②对人力的需要量较大，增加了人力资源成本。

责任制护理可以说是一种较为理想的护理工作模式，但由于对护理人员的水平要求较高，加之需要有足够的人员配置等，目前尚难以广泛推广实施。

五、综合性护理

综合性护理（modular nursing）是近年来发展的一种护理工作模式，它是将责任制护理和小组制护理结合起来，由一组护理人员为一组患者提高整体护理。护理小组由组长和助理护士组成，其中的组长相当于责任护士，助理护士主要执行患者日常的生活护理等。而护士长则扮演咨询者、协调者和激励者的角色。

综合性护理是在护理人员的水平及人员配置难以满足责任制护理需要的情况下的一种变通形式。

综合性护理的优点：①以患者为中心，以整体护理理念为指导，以护理程序为基础，将护理工作的各个环节系统化，既提高了工作效率，又能满足整体护理的需要。②护理人员与患者之间有较多的沟通交流机会，增进了双方的理解，既增强了护理人员的责任感和同情心，又提高了患者的满意度。

综合性护理的缺点：①亦需要较多的护理人员。②由于护理人员只固定于一单元中，当患者床位由一个单元转到另一单元时，就必须换由另一小组负责，此时必然影响到患者护理的连续性。

以上对不同的护理工作模式进行了简单的介绍，患者们可以在今后的学习和实践过程中逐渐明晰。从上述的介绍中不难看出，每一种护理工作模式的发展都有其历史背景和意义，各有优缺点。目前，由于不同地区的发展水平不同，不同情景下的具体情况和需要不同等，上述这些工作模式在临床中都有存在。我们应在了解不同模式的具体要求和特点的基础上，结合我国的国情、护理专业发展状况、本单位护理服务的宗旨、护理人员编制和人员素质以及患者的需要等基础上，选择适宜的工作模式，只有这样，才能充分发挥护理工作模式的优点，尽量避免其缺点，达到充分发挥护理人员的能力和水平，满足患者的护理需求，提高护理工作质量。

第三节 护理学的定义及特性

一、护理学的定义

我国著名护理学家、南丁格尔奖章获得者王琇瑛指出："护理学属于生命科学范畴，是医药卫生科学的重要组成部分，是在自然科学和社会科学的理论和实践指导下发展起来的一门综合性应用科学。"

《现代护理学辞典》将护理学定义为："护理学是一门在自然科学与社会科学理论指导下的综合性应用学科，是研究有关预防保健与疾病治疗康复过程中护理理论与技术的科学，属于医学科学的重要组成部分。"

目前我国的护理学相关书籍比较一致地表述护理学的定义是：护理学是医学科学领域中一门自然科学和社会科学相结合的独立的综合性应用科学，是研究护理现象及其发生发展规律的科学。护理的任务是促进健康，预防疾病，恢复健康，减轻痛苦。具体地说，就是帮助健康者保持和增进健康；患病者减轻痛苦，增加舒适和恢复健康；伤残者达到最大限度的功能恢复；临终者得以安宁去世。分析该定义，含有四层意思：其一，指出护理学是医学科学领域中一门独立的学科。比较我国《科学技术辞典》给医学下的定义："医学是旨在保护和加强人类健康、预防疾病和治疗疾病的科学体系和实践活动。"不难看出护理学的任务是从医学的总体任务出发，但又有自己特定的内容和范畴。因此，护理学是医学科学领域中一门独立的学科，护理学与临床医学、药学、公共卫生学等学科共同组成医学领域。其二，明确护理学具有自然科学和社会科学的双重属性。护理学的服务对象是人，人与自然科学和社会科学有着密切联系。护理学的学科体系既包含了物理学、生物化学、人体解剖学、生理学、药理学、微生物学等自然科学和医学知识，又包含了心理学、伦理学、管理学、美学、社会学等社会科学知识。其三，强调护理学是一门具有很强实践性的应用科学，护理学的主要实践内容是临床护理和社区护理，理论研究的目的是为了更好地指导实践。最后，界定了护理学的任务，以此区别医学科学领域中的其他学科。

护理学与人类健康密切相关，生老病死是生命过程中的自然现象，而人的生老病死离不开医疗和护理，自古以来"三分治七分护"的谚语，反映了人们对护理的需求和重视。现代社会中护理学作为医学的重要组成部分，其角色和地位更是举足轻重。不论是在医院抢救患者的生命、有效地执行治疗计划、进行专业的生活照顾、人文关怀和心理支持；还是在社区、家庭中对有健康需求的人群进行保健指导，预防疾病，护理学都发挥着越来越重要的作用。尤其是在2003年春季严重急性呼吸综合征（SARS，又称非典）疫情的重大灾难面前，护理工作者临危不惧，以舍生忘死的高尚情操和救死扶伤的职业行为，担当起阻击病魔的社会重担，给社会与患者以精神和意志的支持。"把爱心和关怀奉献给患者，把温暖和阳光展示给人民"，国务院副总理兼卫生部部长吴仪在致全国护理工作者的慰问信中的这两句话体现了党和国家对护理工作的高度肯定，充分显示了护理学在以"保障社会的安全与进步和促进人民的身心健康"为中心任务的卫生保健事业中具有不可取代的地位。随着社会经济的发展、医学技术的进步，人民群众对健康和卫生保健需求的日益增长，人们对护理学科的地位有了更新的认识。机遇和挑战给了护理学科发展的最好契机，21世纪将是护理学大有可为的世纪。

二、护理学的特性

（一）科学性

护理活动在相当长的历史时期中只是照顾患者的一种简单劳务，从事护理活动的人也无需经过培训。因此社会带有一种偏见，认为护理缺乏理论和技术，是伺候人的工作，否认护理是科学。现代护理学经过一百多年的发展，借助医学科学进步的巨大成果为理论基础，吸收了心理学、行为科学、社会学的理论和研究成果，形成了系统的护理理论和技术规范，并不断通过护理研究充实和完善护理学科。现在的护理学已成为医学科学领域中具有独特功能的重要组成部分，在为人类健康服务中发挥着越来越重要的作用。护士执业资格规定所有护理从业人员必须接受正规医学院校的专业基础教育，近几年的发展趋势更是逐步达到大学教育水平。护士角色由单纯的技术操作者及医生的助手向医生的合作者、健康咨询者、教育者、管理者、科研工作者和临床专家等多种角色方向转化，护理的科学性已不可否认。但必须看到，与医学等成熟学科相比，护理学还需要继续完善和发展，护理工作者任重而道远。这就要求护理专业的学生更重视理论学习，打下扎实的理论基础，在学习中培养独立思考，不断探索，敢于创新的精神，在将来的护理实践中为专业的发展做出我们的贡献。

（二）实践性

护理学是人类在长期与疾病斗争的实践中发展起来的科学理论和技术体系，因而必须在护理实践中加以应用和验证；而护理的功能是从护理的角度满足人们的健康需要，解决人们生理、心理和社会方面的各种健康问题，这些也必须通过护理实践才能实现。因此，可以说，没有护理实践，护理也就不复存在。目前我国护理实践的主要场所是医院，绝大多数护士从事的是临床护理工作。随着护理范围的扩展，护理正在逐步深入到社区和家庭。护理学的实践性和应用性特点对护理人员的业务素质提出很高的要求，不仅要具备合理的知识结构，还要求掌握熟练的护理技术操作，具有解决问题和做出决策的能力；以及运用沟通技巧与患者和同事进行交往的能力。因此，护理专业的学生应特别重视实验室教学，重视临床实践教学和其他社会实践机会，加强技能训练，加强人际交往能力和解决实际问题能力的培养，为将来的护理实践做好准备。

（三）艺术性

护理的对象是人，人兼有自然和社会的双重属性，因此，护理学既要研究人的生物属性和结构，又要关注人的心理和社会属性。对于人的生理、心理和社会活动的整体本质的理解，需要从科学和艺术结合的角度去研究。正如南丁格尔指出的："人是各种各样的，由于社会地位、职业、民族、信仰、生活习惯、文化程度的不同，所得的疾病与病情也不同，要使千差万别的人都能达到治疗或康复所需要的最佳身心状态，本身就是一项最精细的艺术。"

（四）服务性

护理活动的社会价值具有照顾、帮助和人道的内涵，护理作为医疗卫生保健服务的一部分，当然更是一种社会服务。护理人员与患者或护理对象之间存在一种服务和被服务的关系，患者有权利得到最好的护理服务，护理人员有责任提供使顾客满意的专业服务。长期以来，由于受生物医学模式影响，护理采用功能制工作方式，一切护理措施围绕消除疾病的病因和症状进行，忽视了疾病载体"人"的需要，对人的尊重和关心不够。护理迫切需要改变护理理念，提高护理服务质量。对护理人员的素质要求，除了需要具备扎实的理论基础，合理的知识结构，精湛的护理技术以外，更需要具备"以人为本"的服务意识和服务态度，需要加强自身职业道德修养。

第四节 护理学的发展史

一、护理活动的起源与发展历程

（一）远古时期

求生存是人类的本能，自从地球上有了人类就开始了原始的医疗和护理活动。远古人类为了保护自己，谋求生存，繁衍后代而寻求各种方法来应对自然界生老病死的客观现象。低能动物有自我医疗及照顾受伤同伴的本能。人类将观察到的鸟类及其他动物的母爱与互相照料现象加以效仿，比如：用舌头舔伤口，用清水冲洗血污，按压出血处等以达到预防伤口感染、防止伤口恶化及止血的目的。所以有人提出第一个医疗护理活动起源于观察动物的结果。也有学者认为"同情"或"需要"是古代医疗与护理的起源及发展的最初动机。

在原始社会里，人类以家族化的部落形式生活和劳动，由于慈爱的本性，母亲承担起哺育幼儿、照顾伤残病者及老人等具有护理性质的任务，并在生活实践中，逐步学会了伤口的包扎、止血、热敷和按摩等手段，形成了早期的医疗护理活动。对于一些轻微的受伤，人类能够理解并找出原因，但对于突发疾病以及天灾人祸或一些自然现象却无法解释，就将之归因于"超自然"的力量，认为是神灵主宰或恶魔、鬼魂作祟所致，于是产生了迷信与宗教，巫师也应运而生。人们用祷告、念咒、缉私、画符等方法祈求神灵的帮助，或用鸣锣击鼓、追打患者、冷热水浇浸、开颅等驱魔方法治疗患者，同时也有人应用草药或针灸等治疗方法治病。所以，此时的迷信、宗教与医药混在一起，医巫不分。

（二）公元前

古希腊：阿波罗之子埃斯克雷庇（Asklepios）以其优良的医术而被称为医神，他6个女儿中有2个女儿被认为是最早参加护理患者的妇女，一个名叫海吉娅（Hygeia）被称为"健康之神"；另一个名叫波乃西亚（Panacea）被称为"恢复健康之神"。医学之父希波克拉底（Hippocrates，约公元前460～公元前377）以朴素的唯物主义观点破除了鬼神恶魔致病学说，创立了"四体液病理学说"，从此将医学引入科学的领域。他提出了患者中心论，主张用评估的技巧去收集患者资料，对症下药，并从人体解剖中寻找病因。他还强调了护理的重要性，要求给患者清洁的衣服，教导患者洗漱口腔，调节饮食，实行按摩，并用音乐治疗精神患者。《希波克拉底誓言》至今仍在西方国家被尊为医学道德的规范，是医生们踏进医学领域的誓言。

古印度：公元前1600年左右，古印度婆罗门教的宗教经典《吠陀经》是当时人们生活戒律、道德规范和医学行为的准则。其中，在护理方面很重视个人卫生，要求人们有良好的卫生习惯，如每日刷牙、按时排便、保持室内空气清新等；要求助产士必须剪短头发，修剪指甲，每日沐浴。统一印度的国王阿索卡（Asoka，公元前337～公元前269）在北印度建立了最早的医院兼医学院，并培养从事医护工作的人员。由于当时妇女不能外出，医院的护士由男士担任，被视为"最早的护士"，他们必须具备如下条件：身体健康，情绪乐观，动作敏捷，谦虚谨慎，专心工作。技术方面需具备药物和营养的常识，能够配药、配餐，并会按摩肢体、搬运患者以及管理患者的清洁卫生。

古罗马：罗马帝国医学不发达，当时的医学理论及医生大多来自希腊。但是罗马人认为清洁可以延长人的寿命，非常重视个人卫生及环境卫生。他们建立公共浴室，修建上下水道，供应清洁饮水。恺撒（Augustas Caesar）在位时曾在军中创立军医院，当时的护理工作则在教会指导下由修道院的修女担任。

（三）公元后

公元初期，欧洲大陆设立的医院只是基督教和天主教工作的组成部分。一些献身于宗教事业的妇女被尊为女执事，多系出名门、品德高尚且有学识。她们除参与教会工作外，还本着服务人群就是服务上帝的信念在教会医院进行老弱病残的护理工作，并且访问家庭中的贫苦患者。女执事们未受过护理训练，但是她们仁慈博爱，服务热忱，工作认真，爱护患者，在当时深受欢迎。她们从事的工作已经具备护理的雏形。

中世纪初期，欧洲各国建立了数以百计的大小医院，这些医院多由宗教控制，条件极差，各种患者混杂在一起，交叉感染的情况可想而知。在医院里担任护理工作的修女得不到任何训练。公元1091～1291年，西欧基督教与穆斯林教为争夺圣地耶路撒冷而发动了，长达200年的十字军东征，战争导致大批伤员无人照顾，军中瘟疫、热病、麻风病等大肆横行，为此，基督教徒们组织了十字军救护团，男性也开始加入护理工作，被称为军队护理的开始。这对护理工作的发展起到了一定的促进作用。

文艺复兴时期，大约从公元1400年开始，意大利兴起了文艺复兴运动，并且风行欧洲。文艺复兴时期建立了许多大学院校、图书馆、医学院等，也出现了一批医学开拓者：瑞士的医生和化学家帕拉塞尔萨斯（Paracelsus，1400～1541年）在药理学方面做出了贡献；比利时医生维萨里（Vesalius，1514～1561年）写出了第一部《人体解剖学》；英国医生维廉哈维（Willian Harvey，1578～1675年）发现了血液循环；法国人阿巴斯帕里（Ambroise Pare，1570～1590年）由一名理发师成为一名外科医生。此期间医学有了长足的发展，而护理却相对滞后，主要原因是当时重男轻女的封建思想没有改变，大学教育只收男生，贵族妇女多在家中聘请家庭教师授课，一般妇女很少有受教育的机会。到了1517年，宗教革命后，教会医院大量减少，私立医院迅速增加。由于新教会主张女性应该服从男性，在家相夫教子，在医院里担任护理工作的具有仁慈博爱精神的教会妇女停止了工作，取而代之的护理人员缺乏同情心，不学无术，言行粗鲁。她们多为谋生而来，或者是在代替服刑。护理质量大大降低，护理事业不但无法发展而且受到人们的鄙视，护理从此进入了长达近200年的黑暗时期。

文艺复兴后，由于慈善事业的发展，护理逐渐脱离了教会的控制，成为一种独立的事业，罗马天主教徒圣文森·保罗于1663年在巴黎创办了慈善姊妹会。他主张选择接受过教育的信徒为犯人、受迫害的奴隶和贫苦的患者服务，以减轻他们的痛苦。加入慈善会的妇女必须是教徒，但不是修女，不受修道院的约束。她们专职护理患者，为贫苦、病弱者服务。此后，不少类似的组织相继成立，从此护理开始走上独立职业的道路，但仍具有浓厚的宗教色彩。

（四）中国古代医药与护理

我国传统医学中，医、药、护三者不分，都由行医人一人承担，早在250万年前的原始社会里，我们的祖先在与大自然的搏斗和疾病的斗争中，不仅创造了灿烂的古文化，同时也创造了一些原始的治疗疾病方法，逐渐形成了我国古代的护理思想和实践。

扁鹊是春秋战国时期的杰出名医，《史记·扁鹊仓公列传》中记载了他如何指导学生对患者进行针刺、热敷等护理实践活动的资料。

大约成书于公元前1~2世纪的《黄帝内经》是我国古典医学名著，其中详细沦述了疾病护理、饮食护理、服药护理、情志护理等方面的基本知识和辨证施护原则以及推拿、针灸、导引、热熨、洗药等技术操作。如：在情志护理方面，《内经》分析了喜怒哀乐等精神因素在病因病理中的作用，并提出了以情胜情的护理方法，即"悲胜怒，怒胜思，思胜恐，恐胜喜，喜胜忧"。为中医精神护理奠定了基础。

东汉末年，著名医学家张仲景所著《伤寒杂病论》是一部集汉以前医学精华大成的临床医学百科全书。该书囊括了中医理、法、方、药的精髓。他创立的辨证沦治法则是中医学宝库中的灿烂明珠，也为临床辨证施护开创了先河。该书对服药的护理论述得非常详细，对煎药的方法、注意事项、服药反应的观察等都作了明确的注解。如服用桂枝汤方注明要"啜稀粥一升余，以助药力"，同时加盖被子，使患者微有汗出，"不可令如水流漓，病必不除"。《伤寒杂病论》还记述了各种与护理有关的操作技术，如熏洗法、含咽法、灌耳法等。张仲景还首创了药物灌肠法、舌下给药法及胸外心脏按压术和人工呼吸法。

后汉名医华佗以发明"麻沸散"而闻名于世。他在手术中和手术后指导弟子和家属做了大量的护理工作，开始了我国最早的外科护理。同时，他倡导"五禽戏"保健法，即模仿虎、鹿、猿、熊、鸟5种动物的姿势进行体育锻炼，以助消化，疏通气血，增强体质，可以说是中国最早的保健护理方法。

到了隋唐五代时期，古代医学家人才辈出，举不胜举，中医学的发展取得了辉煌的成果，中医护理学也得到了进一步的充实与提高。隋朝巢元方的《诸病源候论》阐述了病源学的同时也充分论述了各种疾病的专科护理。唐代著名医学家孙思邈首创了用细葱管导尿术、蜡疗和热熨法；王焘在《外台秘要》中较为详细地论述了伤寒、肺痨、天花、霍乱等传染病的观察要点和护理措施以及消渴患者的饮食疗法与禁忌、儿科食入异物的治疗与护理方法等。

宋代之后，随着造纸业和印刷术的发展，大量医学书籍得以整理和研究、推广，医学界百家争鸣，百花齐放，各抒医理，出现了著名的金元四大家及许多著名的医学著作。这一时期，妊娠前后护理、口腔护理、小儿喂养及护理等专科护理知识日益丰富，为中医护理学充实了许多新的内容。

明清医学进一步总结和发展了前人关于护理方面的知识。吴有性的《瘟疫沦》在"论饮"、"论食"、"调理法"三篇文章里，详细地论述了护理疫病的原则和方法。叶天士在《临证指南医案》著作中对老年人的护理进行了深入的研究，在老年人预防保健方面做出了具体的指导。《侍疾要语》是一部护理学的专著，记载了民间广为流传的"十叟长寿歌"，介绍十位百岁老人延年益寿、防病抗老的经验。

二、南丁格尔与现代护理学

现代护理学的创始人弗洛伦斯·南丁格尔（Florence Nightingale，1820～1910年）是英国人，1820年5月12日生于意大利弗洛伦斯城，她父母以此城名为她取名。她自幼受到良好的教育，精通英语、德语、意大利语、希腊文和拉丁文等多种语言，在数学、哲学、统计学、社会经济学等方面也有很深的造诣。她在家庭主妇、文学家、护士三者之中选择了护士。

南丁格尔从小就立志从事救死扶伤的护理工作，经常照看附近村庄的病残者，并护理他们的亲属，以解除病者的痛苦。随家人周游世界时，她特别留意考察各地的孤儿院、医院和慈善机构，乐于帮助别人，接济贫困者，关心伤病员。父母反对她从事护士工作，认为有损家庭荣誉，但她最终冲破了封建意识和家庭的阻挠，于1851年参加了一个为期4个月的护理短训班，从此开始了她的护理生涯。1853年，她担任了伦敦妇女医院院长，并在伦敦成立了第一个看护所（或称护士院），表现出非常优秀的管理才能。同年10月，克里米亚战争爆发，英军伤亡惨重，她闻讯申请到战地去进行救护工作，于1854年10月21日带领38名优秀护士，离开伦敦，启程前往克里米亚战场。

在克里米亚，南丁格尔努力改善医院的治疗环境、卫生条件和士兵的营养状况，提高医院的管理水平。同时，南丁格尔非常重视伤员的心理支持，她亲切地安慰重伤者，督促士兵给家里写信并把剩余的钱寄给家里，以补助家庭生活。她还自己写了几百封信寄给死亡士兵的家属。夜深时，她经常手持油灯巡视病房，士兵们亲切地称她为"持灯女神"。她的精心护理挽救了许多士兵的生命，深受医务人员和士兵的爱戴。在短短半年的时间里，英军伤员的死亡率由原来的50%下降到2.2%。南丁格尔成为全国的传奇式人物。战争结束后，南丁格尔完成的《影响英军健康、效率与医院管理诸因素摘要》被认为是当时医院管理最有价值的文章。1858年和1859年，她又完成了《医院札记》和被认为是护士必读的《护理札记》，书中精辟地分析了护理工作的生物性、社会性和精神对身体的影响。她的护理观点被后人称为"环境理论"。1860年，南丁格尔在伦敦圣多马医院创办了第一所护士学校，将护理学提升到科学的高度，采用新的教育体制和方法培养护士，从此护理完全脱离了宗教的色彩，成为一门独立的科学。

南丁格尔女士以最崇高的奉献精神把一生献给了护理事业，她是当之无愧的护理学家和预防医学家。英国人把她看作是国家的骄傲，把她的大半身像印在英国10英镑纸币的背面（正面是英国女王伊丽莎白二世的半身像），并在伦敦树立了她的铜像。美国大诗人Longfellow（1807～1882年）为她作诗，赞美她是女界高贵的英雄。南丁格尔被列为世界伟人之一，为纪念她，国际护士会将她的生日5月12日定为国际护士节，并成立了南丁格尔国际基金会，用来奖励全世界各国的优秀护理人员。

三、西方现代护理学的发展与现状

自南丁格尔在英国圣多马医院创办第一所护士学校以来，世界各地培养护士的学校纷纷成立，护理教育不断提高，护理事业得到迅速发展，护理学逐渐形成为一门独立的学科。

（一）临床护理的发展

第二次世界大战结束后，科学技术的迅猛发展使护理实践发生了巨大变革，为了提高护理质量，护理人员开始对不同专科深入学习，积累经验，如肿瘤、烧伤、心脏直视手术、器官移植等各方面的护理。同时，护士开始参与医院的现代化管理，并应用先进仪器设备进行急、危、重症患者的监护工作。另外，护士还走出医院，进入社区，为妇女、儿童、老年人等特殊人群提供护理及预防保健服务。一些具有硕士及以上学位和较高专科护理水平、能够解决专科护理疑难问题的护理人员成为相应领域的护理专家。有些国家逐渐出现了独立进行护理工作的开业者。目前，护理专业分科越来越细，护理服务场所和范围不断扩宽，护士的专业角色不断扩展，护士不再只是床边护理服务的提供者，而且成为教育者、咨询者、管理者、研究者及合作者等。

（二）护理学术团体的发展

1896年，美国与加拿大联合校友会成立，1911年改名为美国护士会（American Nurses Association，简称ANA）。1899年，国际护士会（Intemational Council Of Nurses，简称ICN）在英国伦敦成立。1966年该会迁至日内瓦。国际护士会对于世界各国护士进行国际间的学术交流和分享护理学术成果有着积极的促进作用。其他国家也纷纷建立了自己的护理专业学术团体及专科学术组织。至1992年，美国已有50多个护理学术团体。

（三）护士注册制度的建立

1903年，美国四个州开始了护士注册考试，后推广至全国。1944年大多数州联合起来制定考试标准并相互承认考试成绩。以后世界各国相继建立护士执业注册制度。这标志着护理专业走向自我管理的道路，同时也保证了护理实践的质量。

（四）护理理论的发展

南丁格尔被认为是最早的护理理论家，她虽然没有使用"理论"、"概念"、"模式"等词，但是她在论著中，对人、环境、健康与护理等护理学的基本概念及其相互间的关系进行了阐述。20世纪60年代后，美国的一些护理理论家开始检验与确立护理学的相关概念，并对护理专业的实质进行深入的探讨，逐步形成了独立的护理理论与模式。如：罗伊（Roy）的适应模型；奥瑞姆（Orem）的自理缺陷护理理论；纽曼（Neuman）的系统模型；罗杰斯（Rogers）的整体人科学；培伯乐（Peplau）的人际间关系理论等等。从此，护理由单纯的操作型、经验型转变为以科学理论为指导的综合型学科。护理知识体系得到进一步的发展与完善，护理学成为现代科学体系中的一门独立为人类健康服务的科学。

（五）护理研究的发展

至20世纪50年代，由于护理教育的发展，具有科研能力的护理工作者越来越多，人们逐步认识到科研的重要性。1955年美国护士基金会成立，主要目的是支持护理科研项目的开发。60年代，随着护理理论的形成，一些护理人员开始围绕临床问题，独立进行科学研究。80年代，大学护理学院的教师和医院护理人员联合开展科研工作，使护理科研的范围更加广泛，科研方法由单纯的质性研究转变为量性与质性相结合的方法。科研质量大大提高。1985年美国全国护理研究中心成立，以指导、支持和传播护理科研项目。1990年后，护理科研展示出越来越高的学术水平，有些项目开始得到各种科研资金的支持，多数护理学院增设了科研中心。

四、中国现代护理学的发展与现状

（一）西方护理的引入

1803年英国借天花流行派医生来华。1840年鸦片战争前后，中国沦为充满屈辱和辛酸的半殖民地半封建社会，外国的传教士为使基督教能在中国传开，在全国各地兴建医院与学校，将西方的医疗和护理工作传入我国。1888年，美国约翰逊女士在福州医院创办我国第一所护士学校，使护理在中国成为了一种职业。此后，北京、南京、广州、苏州等地也陆续开办了护校。并于1900年在江西牯岭成立了中国护士会。1912年确立了护士学校的注册和护士的会考制度，1915年，由中华护士会举办全国第一届护士会考，标志着护士的培养和从业走上正规职业管理道路。

（二）抗日战争及解放战争时期

1937年7月7日，随着卢沟桥事变的发生，全民族的抗日战争爆发。在长达八年抗战的岁月里，我国的护理前辈们和全国人民一道积极参加抗战，并克服种种困难，继续进行全国护士学校注册和护士会考工作，使我国的护理事业得以持续不断的发展。战争期间，护理工作受到了党中央和毛主席的高度重视，在1941和1942年的"5·12护士节"上，毛主席曾连续两次为护士做出"护士工作有很大的政治重要性"和"尊重护士，爱护护士"的题词。党中央的重视与关怀，推动了护理事业的发展，护士队伍逐渐扩大，护理质量不断提高。我国护理工作者在保卫根据地人民健康和救治前方战士中立下了卓越的功勋，为我国近代护理的发展写下了光辉的篇章。

（三）新中国成立后

新中国成立后，我国现代护理学的发展大致可以分为三个阶段：

1.1949～1966年：新中国成立后，对护理工作进行了系统的规划、整顿和发展。护理事业一片欣欣向荣。1950年8月，卫生部在北京召开第一届全国卫生工作会议，确定了"面向工农兵"、"预防为主"、"团结中西医"三大卫生工作方针，明确了护理事业的发展方向。此次会议对护理工作的发展做出了统一的规划，将护理教育纳入正轨的教育体系。1954年5月创办了《护理杂志》，1958年护士协会成为中国科学技术协会成员，从此学会的工作进入了新阶段。50年代，"三级护理"和"查对制度"的建立，标志着护理工作逐步走向规范化。同时，各专科护理也得到了深入的发展，我国第一例大面积烧伤患者邱财康的救治成活和王存柏断肢再植成功代表了这一时期护理专业发展的水平。

2.1966～1976年：十年"文化大革命"中，医院规章制度被废除，护士学校停办，学会被迫停止工作，护理事业遭受了极大的灾难。造成了护理人员的缺编和护理质量的严重下降。

3.1976年：党的第十一届三中全会以后，迎来了护理事业的春天。护理工作进入了全面恢复、整顿、再发展的新阶段。1979年卫生部颁发了"关于加强护理操作的意见"和"关于加强护理教育工作的意见"两个通知，从宏观上加强了对护理专业的管理，促使护理工作在新形势下迅速发展，使护理教育、管理和科研等各个方面取得了显著的成绩。

（1）确立了护理学是一门独立的学科。1981年5月6日，卫生部、中国科学技术协会、中华护理学会在北京联合召开首都护理界座谈会，许多国家领导人出席并发表了重要讲话。确立了护理学在自然科学中的地位。

（2）多层次的护理教育迅速发展，教育体制逐步完善。

（3）护理研究初步得到发展。随着高等护理教育的开展，一批高级护理人才走上了护理教育、管理和临床岗位，在各个领域里进行研究和创新，提高了护理的整体水平。目前，护理研究正处于快速发展阶段，研究范围越来越广泛，涉及到临床护理、心理护理、护理教育和管理等诸多方面。科研成果极大地推动了护理学的发展。从各种杂志和学术交流会上发表的论文来看，护理研究水平在逐年提高，许多论文被美国的IM医学索引及CD—ROM光盘数据库收录。

（4）建立了技术职称序列和晋升考核制度。1979年国务院批准卫生部颁发了《卫生技术人员职称及晋升条例（试行）》，其中明确规定护士的技术职称为"主任护师、副主任护师、主管护师、护师和护士（正规护校毕业生）"，全国各地根据这一条例制定了护师晋升考核制度的具体方法和内容。

（5）建立执业考试和注册制度。1995年6月25日，首次举行了全国性的护士执业考试，这标志着我国护士执业管理走上了法制化的轨道。凡是在我国从事护理工作的人员必须经过严格考核，才能申请护士执业注册，取得护士资格。

（6）护理专著、期刊、科普读物大量出版。各位护理学者、专家纷纷著书立说，各级护理教材比比皆是，临床护理指导用书内容充实、各具特色。各种护理专业期刊、杂志不断创刊，如《护师进修杂志》、《当代护士》、《山西护理杂志》、《实用护理杂志》、《护理学杂志》、《国外医学护理学分册》、《中华医学文摘护理学分册》等，打破了《中华护理杂志》自1954年创刊至80年代一统天下的局面。《中华护理杂志》分别于2001年和2002年连续两年荣获"中国百种杰出学术期刊"，在2002年度收录于中国科技论文与引文数据库的1534种中国科技论文统计源期刊中，《中华护理杂志》影响因子总排序位于第25位，被引频次总排序位于第21位。

（7）建立了良好的对外交流。国际间的护理学术交流日益扩大，护理人员不断出国参观、考察、进修。目前，美国、韩国、日本、加拿大、澳大利亚、泰国、新加坡等许多国家都与我国各省市的护理分会及单位建立了友好合作关系，互派进修，互赠期刊与书籍等，加速了我国护理与国际的接轨。

（四）现代中医护理学的发展

新中国成立后，在党的中医政策和"中国医药是一个伟大的宝库，应当努力发掘，加以提高"的精神指引下，全国大力开展对中医药的继承发扬和研究工作，各地相继建立了中医教学与科研的专门机构、中医医院及中医病房。医护有了明确的分工，中医专业护士有了专门的编制，她们独立履行中医护理职责，按中医学的特点进行整体护理和辨证施护，使中医护理学逐步形成自己独特的学科体系。

在长期实践的基础上，中医临床护理已经初步总结出一套从理论到实践的辨证施护原则和具有中医特色的操作技术。中医护士注重运用四诊八纲观察法，对不同的证型采用不同的护理方法。并注重运用针灸、推拿、外敷、按摩、熏洗、刮痧等中医传统方法，提高了护理质量，显示出中医护理学的特点和优势。

近年来各地中医院不再照搬西医病房护理管理要求，广泛开展中医整体护理，书写中医护理病历，开展中医护理查房和中医健康教育。中医护理病房管理已逐渐走向规范化、科学化和现代化。

为了培养发展中医事业专门护理人才，50年代以来，全国各地相继开办中医护士学校及中医护理班，培养了大批的中医护理专业人才。目前，中医护理教育正迅速发展，多形式、多渠道的专业教育和在职教育已经形成规模。

1959年，南京中医学院出版了《中医护病学》，填补了现代中医护理学专著的空白，标志着中医护理走向了新的时代。从此，中医护理学的各种专著相继问世，如《中医辨证护理学》、《中医护理学》、《中医基础护理学》、《中医护理手册》等等，展示了中医护理理论与实践的水平正在逐步提高。

1986年，在中华护理学会指导下，成立了"中医、中西医结合护理学术委员会"，目的在于组织指导中医护理的学术研究。1989年，四川省的中医护理科研项目在国家中医药管理局科研招标中首次中标。目前，中医护理科学研究正在全国蓬勃发展，学术气氛日益浓厚，科研水平不断提高。

第五节 护理实践的内容和范畴

护理实践的范畴按工作性质可以分为临床护理、社区保健护理、护理管理、护理教育与护理研究五大类。

一、临床护理

临床护理是护理实践的主要部分，护理的工作场所在医院，护理的对象是患者。临床护理包括基础护理与专科护理。

基础护理是临床各专科护理的基础，是护理人员用于满足患者的基本生理、心理、社会需要和进行基本治疗康复的护理学基本理论、基本知识和基本技能，主要内容有清洁卫生护理、体位护理、饮食护理、排泄护理、病情观察、各种给药技术、消毒隔离技术、心理护理、临终关怀等。

专科护理以护理学及医学等相关学科理论为基础，结合各专科患者的特点及诊疗要求进行护理。专科护理又分为内科护理、外科护理、妇产科护理、儿科护理、五官科护理、急诊科护理、重症监护等内容。

二、社区保健护理

社区保健护理的对象是社区居民、家庭以及老人院、学校、厂矿等社会团体，将公共卫生学和护理学的知识、技能相结合，开展疾病预防、妇幼保健、家庭康复护理、健康教育、健康咨询、预防接种、防疫隔离等工作。社区保健护理的目的是提高社区整个人群的健康水平。

三、护理管理

运用管理学的理论和方法，对临床护理和社区保健护理等护理实践中的诸要素——人、物、财、时间和信息进行科学的计划、组织和控制，以提高护理的效率和质量。

四、护理教育

护理教育以护理学和教育学理论为基础，有目的地培养护理人才，以适应医疗卫生服务和医学科学技术发展的需要。护理教育分为基础护理教育、毕业后护理教育和继续护理教育三大类。基础护理教育也称护理职业前教育，面向准备成为护理专业人员高中或初中毕业生，包括中专教育、专科或高职教育、本科教育三个层次；毕业后护理教育包括研究生教育、岗前培训和新护士规范化培训，面向已经完成基础护理教育的毕业生；继续护理教育是为从事护理工作的在职人员提供以学习新理论、新知识、新技术、新方法为目的的终身教育。护理教育的目的是培养合格的护理人才。

五、护理研究

护理研究是用科学的方法探索未知，回答和解决护理领域里的问题，直接或间接指导护理实践。护理研究是促进护理学科发展的重要途径。通过开展护理理论的研究、护理技术的提高和改进、护理设备的革新等，推动护理理念、理论、知识和技术的进步。

第六节 护理学的研究对象和方法

一、护理学的研究对象

一般来说，护理学的研究对象是护理实践中的现象及其规律，包括护理理论的研究和护理实践中各种要素及相互关系的研究。

现代护理学的研究对象受医学模式的影响经历了三个主要发展阶段。

（一）以疾病为中心的阶段

受生物医学模式影响，认为健康就是没有疾病，疾病是由于细菌感染等纯生物因素或外伤引起的机体结构的改变或功能的障碍，忽视心理社会因素对人类健康的影响。因此，一切医疗行为围绕疾病进行，以消除病灶为基本目标。护理工作局限于被动执行医嘱，协助医生的诊断和治疗，忽视对人的护理。工作中主要考虑如何能多、快、省地完成护理工作，因而，实行的是功能制护理工作方法。护理的研究对象围绕疾病护理进行，研究的是疾病护理常规、护理技术操作等内容，护理业务水平的高低主要表现在护理技术操作熟练程度的差异上。以疾病为中心的阶段虽然推动了护理技术的发展，提高了工作效率，但"见病不见人"的护理观却带来护患关系冷漠，对患者缺乏人文关怀的弊端，也使护理缺乏主动创新精神，不重视护理理论的研究，阻碍了护理学科的深入发展。

（二）以患者为中心的阶段

1947年世界卫生组织（World Health Organization，简称WHO）提出新的健康观，认为"健康不仅仅是没有疾病和身体缺陷，还要有完整的生理、心理状态和良好的社会适应能力"，对健康的新认识标志着生物、心理、社会医学模式的产生。护理从简单的执行医嘱转变为主动应用护理程序，对患者实施身心整体护理。护理研究的对象不再局限于疾病护理，更重视对患病的人的研究，关心人的心理、社会、行为、伦理等方面的内容，研究护患关系和患者的需要。在理论研究中，一方面通过吸收与护理相关的其他学科的理论，来扩展护理学的理论体系，另一方面，护理学界的专家们通过对护理实践的总结、归纳和提炼，已经形成了护理学独立的理论和模式，涌现了一批护理理论家。

（三）以人类健康为中心的阶段

随着社会的进步、科学技术的发展和人民物质生活水平的提高，人们对健康提出了更高的要求。工业化、城市化、人口老龄化进程加快，使疾病谱发生了很大变化，传统的急性传染病得到了很好的控制，而与人类生活方式和行为有关的慢性病如心、脑血管病、恶性肿瘤、意外伤害以及艾滋病、严重急性呼吸综合征（SARS）等新的病毒性传染病威胁着人类的健康。医疗护理服务局限在医院的现状已不能适应人民的健康需求，人民希望得到更积极更主动的卫生保健服务。

1977年世界卫生组织（WHO）提出"2000年人人享有卫生保健"（health for all by the year 2000）的战略目标，具体含义是：①健康是每个人的基本权利，预防医疗保健服务应针对全体人群。②家庭、工厂、学校、社区等各个层次都可以方便地得到完善的卫生服务。③人们用比现在更好的方式去预防疾病，减轻伤病的痛苦，健康地步入成年、老年，以至安然告别人世。④不同国家、地区或人群居民均衡合理地分配卫生资源，通过充分参与，享受到最基本的医疗卫生保障。⑤使人们懂得疾病是可以预防的，他们有能力摆脱疾病的困扰，创造自己和家庭的健康生活。

以人的健康为中心成为护理学发展的指导思想。护理的实践范围从医院扩展到家庭、社区、老人院、学校、工厂；护理的实践内容从临床护理扩展到妇幼保健、老人和慢性病的家庭护理、健康咨询、环境卫生指导；护理研究的对象不再局限于疾病和患者，开始关注个人从出生、成长到衰老、死亡整个生命过程的健康追踪护理，关注健康人群的预防保健，关注提高整个人群的健康水平和生活质量。

二、护理学的研究方法

护理活动是一项涉及到数理化、生物学、医学、工程技术学等自然科学，同时又涉及心理学、伦理学、社会学等人文社会科学的多学科的综合性实践活动，因此，这就既决定了护理研究范围和研究对象的广泛性，也决定了护理研究方法的多样性。护理学研究的类型可以分成两大类。

（一）实验性研究

实验性研究是按护理研究目的，合理地控制或创造一定条件，并采用人为干预措施，观察研究对象的变化和结果，从而验证假设，探讨护理现象因果关系的一种研究方法。实验性研究以患者为研究对象时，"知情同意"和保证不损害患者的权益是必须注意的原则。

实验性研究的结果科学客观，有说服力。但由于护理研究的问题较难控制各种混杂因素，受到护理实际工作中的许多限制。同时，由于护理科研的起步较晚，护理现象的要素及要素间的联系规律尚未完全清楚，因此，实验研究在护理研究中的应用受到很大的限制。

（二）非实验性研究

非实验性研究是不施加任何影响和处理因素的研究。是实验性研究的重要基础，在护理研究中发挥重要作用。常用的非实验性研究有：

1. 描述性研究：是通过有目的的调查、观察等方法描述护理现象的状态，从中发现规律或找出影响因素。

2. 相关性研究：相关性研究是在描述性研究的基础上，探索各个变量之间的关系的研究。

3. 比较性研究：是针对已经存在差异的两组人群或现象进行比较研究，从而发现引起差异的原因。根据研究目的又可以将比较性研究分为回顾性研究和前瞻性研究两种，前者是探究造成目前差异原因的研究；后者是观察不同研究对象持续若干时间以后的情况变化。

4. 个案研究：个案研究是在护理实践中，通过对特殊的病例进行深入的观察和研究，从而总结经验的研究方法。

第二章　护理常用操作技术

第一节　生命体征的测量

一、概述

生命体征是指体温、脉搏、呼吸、血压，是对人体疾病的应激反应和身体功能障碍的反应，是人体内在活动的客观反映，是衡量机体状况的可靠指标。在正常情况下，人体的体温、脉搏、呼吸、血压的变化很小，但在患病以后，会出现不同程度的改变。通过人体"生命体征"的变化可以判断患者病情的轻、重、缓、急程度，了解患者各器官功能活动的情况及某些疾病发展的阶段等等。因此，在整个护理患者的过程中，按时评估患者体温、脉搏、呼吸、血压的变化具有极其重要意义。

二、护理评估

（1）患者的一般情况：年龄、病情、诊断、呼吸状态、意识状态及焦虑程度、被测肢体功能情况和测量部位的皮肤黏膜状况。（2）患者的认知反应：对生命体征测量的认识、心理状态及合作程度。

三、操作准备

（1）患者准备：体位舒适，情绪稳定，测量前30min安静休息。（2）环境准备：安静、整洁、光线充足、通风良好，必要时拉上窗帘或遮挡屏风。（3）用物准备：治疗盘内置清洁干燥的容器内备已消毒的体温计、另备1个盛有消毒液的容器内放测温后污体温计、血压计、听诊器、秒表、浸泡消毒液的纱布、记录本、笔，如测肛温可另备液状石蜡、棉签、卫生纸、清洁手套。（4）护士准备着装整洁、洗手、戴口罩。

四、操作要点

（一）准备物品

备齐并检查用物无破损，清点体温表数目，携至床前，核对解释，选择合适体位

（二）测体温

1. 口温

将口表水银端斜放于舌下热窝（舌系带两侧）3min，嘱患者闭唇含住口表，用鼻呼吸，勿用牙咬。注意事项：适用于成人、清醒、合作状态下，无口鼻疾患者。精神异常、昏迷、婴幼儿、口鼻手术或呼吸困难不能合作者不宜测口温；刚进食和面颊部热敷后，应间隔30min后测量。

2. 腋温

擦干腋窝汗液，将体温计水银端放于腋窝深处紧贴皮肤，屈臂过胸10min，必要时托扶患者手臂。注意事项：常用于昏迷、口鼻手术、不能合作的患者和肛门手术者、腹泻婴幼儿。腋下出汗较多或有创伤、手术、炎症者，肩关节受伤或极度消瘦夹不紧体温计者不宜测腋温。

3. 肛温

患者侧卧、屈膝仰卧或俯卧位，露出臀部，润滑肛表水银端，轻轻插入肛门3～4cm，测量3min。注意事项：常用于不能用口腔或腋下测温者。腹泻、直肠或肛门手术、心肌梗死患者不宜使用，后者因肛表刺激肛门后，可使迷走神经兴奋，导致心动过缓；坐浴或灌肠者30min后方可测肛温。

（三）测血压

1. 绑袖带

将衣袖卷至肩部露出上臂，伸直肘部，手掌向上外展15度，注意事项：袖口不可太紧，防止影响血流，必要时脱袖。肱动脉与血压计汞柱零点、心脏在同一水平。放平血压计，排尽袖带内空气，平整无折地缠于上臂中部，下缘距肘窝2～3cm，松紧以能放入一指为宜。打开水银槽开关。

注意事项：袖带勿过紧、过松。过紧致血管在袖带未充气前已受压，测得血压偏低；过松可使气袋呈气球状，导致有效测量面积变窄，测得血压偏高。

2. 戴听诊器

将听诊器胸件紧贴肱动脉搏动明显处，一手固定胸件，另一手关闭气门螺旋帽，握住输气球打气至肱动脉搏动音消失，再上升4 kPa（30mmHg）。然后以每秒0.5 kPa（3.75mmHg）的速度慢慢放气，准确测量收缩压、舒张压的数值。

注意事项：胸件不宜塞在袖带内。此时袖带内的压力大于心脏收缩压，动脉血流被阻断，无血流通过。当袖带内压力下降至与心脏收缩力相等时，血液即能在心脏收缩时通过被压迫的血管，从听诊器中听到第一声搏动音，此时汞柱上所指刻度，即为收缩压，随后搏动声继续存在并增大，当袖带内压力逐渐降至与心脏舒张压力相等时，搏动音突然变弱或消失，此时汞柱所指刻度为舒张压。

3. 记录血压

排尽袖带内余气，拧紧气门的螺旋帽，整理袖带放回盒内，将血压计的水银槽向右倾斜45°时关闭水银槽开关。口述血压值并记录在体温单上，记录方法为：收缩压／舒张压 mmHg（kPa）。

注意事项：防止水银倒流。

（四）测脉搏

协助患者手腕伸展，食指、中指、无名指的指腹平放于桡动脉搏动处，轻压以能清晰触及脉搏搏动为宜；测量30秒钟，所得数值乘2，即为脉率。准确记录脉搏值"次／分"，细脉为"心率，脉率"。

注意事项：偏瘫患者选择健侧肢体测量脉搏。

不可用拇指，因拇指小动脉搏动较强，易与脉搏混淆。异常脉搏或危重患者应测1min。如发现患者细脉，应一护士听心率，另一护士测脉率，听心率者发出"起"与"停"的口令，计数1min。

（五）测呼吸

保持诊脉手势，观察患者胸部或腹部的起伏，测量30秒钟，数值乘2即为呼吸频率；如患者呼吸不规则或婴儿应测1min。危重患者呼吸微弱不宜观察者，可用少许棉花置于患者鼻孔前，观察其吹动情况，计数1min。

注意事项：转移患者注意力，保持其自然呼吸状态。一起一伏为一次呼吸。

（六）协助患者取舒适体位，整理用物。

注意事项：爱护体贴患者。

五、护理记录

体温单的绘制：将体温、脉搏绘制在体温单上，体温用蓝"×"，脉搏用红"•"，相邻两体温值或脉搏值之间用蓝色线或红色线相连，呼吸次数用蓝色笔上下交错记录在呼吸栏内，血压值用蓝色钢笔记录在血压栏内。

用药记录：根据病情应用降压药、降温药、抗心律失常药等的时间及用药前后生命体征的测量值。

护理记录：记录用药反应。

六、思维技能

评估患者生命体征的变化及可能影响，及时发现患者存在或潜在的健康问题。

（一）体温

体温过高时大量出汗可导致体液和Na^+丢失；体温低于正常可能为低血容量所致；

（二）脉搏

脉搏增快是体液不足时人体的一种代偿；脉搏微弱可能为血容量不足；脉搏不规则可能与低钾或低镁血症相关；

（三）呼吸

呼吸深而快且呼出气体有酮味，可能为代谢性酸中毒；呼吸短促或困难，可能为体液过多所致肺水肿；

（四）血压

血压下降多为体液不足的表现。

七、护士小贴士

（1）注意操作方法正确，测量结果准确。（2）如患者不慎咬碎体温表，应立即清除玻璃碎屑以免损伤唇、舌、口腔、食管和胃肠道的黏膜，然后口服蛋清溶液或牛奶以延缓汞的吸收。病情允许者可服用膳食纤维丰富的食物促进汞的排泄。（3）搏异常者按医嘱给药并给予适当的指导，同时应注意观察药物疗效和不良反应。（4）测血压应做到"四定"：定时间、定部位、定体位、定血压计。

第二节 鼻饲管的使用技术

对于不能吞咽进食、严重口腔或咽部损伤及昏迷患者，可由医院医护人员从患者鼻腔插入一鼻饲管，通过管道以保持患者食物营养供给。

一、用品

在家庭护理下鼻饲管的患者应准备：纱布、不锈钢饭盒、别针、食用漏斗、冲洗器或50～100ml注射器空筒。

二、方法

医院给患者由鼻腔插入胃管后，在家中使用方法如下。

（1）平时保证胃管清洁，胃管头部用消毒纱布包裹后结扎，用别针别在患者胸前或肩部衣服上。（2）使用时将胃管取出，用食用漏斗或注射器放入胃管口内，大小适宜，以免过小食物外漏，过大撕裂管口。将温度适宜的流食缓慢灌入。（3）灌完食物或药物后应注入少许温开水，以免食物堵塞胃管（4）灌食可根据医生要求或病情给予：豆浆、牛奶、米汤、水果汁、蔬菜汁、肉汤等流食。食物要温度适宜，一般在38～40℃左右，以手背试之不烫手即可。（5）灌食完毕用蒸过的纱布包好胃管并结扎好、固定。（6）注意事项：①一般成人一日需10450千焦（2500千卡）热量，故要保证患者热量供给。如有糖尿病或肾病、心脏病等要注意控制糖和盐的摄入。②2000ml～3000ml混合奶要分5～6次注入胃内，每次不可太多太快。

第三节　冷敷、热敷法

一、冷敷法

冷敷可以使血管收缩，对局部有止痛、止血、制止化脓的作用，一般用于全身降温和镇痛、止血作用。

（一）冰袋冷敷

1．用品

冰袋、或冰囊、冰帽、冰块、布套或毛巾、盆。

2．方法

（1）将冰块或适量冰砸成核桃大小的碎块，放入盆中，用水冲一下溶掉锐利的棱角，以防损坏冰袋及患者不适。（2）将冰块装入冰袋内至一半，再加入适量冷水，充填冰块间隙，将冰袋放平，用手压出气体将盖拧紧或扎紧。外边用布套或毛巾包裹好。（3）放入患者需要处，一般降温放在头部、腋下、腹股沟处等。放后要经常观察局部皮肤颜色有无改变，询问患者有无麻木感觉或不适，如有应停用防止冻伤等。

（二）温水擦浴（或酒精擦浴）

1．用品

（1）面盆、内盛32℃～34℃温水至2/3满。或25%～35%酒精200ml，温度30℃。（2）小方毛巾两条，浴巾一条。（3）冰袋、热水袋各1个（4）必要的内衣、裤。

2．方法

（1）将物品放置患者床旁，关闭门窗，调节室温至22℃～24℃。（2）将患者头部放一冰袋，以减轻头部充血，热水袋放置患者脚底。（3）将小方毛巾浸温水或酒精，依次擦颈部两侧、两上臂、背、两下肢、每部位约擦3min。（4）擦至腋下、肘部、腹股沟及膝下腘窝处等大血管附近时，要擦至皮肤发红，才能达到散热目的。（5）擦时注意避免过多暴露患者，以免受凉；如患者突然寒战，面色苍白、呼吸、脉搏不正常要立即停止，并给饮热饮料。（6）禁擦患者胸前区、腹部、后颈等刺激敏感部位，以免引起不良反应。（7）擦浴后30min测量体温。

（三）冷湿敷

1．用品

面盆、小毛巾或干净软布折叠数层、冰水或冷水。

2．方法

（1）将小毛巾或软布放入冰水或冷水中浸湿，拧成半干以不滴水为度，敷于局部。（2）最好有两块敷布交替使用，每隔1min～3min更换一次，连续15 min～20min。（3）如用于降温时，除头部冷敷外，还可在腋窝、肘窝、腹股沟处同时使用冷湿敷。

二、热敷法

热敷可使患者温暖舒适，肌肉松弛，血管扩张而减轻疼痛，促进血液循环及加速渗出物的吸收。有消肿、消炎的作用，并有保暖，减轻深部组织充血的功效。

（一）热水袋热敷

1．用品

热水袋、毛巾或布套、水温计，盛水器皿内装60℃～70℃热水；若给昏迷、老人、小儿、局部知觉迟钝者时，水温应调节至50℃。

2．方法

（1）将调节好温度的热水灌入热水袋中约二分之一或三分之二满，放平热水袋，排尽袋内空气，拧紧塞子，并倒提热水袋检查是否有漏水现象。（2）擦干热水袋表面后将其装入布袋中或用毛巾包裹，放置患者所需部位。（3）给患者放置热水袋后，要观察局部皮肤有无发红等异常改变，如有应暂停使用，以防烫伤等情况。

（二）热湿敷

1．用品

小面盆，凡士林或润肤油，小毛巾或软布数块。

2．方法

（1）将面盆内倒入热水，小毛巾或软布浸湿。（2）患者需热敷局部皮肤上涂些润滑油，盖上一层薄布，将热毛巾或软布拧干敷在患处，上面加盖毛巾，以保持热度。（3）敷布温度以患者能耐受不觉烫为原则，约3min～5min要换一次，连续湿敷20 min～30min。也可在湿敷布上放置热水袋保持温度。(4)眼鼻等部疖肿可用热水杯蒸气熏敷。时间15 min～20min。

（三）热水坐浴

常用于减轻或消除会阴部及肛门部的充血、水肿、疼痛，保持清洁舒适，预防伤口感染，促进伤口愈合。

1．用品

（1）座浴盆、毛巾、水温计。（2）备38℃～40℃温开水或0.02％高锰酸钾温溶液。另备一壶70℃开水作为加温用。

2．方法

（1）嘱患者排空大小便，洗手、准备坐浴。（2）将准备好的温开水倒入坐浴盆内，让患者坐入盆内，随时调节水温，坐浴时间为10 min～20min。（3）坐浴完毕，用毛巾擦干臀部，有伤口时用无菌纱布包扎。（4）坐浴时注意保温，注意水温及药液温度，防止烫伤。（5）注意观察患者反应，如有异常，停止坐浴。妇女月经期、阴道出血，产褥期，盆腔器官急性炎症期，不宜坐浴，以免引起上行感染。

第四节 排泄护理技术

一、便秘简易通便法

（一）肥皂法

1. 用品

普通洗衣肥皂、手纸、便盆。

2. 方法

（1）先将肛门外阴处洗净。（2）将洗衣皂削成圆锥形，长约3～5厘米，直径1厘米，蘸少许温水，慢慢将其塞入肛门，外垫2块手纸，轻轻按摩。（3）由于肥皂的机械，化学刺激，而引起自动排便。

（二）开塞露法

1. 用品

开塞露一支、手纸、便盆。

2. 方法

（1）先将肛门外阴处洗净。（2）将开塞露的尖端剪断，将开塞露内少许甘油挤出，润滑开塞露的细长管，然后慢慢插入肛门，将开塞露内甘油挤压进直肠保留片刻，利用甘油将硬结粪块软化排出体外。

（三）按摩通便法

用食指、中指和无名指，在腹部左侧与肚脐平行部位，开始向下向右向上做环行顺时针按摩，促使存在于降结肠内的大便下移至直肠，可帮助排便。长久卧床不能下地行走的患者可多次按摩每次5～10min，有助于排便。

（四）饮食调解法

对于习惯性便秘者，又无胃肠道疾病的患者，应每天保证足够的水分摄入，还可在饮食上增加富含粗纤维的食品。如水果类：香蕉、带皮梨、苹果。蔬菜类；芹菜、豆芽、韭菜、萝卜、圆白菜等。也可在晚上睡前喝10～15毫升（2～3勺）香油。以促进肠蠕动和增加排便能力。

二、大便失禁护理

1. 用品

橡皮或塑料布、大尿布和小布单、方手纸、棉花或纱布。

2. 方法

（1）大便失禁的患者，应在床上先铺上橡皮布或较厚一点的塑料布，大小为上至患者腰部，下至患者大腿中部，两边能压在褥子下面固定。上面铺上小布单和大尿布，防止橡皮布（塑料布）直接接触患者皮肤，在肛门下可垫上方手纸，以便大便失禁时可以不直接流在小布单上。（2）现有市场上销售尿不湿，可垫于床上，上面放手纸，以便清洁。

3. 肛门护理

大便失禁患者，肛门周围因为大便及尿液浸泡，最易感染发红，形成红臀或褥疮，因此，对大便失禁患者，要注意肛周清洁及肛门护理。

（1）每次大便失禁后，要及时将粪便处理，保持肛周清洁，用温水清洗肛门周围，或用棉花纱布或软布等擦净肛门周围，臀下所铺垫小布单及尿布保持清洁干燥。（2）肛门周围可涂点麻油、凡士林、四环素药膏、松花粉、爽身粉等，如果肛门周围发红或有轻度糜烂时，可用60瓦灯泡照烤15～20min，每日两次。注意勿烫伤患者。

4．注意事项

（1）大便失禁患者一般为截瘫或昏迷后，肛门括约肌，不受大脑控制所至，也多因患者饮食不洁或不适，造成消化道功能紊乱或肠炎所至，所以首先要保证患者饮食卫生，不宜食生、冷、油腻的食品。（2）肛门要注意保持干燥和清洁，定时翻身，防止褥疮。（3）注意患者大便的色、量、次数，必要时留取少量大便化验，以便对症处理。

三、尿闭简易处理法

（一）常用几种方法

1．听水声

当患者排尿困难时，可将便盆或尿壶放于患者会阴处，另提一壶水和一空脸盆，将壶中水少量慢慢地倒入盆内，让患者听见滴滴哒哒的流水音，以诱导方法，使患者排尿。

2．按摩加压法

对膀胱胀满的患者，可将便盆或尿壶放于会阴处后，先轻轻按摩患者耻骨联合上方（脐下3～4指），然后轻轻按压胀满的膀胱，使尿液在被动压力下排出。注意过于胀满的膀胱在按压时不能用力过猛过大，以防膀胱壁过薄而破裂。

3．温水冲洗法

将便盆放入患者臀下，让患者双手指尖垂于水中，同时用温水反复冲洗会阴部或下腹部热敷，可使患者肌肉松弛以促进排尿。

（二）注意事项

（1）注意患者排尿的次数及量，不宜使膀胱过分充盈，引起收缩无力。（2）一般的方法无法解除患者排尿困难或尿闭时，应及时去医院采取措施或在医院内插留置导尿管。

四、小便失禁护理法

（一）用品

橡皮或塑料布、大尿布和小布单、尿壶或接尿袋、便盆、尿不湿。

（二）常用简易方法

1．尿壶法

昏迷患者或截瘫患者，可用软布将尿壶包裹，放入患者两大腿内侧，使尿壶自两腿间夹稳，患者尿液可自行流入尿壶内。注意要及时倒掉尿液，以免溢出，并观察大腿内侧有否压伤。

2．尿袋法

可用塑料袋自制尿袋，将患者会阴部扣紧，尿袋下方留一口，可与尿管或塑料管相通，将尿液引流至尿壶或接尿袋。

3．阴茎套法

可用阴茎套在下端处剪一小口接橡皮管装置，使尿液引流入瓶中。具体方法为将阴茎套的下端剪一小孔，将橡皮管插入约1厘米，用线绳扎住后再用胶布粘固。使用前最好将患者剃除阴毛，洗净擦干阴茎，套上阴茎套用胶布固定好，橡皮管下端插入吊床边的瓶中或一次性尿袋。

注意固定阴茎上的胶布要松紧适宜，过紧影响血液循环，过松易脱则使尿液外溢。同时引流皮管不要被压折叠或扭转，以免引流不畅使尿液浸泡龟头引起糜烂。每日可取下阴茎套更换，冲净擦净会阴部，隔1～2小时后再套上。以预防阴茎湿疹。

对昏迷女患者，可用市售婴儿奶嘴剪孔，接橡皮管引流尿液。或用尿布兜住，下边垫塑料布。

（三）会阴清洁护理

最好是经常观察掌握患者排尿规律时间，每次快排尿时接上尿壶或便盆，等待自然排尿。

尿失禁的患者要注意会阴清洁护理，每天清洁会阴1~2次，并在腹股沟周围扑些爽身粉或松花粉，以防湿疹。如果会阴部红肿，则停止使用尿袋或阴茎套等法，用温水肥皂或高锰酸钾（1：5000）液清洁，保持局部干燥。

五、呕吐护理法

（一）呕吐观察

呕吐是将胃内容物或部分小肠内容物不由自主地由贲门、食道从口腔呕出的一种反射性动作。呕吐是一种生理性反射动作，如：任何人刺激舌根，咽喉都可引起恶心呕吐。但有时却又是一种病理表现，是某些疾病最先出现的症状。因此观察呕吐必须注意：呕吐的时间、方式、次数、规律、呕吐物的色、量、以及所伴随的症状。

呕吐物常为消化液和食物，如有大量胆汁混合呈绿色；混合时间较久，经胃酸混合作用后的血液呈咖啡色；混合时间短血量多时呈鲜红色；一般的呕吐物有酸臭味，在胃内滞留过久的食物有腐臭味；肠梗阻时有粪臭味。注意伴随症状，如呕吐伴有眩晕、眼球震颤、恶心、面色苍白、冷汗、心悸、血压下降等应及时送医院或请医生处理。

（二）呕吐后处理

（1）口腔清洁患者呕吐时，应注意不要误吸入气管，卧床不能行动或昏迷患者，头应侧向一边。呕吐后应用清水漱口，把口腔清理干净，并饮少量温开水，以利胃部舒适，正向蠕动。（2）呕吐物处理呕吐物应尽快处理，如呕吐物异常，应用小盒留取标本，以便送医院检验或备医生观察。如为传染病患者，呕吐物应用消毒液处理后再倒入下水道冲净（常用消毒液为1：1000新洁尔灭、2%过氧乙酸、3%碘伏等，加入呕吐物内放置2小时后，就可达消毒目的）。最好记录呕吐物的色、质、量。

（三）注意事项

（1）呕吐时患者一般比较紧张，应予以安慰，缓解紧张心情，协助患者吐出，并及时处理呕吐物。呕吐时注意体位，病情轻，体力尚可者，可取坐位。病情重，体力差及昏迷者，身体稍向前倾或侧位，防止呕吐物呛入气管。保持呼吸道通畅。（2）呕吐后需协助给以口鼻清洁，给以温热水洗脸、漱口，小儿干口昏迷患者要注意检查耳内，清洁耳内残留物。（3）若呕吐物为大量鲜血或咖啡样物，应注意患者是否出冷汗、脉搏细快等，要及时请医生或送医院处理。

第五节 外伤简易处理技术

一、外伤种类

在日常生活及工作中，人们都可能因为一时不慎而受到皮肉的轻微伤害，如擦伤、割伤、烫伤、扭伤等，具备一定知识就可以及时、恰当的处理。

二、处理方法

（一）擦伤处理

擦伤是表皮被粗糙的东西擦破。

1．清洁伤口

擦损的伤口可能会沾上污垢，所以必须要清洁伤口，可以用双氧水、蒸馏水、灭菌盐水冲洗，没有条件可用凉开水或清水冲洗。

2．伤口消毒

一般可用市售医用 75%酒精、碘伏，新洁尔灭等溶液来消毒伤口，或用龙胆紫擦涂。

3．包扎伤口

消毒之后，可用消毒纱布包盖好。如果伤口范围大，每 1～2 天可换药一次。

（二）割伤处理

割伤是刀剪、玻璃片或锋利的器具造成的损伤。

1．立即止血

当伤口流血不止，就要用直接压迫法止血，用手指或者手掌直接压住伤口，压力阻止血流，使伤口血凝成块。或用干净纱布压迫伤口止血。如手指割伤伤口流血较多，应紧压手指两侧动脉，大约施压 5～15min 后，便可以止血。如果是其他部位割伤，均要加压止血。实在止不住的血，可用橡皮筋在出血上部扎紧，阻断血流，并立即上医院处理。每次橡皮筋止血扎紧时间不宜超过 15min，不然会因为血流阻断时间过长，而造成肢体坏死。

2．消毒

周围皮肤血止住后，用 75%酒精或碘伏消毒伤口周围皮肤。

3．包扎伤口

用消毒过的纱布或伤口贴遮盖，再用绷带包扎固定。注意较深、较大的伤口或面部伤口，应去医院处理，必要时缝合，以免留下过大疤痕。

（三）刺伤处理

刺伤多由于针、锥、钉、木刺等刺破皮肤引起，伤口一般小而深。

1．将刺拔出

若刺入物较干净刺入又不深时，可立即拔除，并使伤口自然流血（少量），可以起到冲洗伤 LI 的作用。若刺小不易拔出时，可用 75%的酒精、碘伏，2.5%碘酒或白酒涂擦伤口周围，并用缝针在开水中烫一下或酒精棉擦拭后，进行拔刺。最后再涂些碘酒。

2．包扎

用消毒纱布或伤口贴包扎，2～3 天可自愈。如果刺伤很深，又为生锈钉子或不易拔出时，则不要勉强拔除，以免折断留下残根。应立即用干净布覆盖伤处，送医院处理，必要时注射破伤风抗毒素，预防感染破伤风。

（四）扭伤处理

扭伤是由于关节部位的猛烈扭转，而撕裂拉伤了韧带、肌腱等。

1．怎样止痛

扭伤后要排除骨折脱位损伤，局部减少活动，必要时制动。尤其疼痛剧烈难忍，应怀疑骨折，必须制动或用简易木板棍棒等物结扎制动固定，急送医院处理。疼痛不缓解，要在医务人员指导下，口服止痛药。

2．消炎消肿

扭伤早期（24 小时内）要用凉水或冰水浸泡伤处 30min，外涂解痉镇痛酊以防皮下瘀血。第 3 El 开始用温水浸泡或热敷，每次 30min，每日 2 次。外用消炎活血药或理疗扭伤的部位，以利消炎消肿。如肿胀严重，应抬高受伤肢体，卧床休息。

第六节　烧烫伤简易处理技术

一、烧烫伤处理

日常生活中，因为开水、热汤菜、火炉、或煤气使用意外及儿童玩火等，引起烫伤或烧伤。在医学上常根据烫伤或烧伤对人体皮肤及器官的损害程度来分度，一般分为三度，并根据不同的程度来进行处理。

（一）Ⅰ度烧烫伤

（1）表现局部皮肤发红、感觉烧灼样疼痛（2）处理应立即用凉开水或自来水冲洗浸泡受伤部位，能止痛和减轻肿胀并防止起泡。泡在冷淡盐水中效果更好。伤口可涂上"烫伤膏"、"好的快"等外用药，也可在伤处涂上鸡蛋清或清凉油，但不能用紫药水，也不必包扎，一般3~5天后可见少量脱皮而愈，不留瘢痕。

（二）Ⅱ度烧烫伤

（1）表现：不但损害表皮，也伤及皮肤中层，局部可出现红肿和大小不等的水泡，感觉剧烈的疼痛。（2）处理：如表皮无破损，伤的面积不大并在四肢，可先用自来水或冷开水冲洗，起到止痛和清洁皮肤的作用；然后在局部涂獾油、烫伤膏（油）或植物油等。可将局部用干净纱布或绷带加压力包扎，注意包扎时将手指、脚趾暴露，以便观察肤色是否发紫，温度是否变尊或有无麻木感。如发生上述症状，为包扎过紧应及时松解重新包扎。1~2天后应解开包扎查看，如果水泡逐渐变小变瘪，周围没有出现红肿现象，可继续涂獾油或烫伤膏（油）再行包扎。两周左右可脱皮痊愈，也可以不留瘢痕。如果烫烧伤面积大，同时有水泡，不要弄破，应上医院治疗。如果患者疼痛剧烈，伤口周围有红肿，分泌液增多，说明出现感染，应即去医院治疗。

（三）Ⅲ度烧烫伤

（1）表现：不仅皮肤备层都受到损伤，而且皮下组织、脂肪、肌肉等也受到损伤。伤及部位可出现灰白或红褐色，甚至变黑变焦。此时可因神经也受损伤，反而不觉疼痛。严重者可因受伤面积广泛而出现全身症状甚至休克等。（2）处理：这样的患者应用干净布覆盖伤面或暴露，迅速送医院急救。

二、注意事项

（1）家庭要注意防止烫烧伤发生，热水瓶、热汤等要防止小儿触摸。教育儿童不要玩火。使用煤气要注意安全操作等。（2）烫伤后如果没有自来水冲洗可以用牛奶、啤酒代替；水泡不要穿破，以免细菌感染，应待水泡自行吸收消退。

第七节 食物中毒简易处理

一、食物中毒常见类型

在日常生活中，因为误服污染食物或食用不当，常可引起食物中毒。食物中毒是由于进食被细菌、细菌毒素、毒物等污染或含有毒性物质的食物后引起机体损害而发生中毒症状的。

常见中毒物如下。

1．非细菌性

（1）扁豆毒：未煮熟的豆角中含有毒物质血球凝聚素，有凝血作用，可危害人的血液循环。（2）毒蕈（毒蘑菇）：毒蕈多数色泽与形态特异，其中含有毒素。捕蝇蕈：可引起多汗、流泪、吐泻、幻觉、谵妄、瞳孔缩小等。绿帽蕈：可引起腹痛、腹泻、黄疸、出血、肝、肾功能衰竭等。马鞍蕈：可引起贫血、血红蛋白尿等。（3）发芽马铃薯：发芽的马铃薯（土豆）含龙葵素，对胃肠道有刺激症状，并对感觉运动神经有损害，严重导致呼吸肌麻痹而死亡。（4）木薯：木薯的根、茎和叶含有生氰甙，分解后游离出氢氰酸，此物质导致中毒。主要作用于血管运动神经中枢，先兴奋后抑制，抢救不及时，可数小时内死亡。（5）河豚毒素：鲀毒鱼类统称河豚。主要含鲀毒，其肝、肾、卵巢等内脏以及血液、眼睛、腮腺、皮肤都有毒。纯毒为一种氨基过氢喹氮杂茂环化合物，有似箭毒样毒作用，主要对神经中枢和神经末梢发生麻痹。

2. 细菌性

（1）嗜盐菌常见副溶血性弧菌，多因进食被污染了菌的腌渍的食物引起。（2）变形杆菌：变形杆菌在食物中能产生肠毒素，使蛋白质中的组织酸脱羧而形成组胺，引起胃肠炎或过敏反应。（3）葡萄球菌：葡萄球菌仅见于血浆凝固酶阳性的金黄色葡萄球菌，能产生肠毒素，引起胃肠道症状，呕吐伴失水及虚脱。（4）肉毒杆菌：肉毒杆菌主要产生外毒素，是一种嗜神经毒素，毒力强大，百万分之一毫升就可使体重 250 克的豚鼠于 4 日内死亡。

二、中毒表现

（1）胃肠道：恶心、呕吐、腹痛、腹泻、流涎等。（2）循环系统：出冷汗、心律异常、严重血压下降、面色改变、流汗等。（3）神经系统：精神不振、头痛、头晕、嗜睡或烦躁、严重昏迷等。（4）呼吸系统：呼吸困难、黏膜充血等。（5）其他：发热、眼睑下垂、瞳孔缩小或散大等。

三、处理方法

（一）食物中毒处理原则

（1）终止接触毒物。（2）清除毒物。如：催吐、洗胃、导泻、中和毒物。（3）促进已吸收毒物排泄。

（二）家庭处理

（1）中止接触毒物：一旦发现可疑食物中毒，立即停止食用，必要时留取少量食物，以备医生用于诊断。（2）催吐：可用手指抠会厌部，引起恶心反射而吐出；也可先饮用大量开水后立即用筷子或勺子抠会厌部催吐。（3）送医院：若中毒症状重，不能催吐者，立即送医院洗胃、急救。

第八节　蒸汽吸入法

一、家庭蒸汽用品

蒸汽吸入就是把清水加热使之成为蒸汽，或将药物加入清水内加热，利用蒸汽气流将药液和蒸汽一并使患者吸入，达到治疗的目的。

现家庭用蒸汽吸入用品有两种：一种为超声雾化、一种为蒸汽吸入。没有条件者，也可用水壶、水罐等盛开水代替。

二、蒸汽吸入方法

1. 用品

蒸汽吸入器、毛巾、火柴、药物（常用有 1% 复方安息香酊 20ml、3% 重碳酸钠 30ml、1% 麻黄素 30ml 等）。

2. 方法

（1）先将吸入器小锅内加开水至 2/3 后将盖旋紧，药杯内加入所需药物后点燃酒精。（2）待蒸汽喷出后，让患者口对吸入气嘴坐好，张口呼吸 15~20min，待药液喷完熄灭灯。用毛巾擦净患者面部。

三、超声雾化方法

1．用品

超声雾化器、软管及口含嘴、毛巾、弯盘或盘子、药杯、药物（常用地塞米松 5mg 加庆大霉素 l0～20mg 加生理盐水稀释）。

2．方法

（1）先将药物根据医嘱配好放入储药罐内，接上电源待雾化汽出后，让患者围上毛巾。（2）将口含嘴放入嘴里用口呼吸，另一手持弯盘接在颌下，治疗约 20～30min，结束时关闭电源开关，为患者擦干面部，半小时内不要漱口，以免影响疗效。

四、注意事项

（1）吸入时尽量用口呼吸，使之吸入更多药液。（2）蒸汽吸入后 30～60min 内不要外出，防止感冒。

第九节　留取化验标本

临床检验是诊断疾病的重要措施之一。它是应用物理、化学方法对患者的血液、大小便、分泌物以及体液等，进行科学的，有目的的检验，以观察、了解疾病发生与发展情况，为诊断和治疗提供可靠的依据。要取得正确的检验结果，不仅要了解检验的目的、意义和方法，并需根据检验目的，备好留取标本的容器，用正确的方法采取检验标本。

在采取各种标本前，要根据医生开出的化验单，将化验单的付页贴于标本容器上．患者必须了解留取标本的意义和注意事项，采取标本后，连同化验单及时送验。

一、尿的留取

（一）常规尿标本

1．目的

检查尿的颜色、透明度、密度、酸碱度、糖、蛋白质、红细胞、白细胞、管型等。

2．方法

（1）清洁尿标本瓶（尿杯）一个。（2）将化验单付页贴于标本瓶上。（3）取 100～150ml 新鲜尿液放于标本瓶中。（4）看病同时带到医院，行化验检查。

3．注意点

（1）标本瓶一定要清洁，留取新鲜尿液送检。（2）收集尿液时忌与大便混合，以免影响检查效果。（3）女患者行经期不收取尿标本，如特别需要时可以到医院导尿采收尿标本。（4）昏迷患者留尿时，可估计小便时间，接上便壶留尿。

（二）24 小时尿标本

1．目的

留尿进行各项化学定量检查。由于每次排出尿液的成分各不相同，故而留 24 小时尿液检查。可用于测定尿酸、尿氨、肌酸、肌酐、尿钾、钠、氯、钙、糖定量、蛋白定量、尿中儿茶酚胺定性或定量，检查 17-酮类固醇、17-羟类固醇等。常用的是留 24 小时尿液浓缩查结核杆菌或培养。

2．方法

（1）要了解留尿的目的，以便准确留取尿标本。（2）备清洁带盖容器一个，不能下床者备清洁便盆或便壶。（3）容器上注明留尿目的和起止时间。（4）开始留尿时（如早 8 时）先嘱患者排空膀胱，将尿弃去，以后之尿全部尿入容器内，至结束时（次晨 8 时）再排空膀胱，将尿倒入容器内。（5）留完 24 小时尿后，混匀，测量总尿量并记录在化验单上，然后取出 100ml 送验。需浓缩查结核杆菌者可送部分沉渣。

3．注意点

（1）留 24 小时尿标本时应注意掌握尿液的防腐，使之既能达到抑制细菌生长的目的又不影响其理化性质。要根据不同要求，加入防腐剂。（2）注意尿标本不要被尿道分泌物或粪便污染，以免影响检验结果。（3）标本放阴凉处保存。（4）如观察出入量者，需记录尿总量。

（三）特殊尿标本

1．尿三胆或尿酮体

（1）目的：①检查尿中的尿胆原、尿胆素及胆红质，多用于黄疸鉴别诊断。②检查尿中的酮体。

（2）方法：①准备清洁尿标本瓶一个。②写明日期及检查物，将化验单付页贴于标本瓶上。③取 100～150ml 新鲜尿液放于标本瓶中。④看病同时带到医院送化验检查。

（3）注意点

①标本必须为新鲜尿液。②留后即刻送检，以保证结果准确。③留取尿胆原试验标本，应放在室温为 20℃左右处。④留取标本前应禁服磺胺药物。⑤尿标本应防止与甲醛相混，以免影响检查结果。

2．尿肌酐肌酸

（1）目的：留取 24 小时尿液，用于测定尿肌酐肌酸定量。

（2）方法：①食用 3 天低蛋白饮食。②第 3 天晨 8 时起依法留取 24 小时尿。③第 4 天晨 8 时空腹取血并完成 24 小时尿，在化验单上注明总尿量。④取 100ml 连同化验单送检。

（3）注意点：①患者需了解检查目的、方法及注意点。②标本放阴凉处。③记出入量者，记录总尿量。

3．尿生化

（1）目的：留尿进行对钾、钠、钙、磷的定量检查。

（2）方法：①容器外贴标鉴注明起止时间及化验项目。②患者要了解检查目的及方法。③清洁带盖容器内放甲苯 10ml。④开始先排空膀胱弃之，记录时间，以后 24 小时的尿均留于容中，至终止时间，化验单上注明总尿量。⑤24 小时总尿量摇匀后取 100ml 送检。

（3）注意点：①标本放阴凉处，并根据要求在尿内加入防腐剂。②大便前先排尿保留之。③有出入量记录者应记录尿总量。

二、大便的留取

（一）常规标本

1．目的

取少量粪作物理检查和镜检。

2．方法

（1）备齐蜡纸盒，竹鉴及化验单，贴付页于蜡纸盒上。（2）取新鲜粪便装入蜡纸盒内，将盒盖严。（3）将标本连同化验单送检。（4）标本量为蚕豆大小。

3．注意点

（1）蜡纸盒需干燥。（2）不可与尿相混。（3）取异常部分，如有脓、血、粘液处。

（二）潜血标本

1．目的

留取少许粪便检查潜血。

2．方法

（1）备齐蜡纸盒，竹签及化验单，贴付页于蜡纸盒上。（2）取新鲜粪便装入蜡纸盒内，将盒盖严。（3）取异常部分，标本量为蚕豆大小。（4）将标本连同化验单送检。

3．注意点

（1）蜡纸盒应干燥，清洁。（2）不可与尿相混。（3）取异常部分，特别是有血液部分。（4）患者在检查前3天禁食肉类、肝、血、大量叶绿素等食物及含铁剂药物，以免出现假阳性。

（三）寄生虫及虫卵标本

1．目的

留取粪便检查驱虫数目或收集虫卵标本。

2．方法

（1）选用清洁便器并贴好化验单。（2）留取寄生虫标本，多在服驱虫药后收集标本。驱绦虫者，患者必须选择舒适位置排便，不要用手拉已排在肛门外的虫体以免拉断，造成虫头不能排出。便后应立即与医师联系，检查绦虫头。若第一次大便未见虫头，应留第二次粪便备检。（3）检查寄生虫卵时应采取不同部位的标本送检，尽量挑选带血及粘液部位。（4）服用驱虫药后或作血吸虫卵化检查，应留取全部粪便立即送检。（5）检查阿米巴原虫时，应先用37℃左右热水将便盆加温，便后连同便盆立即送检。

3．注意点

（1）患者及家属要了解标本收集的项目及操作方法。（2）标本需立即送检。

三、痰的留取

（一）常规痰标本

1．目的

作细菌，寄生虫卵、瘤细胞或螺旋体等检查。

2．方法

（1）备贴有化验单付页的蜡纸盒一个。（2）清晨患者先漱口，再深吸气后咳痰于蜡纸盒内。（3）留痰后连同化验单及时送检。

3．注意点

（1）患者要了解检查目的，方法及注意事项以使标本符合要求。（2）留取清晨第一口痰，但不可吐进唾沫，漱口水或鼻涕。

（二）培养标本（真菌、霉菌标本）

1．目的

作细菌培养。

2．方法

（1）备无菌培养盒（瓶）及化验单。（2）患者要了解检查目的及方法。（3）晨起用多贝尔液漱口，再用清水漱口，清除口腔内杂菌。（4）深吸气，咳出深部的痰，吐入无菌培养盒内盖好，贴好化验单付页。（5）痰标本连同化验单送细菌室作培养。

3．注意点

（1）留痰标本时不可吐入唾沫，漱口水及鼻涕。（2）勿用手或物品触及无菌盒（瓶）内部。（3）勿随意打开培养盒。（4）送检途中注意培养盒平放，不可将底与盖倒置。

（三）24小时痰标本

1．目的

根据病情需检查24小时全量痰。

2．方法

（1）患者要了解检查目的、方法及注意事项。（2）备好痰杯或大口玻璃瓶。（3）在痰杯或大口玻璃瓶上贴好化验单付页，注明日期及起止时间。（4）留24小时全量痰连同化验单送检。

3．注意点

（1）不可将漱口水、唾液吐入痰杯内。（2）如需记录痰量者，最好用有刻度的痰杯记录后送检。（3）必需将全天的痰全部吐入痰杯内。

第十节　家庭消毒及隔离技术

一、家庭消毒

消毒是用物理或化学方法达到杀死物体中病原菌的目的，以防止疾病传染和相互感染。消毒的方法应根据病原体的特点和传播途径，传播方式的不同来选择。本节着重介绍家庭居室空气、被服、家具、食具、排泄物、各种医疗护理用品的消毒。

（一）家庭居室的空气消毒

1．喷雾法

过氧乙酸是一种广谱高效化学消毒剂，对微生物、病毒、芽胞均有杀灭作用。可作室内喷雾消毒。常用浓度0.1%～0.5%，强消毒浓度为0.5%～1%，消毒时间≥20min，效果好。

万福金安是一种新型广谱高效化学消毒剂，能杀灭各种细菌、芽胞、真菌、病毒。可作室内喷雾消毒。本品1份加水10份。用量为10ml／立方米，喷雾后30～60min可取得很好的效果。

2．熏蒸法

过氧乙酸也可用于加热熏蒸消毒，其用量为：杀灭细菌繁殖体用1克／立方米，杀灭芽胞用3克／立方米，室内温度不应低于20℃，相对湿度应达70%以上，熏蒸消毒时间60～90min。

纯乳酸薰蒸法是每100立方米空间用12毫升纯乳酸，再加等量水稀释，然后放于搪瓷碗内，密闭门窗，加热熏蒸，待熏蒸完毕，移出热源继续封闭两小时，再通风换气。食醋熏蒸法为每立方米空间用食醋5～10ml，加水1～2倍稀释，闭门加热熏蒸至食醋蒸发完毕。通风换气。

3．通风换气法

通风也有消毒作用，虽不能杀灭病原体但可交换室内空气，减少病原体的数量。冬季每天至少通风两次，每次20～30min，春秋季每天可适当增加通风次数。以保持室内空气新鲜。

（二）家具及一般用具的消毒

居室墙、门窗、床头柜、床、椅子、吊架、靠背架都可用0.2%～0.5%过氧乙酸擦拭或喷雾消毒，或用0.1%～1%氯胺擦拭或喷雾消毒。

（三）被服类的消毒

1．日光消毒法

患者用的床垫、棉被、棉褥、枕头、毛毯、大衣等应在强烈的日光下曝晒、应全面晒透，一般5～6小时翻晒1次，连晒3～4天。这种消毒方法除可通过室外达到通风目的外，主要利用日光中的紫外线达到消毒目的。

2．福尔马林消毒法

将布类放进福尔马林消毒箱内，每立方米容积用75毫升福尔马林和40克高锰酸钾，密闭8～12小时后通风。

3．煮沸法

布类衣物可加碱类煮沸5 min～10min，消毒后再清洗，或用高压蒸汽灭菌后清洗，皮毛及涤纶衣物禁用此法消毒。

4．浸泡法

衣服可用0.1%～0.2%过氧乙酸溶液浸泡两小时后洗净，被褥、床垫、棉衣、毛毯可用0.1%～0.2%过氧乙酸溶液喷雾消毒。

（四）生活物品的消毒

含氯消毒剂广泛应用于医院及家庭的消毒。0.6%浓度的含氯消毒剂可用于被乙肝病毒及艾滋病毒污染的血液处理，0.01%有效氯浓度的含氯消毒剂可用于污染布类、衣服、桌面、地板等环境表面的消毒，也可用于饮水、浴池、游泳池、污水、污物、餐具、奶瓶、水杯等消毒，以及接触血液的手的消毒。

传染患者用过的生活用品如食具等，可用含氯消毒剂浸泡1～2小时后洗净，再煮沸消毒30min即可。

（五）排泄物及废弃物的处理与消毒

传染患者的粪、尿、分泌物、痰、鼻涕、粘液等均应消毒处理后倒掉。可用20%漂白粉乳剂或氯胺2份比1份粪搅拌后消毒两小时再倒掉。或用0.1%～0.5%过氧乙酸浸泡2～4小时倒掉。脸盆、便盆、痰盂可分别用0.1%～0.5%过氧乙酸浸泡消毒两小时洗净待用。

剩饭、剩菜倒入桶内煮沸消毒或用倍量的漂白粉搅拌消毒两小时倒掉。废纸、垃圾、患者用过的敷料、棉签、棉球、标本盒等均应用0.5%过氧乙酸喷洒消毒后焚烧。

（六）医疗护理用品的消毒

家庭常用的医疗护理用品如热水袋、冰袋、胃管、鼻导管及体温表等均可用0.1%～0.5%过氧乙酸浸泡两小时，清洗后备用。

手电筒、皮尺、钱、票证、书籍等可在阳光下曝晒或放入福尔马

（七）家属护理患者前、后手的清洁与消毒

家属护理病A2.前先用肥皂、流动水把手洗干净，再为患者进行护理。操作结束后，应用肥皂、流动水反复洗多次擦干净即可。如护理中接触到患者的排泄物和传染性分泌物以及污水、污垢必须用消毒液浸泡双手后再用肥皂、流动水洗净。

对消毒药物和方法的选择应是作用快、不损伤皮肤、不引起过敏性反应，对当前或近期存在的致病微生物有杀灭效果。实践证明75%酒精、0.5%碘伏或0.5%洗必泰酒精溶液比较适用，而且后两者与皮肤结合后具有后效功能，可保持手的清洁在2小时左右。

（八）家属护理患者工作服的清洁与消毒

在家中，家属守护传染患者必须穿工作服和戴工作帽（一套固定的衣服亦可）。衣服每天更换一次。清洁方法为先用消毒液浸泡30min后再清洗，日光下晒干。

（九）终末处理

终末消毒是指患者解除隔离或已不再排出感染物或患者死亡以后居室环境的消毒。因此消毒的对象是那些与患者接触过的设施、物品及患者的分泌物、血、体液等。必须选用有效的、新配制的消毒液。清洗消毒时应注意以下几点。

（1）实施终末消毒时仍需防护，就像患者在时一样对待清洗、消毒。根据需要使用口

罩、帽子、手套、隔离衣等防护屏障。（2）所用非一次性容器如便器、便壶、温度计盒都要进行消毒处理。被污染的、特殊感染的敷料应装袋焚烧处理。（3）所有一次性物品都应收回，经无害化处理（消毒）后再弃去。（4）家具和床垫要用清洗消毒剂清洗。（5）地面要打湿、吸尘、用清洗消毒剂或优氯净等含氯消毒剂溶液拖擦。墙、门窗不一定要洗，但如果有明显污染则必须清洗消毒。（6）房间用甲醛、高锰酸钾气体熏蒸、过氧乙酸喷雾或紫外线照射，充分消毒后通风。

二、常用各种消毒液的浓度、使用与配制

（一）常用消毒液的浓度与使用方法

（1）酒精：75%酒精可用以消毒皮肤，浸泡体温表、锐利器械，30min即可。（2）过氧乙酸：0.1%～0.5%溶液用以消毒排泄物、分泌物浸泡2～4小时后倒掉。0.1%～0.2%溶液用以浸泡布类物品、2小时后洗净。0.1%～0.5%溶液用以喷雾消毒效果很好。（3）洗必泰：1:5000溶液可用以漱口、消毒食具和玩具。1:2000溶液可冲洗伤口脓腔、喷雾消毒房间。1:1000溶液可浸泡器械，30min即可。（4）漂白粉：粉剂可用于呕吐物、排泄物的消毒。比例为4:1，即4份呕吐物加1份漂白粉。0.5%～1%漂白粉液可浸泡食具、痰盂、便盆。10%～20%漂白粉澄清液可用以消毒房间，排泄物。（5）福尔马林（甲醛）：可用作浸泡固定标本。熏蒸消毒房间用量为12.5毫升/立方米空间，加水4～5倍，加热蒸发，密闭6～24小时后通风。（6）乳酸：熏蒸消毒房间，用量为10ml/100立方米空间，加水4～5倍加热蒸发，密闭6～24小时后通风。（7）食醋：可用于空气消毒，5～10ml/立方米空间，加水1～2倍闭门加热熏蒸至食醋蒸发干净，通风。（8）万福金安消毒液：用于金属、非金属器械和其他物品灭菌，以本品1份加蒸馏水4～5份，浸泡30min以上。如以本品1份加蒸馏水10份，浸泡5min以上可达消毒。还可用于皮肤、黏膜和手的消毒。方法为擦拭或冲洗2min。用于空气喷雾消毒，以本品1份加水10份，10ml/立方米喷雾后消毒30～60min。

（二）消毒液的配制

1．以原药为百分之百基数的配制

漂白粉优氯净等均属可用此法配制的消毒药物，其计算公式是：

欲配制浓度×欲配制数量＝所需原药量

欲配制数量-所需原药量＝加水量

例如，欲配制0.1%优氯净水溶液1000ml

则　　所需要原药量＝（0.1/100）×1000＝1克

加水量＝1000—1＝999毫升

也就是说，用1克优氯净原粉加入999毫升水混匀后即配成0.1%优氯净溶液1000ml。

2．以实际所含有效成分的配制

过氧乙酸、过氧化氢、甲醛、戊二醛、乙醇、碘伏和洗必泰等均可用此法配制成消毒液，其计算公式是：

（欲配制药液浓度×欲配制药液数量/原药含量）＝所需原药量

欲配制数量—所需原药量＝加水量

例如：用含量37%的甲醛水溶液配制成4%的水溶液1000ml（1公斤），则

所需原药量＝4×1（千克）/37≈0.1千克

加水量＝1—0.1＝0.9千克

3．消毒剂蒸汽的配制方法

采用消毒剂（如过氧乙酸、甲醛等）蒸汽消毒时，应根据居室容积空间和药物浓度计算消毒剂用量。如果容积为72立方米，采用0.759/立方米过氧乙酸熏蒸消毒，又假定过氧乙酸浓度为20%，那么需用过氧乙酸的量为

72×0.75×20％＝270ml

三、几种常用的去污渍法

（1）陈旧血迹：浸入过氧化氢溶液中片刻，然后用冷水洗净。（2）龙胆紫污渍：可用酒精或草酸擦拭。（3）铁锈污渍：可浸入1%热草酸后用水清洗。（4）蛋白银污渍：用盐酸或氨水擦洗。（5）高锰酸钾污渍：可用1%维生素C溶液洗涤或0.2%～0.5%过氧乙酸溶液浸洗。（6）墨水污渍：刚污染时用肥皂，清水洗。不能洗净时再用稀盐酸或草酸溶液洗涤。

四、隔离技术

隔离是使传染患者在传染期间（病原体从患者体内排出的期限）与人群分离，安置在传染病院或综合性医院传染病室或家庭居室单间进行治疗和护理，以防疾病传播。

隔离是控制传染源、切断传播途径和保护易感人群的有效措施。家庭隔离是患者除在医院隔离治疗外，对于某些传染病病情许可又有隔阂条件时，可实行家庭隔离。在隔离期间，公社卫生院及社区医疗护理服务中心应负责访视及诊治工作。患者最好住单间，床铺及食具等应专用，室内设备简单，空气新鲜，专人护理，避免传染病传播。

（一）口罩及护目镜的应用

戴口罩可以防止吸入气溶胶。大颗粒气溶胶的散播距离在1米之内，所以在近距离护理患者时应戴口罩，此外戴口罩及护目镜也可减少患者的体液、血液等传染性物质溅到护理人员眼睛、口腔及鼻黏膜。

隔离效果较好的口罩是一种由特殊滤纸（过氯乙烯纤维）制成的高效过滤口罩。口罩只能用一次，湿了就无效，口罩盖住口鼻部，不能挂在颈上反复使用。护目镜每次用后均应进行清洁消毒。

（二）避污纸的应用

备好的避污纸应放在清洁处。当应用时要从页面抓取，不可掀页撕取。用后应放入污物袋中焚烧处理。

（三）手套的应用

戴手套可防止相互感染，特别是接触分泌物、渗出物，血液及体液等感染物质时必须戴手套。用过的手套放在消毒液中浸泡消毒。

（四）污物袋的使用

用过的物品从患者居室运出时，装入污物袋内以防止污染环境，到指定地点销毁。可重复使用的物品直接消毒处理后再解开袋子，清洁、消毒、灭菌。

（五）便盆、便壶的应用

便盆、便壶应给患者固定使用。每周用消毒液浸泡消毒一次。

（六）餐具及水壶的应用

患者用过的碗筷等餐具及饮水用具，应遵照先消毒再清洗灭菌的双消法进行处理。若碗筷等餐具被血液、脓、分泌物等污染也需按上述方法处理。处理时应戴手套，处理完脱去手套立即洗手。

（七）口服给药法

口服药物是经胃肠道吸收，是最方便，最安全的给药途径，用药经济、剂型简单，是常用的给药方法。

空腹服药有利于药物的吸收，只有当药物对胃黏膜有刺激时，才在饭中或饭后服药。一般健胃药应在饭前服用，助消化药宜饭后服用，对牙齿有损害的药物应在稀释后经吸管吸入服下，避免与牙齿接触，服后应漱口。

药杯应患者专用，解除隔离后，药杯应放入消毒液中浸泡消毒。

第十一节 重患者的家庭护理技术

家庭护理在理论方面和实践方面已成为护理学的重要组成部分。家庭护理可使患者不出家门即可得到治疗和护理，既给患者带来方便又可减轻经济负担，心情愉快的与家人在一起，有利于疾病的早日康复。

护理技术的掌握又是每位护理者不可缺少的内容。为便于家庭护理的开展，本节对口腔护理、沐浴法、进餐的护理、晨晚间的清洁、压力伤（褥疮）的预防及处理等护理技术作一介绍。

一、口腔护理

（一）能自行漱口者

（1）用物漱口杯、牙刷、牙膏、防裂唇膏等。（2）操作方法协助患者即可。

（二）能自行漱口者

1．用物

治疗盘（茶盘亦可）内放小碗、盐水棉球数个。弯盘（或大碗）、弯血管钳或镊子、压舌板（或长柄匙）、吸水管（或小壶）、干毛巾、手电筒、棉签、漱口水、冰硼散、防裂唇膏等。

2．操作方法

（1）携用物至患者床旁，帮助患者头偏向一侧，颌下围干毛巾，弯盘（或大碗）置口角旁。（2）取下活动性假牙，用清水洗净，浸泡于冷开水中备用。（3）用盐水棉球擦洗口唇，以压舌板（或长柄匙）轻轻撑开颊部，打开手电筒，观察口腔黏膜有无溃疡或霉菌感染，以弯血管钳夹盐水棉球，先上后下由后至前，沿牙齿纵向擦洗牙齿内面、外面，然后擦洗咬合面及颊部。同法擦洗另一侧，最后擦洗硬腭（俗称上膛）及舌面，每次用一个盐水棉球，擦净为止。（4）擦洗完毕，帮助患者用吸水管（或小壶），吸水漱口。（5）口腔黏膜有溃疡者，涂以冰硼散。口唇干裂者涂防裂唇膏。（6）清理用物，整理床铺。

3．注意事项

（1）动作轻柔，防止碰伤黏膜及牙龈。（2）昏迷患者禁忌漱口及用暴力助其张口，擦洗时应夹紧棉球，防止棉球遗留在口腔内，棉球不可过湿。（3）操作时应注意口腔黏膜是否有溃疡及感染。

二、沐浴法

（一）床上擦浴

1．用物

脸盆、热水、浴液、浴巾、清洁衣裤及被服类。

2．操作方法

（1）携用物至床旁，关闭门窗，嘱患者大、小便。（2）热水倒入脸盆中，给患者洗脸、擦干。（3）脱去患者上衣，将浴巾铺于患者身下，用热毛巾擦洗双上肢，胸腹部，然后协助患者翻身。依次擦洗颈部、背部、臀部并按摩骨突部位。穿上清洁上衣，使患者仰卧，换水。

（4）脱裤，遮盖会阴，将浴巾铺于擦洗部位下面，擦洗双下肢，最后洗双脚。（5）换水，协助患者擦洗会阴，穿好裤子，剪短指（趾）甲。（6）梳理头发，整理床铺，清理用物。

3．注意事项

（1）动作轻柔敏捷，减少翻动患者。（2）注意为患者保暖，避免受凉，水温要适宜。（3）病情发生变化如寒战、面色苍白、脉快等情况，停止擦洗。

（二）浴缸（盆）沐浴

对可下床的老年人，在身体条件许可的情况下，可协助患者在浴缸（盆）中沐浴。一般水温40℃左右，水深为平脐即可，协助患者自上而下清洗，擦干，换上清洁衣裤，扶上床休息。

（三）注意事项

（1）注意患者保暖，避免着凉。（2）水温适宜，随时调节水温。（3）病情变化，立即停止沐浴。

三、进餐护理

如能下床患者，最好与家人同桌共进三餐。情绪轻快可促进食欲。但要注意不应一面吃饭一面讲话，避免食物呛入气管发生意外。

不能下床的患者尽可能取半卧位进食，这不仅有利于胃肠的正常工作，还能防止吸入性肺炎。

卧床不起的患者进餐前先嘱患者解大、小便，通风换气，为患者洗手。将餐巾围于患者颌下，喂饭前先喂一匙菜汤，湿润口腔，促进食欲，再喂主食。流质与固体食物分开喂，快慢适宜。吃面条时把面条放入匙内喂下，不能面条拖的很长，影响患者进食，喂饭时温度适宜，羹匙先接触患者唇边，再从舌边倒入口中避免呛入气管。边喂边鼓励患者多进食。喂饭完毕为患者漱口。取去餐巾，使患者躺舒服，再处理餐具。

四、晨、晚间清洁

（一）晨间清洁

这是照顾患者最基本的护理工作。主要为患者搞好个人卫生，使患者清洁，精神愉快。如口腔护理，洗脸、洗手、梳理头发、清洁床铺、协助患者排便、翻身。如有鼻导管患者，则需清洁鼻腔，更换鼻导管。更换床单，衣裤等。秋冬季更换被褥、衣裤时要注意保暖。清洁床铺时，应由床头扫至床尾，枕下、患者身下及床单、中单下都应扫净，拉平、铺好。在进行晨间护理时还应观察病情变化及与患者多交流。

（二）晚间清洁

为患者创造一个好的睡眠条件，临睡前也要为患者作好个人卫生及卧床清洁。协助患者翻身，同时检查卧床部位皮肤受压情况，用热水为患者泡双脚，女患者清洗会阴，天热时用温水给患者擦身。

五、压力伤（褥疮）的预防及处理

（一）预防

1．避免局部长期受压

（1）经常更换卧位，一般每2～3小时翻身一次。必要时1小时翻身一次，翻身时避免拖、拉、推的动作，防止擦破皮肤。（2）使受压部位悬空。骨突部位可垫以软棉垫，棉圈，防止局部继续受压，全身可用气垫床，水垫床，海绵垫等。

2．促进局部血循环，改善营养状况。

早晚按摩受压部位，如出现早期压力伤表现应增加按摩次数，并可用温水擦浴，擦背以

及热水浴后按摩，促进局部血循环。给予富有营养的饮食，增加机体抵抗力

3．避免局部刺激

（1）床铺应保持平整无皱折，清洁干燥无渣屑。（2）细致的护理，避免给患者造成不必要的机械损伤如划破皮肤造成溃疡及感染。使用便盆不应硬塞硬拉。（3）使用石膏或夹板固定的患者，衬垫要柔软，固定松紧要适宜。

（二）处理

（1）坚持变换体位，解除局部持续受压，保持压力伤创面干燥，促进伤口愈合。（2）.湿润封闭式治疗安舒妥透明敷料具有通透性，阻止厌氧菌生长的特点，可以不通过结痂过程，就能促进创面自然愈合。治疗深度、浅度及坏死性溃疡均取得良好效果。深部溃疡可2～3天更换一次，表浅溃疡可4～5天更换一次，有些溃疡面渗出物较多，还可用清得佳凝胶涂抹溃疡面，再贴安舒妥透明敷料，可每天更换一次。（3）白糖与聚烯吡酮碘溶液治疗　用白糖与聚烯吡酮碘溶液或软膏作局部涂擦，具有抗细菌和抗霉菌作用，又无致敏性，每天换药1～4次。涂擦前用盐水或3％双氧水洗净伤口，促进肉芽组织增生，不结痂，愈合后不留瘢痕。可取得理想的效果。（4）白糖胶布贴敷　白糖治疗深部压力伤在我国已有多年历史。白糖可抑制多种细菌的生长，且为高渗，还能吸收水分减少伤口水肿。故可收到一定的效果。（5）中医治疗疮面较干者可用银花甘草水洗净伤口后涂擦蛋黄油或麻油调青黛散，每日2次。气虚挟湿型，疮面无脓但多渗出，先用绵白糖轻揉疮面至微渗血，再用生理盐水洗净，然后用凤凰衣（鲜鸡蛋内膜）盖贴疮面，注意将边缘处贴实效果较好。（6）氧吹气疗法　用生理盐水将创面冲洗干净，打开氧气呈螺旋式吹氧，一般6升／分，每次15min，一日2次，如湿化瓶中加75％酒精效果更好。

第十二节　患者的体位与变换

卧位就是患者卧床的姿势。临床上常根据患者的病情与治疗的需要为之调整相应的卧位，对减轻症状、治疗疾病、预防并发症，均能起到一定的作用。如妇科检查可采取截石位，灌肠时可采取侧卧位，呼吸困难时可采取半坐卧位等，护士应根据患者的病情需要，协助和指导患者采取正确卧位。正确卧位应符合人体生理解剖功能，如关节应维持轻度的弯曲，不过度伸张等，可使患者舒适、安静。

一、卧位的性质

（一）主动卧位

患者身体活动自如，体位可随意变动，称主动卧位。

（二）被动卧位

患者自身无变换体位能力，躺在被安置的体位，称被动卧位，如极度衰弱或意识丧失的患者。

（三）被迫卧位

患者意识存在，也有变换体位的能力，由于疾病的影响被迫采取的卧位，称为被迫卧位，如支气管哮喘发作时，由于呼吸困难而采取端坐卧位。

二、患者的各种体位

临床上为患者安置各种不同的体位是便于检查、治疗和护理。

（一）站立位

当患者站立时，重心高，支撑面小身体稳定性差。故要求头部不可太向前，下颌收进不

可上翘，胸部挺起，下腹部内收而平坦，脊柱保持其正常曲线。即颈椎前凸，胸椎后凸，腰椎前凸，骶椎后凸。而不宜加大或减少这些凸度，可适当地将两脚前后或左右分开，扩大支撑面，增加稳定度。

（二）仰卧位

仰卧位患者重心低，支撑面大，为稳定卧位。病床以板床加厚垫为宜，因仰卧位时，能保持腰椎生理前凸，侧位时不使之侧弯，故脊柱受的压力最小。软床垫虽能使身体表面的皮肤肌肉受力均匀，但因仰卧时，腰椎后凸增加，易使腰部劳损。

1．采用仰卧位时应注意如下几点

（1）患者的头部不可垫得过高，在垫起头部时，要使肩部同时也垫起，以免发生头向前倾，胸部凹陷的不良姿势；大腿要加以支撑，避免外翻。

（2）可在股骨大转子，大腿侧面以软枕支撑，小腿轻微弯曲，可在窝的上方垫一小枕，不宜直接垫于窝内以免影响血液循环损伤神毡。

（3）仰卧位时，患者的脚会轻微地向足底弯曲，长期受压，可形成足下垂，可使用脚踏板，帮助患者维持足底向背侧弯曲，并解除了盖被的压力，同时鼓励患者做踝关节运动。

（4）昏迷或全身麻醉的清醒患者，常采用去枕仰卧位应将患者头转向一侧，以免呕吐物吸入呼吸道。

（5）脊髓麻醉或脊髓腔穿刺的患者，采用此卧位，是预防颅内压增高而致头痛。

（6）休克采用仰卧中凹卧位，即抬高头部$10º\sim20º$，下肢抬高$20º\sim30º$，以利于增加肺活量，促进下肢静脉血液回流，保证重要器官的血液供应。

2．去枕仰卧位

（1）适应证：①昏迷或全身麻醉未清醒患者。采用此卧位可以防止呕吐物流入气管而引起窒息及肺部并发症。②施行脊椎麻醉或脊髓腔穿刺后的患者，采用此卧位$4\sim8h$，可避免因术后脑压降低而引起的头痛及脑疝形成。要求：去枕仰卧，头偏向一侧，两臂放在身体两侧，两腿自然放平。需要时将枕头横立置于床头。

3．休克卧位

（1）适应证：休克患者。抬高下肢有利于静脉。血回流，抬高头胸部有利于呼吸。（2）要求：患者仰卧，抬高下肢$20º\sim30º$，或抬高头胸部及下肢各$20º\sim30º$。

4．屈膝仰卧位

（1）适应证：①胸腹部检查。放松腹肌，便于检查。②妇科检查或行导尿术。

（2）要求：患者仰卧，头下放枕，两臂放于身体两侧，两腿屈曲或稍向外分开。

（三）侧卧位：

1．适应证

侧卧位常用于变换受压部位，或做肛门检查。（1）灌肠、肛门检查、臀部肌肉注射、配合胃镜检查等。（2）侧卧位与仰卧位交替，以减轻尾骶部压力，便于擦洗和按摩受压部位，以预防褥疮等。（3）对侧肺部病变的患者，视病情而定患侧卧位或健侧卧位。患侧卧位可阻止患侧肺部的活动度，有利于止血和减轻疼痛。健侧卧位，可改善换气，对咳痰和引流有利。

2．要求

患者侧卧，头下放枕，臀部后移靠近床沿。两臂屈肘，分别放在前胸与枕旁。两腿屈髋屈膝，下面髋关节屈度较上面为小。头部垫高与躯干成一直线，并防止脊柱扭曲，上面的手臂用枕垫起，勿使其牵拉肩胛带或妨碍呼吸；上面的腿以枕垫起防止髋内收。这种卧位较仰卧位支撑面扩大，使患者感到舒适安全，对昏迷瘫痪的患者，背部应置一枕，以支撑背部。

（四）半坐卧位

1．适应证

（1）常用于心肺疾病所引起的呼吸困难，这种卧位，因重力作用，使膈肌下降，扩大胸腔容积，可减轻对心肺的压力。（2）对于腹部手术后有炎症的患者，可使渗出物流入盆腔，使感染局限化，同时可以防止感染向上蔓延而引起膈下脓肿，也可减轻腹部切口缝合处的张力，避免疼痛，有利于伤口愈合。（3）面部或颈部手术后，此卧位可减少局部出血。（4）恢复期体质虚弱患者，采用半坐卧位可使患者有一个逐渐适应站立起来的过程。

2．要求

将患者抬高30°～60°的斜坡位，扶患者坐起，使两腿自然弯曲，上肩垫软枕。抬高床头后，患者卧于倾斜的床面上，这时上身的重力在平行于斜面的方向有一个分力，使患者沿斜面下滑，因此须将患者由双膝所广生的力来抵抗下滑力。根据平行四边形法则，这种姿势便于形成一近乎垂直向下的合力。这样下滑力较小，比较稳定，患者感到舒适省力。

（五）坐位

1．适应证

适用于心力衰竭、心包积液、支气管哮喘发作，以及急性左心衰患者。

2．要求

扶起患者坐起，床上放一跨床桌，上放软枕，患者可伏桌休息；若用床头支架或靠背架，将床头抬高，患者背部也能向后依靠，适用于心力衰竭、心包积液、支气管哮喘发作患者。当用于急性左心衰患者，时，患者两腿向一侧床沿下垂，由于重力作用，使重返心脏的回流血量有所减少，出现呼吸困难时患者身体靠于床上小桌，用枕头支撑，借助压迫胸壁而呼吸。

（六）俯卧位：

1．适应证

（1）腰背部检查或配合胰、胆管造影检查时。（2）脊椎手术后或腰背、臀部有伤口，不能平卧或侧卧的患者。（3）胃肠胀气引起腹痛的患者。

2．要求

要求患者腹部着床，头及肩下垫一小枕，枕头不宜过高，以免患者头部过度伸张，头偏向一侧，两臂弯曲，放于头旁，腹下以枕头支撑，维持腰椎正常曲度及减除女患者乳房受压。小腿下垫枕，以抬高双足，使其不接触床，避免足下垂，并可维持膝关节的弯曲。俯卧位时，膝关节承受了大部分的压力，故宜在大腿或膝关节下垫一小软枕，以减轻压力。

（七）膝胸卧位：

1．适应证

常用于肛门、直肠、乙状结肠镜检查，以及矫正子宫后倾及胎位不正等。

2．要求

患者跪卧，两小腿平放于床上，大腿与床面垂直，两腿稍分开，胸及膝着床，头转向一侧，临床上常用于肛门、直肠、乙状结肠镜检查，因为臀部抬起，腹部悬空，由于重力作用，使腹腔脏器前倾，故用在矫正子宫后倾及胎位不正等。采用这种卧位时，要注意患者的保暖及预防患者不安的心理。

（八）膀胱截石位

1．适应证

此卧位常用于肛门、会阴与阴道手术检查和治疗时，也用于膀胱镜检查女性患者导尿及接生。

2．要求

患者仰卧于检查台上，两腿分开，放于检查台支架上，支架应垫软垫，以防压伤腓总神经。女性导尿时，则髋与膝关节弯曲，腿外展，露出会阴与阴道，以便插入导尿管。这种卧位会使患者感到不安，在耐心解释疏导的同时，适当地遮盖患者，尽量减少暴露患者身体，并注意保暖。

（九）头低脚高位

1．适应证

（1）肺部分泌物引流，使痰易于咳出。（2）十二指肠引流术，有利于胆汁引流。（3）跟骨牵引或胫骨结节牵引时，利用人体重力作为反牵引力，预防上下滑。（4）产妇胎膜早破及下肢牵引，可防止脐带脱垂。

2．要求

患者平卧，头偏向一侧，枕头横立于床头，以免碰伤头部，床尾垫高15 cm～30cm。如作十二指肠引流者，可采用右侧头低脚高位。这种体位使患者感到不适，因此不可长期使用，颅内压高者禁用。

（十）头高脚低位

1．适应证

（1）颈椎骨折时，利用人体重力作颅骨牵引的反牵引力。（2）预防脑水肿，减轻颅内压。（3）开颅手术后，也常用此卧位。

2．要求

患者仰卧，床头用支撑物垫高15 cm～30cm。

三、体位的变换

（一）翻身侧卧

患者体弱无力，不能自行变换卧位时，需要护士协助。

1．目的

（1）协助不能起床的患者变换卧位，使患者感到舒适。（2）减轻局部组织长期受压，预防褥疮。（3）减少并发症，如坠积性肺炎。（4）适应治疗和护理的需要。

2．操作步骤

（1）一人扶助患者翻身法

①放平靠背架，取下枕头放于椅上。使患者仰卧，双手放于腹部，屈曲双膝。②护士：先将患者下肢移向近侧床缘，再将患者肩部移向近侧床缘。③一手扶肩、一手扶膝。轻轻将患者推转对侧，使患者背向护士。然后按侧卧位法用枕头将患者的背部和肢体垫好。这一方法适用于体重较轻的患者。

（2）两人扶助患者翻身法

①患者仰卧，两手放于腹部。两腿屈曲。②护士两人站在床的同一侧。一人托住患者的颈肩部和腰部，另一人托住臀部和腘窝部，两人同时将患者抬起移近自己，然后分别扶托肩背、腰、膝部位，轻推，使患者转向对侧。③按侧卧位法用枕头将患者的背部和肢体垫好，使患者舒适。

（二）移向床头法

1．目的

协助已滑向床尾而不能自己移动的患者移向床头，使患者感到舒适。

2．操作步骤

（1）一人扶助患者移向床头法：①放平靠背架。取下枕头放于椅上，使患者仰卧，屈曲双膝。②护士一手伸入患者腰下，另一手放在患者大腿后面，在抬起的同时，嘱患者双手握住床头栏杆，双脚蹬床面，协助患者移向床头。③放枕头，根据病情再支起靠背架，使患者卧位舒适。

（2）两人扶助患者移向床头法：①护士两人站立床的两侧。②使患者仰卧屈膝，让患者双臂分别勾在两护士的肩部。③护士对称地托起患者的肩部和臀部，两人同时行动，协调地将患者抬起移向床头。也可以一人托住肩部及腰部，另一个人托住背及臀部，同时抬起患者移向床头。④放回枕头，整理床单，协助患者取舒适的卧位。

3．注意事项

（1）翻身间隔时间，根据患者病情及局部皮肤受压情况而定。（2）变换卧位时，务必将患者稍抬起后再行翻转或移动，决不可拖、拉、推，以免损伤患者的皮肤，同时应注意保暖和安全，防止着凉或坠床。（3）变换卧位的同时需注意患者的病情变化及受压部位的皮肤情况。根据需要进行相应的处理。（4）患者身上带有多种导管时，应先将导管安置妥当，防止变换卧位后脱落或扭曲受压。

第十三节　给药途径和方法

一、皮内注射、皮下注射、肌肉注射、静脉注射

（一）目的

1．皮内注射法

常用于药物过敏试验、预防注射或作为局部麻醉的起始步骤。

2．皮下注射法

常用于不宜经口服给药，或要求较口服给药产生作用迅速而又较肌内或静脉注射吸收为慢的情况。

3．肌内注射法

由于药物或病情因素不宜采用口服给药，要求药物在较短时间内发生疗效而又不适于或不必要采用静脉注射，药物刺激性较强或药量较大，不适于皮下注射。

4．静脉注射法

使药物直接进入血液循环而迅速生效。临床上常用于：（1）迅速发挥药效，尤其在治疗急重症时。（2）药物不宜口服、皮下或肌内注射，只适宜经静脉给药。（3）注入药物做某些诊断检查，如肾功能试验、胆囊X线摄片检查。

物品准备治疗盘内放置下列物品：浸于器械消毒液瓶中的无菌镊子、无菌棉棒、0.2%碘伏消毒液、弯盘、砂轮、纱布、止血带、橡皮枕、无菌注射器及针头（根据不同的注射方法及药物，选择合适的注射器及针头）、注射药物（按医嘱准备），以及注射本或临时医嘱。

5．整理

整理用物，放回原处。带血的注射器及针头执行双消毒。

6．注意事项

（1）严格无菌操作及查对制度。（2）两种以上的药物抽吸在一起，要注意药物的配伍禁忌。（3）注射部位须避开神经、血管、骨骼突出处，不可在疤痕、红肿、硬结或患皮肤病的皮肤处注射。（4）注射前将注射器内空气排尽，避免空气栓塞。

（二）蚴过敏试验

1．用物准备

注射盘、1ml 注射器、4 1/2 或 OT 针头、医嘱用药液。

2．操作步骤

（1）洗手、戴口罩、备好药液。（2）携用物到患者处、核对、并解释操作目的及方法。（3）选择注射部位、以 70%乙醇消毒皮肤，再次核对，并排除注射器内气体。（4）左手绷紧前臂内侧皮肤，右手以平执式持注射器，针头斜面向上与皮肤成 5°角刺入。（5）待针头斜面完全进入皮内后，即放平注射器，左手拇指固定针栓，右手推注入药液 0.1ml，使局部形成一皮丘，随即拔除针头。（6）再次核对；皮试 15~20min 后观察结果。（7）清理用物，整理病床单位，协助患者取舒适体位。（8）观察反应并记录结果。

3．注意事项

（1）严格执行查对制度和无菌操作规程。（2）作皮试前应详细询问用药吏及过敏史。（3）忌用碘类消毒剂，以免影响对局部反应的观察。（4）注入的药量要准确。（5）告诉患者不可用手按揉局部，以防影响结果的观察。

（三）各种皮试液的配制、试验方法及结果判断

1.配制试液

（1）皮试液配制方法

皮内试验药液以每 1ml 含青霉素 200U~500U 的生理盐水溶液为标准，注入剂量为 20u~50u（0.1ml）。具体配制方法如下：

①于含有 80 万 U 青霉素的密封瓶内注入生理盐水 4ml，稀释后每 1ml 含青霉素 20 万 u 青霉素过敏试验药液。②用 1ml 注射器吸取上液 0.1ml，加生理盐水至 1ml，则 1ml 内含青霉素 2 万 U。③弃去 0.9ml，余 0.1ml，加生理盐水至 1ml，则 1ml 内内含青霉素 2000U。④再弃去 0.9ml，余 0.1ml（或弃去 0.75ml，余 0.25ml）加生理盐水至 1ml，则 1ml 内含青霉素 200U（500U），即配成皮试溶液 0.1ml（含链霉素 2500u）。

含链霉素 2500u 试液具体配制方法如下：①用生理盐水 3ml 溶解链霉素 100 万 U（即 1g），溶解之后溶液体积为 4ml，即其内含链霉素 25 万 U 链霉素过敏试验药液。②用 1ml 注射器吸取上液 0.1ml，加生理盐水至 1ml，则 1ml 内含链霉素 2.5 万 U。③弃去 0.9ml，余 0.1ml，加生理盐水至 1ml，则 1ml 内含链霉素 2500u 可供皮内试验用。

（2）TAT 过敏试验

TAT 皮试液配制：用 1ml 注射器吸取 TAT 药液（1500U/ml）0.1ml，加生理药液盐水稀释至 1ml（1ml 内含 TAT150U），即可供皮试使用

（3）普鲁卡因过敏试验液

0.25%普鲁卡因溶液 0.1ml 作皮内注射。

（4）细胞色素 c 过敏试验药液

取细胞色素 C 溶液（每支 2ml，内含 15mg）0.1ml 加生理盐水至 1ml（1ml 内含细胞色素 C0.75mg），皮内注射 0.1ml（含细胞色素 C0.075mg）。20 min 后观察反应。

以先锋霉素为例，皮试液以含先锋霉素 500/μg/ml 的生理盐水溶液为标准，皮试注入剂量为 0.1ml（含先锋霉素 50μg），皮试液配制方法如下：

(1)于内含先锋霉素 0.5g 的瓶内注入 2ml 生理盐水，则每 1ml 内含先锋霉头孢菌素类药物过敏试验药 250mg。(2)取上液 0.2ml，加生理盐水至 1ml，则 1ml 内含先锋霉素 50mg。(3)取上液 0.1ml，加生理盐水至 1ml，则 1ml 内含先锋霉素 5mg。(4)取上液 0.1ml，加生理盐水至 1ml，则 1ml 内含先锋霉素 500μg，即配成皮试液。

2．试验方法

取配制好的试验液 0.1ml。在前臂掌侧下段作皮内注射。20min 观察反应结果。

试验结果判断：阴性：皮丘无改变，周围不红肿，无自觉症状；阳性：局部皮丘隆起，并出现红晕硬块，直径大于 1cm，或红晕周围有伪足且有痒感。严重时可出现过敏性休克。

（四）静脉输液

静脉输液是社区医疗、诊所、医院最常用的操作技术。

1．目的

（1）补充水和电解质，维持酸碱平衡。常用于脱水酸碱平衡紊乱者如剧烈呕吐、腹泻、大手术后。（2）补充营养，供给热量，促进组织修复，获得正氮平衡。常用于慢性消耗性疾病，胃肠道吸收障碍及不能经口进食如昏迷、口腔疾病等患者。（3）输入药物，控制感染，治疗疾病。常用于中毒、各种感染、脑及组织水肿，以及各种需经静脉输入药物的治疗。（4）增加血容量，维持血压，改善微循环。用于严重烧伤、大出血、休克等患者。

2．物品准备

（1）输液盘内放无菌输液器一套，及 0.2%碘伏消毒液、无菌棉棒、止血带、橡皮枕、胶布、弯盘，必要时备夹板及绷带、剪刀。（2）输液架、吊篮。（3）按医嘱备液体及药物。

3．操作步骤

（1）向患者说明目的，以取得合作。取舒适卧位，询问大小便。（2）检查药液有无变质、混浊、沉淀，注意有效期及瓶口有无松动。（3）开启液体瓶，套上吊篮，常规消毒瓶口，插入输液器，排气，将输液器开关关闭，针头及一部分输液器放入未污染的一次性输液器袋内。（4）选好静脉，下垫橡皮枕，用止血带扎紧穿刺部位的上方，常规消毒皮肤后行静脉穿刺。刺入静脉，见有回血后，放开止血带，开输液器的开关，观察穿刺局部有列肿胀。（5）用胶布将针头妥善固定，并盖上无菌纱布（必要时用夹板、绷带固定），调节滴速。（6）经常观察输液情况，保持输液通畅。（7）输液完毕，去除胶布，用干棉球压住针眼，拔针后按压片刻（有夹板者予以解除）。（8）整理用物，放回原处。

4．注意事项

（1）严格无菌操作及查对制度。（2）加药时注意药物的配伍禁忌。（3）输液前排尽空气，输液中及时更换及加入液体，输液完毕及时拔针，以免形成气栓。（4）密切观察输液反应及输液速度，心肺功能不好、老年患者及小儿输液速度宜慢；输入脱水剂时滴速宜快。如患者有寒冷不适，应立即停止输液，并予以相应处理。

第十四节　隔离原则与隔离技术

一、隔离目的

控制传播源，切断传播途径，防止传染病蔓延。

二、隔离的基本概念

隔离可分为传染病隔离和保护性隔离两大类：

（一）传染病隔离

指将处于传染期的传染病患者、可疑传染病患者及病原携带者控制在特定的区域，与一般人暂时分离，缩小传染范围，减少传染病的传播机会，同时，也便于污染物的集中处理。例如：传染病流行时的疫区、传染病医院和综合医院内的传染病区。

（二）保护性隔离

是将免疫功能底下的少数易感者置于基本无菌的环境中，使其免受感染，如器官移植病区等。

三、隔离病区的划分

（一）隔离区域的设置

隔离区域应与市区或普通病区有一定的距离，远离水源、食堂、学校和公园等公共场所。隔离区域入口处有工作人员更衣、换鞋的过渡区，并备有足量的隔离衣、口罩、帽子、手套等必需品，还应有单独的接诊室、观察室、卫生处置室、化验室、熏蒸消毒室、消毒箱及污物处置炉、污水净化池等，以防病原体污染环境和水源，导致传染病蔓延。抢救室内应有必要的抢救设备，如监护仪、呼吸机等。

（二）隔离单位的划分

（1）以患者为单位：每一个患者有单独的环境与用具，与其他患者之间隔开。（2）以病种为单位：同种传染患者住在一起，与其他病种的患者腾离。（3）凡未确诊或已确诊混合感染具强烈传染性者，应安排单独隔离。

（三）清洁区与污染区的划分

1．清洁区

凡患者不进入，未被病原微生物污染的区域称为清洁区，如医生办公室、治疗室、配餐室、库房、值班室等工作人员使用的场所。

2．半污染区

凡有可能污染的地区称为半污染区，如走廊、检验室等，半污染区隔离要求：患者或穿了隔离衣的工作人员通过走廊时，不得接触墙壁、家具等物，各类检验标本有一定的存放盘或架，检查完毕的标本及玻璃管、载玻片等严格按要求分别处理。

3．污染区

被患者直接或间接接触的区域称为污染区，如病房、患者洗室。污染区隔离要求：污染区的物品未经消毒处理，不得带到他处。工作人员进入污染区时，务必穿隔离衣、帽子、口罩，必要时换隔离鞋；离开前脱下隔离衣和鞋，消毒双手。

四、隔离原则

（一）一般消毒隔离

（1）隔离单位应挂隔离标记，并采取相应的隔离措施，如门口设脚垫（洒满消毒液，供出入时消毒鞋底），门外设消毒液、清水各一盆及手刷、毛巾等供消毒手用，门口设衣架挂隔离衣等。（2）患者不得随意走动，不得用手随处摸。（3）工作人员进出隔离单位应戴口罩、帽子，穿隔离衣，且只能在规定的范围内活动。同时，在为患者做治疗或护理前，应将物品备齐，尽量将各种操作集中进行，以免反复穿脱隔离衣。穿隔离衣后，手是脏的，不得接触非污染物品及自己面部。为患者做完事后，应刷手。（4）凡患者接触过的物品或落地的物品应视为污染，如听诊器、血压计等，消毒后方可给他人使用。患者的衣物、信件、报纸、票证等物需进行消毒后才能进出，其排泄物、分泌物、呕吐物须经消毒处理后方可排入公共下水道。（5）三次培养传染性分泌物均为阴性或已度过隔离期，经医生同意可解除隔离，进行终末消毒处理。

（二）终末消毒处理原则

终末消毒是对转科、出院、解除隔离的隔离患者或死亡患者及其病室、用物和医疗器械进行的消毒处理。

1．对患者的终末消毒处理

患者转科、出院前或解除隔离后应先洗澡、换清洁衣服，再移至清洁单位。如患者死亡，工作人员应穿隔离衣进行尸体料理，应用蘸消毒液的棉花塞住死亡患者的口、鼻、耳、阴道和肛门等孔道，用消毒液浸湿的尸体单包裹尸体，送至太平间，再对患者单位进行终末处理。

2．患者单位及用物的终末处理

用物：布类物品，卷好后表明"隔离"字样送洗衣房消毒清洗，床、床褥、枕心等用紫外线消毒。体温计用肥皂水、清水清洁后，泡于70%酒精中30min。肝炎患者用过的体温计泡在1%漂白粉澄清液或0.2%~0.5%过氧乙酸溶液中30min，食具、药杯、脸盆、便盆等煮沸30min。房间或患者单位：通风后，用紫外线照射60min。家具、墙面和地面可用0.5%过氧乙酸或1%洗消净擦拭。气性坏疽、破伤风、绿脓杆菌等传染病室，应用福尔马林熏蒸消毒后通风。

五、隔离种类及措施

（一）严密隔离

严密隔离是为了预防高度传染性及致命性的病原体而设计的隔离，以防经空气和接触等途径的传播。适用于炭疽、霍乱、鼠疫等传染病。隔离的主要措施是：

（1）设专门的隔离室，同种病原体感染的患者可同住一室，室内的用具力求简单，随时关闭通向过道的门窗，患者不得离开该室。（2）凡进入室内者要穿隔离衣，戴帽子、口罩、手套，接触患者及污染敷料后，或护理另一个患者前，应洗手、消毒手。（3）污染敷料应在隔离室内立即装袋，再装入隔离室外的另一袋中，标记后焚烧。（4）室内空气每日消毒一次。（5）探视者必须进入隔离室时，应征得护士许可，并采取相应的隔离措施。

（二）接触隔离

接触隔离是为预防高度传染性并经接触传播的病原体而设计的隔离类型，适用于新生儿脓疱病、狂犬病、破伤风、气性坏疽、铜绿假单胞菌感染等，隔离的主要措施是：

（1）设专门的隔离室，同种病原体感染的患者可同室床旁隔离，教育患者勿握手、交换书刊，避免直接或间接地相互接触。（2）工作人员接近患者时，要穿隔离衣，戴帽子、口罩、手套。接触患者及污染敷料后，或护理另一个患者前，应洗手、消毒手。（3）污染敷料应装袋，标记后焚烧。布类及器械需先灭菌，再清洗。

（三）呼吸道隔离

呼吸道隔离是为防止传染病经飞沫传播而设计的隔离，适用于肺结核、流脑、百日咳、流感等传染病。隔离的主要措施是：

（1）同种病原体感染的患者可住同一室，随时关闭通向过道的门窗，患者离开病室时需戴口罩。（2）工作人员进入病室时要戴帽子、口罩。（3）患者的口鼻分泌物需消毒后再丢弃。

（四）肠道隔离

肠道隔离的目的是阻断粪-口传播途径，适用于通过间接或直接接触传染性粪便而传播的疾病，如细菌性痢疾、伤寒、病毒性胃肠炎、脊髓灰质炎等，隔离的主要措施是：

（1）同种病原体感染的患者可同一室，或床旁隔离。教育患者勿握手、交换书刊，避免互相接触。（2）渲内应保持无蝇、无蟑螂、无鼠。（3）工作人员接触不同病种的患者时要分别穿隔离衣，接触污染物时要戴手套。（4）患者的食具、便器需消毒处理，排泄物、呕吐物及吃剩的食物均应消毒后才能倒掉。（5）被粪便污染的物品要随时装袋，标记后焚烧或消毒处理。

（五）血液、体液隔离

血液、体液隔离是为防止直接或间接接触传染性血液和体液的感染而设计的隔离。适用于病毒性肝炎、艾滋病、梅毒等。主要隔离措施有：

（1）同种病原体感染的患者可住同一室。（2）血液、体液可能污染工作服时要穿隔离衣，接触血液、体液时要戴手套。（3）血液、体液污染的敷料应装袋，标记后送消毒或焚烧。（4）防止注射针头等利器损伤，患者用过的针头应放入防水、防刺破并有标记的容器内，直接送焚烧处理。（5）被患者血液污染处要立即用消毒液清洗。

（六）昆虫隔离

凡以昆虫为媒介而传播的疾病应实施昆虫隔离。

（1）疟疾及流行性乙型脑炎，有蚊传播，此类患者入院后，应有严密防蚊措施，如纱窗、蚊帐等，并定期进行有效的灭蚊措施。（2）斑疹伤寒及回归热有虱类传播，患者入院时必须彻底清洗、更衣、灭虱，其衣物也需灭虱后带回。（3）流行性出血热是由寄生在野鼠身上的螨作为中间宿主叮人后传播的，患者入院时必须彻底清洗、更衣、灭螨，病室严密防鼠，野外工作人员应在皮肤外露处涂擦防虫剂，勿在草堆上坐、卧。

（七）保护性隔离（反向隔离）

保护性隔离是为防止易感者受环境中的微生物感染而设计的隔离。适用于抵抗力特别低下者，如大面积烧伤患者、早产儿、白血病患者、器官移植患者、免疫缺陷患者等。隔离措施有：

（1）设专门的隔离室，患者住单间病室隔离。（2）凡进入室内应穿无菌的隔离衣，戴帽子口罩、手套，穿拖鞋。（3）接触患者前后及护理另一个患者前要洗手。（4）凡患呼吸道疾病或咽部带菌者，均应避免接触患者。（5）未经消毒处理的物品不能进入隔离区。（6）病室应每日用紫外线消毒，并通风换气。

六、隔离技术

（一）穿脱隔离衣

1. 目的

保护工作人员和患者，防止交叉感染。

2. 操作步骤

（1）穿隔离衣的步骤

①备齐操作用物。戴好帽子．口罩，取下手表，卷袖过肘（冬季卷过前臂中部即可）。②持衣领取下隔离衣（衣领及隔离衣内面为清洁面），清洁面向自己，将衣领两端向外折叠，露出肩袖内口。③右手持衣领，左手伸入袖内，右手将衣领向上拉，使左手露出。换左手持衣领，右手伸入袖内，举手将袖抖上，注意衣袖勿触及面部。④两手持衣领，有领子中央顺着边缘至领后将领扣好，再扣肩扣、和袖口（此时手已被污染）。⑤解开腰带活结，将隔离衣一边（约在腰下5cm处）渐向前拉，见到边缘则捏住，同时捏住另一侧边缘（注意手不触及以内面）双手在背后将边缘对齐，向一侧折叠，以一手按住折叠处，另一手将腰带拉至背后，压住折叠处，将腰带在背后交叉，回到前面大一活结，注意勿使折叠处松散。⑥扣上隔离衣后缘下部的扣子。

（2）脱隔离衣步骤

①解松后缘下部的扣子，解开腰带，在前面打一活结。②解开袖口及肩部扣子，在肘部将部分衣袖塞入袖内，然后消毒双手。③解开领口，一手伸入另一侧衣袖内，拉下衣袖过手（遮住手），再用衣袖遮住的手握住另一衣袖的外面将袖拉下，两手转换从袖管中退出。再以右手握住两肩缝退左手，用左手握住衣领外面，退出右手。④两手持衣领，将隔离衣两边

对齐，挂在衣钩上（在半污染区，清洁面向外；若挂在污染区，则污染面向外）。不再穿的隔离衣，脱下后清洁面向外．卷好投入污物袋中。

3．注意事项

（1）隔离衣长短要合适，须全部遮盖工作服，有破洞不可使用。（2）保持衣领清洁，系领子时污染的袖口不可触及衣领、面部和帽子。（3）穿隔离衣后不得进入清洁区。（4）隔离衣每天更换，如有潮湿或污染，应立即更换。

（二）避污纸的使用：避污纸即为清洁纸片。病室门口备避污纸，病室内备污物桶。

1．目的

用避污纸垫着拿取物品或做简单操作，保持双手或物品不被污染，以省略消毒手续。如用清洁的手拿取污染物品或用污染的手拿取清洁物品，均可用避污纸。

2．取避污纸法

从页面抓取，不可掀页撕取，以保持清洁。避污纸用后弃在污物桶内，定时焚烧。

第十五节　灌肠术

灌肠是将一定量的溶液通过肛管由肛门注入大肠以帮助患者排便、排气或注入药物以明确诊断和治疗的方法。根据灌肠的不同目的，可分以下几种：

一、大量不保留灌肠

（一）目的

（1）解除便秘，减轻腹胀。（2）清洁肠道为手术前、分娩前、X线检查前作准备。（3）稀释并清除肠道内有毒物质，减轻中毒。（4）应用低温溶液为高热患者降温。

（二）禁忌证

妊娠、急腹症、消化道出血病员不易灌肠。

（三）用物准备

1．治疗盘内备

灌肠筒一副、肛管、夹子、弯盘、棉签、润滑剂、卫生纸橡胶单（油布）、治疗巾、水温计、量杯、便盆及便盆布。

2．灌肠液

（1）生理盐水。（2）0.1%～0.2%软皂溶液，对肠黏膜产生化学刺激，使肠腔膨胀引起肠蠕动而促进排便。浓度不宜过大，否则可刺激损伤肠黏膜。（3）灌肠液用量，成人500～1000ml，小儿不超过500ml。用量过多使肠道过于扩张，可降低肠肌的紧张力。（4）灌肠液温度39～41℃。如物理降温可用28～32℃生理盐水，中暑者用4℃冷生理盐水。

灌肠液温度过高或过低都会影响灌肠效果。如温度过高，因大量湿热溶液灌入，使肠管松弛，血管扩张，引起脑血流量减少，脑组织缺氧，患者感头晕。如温度过低，使肠道平滑肌强烈收缩，不仅造成患者腹痛不适，而且灌肠液还来不及稀释、软化粪便即被排出体外，而降低灌肠效果。

（四）操作方法：

（1）配制灌肠液，备齐用物，携至病员床旁，查对床号、姓名。（2）将治疗盘携至床旁，向患者讲清目的取得合作，关闭门窗，屏风遮挡患者，嘱其排小便。（3）协助患者取左侧卧位，两腿屈曲，暴露臀部，使臀部移至床沿，再将橡胶单及治疗单垫于臀下，弯盘置臀边。若肛门括约肌失去控制力，可取仰卧位，臀下置便盆，盖好盖被，避免不必要的暴露。

（4）灌肠筒挂于输液架上。液面距肛门 40 cm～60cm，接好肛管，润滑肛管前端，排尽管内气体，血管钳夹紧。（5）术者左手分开臀部，露出肛门，右手持肛管轻轻插入肛门约 7 cm～10cm，松开血管钳，左手固定肛管，使液体缓慢流入。（6）观察筒内液体下降情况，如液体流入受限，可移动肛管；如患者有便意，可嘱其深呼吸，以放松腹肌，减轻腹压，同时降低灌肠筒。（7）待溶液流尽或患者不能忍受时夹住肛管，用卫生纸包住肛管，轻轻将肛管拔出，放入弯盘中，擦净肛门，取出弯盘，清理用物。嘱患者平卧，保留 5min～10min 后排便，不能下床者，协助放好便盆。（8）便毕，取出便盆、橡胶单及治疗巾，整理床单位，撤去屏风，开窗通风。（9）观察大便情况，必要时留取送标本。（10）在当天体温单的大便栏内，记录灌肠结果。1／E 表示灌肠后大便一次，O／E 表示灌肠后无大便，1／E 表示自行排便一次，灌肠后又排便一次。

（五）注意事项：

（1）掌握灌肠液的温度、浓度、液量及流速，插管动作要轻而稳，避免损伤黏膜。（2）妊娠、急腹症患者不宜灌肠，伤寒患者灌肠用生理盐水，液量不得超过 500ml，压力要低。肝昏迷患者禁用肥皂水灌肠，以减少氨的产生和吸收。（3）如为降温灌肠，应保留 30min 后再排出，排便后隔 30min 测量体温并做好记录。顽固性便秘或截瘫患者，经灌肠无效时，可戴橡胶手套用食指、中指伸入直肠内掏出大便，以减轻患者痛苦。（4）灌肠过程中注意观察病情，如出现面色苍白、出冷汗、脉速、剧烈腹痛、心慌气急，应立即停止灌肠并报告医师。（5）灌肠途中如有腹胀或便意时，嘱其深呼吸，同时将灌肠筒放低，以降低腹压。如溶液流入不畅时，应稍动肛管，必要时检查有无粪块堵塞。

二、小量不保留灌肠

（一）目的

解除便秘，减轻腹胀，因溶液量少，对肠道的机械性刺激小，常用于腹部及盆腔手术后出现肠胀气的患者。

（二）用物准备

1．治疗盘

内放 50ml 注射器或注洗器或漏斗、血管钳、弯盘、粗导尿肾、橡胶布、治疗巾、润滑油、卫生纸或纱布等。

2．溶液

（1）1，2，3 灌肠液（50％硫酸镁 30ml、甘油 60ml、温开水 90ml）。（2）甘油和水各 60～90ml。（3）温度：38℃。

（三）操作方法

（1）备齐用物携至病员床前，向患者说明目的，取得合作，关闭门窗，屏风遮挡患者，嘱其排小便。（2）协助患者取左侧卧位，两腿屈曲，暴露臀部，使臀部移至床沿，铺橡胶单、治疗巾于臀下，弯盘置臀边。（3）滑润肛管，连接漏斗或注洗器，倒入液体，排气后夹住肛管，轻轻插入肛门 10～15cm，松开血管钳，待液体推尽，夹紧肛管拔出，放入弯盘内，擦净肛门，撤去弯盘，清理用物。（4）嘱患者保留 10～20min 后排便。（5）大便完毕，撤去橡胶单及治疗巾，整理床单位，撤去屏风，开窗通风。（6）在当天体温单的大便栏内，记录灌肠结果。

三、保留灌肠

（一）目的

保留灌肠常用于直肠内给药，供给营养或水分。

(二)用物准备

(1)同小量不保留灌肠。(2)灌肠药液遵医嘱,药量不超过200ml。(3)灌肠液温度为39~41℃。

(三)操作方法

(1)备齐用物,携至病员床旁,查对床号、姓名。(2)向患者做好解释,关门窗、屏风遮挡患者。为便于药物的吸收嘱患者排便,以减轻腹压及清洁肠道,必要时行肥皂水灌肠。(3)卧位以病变部位定:如细菌性菌痢,病变多在乙状结肠和直肠,取左侧卧位,阿米巴痢疾,病变多在回盲部,取右侧卧位为宜。(4)抬高臀部约10cm,使液体易于保留,臀下垫橡胶单、治疗巾,弯盘置臀边。(5)用注洗器抽吸药液连接肛管,并滑润肛管前端,排气后血管钳夹紧肛管。(6)轻轻插入肛管约15~20cm。(7)松开血管钳,缓慢注入药液,完毕,将肛管末端抬高,推入少许温开水,反折捏紧肛管并拔出放入弯盘中。用卫生纸于肛门处轻轻按揉,以利药物存留、吸收。(8)撤去弯盘、橡胶单、治疗巾,整理用物及床单位。嘱患者保留1h以上,以利药物的吸收,并做好记录,包括药名、药量及注入时间等。

(四)注意事项

(1)大便失禁,肛门、直肠、结肠等手术后患者不宜做保留灌肠。(2)灌肠液温度要适宜,一般为38℃左右,以减少刺激,利于保留。(3)选择肛管要细,插入要深,压力要低,液量要少,一般一次不超过100ml。

第十六节　膀胱冲洗术

一、留置尿管

发生堵塞或疑有膀胱内感染时将药液(含无菌生理盐水)灌入膀胱,是经尿管解除梗塞或抗感染的方法。

(一)适应证

(1)留置尿管发生堵塞者。(2)引流尿液浑浊者。(3)膀胱内炎症。(4)前列腺电切术后出血。

(二)用物准备

冲洗液0.02%呋喃西林液、3%硼酸溶液、0.9%NS(38℃~40℃)、治疗盘、乙醇棉球、无菌大注射器、输液瓶、无菌冲洗器、便盆、治疗碗、弯盘、纱布,如无留置导尿者须准备导尿用物。

(三)操作步骤

(1)若患者使用的是普通尿管或双腔尿管,则要拨开尿管与引流管接头,将冲洗液注入膀胱,但须注意保持导管与引流管口的无菌,防止污染。若为三腔尿管,则直接从冲洗端将冲洗液注入。(2)冲洗液的种类、用量根据患者情况而定。但间歇冲洗每次用量约50 ml~60ml,先用乙醇棉球消毒尿管外口及周围,用无菌大注射器将溶液(38℃~40℃)一次全部注入膀胱后,借重力引流至无菌收集器内,以减少污染。(3)如引流堵塞,需用手指从患者端向收集器方向挤压,使之疏通,但不可使用吸引装置,以防损伤膀胱黏膜。(4)冲洗时,若患者感到巨痛或不适,应停止冲洗。及时通知医生来处产理。(5)冲洗完毕,用乙醇棉球消毒尿管口连接好引流管,记录冲洗液量及尿量。(6)需持续冲洗时,可用输液瓶冲洗法,将输液瓶滴管下的橡胶管与Y型管的主干连接。Y型管的两个分支,一个接冲洗管与导尿管相连,另一个接引流管与尿瓶相连。(7)将无菌冲洗液注入输液瓶内,悬吊于输液架上。冲洗前，引流排空膀胱，然后夹住引流管，开放冲洗管，待患者有尿意或冲洗液滴入约200ml～300ml后，夹住冲洗管，打开引流管，完全引流出冲洗液，再夹住引流管，每日冲洗3～4次，引流时，Y型管须低于耻骨联合，确保引流彻底。

三腔尿管的冲洗口，可同时用与膀胱内用药以治疗膀胱内某些疾病。滴药前，须将尿液引流干净，滴药后将尿管稍提起，使全部药液进入膀胱。

二、气囊尿管留置法

是将导尿管气囊留置在膀胱内，气囊充气固定尿管，以引流尿液，避反复多次插管引起感染，减少患者痛苦的方法。

（一）适应证

（1）用于逐渐减轻过度涨满膀胱的压力。（2）间断放尿或持续导尿。（3）膀胱冲洗。

（二）用物准备

治疗盘内放无菌导尿包（内放气囊导尿管粗、细各1根，布2块，血管钳2把，弯盘2个，小药杯内放棉球6个，洞巾，液状石蜡球，有盖标本瓶），无菌持物钳（浸泡于消毒液内），无菌手套，小橡胶，治疗巾，弯盘，0.1%新洁尔灭溶液1瓶。换药碗内盛0.1%新洁尔灭棉12个，血管钳2把（其上用无菌纱布覆盖），便盆，无菌带盖标本瓶，无菌接管，一次性20ml注射器，生理盐水或蒸馏水，透明管，胶布，一次性菌尿集。

（三）操作步骤

（1）备齐用物携至床旁，向患者解释说明操作目的及意义，查对，以取得配合，并用屏风遮挡患者。（2）嘱患者清洗外阴，不能自理者给予协助，长期留置者，应先剃除阴毛。（3）操作者站在患者右侧，帮其脱去右侧裤腿，盖在对侧腿上并适当遮盖，患者取仰卧位，两腿屈膝外展开。（4）将橡胶单、治疗巾垫于臀下，治疗碗、弯盘置于外阴近侧，按照导尿术的操作程序为患者插管，气囊尿管不同的是见尿后再插入至少5cm。（5）在插管完毕，用注射器向气囊内注水（无菌生理盐水或蒸馏水）患者感觉疼痛或不适，应抽出气囊水，将尿管再稍向前推进，然后再行注水，留置尿管放妥后轻轻拉尿管以证实尿管位置定位正确，留置尿管好连接无菌透明管，以便观察尿液引流情况。（6）拔除留置尿管时，用注射器先抽尽气囊中水，嘱患者深呼吸，再拔除尿管。拔管后要患者彻底清洗外阴，饮水，并密切观察膀胱功能，确不发生尿潴留或出血。

（四）注意事项

（1）若尿管插入长度不足，打气囊时阻力较大，患者感觉疼痛，易造成尿道损伤。故在操作过程中要注意插入的长度要足够，证实在膀胱内再往气囊内注水，见尿后再继续插入5～6cm。（2）若有感染发生，要注意用物严格灭菌，操作过程严格执行无菌操陀程序，用物定时定期更换、消毒、灭菌，勤做膀胱冲洗。（3）要选择粗细适宜的尿管，润滑尿管，动作轻慢，以避免尿道黏膜损防发生。

4. 一次放尿不可超过1000ml。

5. 若误入阴道，须立即明确解剖位置，更换尿管，重新消毒后插管。

第三章 特需患者的常用护理

第一节 发热患者护理

发热是人体对于致病因子的一种全身性反应。正常人在体温调节中枢的调控下，机体的产热和散热过程保持相对平衡,当机体在致热源的作用下或体温调节中枢的功能发生障碍时,使产热过程增加,而散热不能相应地随之增加,散热减少,体温升高超过正常范围,称为发热。当腋下温度高于37℃,口腔温度高于37.2℃,或直肠温度高于37.6℃,一昼夜间波动在1℃以上时,可认作发热。按发热的高低可分为:低热(37.3~38℃)、中等度热(38.1~39℃)、高热(39.1~40%)、超高热为40%以上。

一、常见病因

发热是由于各种原因引起的机体散热减少或产热增多或体温调节中枢功能障碍所致。发热的原因可分为感染性和非感染性两类,其中以感染性最为常见。

(一)感染性发热

各种病原体,如病毒、细菌、支原体、立克次体、螺旋体、真菌、寄生虫等所引起的感染。由于病原体的代谢产物或毒素,作用十单核细胞—巨噬细胞系统而释放出致热源,从而导致发热。

(二)非感染性发热

1.结缔组织与变态反应性疾病,如风湿热、类风湿病、系统性红斑狼疮、结节性多动脉炎、血清病、药物热等。

2.组织坏死与细胞破坏,如白血病、各种恶性肿瘤、大手术后、大面积烧伤、重度外伤、急性溶血、急性心肌梗死、血管栓塞等。

3.产热过多或散热减少,如甲状腺机能亢进(产热过多)、重度脱水(散热减少)等。

4.体温调节中枢功能障碍失常,如中暑、颅脑损伤、颅内肿瘤等。

5.自主神经(植物神经)功能紊乱,如功能性低热、感染后低热等。

二、热型及临床意义:

(一)稽留热

体温恒定地维持在39~40℃以上的高水平,达数天或数周。24小时内体温波动范围不超过1℃。常见于大叶性肺炎、斑疹伤寒及伤寒高热期。

(二)弛张热

体温常在39℃以上,波动幅度大,24小时内波动范围超过2℃,但都在正常水平以上。常见于败血症、风湿热、重症肺结核及化脓性炎症等。

(三)间歇热

体温骤升达高峰后持续数小时,又迅速降至正常水平,无热期(间歇期)可持续1天至数天。如此高热期与无热期反复交替出现,见于疟疾、急性肾盂肾炎等。

(四)波状热

体温逐渐上升达39℃或更高,数天又逐渐下降至正常平,持续数天后又逐渐升高,如此反复多次。常见于布鲁菌病。

(五)回归热

体温急剧上升至39℃或更高,数天后又骤然下降至正常水平。高热期与无热期各持续若干天后规律交替一次。可见于回归热、霍奇金病、周期热等。

(六)不规则热

发热的体温曲线无一定规律,可见于结核病、风湿热、支气管肺炎、渗出性胸膜炎等。

三、护理

(一)护理要点:体温反映机体调节产热和散热的情况。

1.急性病期以感染性发热为多见,对发热患者应注意热型以及发热前有无寒战,发热时伴随症状，有无持续高热或高热骤退现象。

2.高热患者应卧床休息，给予易消化、高热量、高维生素流质或半流质饮食，鼓励多饮水，保持环境安静，有寒战时注意保暖。

3.体温超过39℃需进行物理降温，如头部冷敷、冰袋置于大血管部位、冰水或酒精擦浴、4℃冷盐水灌肠、消炎痛栓塞肛。

4.按医嘱应用药物（如布洛芬、消炎痛、柴胡注射液、清开灵）降温，但年老体弱者不宜连续使用退热剂。

5.加强口腔护理：发热患者唾液分泌减少，机体抵抗力下降，易引起口腔黏膜损害或口腔感染，因此，应按时做好口腔护理。

6.退热时患者常大汗淋漓，应及时补充液体，并擦身换衣，防止虚脱和受凉。

7.如有中枢性高热服用用解热剂效果较差，可给予物理降温，以减少脑细胞耗氧量，包括盖薄被、酒精擦浴、头置冰袋或冰帽，对不宜降温者可行人工冬眠，高热惊厥者应按医嘱给抗惊厥药。

8.重症结核伴高热者，可按医嘱在有效抗结核药治疗的同时，加用糖皮质激素，并按高热护理处理。

（二）用药及注意事项

1.一般处理：卧床休息，补充能量，纠正水与电解质平衡。

2.在发热的病因诊断过程中，若体温低于39℃且诊断尚未明确，可暂不用退热药物，观察体温变化曲线，以明确病因。若体温高于39℃，不管什么情况均需立即降温治疗（物理或药物方法）至39℃以下（尤其是小儿），以防高热惊厥发生。必要时可考虑转上级医院。

3.对疑诊感染性疾病，经病原学检查后可针对性地给予敏感的抗生素、抗结核药、抗真菌及抗原虫药物等。

4.药物降温：对高热惊厥者，除物理降温外，应配合药物降温。

①小儿可使用亚冬眠疗法。

②成人可用消炎痛、布洛芬、柴胡及复方奎宁等解热剂，亦可用激素类药物如地塞米松5～10mg，静推或静滴等。

③针灸疗法：针刺合谷、曲池、太冲、大椎等穴，必要时针刺少商、委中穴出血。

第二节　中暑患者护理

中暑是指人体在高温环境下，因体温调节机能障碍而发生的一组综合征群。根据不同发病机制和临床表现，重症中暑可分中暑衰竭、中暑高热、中暑痉挛、日射病等类型。中暑衰竭型也称循环衰竭型，最为多见，系失水或低钠血症致周围循环衰竭，体内并无过多热量积蓄，故体温基本正常；中暑高热体内有大量热量积蓄，体温很高，无汗，可有昏迷，此型预后较差；中暑痉挛常发生在重体力劳动时，大量出汗，损失氯化钠过多，引起肌肉痛性痉挛；日射病为热辐射长时间直接作用于头部，引起脑组织充血、水肿所致，体温正常或略升高。

一、病因与发病机制

正常情况下，人体的产热和散热在下丘脑体温调节中枢下，处于动态平衡，维持体温在37℃左右。除基础代谢产热外，体力活动是机体产热的重要方式，尤其是剧烈运动、强体力劳动时，单位时间产热量骤然提高。人体通过辐射、蒸发、对流及传导与周围环境进行热的交换。当周围温度低于体温时，辐射是主要散热方式；其次是体内热量经传导作用到达体表，经对流作用散失。当周围温度达到和超过体温时，汗液蒸发成为主要的散热方式。汗液的蒸发受空气湿度的影响，湿度愈大，蒸发愈少。当相对湿度达到100％时，蒸发散热基本停止。因此，高温、高湿和低风速是造成中暑的主要原因。剧烈运动、强体力劳动，以及年老体弱伴心血管疾病、营养不良、糖尿病、液体摄入不足、感染发热性疾病等，是中暑发生的诱因。

炎热季节，从事高温、露天作业的人员，既往有严重烧伤病史者，穿着过多，逗留在不通风屋内的产妇，以及接受抗组胺、抗胆碱能药治疗者，都有发生中暑的可能。

体内热量的积蓄使体温升高，引起神经、内分泌系统功能亢进和酶活性增强，蛋白质、脂肪、糖代谢旺盛，氧耗量增加，产热增加。受高温影响，下丘脑调节皮肤血管扩张，加速出汗，使血容量趋于减少，血液浓缩，导致周围循环衰竭，体温进一步升高，形成恶性循环。高温对细胞结构及各器官功能都产生不同程度的损害作用。

二、临床表现

根据病情的发展过程和轻重，临床上可分为中暑先兆、轻症中暑和重症中暑。

（一）中暑先兆

在高温环境下，感到全身疲乏、四肢无力、头昏、口渴、体温正常或低热，离开高温环境，补充水和盐后，稍事休息即可恢复正常，此为中暑先兆。

（二）轻症中暑

中暑先兆的症状继续发展，面色潮红、胸闷、皮肤干热，体温达38.5℃或以上。并有早期循环衰竭的症状，如大量出汗、恶心、呕吐、血压稍下降、脉搏增快，但对症处理和休息后，数小时内能恢复，此为轻症中暑。

（三）重症中暑

除上述症状外，如出现晕厥、昏迷、高热、痉挛等，则为重症中暑。重症中暑又可分为四种类型，但临床上多混合出现。

1.中暑衰竭：主要表现为循环衰竭。症状有面色苍白、皮肤湿冷、脉搏细弱或缓慢、呼吸浅促、血压降低、神志不清或恍惚。

2.中暑高热：主要表现为高热、无汗、昏迷。体温在39.5℃以上，肛温可达41℃，甚至高达43℃。颜面潮红灼热，皮肤干燥无汗。神志可由烦躁不安、谵妄转为模糊、思睡、昏迷。呼吸快而弱，脉搏可达140次/分。严重者可发生心功能不全、肺水肿、脑水肿、播散性血管内凝血、严重肝肾损害而危及生命。

3.中暑痉挛：症状多发生在大量出汗之后，由于水、盐丧失过多而致肌肉痉挛。以腓肠肌最多见，亦见于肋间肌、膈肌、腹肌。一般为肌肉轻微抽动，重者可有痉挛。

4.日射病：主要为头部充血、水肿而致的病症，有剧烈头痛、头晕、耳鸣、头昏、眼花、恶心、呕吐、烦躁不安，严重者也可有惊厥、昏迷。

三、护理

（一）中暑先兆和轻症中暑

立即脱离高温环境，在阴凉通风处休息，补充清凉含盐饮料。体温升高者，可由冷敷或凉水擦身，帮助降温。对有循环衰竭倾向者，可酌情静脉输注葡萄糖、生理盐水。

（二）重症中暑

必须紧急抢救。对中暑衰竭，主要是纠正水、电解质紊乱，治疗休克；对中暑痉挛，可静脉滴注葡萄糖、生理盐水，或静脉缓注10％葡萄糖酸钙；对中暑高热，主要是降温。治疗的迟早和降温的快慢，直接影响病情的预后。

1.迅速降温：高热持续时间愈久，对脑、肝、肾、心等器官组织的损害愈重，脱险后遗留后遗症的机会也愈大。所以必须采取有效措施尽快降低体温。

（1）物理降温：头部、腋下、腹股沟等大血管处放置冰袋，同时以酒精或冷水擦洗全身，并用电风扇吹风降温。有浴池设备时，可把患者浸于4～10℃冷水中，不断摩擦全身皮肤，一方面降温，一方面保持皮肤血循环通畅。冰水灌肠也有较好的降温效果。

（2）药物降温：可与物理降温同时进行。最常用的为氯丙嗪，有扩张血管、松弛肌肉、降低氧耗的作用，有利降温。用法为25～50mg溶于500ml葡萄糖液或生理盐水中静脉滴注，1～2h滴完。情况紧急也可用氯丙嗪25mg溶于5%葡萄糖液或生理盐水100～200ml中，静脉滴注，10～20min滴完。如2h后体温仍无下降趋势，可重复1次。

上述各项措施在体温降到38℃时暂停，继续观察体温，如有回升，再行降温。

2.支持和对症治疗：抢救过程中必须保持呼吸道通畅。给予吸氧。纠正水、盐失衡，防治休克。对呼吸功能、心功能、肾功能衰竭以及脑水肿、播散性血管内凝血应予相应处理，并注意防治继发感染。

（三）预防

1.改善劳动条件：隔离热源和降低车间温度。提高机械自动化程度，替代人工操作。加强劳动保护，合理调整作息时间。

2.提供清凉含盐饮料：饮料中应含盐0.3%，含盐量过高，多饮后可引起水肿。

3.加强卫生知识的学习：了解中暑的防治知识。

4.执行高温作业禁忌证：对高血压、器质性心脏病、活动性肺结核以及明显贫血和肝、肾、内分泌疾病和先天性汗腺缺乏症患者均应调离高温作业。

第三节　　中毒患者护理

一、中毒的抢救

（一）中毒的分类

1.按疾病的发病方式分

（1）急性中毒：大剂量毒物，短时间内出现明显症状或体征的情况。

（2）慢性中毒：小剂量毒物，长时间才出现相应症状或体征的情况。

2.按毒物的来源分

（1）工业性毒物中毒。

（2）农药中毒。

（3）药物中毒。

（4）有毒动植物中毒。

（二）急性中毒的诊断方法

1.力求明确毒物的接触情况

（1）通过患者或相关人员，了解患者是否有明确的毒物接触史（如口服、生产、销售），或起病前是否有可能导致服毒的病史。

（2）现场调查现场维持原状，保留可能含有毒物的药瓶、汤匙、玻璃杯等，并收集呕吐物或胃洗出液，以备检验。

2.一些提示性的临床表现可为进一步诊断提供线索。

（1）皮肤色泽发绀：可见于亚硝酸盐类、甲脒类中毒；黄疸可见于毒蕈、四氯化碳中毒；皮肤樱红可见于一氧化碳中毒。

（2）瞳孔：很多毒物或药物可有瞳孔缩小，如有机磷、氯丙嗪、阿片类、巴比妥类等。

（3）气味：蒜臭味见于有机磷、乙基大蒜素（401，402）、各种磷化物中毒；氰化物中毒可有苦杏仁味。

（4）心律失常：如乌头碱中毒、鱼胆中毒、锑剂中毒，均可引起异位性严重的心律失常。

（5）抽搐或肌束颤动：如氟乙酰胺中毒、有机氯中毒、有机磷中毒。

（6）呼吸抑制：如阿片类中毒。

3.毒物及毒物相关物的检测

可为诊断提供重要依据或参考依据。

（1）毒物的检测：高压液相层析（HPLC）的测定谱较广，较简便。可以检测多达777种药物、农药。如农药类有肟硫磷、马拉硫磷、对硫磷、磷胺、草灭净等；药物类有利多卡因、吗啡、可待因、安定、苯妥因、肾上腺素、西咪替丁、雷尼替丁、海洛因、可卡因、红霉素等；部分重金属如镉、砷、铍、汞、铅；化合物如五氯酚、甲醇、苯、丙酮等。

（2）毒物相关物的检测：如氟乙酰胺中毒时的血氟、尿氟增加，血柠檬酸增加；有机磷、氨基甲酸酯类中毒时的血胆碱酯酶活性降低；亚硝酸盐、脒类杀虫剂中毒时的血高铁血红蛋白增加；一氧化碳中毒时的碳氧血红蛋白增加等。

（三）急性中毒的一般救治原则与方法

急性中毒的抢救包括生命支持、清除毒物、解毒药物的使用、对症治疗和支持治疗四个基本组成部分。

1.现场急救

（1）使患者迅速脱离中毒环境：维持呼吸道通畅，可使用抽吸器、呼吸辅助器、供给氧气。

（2）基本生命支持（如清除呼吸道堵塞物、给氧、心肺脑复苏等）：保持适当的循环血量。

（3）迅速作身体检查：以取得适当的实验室检查资料。

（4）将胃内毒物排空：可诱导呕吐，使用胃管，以生理盐水、碳酸氢钠或清水冲洗。但意识受抑制和食入腐蚀性食物时禁用诱导呕吐。

（5）判断是否为腐蚀性物质中毒的征象：口腔内和喉头非常疼痛，而且有灼热感。吞咽时疼痛或无法吞咽，口腔黏膜破损，呕吐、流涎（小孩）。

（6）严密观察生命体征。

（7）小心观察分段的排尿量：若有轻度尿少时，可使用甘露醇或尿素，并增加液体输入，以增加毒物的排出。当肾脏有严重毒性或有可透析的剧毒存在时，可利用腹膜透析术或血液透析术。

2.清除毒物

（1）体表污染毒物的清除：以清洗为主，结合负压吸引、引流排毒等方式。

（2）胃肠道毒物的清除

①催吐：吐根糖浆是较好的催吐药，阿朴吗啡因催吐作用不易停止而少使用。

a.方法：喝吐根糖浆30ml后饮水100ml左右，或嘱患者自服水200～300ml，用压舌根的方法催吐。

b.禁忌：昏迷，腐蚀性毒物，食管静脉曲张，主动脉瘤，孕妇等。

②洗胃：经口摄入6小时之内应洗胃。

a.方法：向患者胃内注入不高于 37℃的水 200～300ml，然后放出液体，总量控制在 3～5L 左右。

b.禁忌：食管静脉曲张，主动脉瘤，孕妇，强烈腐蚀剂中毒超过 30 分钟，石油及其蒸馏物中毒、昏迷、抽搐等。后三者若已先插入气管导管，为防止吸入灌洗液，则仍可施行胃灌洗。

c.洗胃液的选择：1%～5%碳酸氢钠适用于除敌百虫之外的有机磷中毒；0.02%～0.05%高锰酸钾液适用于多种生物碱、阿片类、氰化物、巴比妥类中毒。

③导泻与灌肠：洗胃后或经口摄入大于 6 小时者可采用此法。

a.导泻：50%硫酸镁 50ml 或 20%甘露醇 500ml，加 5%葡萄糖 500ml 或硫酸钠 20～30g 稀释后口服。

b.灌肠：以生理盐水 100ml 作高位灌肠。

④全肠道清洗：适用于大量毒物摄入又不能催吐或洗胃者，特别是缓释胶囊中毒。方法：采用非吸收性高分子化合物，聚乙二醇稀释液，在 1～2 小时内从鼻胃管滴入 4～6L，可引起大量快速腹泻，可有效地清除毒物。

⑤毒物吸附：一般使用活性炭吸附肠道毒物，对于生物碱类、巴比妥类、苯酚类毒物的效果较好。方法：50～100g 活性炭加水 300～400ml 口服，可与泻药一起服用。

⑥毒物中和：强酸用弱碱中和，强碱用弱酸中和。方法：氢氧化铝凝胶 60ml 或镁乳 60ml 口服用于强酸中毒；柠檬汁、1%～5%醋酸或食醋稀释后口服用于强碱中毒。

⑦毒物沉淀：毒物沉淀后可减少其毒性，延缓其吸收。方法：汞中毒用甲醛化次硫酸钠口服或洗胃；碘中毒用 759 淀粉加水 1000ml 洗胃；氯化钡、碳酸钡、铅中毒用 30～609 硫酸钠或硫酸镁口服；砷中毒用氢氧化铁溶液（生成砷酸铁），每 5～10 分钟口服，直至呕吐。

⑧毒物氧化：0.02%～0.05%高锰酸钾液洗胃，可使奎宁、吗啡、无机磷、尼古丁等毒物氧化失效。

⑨利尿排泄：用于已吸收毒物的排泄，对一些药物中毒有效。如溴化物中毒、苯丙胺类中毒、水杨酸类中毒、异烟肼中毒、奎宁中毒、苯巴比妥中毒等，但对农药多无效。

⑩血液透析：对一些小分子药物如巴比妥类、催眠镇静类、低级醇、海洛因、锂、砷、钾、钡盐、水杨酸盐、磺胺剂及硫氰酸盐等药物中毒效果较好。

⑪血液灌流：为血液体外吸附的排毒方法，吸附剂有活性炭、树脂、氧化淀粉等。对有机磷、有机氯、催眠镇静类药、巴比妥类等有效。

⑫换血：适用于中毒物质与组织不易结合而血中有毒物质浓度较高时。

（3）呼吸道吸入毒物的清除：高压氧对一氧化碳中毒有良效。

3.解毒药物的使用

（1）阿托品：有机磷中毒、毒蕈中毒、氨基甲酸酯类中毒、乌头碱中毒、毒扁豆碱中毒。

（2）氯解磷定、碘解磷定：有机磷中毒。

（3）二巯丙醇、二巯丁二钠、二巯基丙磺酸钠：砷中毒。

（4）二巯丁二钠：以肝损害为主的毒蕈中毒。

（5）纳洛酮：吗啡类中毒。

（6）氟马西尼：苯二氮䓬类中毒。

（7）乙酰胺：氟乙酰胺中毒。

（8）地高辛免疫抗原结合片段：地高辛中毒。

（9）高血糖素：β—阻滞剂中毒。

（10）维生素 K_1 注射剂：双香豆素中毒，抗凝血类灭鼠药中毒。

（11）亚硝酸异戊酯、亚硝酸钠、硫代硫酸钠：氰化物中毒。

（12）美蓝：亚硝酸盐类中毒。

（13）各种抗蛇毒血清：相应的蛇毒中毒。

（14）多价肉毒杆菌抗毒血清：肉毒杆菌性食物中毒。

（15）乙酰半胱氨酸（痰易净）：对乙酰氨基酚（扑热息痛）中毒。

（16）维生素 B_6（吡多醇）：异烟肼中毒。

（17）鱼精蛋白：肝素过量中毒。

（18）甲基吡唑：甲醛中毒。

4.对症治疗及支持治疗

（1）基本生命支持治疗和进一步生命支持治疗。

（2）抗抽搐治疗，给予镇静剂和抗惊厥剂如苯二氮卓类、苯巴比妥钠等。

（3）抗心律失常治疗如维拉帕米治疗室上速，普罗帕酮治疗快速房颤，利多卡因治疗室性心动过速等。

（4）抗昏迷治疗如氟马西尼、纳洛酮等。

（5）缺氧、呼吸困难或肺水肿 用呼吸机采取 PEEP 治疗。

（6）预防急性肾衰竭、肝衰竭、水电解质紊乱、感染等。

（7）使用血管加压剂，治疗休克。

（8）对故意服下过量药物或自杀的患者，应该预防患者企图再自杀。

二、几种常见中毒的处理

（一）氨基甲酸酯类杀虫剂中毒

本类农药包括多种化合物，按取代基不同有萘基、苯基、杂环甲基、杂环二甲基等氨基甲酸酯。其共同的名称特点是称为…威，如克百威（呋喃丹）、灭多威、甲萘威、速灭威等。此类杀虫剂属可逆性胆碱酯酶抑制剂，24～48小时内胆碱酯酶可自行恢复活性。

1.临床表现

（1）轻度中毒：以毒蕈碱样症状为主，如头晕、恶心呕吐、流涎、腹痛等。

（2）中度中毒：除上述表现加重外，尚有肌束震颤等表现。

（3）重度中毒：出现昏迷、肺水肿、呼吸衰竭等表现。

2.治疗

（1）清除毒物洗胃（清水，0.02％高锰酸钾液，2％～3％碳酸氢钠）。

（2）阿托品治疗：①轻度中毒：1～2mg 肌内注射，必要时可重复；②中度中毒：3～5mg 静脉滴注，适时重复；③重度中毒：5～10mg 静脉滴注，适时重复。

（3）对症治疗。

（二）拟除虫菊酯类杀虫剂中毒

本类农药多为中度毒性。按是否含氰基可分为两类：含氰基的有溴氰菊酯（敌杀死）、氯氰菊酯、氰戊菊酯（速灭杀丁）；不含氰基的有丙烯菊酯、苄呋菊酯等。

1.临床表现

（1）经皮肤中毒者：以局部反应为主，表现为皮肤黏膜烧灼感、刺痒、流泪或喷嚏、粟粒样丘疹、水泡等。

（2）经口中毒

①轻度中毒：头晕、头痛、恶心、呕吐、上腹部烧灼感等。
②中度中毒：兴奋不安、流涎、肌束颤动、心律失常等。
③重度中毒：强直性抽搐或阵发性抽搐、呼吸困难、肺水肿、昏迷等。

2.治疗

（1）洗胃（以2%碳酸氢钠较好），清洗皮肤。

（2）特殊药物治疗方法：普乐林0.3加入5%葡萄糖静脉滴注，2～4小时可重复一次。

（3）对症治疗。

（三）镇静催眠药中毒

包括苯二氮卓类、巴比妥类和其他类，如水合氯醛、甲丙氨酯（眠尔通）等。近年来，在镇静催眠治疗中，除苯二氮革类外，其他药物已基本不用。苯二氮革类药物中毒在临床急诊中较多见，但致死情况罕见，以地西泮为例，其致死量为0.1～0.5g/kg体重。

1. 临床表现

头晕，嗜睡，言语含混，意识模糊；可有共济失调表现、昏迷表现。合并有其他中枢抑制剂、酒精中毒、一次性中毒剂量较大、年老体弱或有器质性脑病者，可有深度昏迷、呼吸抑制、循环衰竭的表现。

2.治疗

（1）洗胃：可在洗胃后用50～100g活性炭加水300～400ml口服，或再加山梨醇100～200ml口服，可有效地吸附药物和促进其排出。

（2）苯二氮卓β-类受体特异性拮抗剂的应用：氟马西尼以0.2mg/min的用量静脉注射，间断进行，直至有反应。一般0.6～2.5mg即可见效。因本药半衰期只有0.7～1.3小时，故必要时应每小时重复0.1～0.4mg。

（3）对症治疗。

（四）急性细菌性食物中毒

1.临床表现

潜伏期短，除部分沙门氏菌属及志贺氏菌中毒外，潜伏期一般不超过24小时，多于12小时内发病。

（1）急性胃肠炎症状腹泻为最主要的表现。

①沙门氏菌食物中毒：以水样便、黄稀便为主，腥臭，每日排便数次至数十次，多无脓血便。

②志贺氏菌食物中毒：水样便，黄稀便，可有脓血便、粘液血便，可伴有里急后重感。

③副溶血弧菌食物中毒：水样便，洗肉水样便，甚至脓血便，但次数常在10次以内。

④产肠毒素大肠埃希氏菌食物中毒：水样便，米汤样便，次数可达每天数十次之多。

⑤肠道出血性大肠埃希氏菌食物中毒：可有血样便、脓血便等。

（2）发热：主要见于沙门氏菌属、宋内氏志贺氏菌、副溶血弧菌、变形杆菌等的食物中毒，多为中度发热，部分有高热表现。

（3）腹痛：一般为轻度腹痛，位于脐周或下腹。副溶血弧菌和摩根氏菌食物中毒则常有明显或剧烈的绞痛。

（4）呕吐：以沙门氏菌、金黄色葡萄球菌较明显。

（5）其他表现

①皮肤过敏反应：主要见于摩根氏菌食物中毒。

②眼肌及咽肌瘫痪表现：主要见于肉毒杆菌中毒。

2.治疗

（1）一般治疗：对具有传染性的细菌性食物中毒应予床旁隔离；积极补充因腹泻而丢失的水分，鼓励患者喝糖盐水、淡盐水等，一般尚需从静脉补充液体。

（2）对症治疗：腹痛者可皮下或肌内注射山莨菪碱10mg或其他解痉剂；有酸中毒者应及时补充4%碳酸氢钠；有皮肤过敏反应可用抗组胺药等。

（3）抗生素的应用：除肉毒杆菌、葡萄球菌外，应选用抗革兰氏阴性杆菌的药物治疗，肉毒杆菌、产气荚膜杆菌可试用青霉素治疗；葡萄球菌可用大环内酯类药物或第一代头孢菌素类治疗。

（4）肉毒杆菌：食物中毒应用多价抗毒血清（A、B、E型）5万单位肌内注射，5万单位静脉注射，必要时6小时后重复一次。

（五）一氧化碳中毒

一氧化碳为碳氧化不全所产生，比空气轻，无色，无味，无臭。与血红蛋白的亲和力为氧的200～300倍，血红蛋白不能携带氧，因而造成组织缺氧。

1.中毒原因

用木炭取暖时门窗关闭；煤气装置不当或漏气；煤矿的矿坑通风不良；在通风不良的汽车间发动汽车等。

2.中毒症状

头痛，胸闷，虚弱，恶心，耳鸣，心跳加速，嘴唇发绀，昏迷。皮肤呈樱桃红色。

3.急救方法

打开门窗，使患者安置于空气流通处。松开所有紧身衣物，如胸罩、腰带、衣扣。病情轻者，保持在清凉、安静的环境中，不要谈话、活动，以降低新陈代谢率。若呼吸困难、发绀或不安，可给予氧气；呼吸停止时给予人工呼吸。给予甘露醇或类固醇以减轻脑水肿。密切观察患者醒来以后是否仍有精神症状、麻痹、视力模糊等，若上述症状仍存在，可能表示有永久性中枢神经系统损伤。

（六）毒蛇咬伤

蛇的种类很多，其中有毒者不到1/10，为谨慎起见，健康者应了解该地区常见的毒蛇种类。

1. 毒蛇的种类

（1）含神经毒素的蛇银环蛇、金环蛇、海蛇等。

（2）含溶血毒素的蛇蝰蛇、五步蛇、竹叶青等。

（3）含混合毒素的蛇眼镜蛇、眼镜王蛇、蝮蛇等。

2. 临床表现

（1）溶血毒素

①局部症状：数分钟内，在咬伤处会产生剧痛，迅速肿大，出现淤斑和水泡。当水肿扩散时，伤口会渗出浆液血性液体。

②全身症状：循环虚脱伴随血压过低，皮肤湿冷，心搏过速，恶心、呕吐，胃肠道出血，昏厥，浅呼吸，最后呼吸停止。

（2）神经毒素

①局部症状：有多处伤痕，稍痛和轻度局部肿大，10～15分钟内咬伤处开始发麻和软弱。

②全身症状：运动失调，眼睑下垂，瞳孔扩大，丧失调节作用及对光线的反应。腭、咽瘫痪，口齿不清，流涎，最后进入昏迷状态，呼吸停止而死亡。

3. 急救

（1）使患者保持安静尽可能将受伤部位固定。使用止血带（布条亦可，但勿用细绳类），减少淋巴液和静脉回流。止血带绑在近心端，每隔10～15分钟应放松一次。

（2）清洗、切开并吸吮或挤压伤口 切开只能在咬伤后20分钟内作，超过时间可能无效。切口长度不要超过0.6cm，深度不要超过0.3cm（尽可能沿着身体部位的纵轴）。

（3）给予抗毒素最常使用的antivenin、polvvalent都是从马血清中提炼的，所以须先作皮肤试验，在一小时内，将抗毒素加入液体中静脉滴注。

（4）稳定心脏血管状况使用心电监测仪，如有溶血、休克，应给予输血或输液。

（5）保持呼吸道通畅必要时抽吸气管内分泌物，给氧，施行人工呼吸或气管切开术。

（七）蜂螫

蜂类毒素并不如其他动物的致死率高，但仍有局部的全身性反应，若未加处理也会造成死亡。危险的反应是过敏性休克症候，即血压下降、支气管收缩而引起呼吸困难。

1.局部处理

用小刀片或针头轻轻将刺挑除，尽快清洁局部，冰敷20分钟可减轻疼痛。

2.全身处理

蜂螫后可能发生血清病，可用激素预防及治疗过敏性休克。

三、急性中毒的处理

（一）护理诊断

1.意识障碍（昏迷）与毒物作用于中枢神经系统有关。

2.体液不足与严重呕吐、腹泻、体液丢失过多有关。

3.组织灌注量改变与出血、体内液体不足及血管扩张有关。

4.气体交换受损与呼吸道分泌物过多、碳氧血红蛋白血症有关。

5.低效呼吸型态与毒物、药物抑制呼吸中枢有关。

6.有自伤的危险与曾有自伤史有关。

7.知识缺乏 与缺乏对毒物的认识有关。

（二）护理目标

1.患者生命体征保持平稳，昏迷期间减少或不发生各种并发症。

2.患者血压、脉搏正常，体液不足得到及时纠正。

3.患者呼吸困难减轻直至消除。

4.患者未发生自伤事件。

5.患者对中毒的有关知识有所了解。

（三）护理措施

1. 昏迷患者的护理

（1）病情观察：定时测量体温、生命体征，观察意识状态、瞳孔变化及各种反射。发现病情恶化及时向医生报告，并配合采取紧急处理措施。

（2）保持呼吸道通畅：有呕吐物或呼吸道分泌物时，应及时用吸痰器吸出，必要时作气管切开或使用呼吸机。

（3）体位：侧卧位，仰卧位时头偏向一侧，以防止舌后坠阻塞呼吸道。

（4）给氧：给予持续氧气吸入，氧流量为每分钟2～4升。必要时给予高压氧治疗。

（5）饮食：昏迷时间超过3～5天，可考虑鼻饲补充营养及水分。一般给予高热量、高蛋白、易消化的流质饮食。

（6）按昏迷患者护理常规进行护理，以减少并发症的发生。

（7）遵医嘱做好各种治疗的护理。

2. 有自伤危险的护理

自杀患者抢救清醒后，应给予安全防范措施，保证没有供患者自杀的物品。患者起床后要有专人陪护，做好心理疏导，耐心细致地照顾体贴患者，了解患者的内心痛苦。

3. 健康教育

（1）普及防毒知识结合不同地区及不同季节易于中毒的情况进行健康教育，如冬季重点宣传煤气中毒的预防；夏季南方农村防毒蛇咬伤；农村使用农药季节宣传预防农药中毒等。

（2）不吃有毒或变质的食物。

（3）生产及使用毒物的部门要严格管理 生产、使用有毒物品的工厂、使用有毒杀虫剂的农村等地区，要大力宣传严格遵守操作及保管制度的重要性，否则易造成中毒。

（四）评价

1. 患者生命体征平稳，昏迷期间未发生各种并发症。

2. 患者血压、脉搏正常，未发生体液不足及组织灌注量改变。

3. 患者呼吸正常，呼吸道分泌物减少，肺部啰音消失。

4. 患者未发生自伤事件。

5. 患者能叙述有关中毒的预防知识。

第四节　休克患者护理

休克是由于各种致病因素如大出血、严重创伤、感染、心功能不全等引起的急性全身组织器官血流灌注急剧减少，组织器官的氧合血液灌注不足，乏氧代谢逐渐增加，继而产生酸中毒，最终导致末梢循环障碍，细胞功能损害的一种综合征。

一、概述

（一）病因与分类

引起休克的病因很多，外科休克按病因分为以下几类：

1. 创伤性休克：常因严重烧伤、骨折、内脏损伤、软组织挤压伤等，使大量血浆渗出或全血丢失、组织破坏后分解产物的毒素作用和强烈的疼痛刺激导致休克。

2. 低血容量性休克：包括失血、失液性休克及烧伤性休克。大量体液丧失，急性失血超过总血容量1/5可引起休克；失血超过总量的1/2即可致死。大量呕吐、腹泻、出汗也能引起细胞外液量急剧下降，导致循环衰竭，产生失液性休克。烧伤后48h内发生的休克与血浆丢失、血液浓缩及剧烈疼痛有关。

3. 感染性休克（Septic shock）：又名中毒性休克或败血症性休克。系由各种不同病原体及其毒素或抗原、抗体复合物在人体内引起，可致高热和中毒，严重感染可引起败血症。严重胆道感染、急性腹膜炎均可引起休克。

4. 神经源性休克：多由麻醉药、降压药使用过量引起，可见于腰椎麻醉、高位脊髓损伤或由剧烈疼痛、过度刺激、精神紧张而引起。

（二）病理生理

1. 微循环的结构和功能

微循环系指介于小动脉和小静脉之间，血液与组织间液之间进行物质交换的血管床。它由微动脉、后微动脉、毛细血管直捷通路、真毛细血管网、微静脉和动静脉短路构成。真毛细血管数一般在 300 亿根以上，平常仅 20％轮流开放。因此，毛细血管潜在的容量十分巨大。

微动脉、后微动脉、动静脉短路和微静脉均具有平滑肌，由交感神经支配，受儿茶酚胺的影响，同时也受局部血管活性物质，如乳酸、丙酮酸和缺氧时肥大细胞所产生的组织胺的影响。但处于毛细血管直接通路起始部的毛细血管前括约肌，虽也有平滑肌细胞，却不受神经支配，仅受局部血管活性物质的影响。

血液流经微循环的通道为：（1）营养通道：该通路血液由微动脉、后微动脉、真毛细血管网至微静脉。它为物质代谢和营养弥散的主要通路，正常情况下只有 20％轮流开放。（2）直接通路：此路血液由微动脉、后微动脉、中心通道到微静脉，中心通道是后微动脉的延续。这条短而直的通道很少进行物质交换,血流量在营养通路和直接通路之间的分配取决于毛细血管前括约肌的舒缩。（3）动静脉短路：血液由微动脉经动静脉短路吻合支直接进入微静脉。本路血液不经真毛细血管网，不进行物质交换，正常时处于关闭状态，但在病理情况下大量开放。

真毛细血管和毛细血管直接通路的管壁绝大部分仅有单纯内皮细胞，而无平滑肌细胞。微动脉、后微动脉和毛细血管前括约肌为真毛细血管和毛细血管直接通路的前阻力血管，起到前闸门的作用，血流灌入的多少取决于它们开放的大小；微静脉的括约肌则为真毛细血管和毛细血管直接通路的后阻力血管,起后闸门的功能,血液流出的多少取决于其开放的大小。正常时，这些括约肌协调地舒缩，保证微循环的正常灌流。

2. 休克的病理生理

目前，对低血容量性休克的病理生理变化已有较全面和深入的认识，人们亦常以其为代表来阐明休克时的病理生理变化的一般规律。

（1）微循环的变化与临床过程：机体对有效循环血量锐减产生一系列微循环变化，就失血性休克为例，大致分以下 3 期：

①微循环缺血期（缺血缺氧期）：此期由于交感神经兴奋和肾上腺髓质分泌增多，小动脉等发生痉挛性收缩，微循环动脉血灌流急剧减少，因而表现为心率加快，面色苍白，四肢发冷，尿量减少。因为外周阻力增加，舒张压有所升高，故收缩压可以没有明显降低，脉压差变小。

此期循环变化具有一定的代偿意义。皮肤和腹腔器官的小动脉收缩，既可增加外周阻力，以维持血压，又可减少组织器官的血流量，以保证心脑等重要器官的血液供给；毛细血管前阻力增加，毛细血管流体静压降低，促使组织液进入血管，以增加血浆容量；另外动脉吻合支开放，静脉收缩使静脉容量缩小（正常约有 75％血液在静脉内），可以加快和增加回心血量，也有利于血压的维持和心脑血液的供给。但是由于大部分组织器官因微循环动脉血灌流不足而发生缺氧，将导致休克进一步发展。如能及早发现积极抢救，及时补充血容量，降低过剧的应激反应，可以很快改善微循环和恢复血压，阻止休克进一步恶化，可转危为安。

②微循环淤血期（淤血性缺氧期）：在休克的微循环缺血期，如未能及早进行抢救，改善微循环，则因组织持续而严重的缺氧，而使局部舒血管物质（如组织胺、激肽、乳酸、腺苷等）增多，后微动脉和毛细血管前括约肌舒张，微循环容量扩大、淤血，发展为休克微循环淤血期。此期微循环变化的特点是：a.后微动脉和毛细血管前括约肌舒张（因局部酸中毒，对儿茶酚胺反应性降低），毛细血管大量开放，有的呈不规则囊形扩张（微血池形成），而使微循环容积扩大；b.毛细血管后括约肌、微静脉和小静脉对局部酸中毒耐受性较大，儿茶酚胺仍能使其收缩（组织胺还能使肝、肺等微静脉和小静脉收缩），毛细血管后阻力增加，而

使微循环血流缓慢；c.微血管壁通透性升高，血浆渗出，血液浓缩，血流淤滞；d.由于血液浓缩和微循环后阻力增加，进入微循环的血液淤积在舒张的毛细血管内，红细胞凝集、破坏，呈淤泥样沉积在微血池内（微血流淤泥形成，blood sludging）；e.由于微循环淤血，压力升高，进入微循环的动脉血更少（此时小动脉和微动脉因交感神经作用仍处于收缩状态）。由于大量血液淤积在微循环内，回心血量减少，使心输出量进一步降低，加重休克的发展。

由于上述微循环变化，虽然微循环内积有大量血液，但动脉血灌流量将更加减少，患者皮肤颜色由苍白而逐渐发绀，特别是口唇和指端。因为静脉回流量和心输出量更加减少，患者静脉萎陷，充盈缓慢；动脉压明显降低，脉压小，脉速细；心脑因血液供给不足，ATP产生减少，而表现为心收缩力减弱（心音低），表情淡漠或神志不清。严重的可发生心、肾、肺功能障碍。这是休克的危急状态，应立即抢救，补液，解除小血管痉挛，给氧，纠正酸中毒，以疏通微循环和防止播散性血管内凝血。

③休克晚期：又称DIC期。此期指在毛细血管淤血的基础上细胞缺氧更甚，血管内皮损伤后胶原暴露，血小板聚集，促发内凝及外凝系统，在微血管形成广泛的微血栓，细胞经持久缺氧后胞膜损伤，溶酶体释放，细胞坏死自溶，并因凝血因子的消耗而出现播散性出血。同时因胰腺、肝、肠缺血后分别产生心肌抑制因子（MDF）、血管抑制物质（VDM）及肠因子等有害物质。最终导致重要脏器发生严重损害、功能衰竭，此为休克的不可逆阶段，使治疗更为棘手。

（2）体液因子作用：微循环衰竭仍为各种休克的重要原因，但有些研究发现，在微循环衰竭之前已有细胞、亚细胞的改变，如膜通透性增加、溶酶体破裂、蛋白质及ATP合成减少、离子转运障碍等，故微循环学说尚不能完全解释休克，特别是不可逆休克和MOF。除已知的儿茶酚胺、血管紧张素、乙酰胆碱、组胺、激肽、MDF、VDM等体液介质外，近年发现很多体液因子与休克的发展有关，其中较密切的有下列数种。

①脂类介质：包括以下几类 a.血清膜磷脂酶A_2（PLA_2）PLA_2被休克动因激活后，血清内可持续升高及引起血流动力学障碍，并可进一步代谢为花生四烯酸（AA），产生有害介质。b.前列腺素与血栓素A_2（PGI_2与TXA_2）：PGI_2及TXA_2由AA在环氧化酶的作用下所产生，正常时两者处于动态平衡状态，TXA_2是体内最主要的血小板凝集促进剂和血管收缩物质，而PGI_2作用与之相反。在休克时TXA_2明显增高，除可导致DIC外，对循环及呼吸系统均存在有害影响，可引起肺动脉压增高、生理分流增多、生理死腔扩大、肺毛细血管通透性增加等。c.白三烯（LTS）：LTS也由AA代谢产生，可明显增加微血管的通透性，其作用较组织胺强1000倍，并可促进中性粒细胞（PMN）的趋化聚集及溶酶体的释放。

②肿瘤坏死因子（TNF）与白介素（IL）：TNF产生于巨噬细胞系统，在正常情况下是机体的重要炎性介质，适当分泌可调节机体的免疫和代谢功能，提高机体对入侵病原体的抵抗力，过多地产生则为病理现象。在内毒素等作用下可大量产生，通过与细胞相应受体结合而发挥毒性作用。在重症革兰阴性菌感染所致败血症时TNF检出率达30%～70%。TNF在体内细胞因子的顺序中处于最起始位置。TNF的分泌可引起IL-1、IL-6等的释放，给动脉注入TNF可致休克及多脏器出血，给予抗TNF抗体对实验动物休克有保护作用。

③纤维连接素（Fn）：Fn属存在于血浆中的α_2球蛋白，以不缓解形式存在于细胞表面。Fn在休克时明显减少，可导致巨噬细胞系统吞噬功能的抑制及免疫功能低下。

④β-内啡肽：β-内啡肽广泛存在于脑交感神经节、肾上腺髓质等部位，在内毒素、创伤等应激状态时大量释放，可较休克前高出5～6倍，对心血管有抑制作用。

⑤氧自由基：机体在生物氧化中产生氧自由基，但因同时存在氧自由基清除酶系，如超氧化物岐化酶（SOD）、过氧化氢酶（catalase）等，故不会造成危害。但在过敏、毒素、组织低灌注及再灌注、细胞缺血时，氧自由基生成增加及清除能力降低，氧自由基对不饱和脂肪酸细胞膜起破坏作用，并可直接损伤血管内皮细胞的完整性，促进血小板聚集和微血管栓塞。

⑥促甲状腺素释放激素（TRH）：Mizobe 等在实验性出血性休克中发现，在出血时延髓及中脑的 TRH 含量明显增加，在出血停止 60min 后及不可逆休克时明显降低，且与血乳酸负相关，投予外源性 TRH 后对各种休克均可改善心血管功能及直接的周围血管加压效应。Holady 等发现使用 TRH 可提高实验性动物的存活率。关于 TRH 的抗休克机制可能是通过中枢性胆碱能机制或刺激血管加压素的释放所致。并提出 TRH 的发现可能对休克发病机制的研究和判断预后、提高抢救成功率提供依据。

（3）细胞代谢的变化：休克时，由于细胞缺氧，三磷酸腺苷减少，代谢能量不足，细胞膜的钠泵功能失常，以致细胞内钾流入细胞外的量和细胞外钠进入细胞内的量增加，细胞外液随钠进入细胞内，结果使细胞外液减少，而细胞发生肿胀，甚至死亡。

三磷酸腺苷的减少和代谢性酸中毒可影响细胞膜、线粒体和溶酶体膜。溶酶体膜破裂后释放出的酸性水解酶中最主要的是组织蛋白酶，能使组织蛋白分解，生成多种活性多肽，如激肽、心肌抑制因子和前列腺素等。线粒体破裂可造成依赖三磷酸腺苷的细胞呼吸抑制，三磷酸腺苷酶活力降低和依赖能量的钙运转减少。

（4）器官的继发性损害：随着休克的发展，微循环障碍的持续存在和加重，部分组织细胞可因严重的缺血、缺氧而发生变化、坏死和出血，引起器官功能衰竭。几种器官同时或相继受损时，即为多器官功能衰竭。器官继发性损害的发生与休克的原因和休克持续时间的长短有密切关系。低血容量性休克一般较少引起器官的继发性损害。休克持续时间超过 10 小时，就易继发器官的损害。易累及的器官为肾、肝、胃肠道、肺、脑、心、肾上腺和胰腺等，其中心、肺、肾功能衰竭是休克死亡的三大原因。下面就几种器官损害的发生机制作一简述：

①肾：休克时，低血压和体内儿茶酚胺的增加，使肾小球前微动脉痉挛，肾血流量减少，肾小球滤过率下降，尿量减少。肾内血流亦发生重新分布，近髓循环的短路大量开放，使肾皮质外层血流大减，结果引起肾皮质内肾小管变性坏死，导致急性肾功能衰竭。

②肺：休克时，肺部微循环的障碍，毛细血管内皮细胞受损，使血管壁通透性增加，血浆内高分子蛋白成分自血管内大量渗出，造成肺间质水肿，并可继续发展造成肺泡内水肿。同时，缺血、缺氧使肺泡上皮细胞受损，肺泡表面活性物质生成减少，肺泡内液—气界面的表面张力升高，引起肺泡萎缩，导致肺不张。上述变化可造成肺通气与灌流比例失调，死腔通气和静脉混合血增加，产生肺内右—左分流，使低氧血症更为严重，临床上出现进行性呼吸困难的急性呼吸衰竭症状。

③心：冠状动脉的平滑肌以 β—受体占优势。因此，在休克代偿期，虽然体内有大量儿茶酚胺分泌，但冠状动脉收缩不明显，所以，心脏的血液供应并无明显减少。而当休克继续加重，进入失代偿期后，心排血量和主动脉压力降低，舒张期血压也下降（冠状动脉灌流量的 80% 来源于舒张期），使冠状动脉血流量减少，心肌缺血受损。此外，低氧血症、代谢性酸中毒、高钾血症和心肌抑制因子等也可损害心肌，心肌微循环内血栓可造成心肌局灶性坏死。

④肝和胃肠：在休克早期，内脏血管即发生强烈收缩，以增加静脉血回流入心脏，使有

效循环血量不足得到代偿。若未及时治疗休克，长时间使内脏血流减少，并处于缺血、缺氧状态，可引起肝小叶中心坏死、肝细胞代谢和解毒功能不全，以及胃肠道粘膜糜烂出血。

⑤脑：休克时，儿茶酚胺的增加对脑血管的作用甚小。脑内小动脉随血液的 $PaCO_2$ 和 pH 值的变化而舒缩，$PaCO_2$ 升高或 pH 值降低时，脑血流量增加，但是，这种调节机能需有一定的心排血量和平均动脉压才能发挥作用，所以，持续性低血压将引起脑血流灌注不足，使毛细血管周围胶质细胞肿胀，加上毛细血管壁通透性升高，血浆外渗至脑细胞间质，造成脑水肿，而继发大脑功能不全。

（三）诊断

休克的诊断一般不难，主要的是能否作出早期诊断。因为，待到血压下降才诊断休克，可能已嫌太迟。根据休克的病程演变，可将休克分为休克代偿期（休克前期）和休克抑制期（休克后期）两个阶段。

1.临床表现

（1）休克代偿期：在低血容量性休克中，当丧失的血容量尚未超过20%时，由于机体的代偿反应，患者常表现为精神紧张或烦躁、面色苍白、手足湿冷、心率加快、脉搏微弱、过度换气等；血压正常或稍高，但因小动脉收缩使舒张压升高，故而脉压差缩小；尿量可正常或减少。低血容量性休克在此期如果处理得当，休克可以很快得到纠正。反之，则病情加重而进入休克抑制期。

（2）休克抑制期：表现为表情淡漠、反应迟钝，甚至可出现神志不清或昏迷，口唇和肢端发绀，出冷汗，脉搏细速，血压下降（<12kPa），脉压差进一步缩小。严重者，全身皮肤粘膜明显发绀，四肢冰冷，脉搏扪不清，血压测不出，无尿，皮肤、粘膜或消化道出血。如出现进行性呼吸困难，脉速、烦躁、发绀或咳粉红色痰、动脉血氧分压低于 8kPa，高流量给氧也不能改善症状和提高氧分压时，则提示已发生呼吸窘迫综合征。

2.实验室检查

下列检查有助于诊断和确定休克的程度：

（1）测定红细胞计数、血红蛋白和红细胞压积，可明确血液稀释或浓缩的程度。

（2）动脉血气分析：动脉血氧分压（PaO_2）正常值为 10.0~13.3kPa，动脉血二氧化碳分压（$PaCO_2$）正常值为 5.3kPa；正常动脉血酸碱值 pH 为 7.35~7.45。休克时，如患者原无肺部疾病，由于过度换气，$PaCO_2$ 比较低或在正常范围内。如 $PaCO_2$ 超过 45~50mmHg，而通气良好时，常是严重的肺功能不全的征兆。随着血液灌流的改善，代谢性酸中毒逐渐减轻，通过动脉血气分析可了解变化。

（3）血非蛋白氮和尿素氮、尿比重、尿常规测定，可了解肾功能。

（4）动脉血乳酸盐测定：动脉血乳酸盐含量可反映细胞是否缺氧，有无代谢性酸中毒存在，乳酸盐浓度持续升高，表示病情严重，预后不佳。

（5）血浆电解质如钾、钠、氯化物等测定，缺少时给予适当补充。

（6）测定血小板计数、凝血酶原时间和纤维蛋白原含量。血小板计数在 5 万~7 万/mm^3 以下。凝血酶原时间比对照组超过 3S 以上，纤维蛋白原在 1.0g/L 以下，说明休克可能进入弥散性血管内凝血阶段。

需要时，可补充检查鱼精蛋白副试验、测定凝血酶时间和优球蛋白溶解时间（三 P 试验）。如鱼精蛋白副凝试验阳性、凝血酶时间>25s、优球蛋白溶解时间<120min，则提示弥散性血管内凝血已伴有继发性纤维蛋白溶解活性增高。

3.诊断标准

1982年全国急性"三衰"会议制定的休克诊断试行标准为①有诱发休克的病因；②意识异常；③脉细速，频率>100/min，或不能触得；④四肢湿冷，胸骨部位指压皮肤后再充盈时间>2s，有皮肤花纹，粘膜苍白或发绀，尿量<30ml/h或尿闭；⑤收缩压<10.7kPa；⑥脉压差<6.7kPa；⑦原有高血压者收缩压较原水平下降30%以上。凡符合上述①项及② ③ ④项中的两项⑤⑥⑦项中的一项者，均可作为诊断休克的参考。

二、休克的治疗

休克的治疗原则是尽早去除导致休克的原因，尽快恢复有效循环血量，纠正微循环障碍，增进心脏功能和恢复机体的正常代谢。临床上应视病因和病情，施以相应的治疗。

（一）一般紧急措施保

持呼吸道通畅。必要时，应作气管插管或气管切开。

对心跳、呼吸停止者立即行心肺复苏，尽快控制活动性大出血。有时可用抗休克裤（服），不但可止住下肢出血，还可以压迫下半身，起到自体输血的作用。解除疼痛，保持患者安静。

（二）补充血容量

尽快恢复血容量是抗休克的根本措施，有时补充血容量，对发生时间不长的休克，特别是低血容量性休克，一般可使休克较快得到纠正，而毋需再用其它药物。血容量的补充不仅包括全血、血浆和水电解质的丢失量，还需含扩大的毛细血管床的血量。因此，补充的血液和液体量往往应超过临床表现所估计的液体损失量。休克愈长，症状愈严重，需要补充的血容量也愈多。临床中，可依据休克监测指标来估计血容量和微循环情况，调节补液量和速度。

（三）积极处理原发病

在休克治疗中，消除休克的病因与恢复有效循环血量同等重要。由外科疾病所引起的休克，常常存在着需要手术处理的原发疾病，如内脏大出血的控制、坏死肠的切除、消化道穿孔的修补和脓液的引流等。其处理原则是在尽快恢复有效循环血容量后，及时施行恰当手术去除原发病变，以有效地救治休克；必要时，应在积极抗休克的同时，及早进行手术，以免延误抢救的时机。

（四）纠正酸碱平衡失调

1. 碱中毒

休克早期常因过度换气，引起低碳酸血症，而发生呼吸性碱中毒。因此，一般不宜过早地使用缓冲剂，以免加重碱中毒。碱中毒时，血红蛋白氧离曲线左移，使氧不易从血红蛋白中释出，可加重组织缺氧。

2. 酸中毒

休克患者，因微循环障碍，使组织缺血、缺氧，产生不同程度的酸中毒。酸中毒的纠正，有赖于休克的彻底逆转，缓冲剂只能起到暂时的治疗作用。一般说来，当机体获得充足的血容量后，随着微循环障碍的解除，组织血液灌流得到改善，酸中毒即可自行纠正。若补充血容量时，已应用平衡盐溶液，即有一定量的碱性药物输入体内，便不需要再用碱性药物。但是，在较严重的休克患者，特别是对抗休克治疗较晚或复苏效果较差的患者，多存在较重的酸中毒，宜给予碱性药物治疗，以减轻酸中毒及其对机体组织细胞的损害。碱性药物常用4%或5%的碳酸氢钠溶液，所用剂量可依据血气分析结果计算。

（五）心血管药物的应用

1. 血管收缩剂

在现代抗休克治疗中，已很少主张单纯使用血管收缩剂。因为，休克并非单纯血压下降问题，使用血管收缩剂虽可暂时升高血压，但使组织缺血缺氧加重，而带来不良后果。

2.血管扩张剂

能解除小动脉和小静脉的痉挛,关闭动脉短路,疏通微循环,增加组织灌流量和回心血量,目前具有一定的抗休克作用。血管扩张剂的使用,能使血管容积相对扩大,可引起不同程度的血压下降。一般可用于治疗一些有脸色苍白、皮肤湿冷及有瘀斑、青紫等周围循环不良表现或输液已足够、中心静脉压高于正常,而血压、脉搏仍无改善,但无其他心力衰竭表现的休克患者。

3.去甲肾上腺素

是一种主要兴奋α-受体和轻度兴奋β-受体的血管收缩剂,能兴奋心肌、收缩血管而增加外周血管阻力、升高血压及增加冠状动脉血流量。该药使用时间短暂,一般用法为5～10mg加入5%葡萄糖溶液500ml内静脉滴注。

4.苯肾上腺素(新福林)

系一种纯α-受体兴奋剂,仅有收缩血管和升高血压的作用,而对心脏基本无作用。使用时间约为10min。用法:3～10mg/次,肌注;或0.5～2.0mg/次,静注,或10～20mg加入5%葡萄糖液内滴注。

5.间羟胺(阿拉明)

能间接兴奋α、β受体,对心脏和血管的作用与去甲肾上腺素相似,但较弱,维持时间较长,约为30min。

6.苯苄胺

系α-受体阻滞剂,并有间接兴奋β-受体的作用,能轻度增加心脏收缩力、心排血量、冠状动脉血流量和心率,扩张血管,降低外周血管阻力和血压。作用可维持3～4d。用法:0.5～1.0mg/kg,加入5%葡萄糖溶液,1～2h滴完。

7.多巴胺

能直接兴奋β-受体,增强心肌收缩力和提高心排血量,也可通过兴奋多巴胺受体而扩张肾动脉和肠系膜上动脉,以及直接兴奋α-受体使外周动脉收缩。常用于治疗严重休克患者。用法:20～40mg加入5%葡萄糖溶液250～500ml内,静脉滴注。

8.异丙肾上腺素

β-受体兴奋剂,能扩张血管,增强心肌收缩力和提高心排血量及心率。心率>120/min者,不宜使用。用法:1mg加入5%葡萄糖溶液或等渗盐水中,静脉滴注。

9.西地兰

可增强心肌收缩力,减慢心率。一般用于输液量已足够,但动脉压仍低和CVP超过1.47kPa患者。用法:首次可缓慢静注0.4mg,有效时再给维持剂量。

(六)皮质类固醇

皮质类固醇一般用于感染性和严重休克患者。其作用主要有:①阻断α-受体兴奋作用,扩张血管,使外周血管阻力降低,改善微循环;②保护细胞内溶酶体膜,防止溶酶体破裂;③增进线粒体功能,防止白细胞凝集;④促进糖原异生,使乳酸转化为葡萄糖,有利于酸中毒的减轻;⑤增强心肌收缩力,增加心排血量。

(七)抗凝药物的应用

休克中,出现弥散性血管内凝血征象时,应立即用肝素和(或)抗纤维蛋白溶解药物治疗,以改善微循环。

(八)其他

1.三磷酸腺苷—氯化镁疗法:可增加细胞内能量,提高细胞膜的钠—钾泵作用,减轻或消除细胞肿胀，促使细胞功能恢复。

2.纳洛酮：系一种鸦片拮抗剂，有改善组织血液灌流和防止细胞功能失常的作用，可能有助于休克的治疗。

3.有研究认为，阻断体内前列腺素的合成，或输注PGI_2可降低休克的死亡率。前列腺素有多种，PGI_2、PGE_2和PGD_2有扩张血管作用和保护细胞的功能，而PGF_2和TXA_2则能轻度收缩血管。

三、休克的护理

休克是急症，发病急、进展快、变化大，医护人员必须争分夺秒进行抢救。休克护理应根据休克的危重程度，病情变化和休克各期的特点，主要抓好休克的病情观察和监测、急救护理、输液护理等。

（一）休克程度的判断

1.轻度休克

血容量急剧减少20%～25%（如失血约800～1000ml的失血性休克）。患者肱动脉收缩压在11～9kPa，但代偿功能好者和休克早期可保持于12kPa或略高，脉压差缩小，四肢浅静脉塌陷，中心静脉压（CVP）开始下降，尿量减少。

2.中度休克

血容量急骤减少30%～40%（如失血约1 200～2000ml的失血性休克）。患者肱动脉收缩压在10～8kPa，脉压差明显缩小，脉率明显增快（100～120次／min），脉搏细弱，CVP明显下降，尿量显著减少。

3.重度休克

血容量急剧减少40%～50%（如失血约2000～2500ml的失血性休克）。肱动脉收缩压至8～5kPa，脉率显著加快（>120／min），CVP显著降低。

4.极重度休克

血容量急骤减少50%以上（如失血约2000ml的失血性休克）。肱动脉收缩压在6kPa以下或测不出，脉搏微弱或扪不到，CVP降至零或负值，无尿。

（二）休克病情观察和监测

1. 病情观察和护理

2. 休克的监测

休克的监测至关重要，作为护理人员必须掌握二个方面的知识、理论及基本功和丰富的临床经验。

（1）心血管功能监测：①心电图监测；②动脉压监测（袖套测压法自动化间断的或连续测压法）；③心排血量和心功能监测（心肌收缩时间间期，心阻抗血流图，超声心电图，多普勒排血量监测）；④中心静脉压的测定；⑤周围动脉压的监测；⑥肺动脉压肺毛细血管楔入压的监测。其中心电图及袖套动脉压测定为无创伤性血流动力学监测，优点是应用方便、迅速，其间接测定数据一般情况下较准确；其他为创伤性血流动力学监测，优点为测定数据准确并利于动态观察但使用较费时。中心静脉压、周围动脉压、肺毛细血管楔压以及心排血量的测定是目前临床创伤性血流动力学监测方面的基本内容，通过测定能直接获得各项生理参数，为临床休克的诊断、治疗、预后判断和护理提供客观的依据。上述各项测定均具有一定的局限性，仅反映血流动力学变化的一个方面，而不是全貌，单凭所测得的压力的高低或心排血量的大小，并不能代表患者情况的可靠转归，因而各项数据必须结合患者的临床表现全面分析方可作出比较正确的判断，进行合理的治疗和积极的护理。

(2) 呼吸功能监测：呼吸功能的监测项目非常多，从测定呼吸生理功能的性质分，有肺容量、通气功能、换气功能、小气道功能、呼吸动力学等。肺容量包括基本肺容量、复合肺容量。肺的通气功能包括每分钟静脉血通气量，每分钟静脉血肺泡通气量，最大通气量、时间、肺活量、闭合气量、通气的分布、内源性呼气末正压。肺的通气功能测定要比肺容量更有意义。肺的换气功能包括肺的弥散功能以及肺的通气血流比。肺通气、血流比要通过肺泡动脉血氧分压（$A\text{-}aDo_2$）来测定。肺的呼吸动力功能包括肺的顺应性、最大吸气力和最大呼气力、呼吸趋动力、压力时间乘积。气体流速、气道阻力呼吸功。临床休克患者对呼吸动力功能的测定，有助于进一步了解不同病理变化引起的呼吸功能障碍。结合对肺顺应性，气道阻力的连续测定，有助于指导ARDS的治疗、护理和对其转归的估计。近年来精密的肺功能测定仪器相继问世，主要是装配了各种精确的传感器，可以直接测定或计算出各种容量、通气、换气以及肺动力学参数。气体交换的测定要通过：①动脉血气分析；②脉搏氧饱和度仪；③氧浓度监测；④二氧化碳曲线图表达。临床上常用的呼吸监测为：①动脉血氧分析。②脉搏或氧饱和度。③呼出二氧化碳曲线。④肺动力功能监测。作为护理人员来说，必须熟悉各种监测仪器以保障休克患者的抢救成功。

(3) 血气监测：血气分析可精确估计和全面判断呼吸状态，可了解肺的换气功能以及组织氧供与氧耗。因此，血液气体分析已成为抢救休克患者不可缺少的项目。血气分析的指标主要有：①氧分压；②血氧饱和度；③氧总量；④pso_2；⑤$A\text{-}aDo_2$（肺泡动脉血氧分压差）；⑥二氧化碳总量；⑦二氧化碳分压。经皮氧监测和经皮二氧化碳监测均为无创监测。是将电极直接放置在皮肤上连续监测的新技术，能精确地反映出氧或二氧化碳张力，操作方便，读数迅速，易被患者所接受。

(4) 微循环功能的监测：微循环系统是指血管内径在300μm以下的微动脉与微静脉间的血管学。按照微血管不同生理功能，可分为下述四类：①动力血管；②交换血管；③容量血管；④短路血管。受神经因素（主要为交感N）和体液因素（全身性体液因素主要为儿茶酚胺与血管紧张素，局部性体液因素包括前列腺素、缓激肽、组胺、5-羟色胺及代谢因素）的调节。目前，国外正在研究利用微原素来探测不同细胞器和不同微血管的舒缩和灌流状况，试图准确地治疗休克，但难度很大。

(三) 休克急救护理

1. 安静平卧

伤员到达后应尽快使伤员安静。避免过多地搬动，让伤员取平卧位，可将双下肢抬高20°～30°，或同时将头和躯干部也抬高20°～30°，以增加回心血量和减轻呼吸负担。

2. 给氧和人工辅助呼吸

保持呼吸道通畅，维持呼吸功能是休克预防和治疗的一项基本措施。对于昏迷的伤员要清除呼吸道血块、异物和分泌物，保持呼吸道通畅，头部偏向一侧，或置入通气管，以免舌后坠。一般休克伤员均需考虑给氧，有利于减轻组织缺氧状态。一般可间断给氧，多采用鼻导管或面罩给氧法，流量4～8L/min，必要时用面罩加压给氧（用气囊加压），以增加潮气量。如发生呼吸困难，应迅速通知医师，必要时行气管内插管或气管切开作人工辅助呼吸。给氧时应注意：

(1) 严格执行给氧的操作常规。

(2) 注意鼻导管通畅，深度合适。

(3) 氧气应湿化，湿化瓶以50～70℃温水为宜，使伤员不致因呼吸道干燥而排痰困难。

(4) 大流量用氧者，如需停止用氧，应先降低流量，逐渐停用，使呼吸中枢逐渐兴奋，不能骤停。

（5）拟吸氧≥12h者，为预防氧中毒，氧吸入的浓度不超过40%～60%为妥。

（6）协助伤员咳嗽、咳痰，如口咽和气管内有分泌物应及时吸除。

（7）要经常有备用氧气以免中断。氧气筒内氧气不能用尽，以防外界空气及杂质进入筒内引起再充气时爆炸。

3.保温

休克患者，因其周围循环衰竭，体温常低于正常，四肢厥冷，应盖棉被或毛毯保暖，但不宜热水袋加温，一方面水温过热时会致烫伤，另一方面可使周围血管扩张而加重休克，另外，过度加温还可增加组织耗氧量，增强分解代谢，使酸中毒加重，影响抗休克的治疗效果。

4.镇静止痛

酌情使用镇静或镇痛药物，疼痛剧烈时，可给予肌注或静注吗啡5～10mg，或哌替啶50～100mg。但严重的颅脑损伤或胸部损伤伴有呼吸困难的伤员禁用或慎用。

5.妥善包扎开放性伤口：尤其对开放性胸部伤应及时施行密封包扎。对于骨折者要加以固定制动。

6.止血：对于有活动性出血者应立即进行止血一般外出血多用加压包扎法，少用或慎用止血带止血法。急救时已用止血带止血者，送至有条件的单位应尽快换用结扎或缝合等彻底止血法。有明确内出血者，应在大量输血、输液的同时进行紧急手术止血。

7.动脉输血或输注高渗葡萄糖

对于濒死的重度休克伤员可给予动脉输血和输注高渗葡萄糖液（必要时加麻黄素30～60mg），尽快使血压回升。取得暂时疗效后，必须给以其它抗休克措施。

8.针灸

针灸有提高血压、稳定病情的作用，可酌情使用。取穴：人中、足三里、内关，一般用强刺激手法，伴有昏迷者加刺十宣、涌泉。此项措施应与其它措施同时进行。

（四）输液护理

休克均存在绝对或相对的血容量不足。扩容是维持正常血流动力和循环灌注的物质基础，是抗休克的最基本措施。在实施此项措施时应注意以下几点。

1.早期建立输液通道

伤员到达后，不必等待医嘱，及早建立1～2条静脉输液通路。如果表浅静脉充盈，可做静脉穿刺输液，所用针头要粗大，以便于加快输入液体的流速，并可保证长时间的输入畅通无阻。如果休克较重，静脉已萎陷，穿刺确有困难，不能配合者，应当机立断进行静脉切开，不宜反复穿刺，耽误抢救时间。

2.输血输液的原则

休克时不仅要补充已丧失的血容量（全血、血浆、水电解质），还要填补已开放的毛细血管床，才能纠正有效循环血量与组织灌流量的不足。因此，输血、输液量常常比估计丢失量要多3～4倍。补液、输血的原则一般是"丢失什么，补充什么，需要什么，补充什么，需要多少，补充多少"。也要根据需要与可能灵活掌握。一般创伤性休克的患者，多先快速输注平衡盐液，必要时再随之输入血浆或血浆增容剂（右旋糖酐等），待交叉配血后再酌情输入全血。在应用低分子右旋糖酐之前，医护人员应先送血型鉴定与交叉配血，以免用药后造成误差。

实践证明，应用平衡盐溶液抢救大批休克伤病员，是行之有效的抗休克输液术。尤其是在血源供应不足时，先用平衡盐溶液补充创伤伤员的血容量，待有条件后再纠正贫血等情况，这在战时是很实用的救治方法。重度休克伤员一般在 30～40min 内输入 1000～1500ml 平衡盐，甚至个别伤员在 10min 内输入 1000ml，12h 内总量最多达 15L，使伤员得救而未发生肺水肿等方面的并发症。在失血量不很大（红细胞比容不低于 0.25）的伤员，单纯输注平衡盐溶液，大多可使伤员的脉搏、血压稳定下来。但值得提出的是，失血过多又大量输注平衡盐溶液后，血液将进一步稀释，血红蛋白和血浆渗透压降低，组织的氧供应更为减少；输入的平衡盐溶液也会很快渗透至血管外，一时提高的血压又会下降。故在抢救严重休克伤员时，必须及时输注一定量的全血，才能提高抗休克的效果。对胸膜腔大量出血的伤员，在血源短缺的情况下，可利用自体血回输。在输注平衡盐溶液过程中应尽可能经常测定红细胞压积和血红蛋白浓度以监测病情，最高稀释度以血红细胞比容不低于 0.25 和血红蛋白浓度不低于 60～80g／L 为限。

3.掌握好输液速度

补液太慢、太少，不能纠正休克；补液过快、过多，则可引起心力衰竭和肺水肿等并发症。因此输液速度的掌握常常直接影响休克复苏的成效。对于青壮年创伤患者来说，心血管功能良好，一般不易发生心肺方面的并发症。当然对于颅脑、胸部伤伤员仍需注意输液速度。但近年来，也有人主张放宽限制，在有休克的颅脑伤伤员也应将抢救休克放在首位。因此，对于休克伤员的输液，要求先快后慢，可选用粗针头（9～12 号），多通路（2～4 条静脉通路），提高输液瓶高度及加压输液等方法，使液体迅速输入。一般是将估计减少的血容量的半量，在短时间内快速输入，然后根据伤员的反应调整速度。如果伤员反应较好，可将另一半继续输入，并逐渐减慢速度。如果反应较差，则后一半仍继续快速输入，然后再根据情况考虑进一步输入的量与速度。总之，无论是输入的量还是速度，必须在密切观察下输入，边分析，边估计，边调整。若经过一段输液，估计量已足够，而伤员情况却未见明显改善，要及时报告医师考虑其它原因和措施，如彻底止血和引流等。

对于严重休克，经一般处理后反应差，血压不能恢复正常者，或年纪较大，心肺功能欠佳者，有条件时可行中心静脉压测定，以了解血液动力学状态。通过连续的中心静脉压的监测，可以同时达到以下的目的：①估计休克状态；②衡量治疗效果；③估计输液的限度；④估计右心功能；⑤便于输入高渗或刺激性较强的液体（如氯化钾）。

（五）应用血管活性药物的护理

1.使用血管收缩药，如去甲肾上腺素，切忌药液渗漏于血管外，引起皮肤坏死。使用时，应先输入 5%葡萄糖液，等待液体输入通畅，确实证明在血管内时，再加入血管收缩药于液内摇匀，缓慢滴注。若已外漏，可用苄胺唑啉 5mg 或妥拉苏林 5mg 溶于 1%普鲁卡因或等渗盐水 10～20ml 中局部皮下浸润。

2.使用血管扩张药之前应先补充血容量，心率>120／min 者，忌用异丙肾上腺素，以免引起心律失常。

3.使用血管收缩药，最好同时使用甘露醇利尿，以防急性肾功能衰竭，也可与血管扩张药（苄胺唑啉）等同时应用。

4.使用血管活性药物需注意从小剂量开始，停药时逐渐减量，以防血压骤降，药物选择与注入速度均应遵照医嘱。

5.开始用升压药时血压常不稳定，应 5～10min 测量 1 次。根据血压的高低适当调节药物浓度。有的患者对升压药很敏感，收缩压可由测不到而突然升高达 26.7kPa。在患者感到头痛、头晕、烦躁不安时应立即停药，并将情况告诉医师。用升压药必须从最低浓度、慢速开始。每 5min 测血压 1 次，待血压平稳与全身情况好转后，改为每 15～30min 测 1 次，并按药量浓度及剂量计算滴数。

6.长期输液患者，每24h更换输液器1次，注意保护血管，选择血管时宜先难后易，先下后上。

7.烦躁不安或神志不清时，输液的肢体宜用夹板固定，并应衬好软垫，松紧适度，同时应备床栏，以防患者坠床跌伤。

（六）预防褥疮

1.休克患者属重症，大多是卧床，故应保持床单清洁、平整、干燥。定时翻身、拍背，并做好皮肤护理。

2.对强迫体位的患者，要做好受压部位的皮肤保护，适当使用气垫床或局部加垫。

第五节　意识障碍患者护理

一、病因与发病机制

意识障碍是指患者对自我的感知和客观环境的识别能力发生不同程度的丧失。维持正常意识状态的主要神经结构是脑干上行网状激活系统。丘脑弥散投射系统和大脑皮质因各种原因产生病理损害或脑血液及供氧障碍时，这些神经结构的代谢活动受到直接干扰，均可产生不同程度的意识障碍，常见的原因如下：

（一）颅内病变

当颅脑损伤、肿瘤、炎症、血管病变（出血或梗死）、变性等病理损害累及脑干网状结构、丘脑投射系统、广泛大脑皮质或它们之间的联系时，常会产生不同程度的意识障碍。

1.有局灶性神经体征者：如脑血管病变（脑出血或缺血）、颅脑外伤、颅内感染（脑炎、脑膜炎等）、颅内占位性病变（肿瘤、脑脓肿或慢性硬膜下血肿）。

2.无局灶性神经体征而有脑膜刺激征者：见于蛛网膜下腔出血、化脓性或非化脓性脑膜炎、结核性脑膜炎、细菌性脑膜炎、梅毒性脑膜炎等。

3.无局灶性神经体征也无脑膜刺激征：如癫痫、脑震荡等。大脑皮质是维持正常意识的重要部分，它以脑裂、脑沟为界分成十几个脑回和几个脑叶。如额叶、颞叶、顶叶、枕叶等任何一叶病损，均会引起各种不同类型的意识障碍，如额叶受损表现为精神退缩、记忆丧失、行为幼稚、情感淡漠和强握、摸索等意识行为障碍。颞叶受损可引起患者与时间—记忆有关的精神障碍（可感到时间停滞不前或过得很快，对时间不能正确估计），有时会产生幻嗅、幻味、幻听或情绪行为障碍，常见于颞叶癫痫发作。顶叶损害的临床表现为对自身不关心、淡漠、反应迟钝，常合并对各种感觉的认识障碍，出现不能辨认自身与环境中物体的地理位置，无法辨别东南西北，找不到自己的家等失定向、失结构现象，有时不能正确运算和书写及进行简单的生活料理。枕叶损害常产生失明、偏盲、错觉与视幻觉等。

（二）全身性疾病

1.代谢性脑病：由于脑细胞代谢非常活跃，耗氧量大，而其本身又缺乏能量物质的储存。

2.缺氧性脑病：当机体严重缺氧，血氧分压低于4kPa（30mmHg）时，脑细胞可发生严重缺氧性损伤，如肺性脑病、由于各种原因引起的呼吸衰竭，导致动脉血氧分压下降，动脉血二氧化碳分压增高，引起脑缺氧。缺氧和酸中毒可损伤血管内皮，使其通透性增高，以及细胞ATP生产减少，引起脑细胞水肿和脑充血，使颅内压增高，更加重脑的缺氧而引起意识障碍，常见于肺心病呼吸衰竭患者。

3.中毒性脑病：常见的有：①一氧化碳中毒。由于一氧化碳经呼吸道进入人体血液后，与红细胞的血红蛋白结合使其失去携氧作用，引起组织缺氧。若空气中含一氧化碳的量达4%以上，只需1小时就能使人中毒；高浓度的一氧化碳还能与细胞色素氧化酶中的二价铁结合，直接抑制细胞内呼吸，造成脑缺氧，影响脑细胞代谢，产生意识障碍。②农药中毒。多数从胃肠道和呼吸道迅速吸收，与体内胆碱酯酶结合为磷脂酰胆碱酯酶而使其丧失活性，致使乙酰胆碱大量蓄积，导致中枢神经和胆碱能神经过度兴奋，继后抑制。③药物中毒。如镇静剂、催眠剂、麻醉剂对大脑皮质、丘脑或脑干网状结构有直接抑制作用，在过量或中毒时均可严重抑制脑的功能而产生意识障碍。④酒精中毒。醇是一种不规则的下行性中枢神经抑制剂，主要抑制大脑皮质功能，产生意识丧失。

4. 其他

常见的有严重的感染性疾病、癌肿性脑病（肺癌、淋巴瘤等非颅脑转移所致的癌性脑病）、中暑（体温>42℃）、低温（体温<32℃）时产生的意识障碍。

二、意识障碍的程度

目前用格拉斯哥昏迷量表（Glasgow coma scald）来表述患者意识障碍的程度。从睁眼动作、言语反应和运动反应三方面对意识障碍的程度进行评定，见下表。

格拉斯哥评判标准

观察项目	反应	得分
睁眼反应（E）	正常睁眼（自动睁眼）	4
呼叫后睁眼		3
疼痛刺激后睁眼		2
任何刺激均无睁眼反应		1
语言反应（V）	具备定向力及识别力	5
言语对答错乱		4
语言混乱，答非所问		3
不能理解言语反应		2
无言语反应		1
运动反应（M）	能按吩咐执行动作反应	6
刺痛后作保护性反应		5
刺痛后出现逃避反应		4
异常屈曲动作		3
痉挛性肌过度伸展状态		2
无运动反应		1

表中指标的评定共分15级，国际上均按15级评定法作为判断意识障碍程度的参考和观察记录。分级标准为正常状态14～15级；意识逐渐障碍8～13级；7级以下为昏迷；3级为脑死亡（中枢神经组织不可逆性损害状态，其严重程度不能维持人体的呼吸及心血管功能，大脑功能完全丧失）。

三、临床表现

（一）认识缺陷对机体的影响

可产生各种类型的意识活动紊乱、意识混浊，表现为注意力涣散、感知迟钝，对刺激的反应不及时和不准确，甚至对人物、地点、时间的定向认识不全；如病情继续发展，可引起思维错杂、反应混乱，甚至胡言乱语、兴奋躁动，则为精神错乱；有时会产生谵妄，伴错觉、幻觉而出现惊慌害怕或兴奋躁动等；有的患者呈痴呆状，对自我或周围环境均无感知，极易发生意外，精神症状严重者甚至会发生自伤及伤人。

（二）深昏迷对机体的影响

1. 皮肤改变

由于患者病情危害和长期卧床，局部组织受压，血液循环障碍，不能适当供给皮肤和皮下组织所需的营养，以致局部组织形成溃烂和坏死。加之患者丧失自理能力，不能自行改变体位及大小便失控，皮肤极易受损害，导致压疮。

2. 呼吸系统改变

中枢神经系统的延髓、脑桥等对呼吸中枢起调节作用，一旦患者处于深昏迷时，不同水平的脑结构损害可出现各种特殊的呼吸形式，有时可据此推断脑功能损害的范围和程度。如脑部广泛损害使中脑呼吸中枢失去大脑的控制，可出现潮式呼吸；当中脑和脑桥上部功能受损，可出现中枢神经源性过度呼吸；脑桥下部损害，可出现喘息式呼吸、交替呼吸、间歇呼吸等异常呼吸；当延髓受损时呼吸衰竭，最终发展至呼吸完全停止。

3. 脉搏与血压的改变

意识障碍患者的大脑皮质对下丘脑和延髓等处心血管中枢

的控制能力下降，引起心排出量减少；若交感神经受抑制，则心率变慢，血压下降；若交感神经兴奋，则引起心率加快，血压升高。颅内压增高者，可出现脉搏较正常者慢而洪大，血压早期呈代偿性升高。在糖尿病昏迷、心肌梗死、血容量不足、药物中毒等情况时，常可引起血压下降，脉搏快而弱。

4. 体温改变

正常机体的产热与散热在大脑皮质、间脑、延髓及下丘脑体温调节中枢的控制下处于动态平衡，体温维持在37℃左右。当体温调节中枢受到病原体、毒素、内分泌紊乱等侵害时，体温即发生变化，可表现为持续高热，即体温超过39℃，体温差在1℃以上。最低体温仍高于正常水平为弛张热，常见于败血症等。某些危重患者至晚期出现体温不升。

5. 瞳孔及眼球改变

临床上引起瞳孔异常的原因很多，如由颅内占位性病变、颅脑外伤、脑出血、脑部严重感染或中毒等所引起的颅内压增高患者，可突然出现一侧瞳孔散大、对光反射迟钝或消失，说明已有一侧天幕裂孔疝的形成，这是该侧动眼神经受压的结果。如脑疝继续发展，可造成脑干移位和对侧动眼神经受压，致使双侧瞳孔散大和对光反射消失，这是病情极为严重的一种表现。脑桥出血由于破坏了双侧脑干的交感

神经纤维（间脑—脊髓束），副交感神经功能相对占优势，故双侧瞳孔显著缩小呈针尖样。用盐酸氯丙嗪（冬眠灵）及巴比妥类药物等，患者的瞳孔可缩小，对光反射迟钝。癫痫大发作早期、临床死亡前以及东莨菪碱类药物中毒的患者，双侧瞳孔均可散大，对光反射消失。

由于支配眼球运动的多对脑神经特别是动眼神经核与昏迷有关的脑干网状结构相邻近，故昏迷患者会引起眼球运动的改变。常见于：

（1）眼球沉浮（两眼迅速向下方摆动，并超过正常俯视范围，而后缓慢向上回到正常位置的一种眼球异常运动，呈不规则重复出现），在脑桥梗死或出血伴意识障碍者可自发出现。其机制可能是由于脑桥的联合侧视中枢受损，而位于稍高的垂直运动中枢的传出纤维仍完整之故。

（2）双眼水平性同向凝视（脑出血患者向病灶侧凝视，癫痫患者向病灶对侧凝视），系

由于昏迷患者的神经破坏性病变及压迫性、代谢性疾病直接或间接影响眼球运动神经核的上行通路所致。

（3）眼脑反射与眼前庭反射，如颅脑损伤、脑血管意外及脑肿瘤等病情严重时，眼球反射迟钝甚至全部消失，均提示预后不良。

6.神经系统改变

昏迷患者常出现：

（1）肌张力低下、腱反射消失或异常的伸张反射或屈曲反射，提示预后不良。昏迷深度与运动反应常一致，但亦有疾病与其不相一致者，临床上需加以综合分析。

（2）深浅不同的昏迷者常有不同程度的感觉异常，如深昏迷者痛觉完全丧失，轻度意识障碍者尚对疼痛有防御反应。

（3）意识障碍患者如有一侧浅反射如角膜反射、腹壁反射和提睾反射减弱或消失，两侧深反射（腱反射）不对称或有一侧病理反射，表示有一侧大脑半球病变；如无角膜反射、头部旋转，无反射性眼球运动，无呃逆、吞咽或咳嗽反射，无强直性颈反射及脊髓反射等，均提示意识障碍加深至脑死亡的程度。

四、护理

（一）护理目标

1.患者的生命体征维持在稳定范围内。

2.患者的意识与精神状态尽可能恢复到可接受或正常范围内。

3.患者的身体活动与功能维持在可接受的程度。

4.并发症的发生减低到最小程度。

5.住院期间未发生意外伤害。

（二）护理措施

1.建立并保持呼吸道通畅

协助患者保持半坐卧或侧卧姿势，倘若无颅内压升高的情形，原则上可间歇采取垂头仰卧式，以利分泌物引流并促进氧气与二氧化碳的交换。根据患者的病情，若出现舌麻痹或暂时性呼吸道阻塞时，可立即给予口咽人工气道，必要时气管插管以定期清除气道内分泌物，若出现深度昏迷或换气不足，则可给予气管切开。

2.定时监测体温、脉搏、呼吸、血压的变化，如有异常必须及时通知医生。

3.维持水分与电解质平衡

（1）患者若未恢复吞咽反射则给予鼻饲饮食，以补充所需要的营养及水分。

（2）详细记录每天的出入水量，作为补充液体的参考。

（3）监测血流动力学数据的变化，配合医嘱给予静脉输液，必要时补充所流失的电解质。

4.维持适当的肢体活动

定期协助患者执行床上肢体运动与按摩，促进肢端血液循环，避免静脉栓塞；保持肢体在正常功能位置，定期协助患者进行关节功能锻炼，以预防挛缩性畸形。

5.保持身体的清洁与舒适

（1）协助取下活动假牙并交由家属保管，餐后施行一般或特殊口腔护理。

（2）每天协助患者进行床上沐浴，并以温和的乳液滋润肌肤后更换洁净衣物，女患者则须特别注意会阴部的清洁。

（3）保持床铺平整、清洁，每隔1～2小时协助患者翻身并给予按摩，同时检查受压区皮肤有无发红或破损，并于骨隆突处使用气垫保护，去除剪力以避免形成褥疮。

（4）提供清爽和安静的环境，必要时可播放轻柔音乐以保持平静的心情。

6.维持正常的排泄功能：每隔4小时检查患者的膀胱有无饱胀情形，并且在施行导尿、保留导尿管或更换尿袋时注意无菌技术操作，以预防尿路感染。在床上使用便盆时动作宜轻柔，防止损伤皮肤，并协助按摩下腹部以促进排便。

7.保护眼睛，预防角膜受刺激

（1）协助患者摘除隐形眼镜并交由家属保管。

（2）用生理盐水洗眼后，再遵医嘱使用眼药膏。

（3）对于昏迷患者，可用无菌生理盐水湿纱布敷盖眼部或用眼罩加以保护。

8.降低颅内压抬高床头30～45°，安排患者采取半坐卧姿势。执行各项护理活动时，中间需间隔一段时间，让患者获得适度的休息。必要时遵医嘱给予药物治疗，如利尿剂、镇静剂、肌肉松弛剂及类固醇等。

9.维护安全，预防发生意外伤害。

（1）建立治疗性关系，与患者对话要简明扼要，以去除疑虑。

（2）固定室内物品的放置位置，并提供环境上的支持。

（3）保持尊重的态度，且动作轻柔敏捷，提供所需要的护理。

（4）定期协助患者修剪指甲，避免抓伤皮肤。

（5）床旁桌上放置压舌板，以备痉挛发作时使用，预防咬伤舌头；但患者若牙关紧闭，则不可强行置入。

（6）固定患者身上的各种管子，避免滑脱。

（7）穿戴包裹式手套及使用床栏杆，倘若患者呈现极度躁动不安，可给予适当的约束，以防止受伤或自我伤害。

10.持续观察与评估

格拉斯哥昏迷指数及反应程度的变化，以清晰、简短及温和的语气要求患者依照口令作动作，如举起右手、双手交叉及抬高左腿等。给予疼痛刺激以观察其知觉灵敏度。

（1）准确记录神经功能与精神状态检查的反射、肢体动作及语言对话的适切性。

（2）重复告知患者时间转换（早晨、黄昏及夜晚）、气候变化与生活事件等讯息，以增进其对周围环境的真实感受。

（3）若患者呈现知觉感受变异时，应采取理性怀疑的态度，不与其争辩。

（4）运用怀旧治疗技巧，如谈论过去的事迹或珍藏相片中的人、事、物等，以唤起记忆并提高信心。

（5）针对换气过度导致短暂性意识不清（昏厥）的患者，可立即以左手掌支托其后脑部，右手四指支托其下巴并用拇指指甲按压其鼻头与上嘴唇间的人中穴，以利于苏醒。

第六节　疼痛患者护理

疼痛是临床上一些疾病常见的症状或一种综合征，是患者就医的主要原因之一。据某医院对550名普通综合门诊连续就诊的患者统计，有40%患者主诉是疼痛。除不可测定疼痛的疾病外，美国每年有8800万人患急、慢性疼痛，其中7700万是慢性疼痛，每年用于这方面的花费约60亿美元。70年代以来，对疼痛的理论研究使人们对疼痛产生的机制和疼痛的治疗、护理有了许多新的认识。

一、概述

疼痛是一种复杂的病理生理活动，是人体对有害刺激的一种保护性防御反应。1979年国际疼痛研究会（International Association of Studying Pain，IASP）对疼痛的定义是："疼痛是一种令人不快的感觉和情绪上的感受，伴随着现有的或潜在的组织损伤，疼痛经常是主观的，每个人在生命的早期就通过损伤的经历学会了表达疼痛的确切词汇。无疑这是身体局部状态或整体的感觉，而且也总是令人不愉快的一种情绪上的感受。"简而言之，疼痛是由于现有的或潜在的组织损伤而产生的一种令人不快的感觉和情绪上的感受。这种感受是一个广泛涉及社会心理因素的问题，受个性、社会文化、宗教信仰以及个人经历等因素的影响。疼痛感觉和反应因人而异，因时而异。所以每个人对疼痛的表达形式也不同。若严重的持续性疼痛，会使患者身心健康受到极大影响，因此，帮助患者避免疼痛、适应疼痛、解除疼痛，详细观察疼痛的性质和特点，有助医生正确地诊断和治疗，这是护理工作中的一项重要内容。提高疼痛护理的效果，与护士所具备的镇痛的知识、技能以及对患者的态度密切相关。提高护士教育质量、加强职业培训，尤其是使护士掌握控制疼痛的有效方法，是改善疼痛护理的关键。

（一）疼痛的临床分类

临床上可以根据疼痛的病因、发病机制、病程、疼痛的程度及部位等进行不同的分类。疼痛的分类对于诊断、治疗有一定帮助，同时对于总结分析病例及治疗效果有一定参考价值。常用分类方法：

1.按病情分为：急性和慢性痛。

2.按疼痛程度分为：轻度痛（微痛、隐痛、触痛）、中度痛（切割痛、烧灼痛）、重度痛（疝痛、绞痛）、极度痛（剧痛、惨痛）。

3.按时间分为：一过性、间断性、周期性、持续性疼痛等。

4.按机体部位分为：躯体性痛（表面痛）、内脏痛（深部痛）。

5.按疼痛的表现形式分为：原位痛、牵涉痛、反射痛、转移性痛。

临床上可以根据以上不同的因素，作出各种疼痛的分类，但由于疼痛包含许多复杂因素，不是一种分类方式可以概括的。因此，临床上要结合具体患者，根据病因、病情的主要特点进行分类。

（二）常见疼痛的病理生理变化

1.急性疼痛

常有明确的病因，由疾病或损伤所致单独的或多种的急性症状，严重者伴有休克、虚脱、高热等全身症状。患者的精神和情绪常表现为处于兴奋焦虑状态，进行有防御的反应。疼痛程度较重，为锐痛、快痛，一般发病及持续时间较短，临床上见于急性炎症、心肌梗死、脏器穿孔、创伤、手术等。

2.慢性疼痛

病因可以是明确的或原因不明。患者常有复杂的精神、心理变化，常表现为精神抑郁，久病则可能出现厌世、悲观情绪。疼痛程度为轻、中度，发病慢，病程较长，常伴有植物神经功能紊乱，如表现为食欲不振，心动过缓，低血压等。临床上见于慢性腰腿痛、神经血管疾病性疼痛、晚期癌痛等。

3. 表面疼痛

又称浅表痛，是指体表如皮肤、粘膜等处所感受的疼痛，如穿刺、压迫、捻挫、冷热、酸碱等物理性、化学性刺激所引起的疼痛。性质多为锐痛、快痛，比较局限，有防御反应，严重者可以产生休克等全身症状。

4.深部疼痛

肌腱、韧带、关节、骨膜、内脏、浆膜等部位的疼痛，性质一般为钝痛，不局限，患者只能笼统地申诉疼痛部位，严重者常伴有呕吐、出汗、脉缓、低血压等症状。

5.内脏疼痛

是深部疼痛的一部分，疼痛刺激多由于无髓纤维传入，痛阈较高。一般由挤压、切割、烧灼等引起，并伴有植物神经症状。由于其传入通路不集中，并涉及几个节段的脊神经，故疼痛定位不精确。内脏疼痛可以产生牵涉性，因为该脏器传入纤维进入脊髓神经后根后，和躯体传入纤维在同节脊髓后角细胞水平发生聚合，从而，在远距离脏器的体表皮肤发生牵涉性疼痛。

（三）疼痛对全身各系统的影响

1.精神心理状态

急性剧痛的疼痛可以引起患者精神兴奋、烦躁不安甚至强烈的反应，如大哭大喊。长时间的慢性疼痛使大部分患者呈抑制状态，情绪低落，表情淡漠。

2.神经内分泌系统

急剧强烈的刺激，中枢神经系统表现为兴奋状态，疼痛刺激兴奋了交感神经和肾上腺髓质，使儿茶酚胺和肾上腺素分泌增多；肾上腺素抑制胰岛素分泌，促进胰高血糖素分泌，增强糖原分解和异生，导致血糖升高，同时出现负氮平衡；皮质醇、醛固酮、抗利尿激素、甲状腺素和三碘甲腺氨酸都增加。

3.循环系统

剧烈疼痛可引起心电图T波变化，特别是冠状动脉病变患者。在浅表痛时脉搏增快，深部痛时减慢，变化与疼痛程度有关，强烈的内脏痛甚至可以引起心搏骤停。血压一般与脉搏变化一致，高血压病患者因疼痛而促使血压升高。反之剧烈的深部疼痛会引起血压下降，发生休克。

4.呼吸系统

强烈疼痛时呼吸快而浅，尤其是发生胸壁或腹壁痛时表现得更明显，而每分钟通气量通常无变化。但是与呼吸系统无关部位的疼痛，患者由于精神紧张，兴奋不安也可产生过度换气。

5.消化系统

强烈的深部疼痛引起恶心、呕吐，一般多伴有其他植物神经症状，表现为消化功能障碍，消化腺分泌停止或被抑制。

6.泌尿系统

疼痛可引起反射性肾血管收缩及垂体抗利尿激素分泌增加，导致尿量减少。

二、疼痛的护理评估

在某些国家，学者们已经把疼痛的控制作为一门学科来研究。研究人员包括医生、护士及其他辅助治疗人员。疼痛控制是广义的概念，包括一切解除、减轻和预防疼痛的方法及措施。在对疼痛控制的过程中，疼痛的评估是一个重要环节。要选择合适的护理措施，护士不仅要客观地判断疼痛是否存在，还要确定疼痛的强度。因此，评估疼痛的强度，分析采集到的信息及选择合适的护理措施都是护士的责任。

对疼痛的反应和描述，个体差异很大，很难作为疼痛的客观指标。评估疼痛的目的是：①提供疼痛的正式记录；②提供有价值的主观经历的记录；③监测缓解疼痛措施的效果；④

监测治疗的副作用；⑤认识病情进展的体征；⑥促进交流。

（一）影响疼痛表达的因素

1. 主观因素

包括人的性格、精神心理状态等。

（1）个性因素：从生理和心理两方面来考虑患者的疼痛十分重要。通常，内向性格的人对疼痛的耐受性大于外向性性格，主诉较少。

（2）注意力的集中或分散、转移：在日常生活中疼痛可以因为从事注意力集中的工作而忘却，事实表明痛冲动可以由于应用其他刺激而改变或减弱。

（3）对疼痛的态度：Beecher曾比较了战伤士兵与一般创伤患者对麻醉药的需要量，发现前者虽然创伤范围大，但所需麻醉药量却相对的少，认为这与对待创伤疼痛的不同态度有关。

（4）情绪的影响：Bronzo用辐射热法研究情绪与痛阈的关系，发现焦虑不安使痛阈降低。

（5）既往经验：对疼痛的感受，除了极少数先天性痛觉缺失患者外，过去的生活经历，疼痛的经验及对疼痛的理解，都与疼痛的感受和反应有关。

（6）精神异常与疼痛：精神分裂症、神经官能症、精神抑郁症等患者，常伴有疼痛症状。据某疼痛治疗中心分析，精神抑郁症患者主诉头痛占40%；腰背痛62.5%；四肢关节痛56%；胃痛6.3%。有人认为这种没有躯体器质性损伤或病变的心因性疼痛，不是一种感觉体验而是一种复杂的心理状态。

2. 客观因素

（1）环境的变化：昼夜不同的时间内疼痛的感受不同，如夜间疼痛常加重。充满噪音或强烈的光线照射可以影响患者疼痛的感受和反应。

（2）社会文化背景：每个人所受的教育程度和文化水平不同，对疼痛的耐受性和反应也不同。生活在一个推崇勇敢和忍耐精神的文化背景之中，往往更善于耐受疼痛。

（3）性别：一般认为男性的耐受性大于女性，女性比男性更易表达疼痛。

（4）年龄：一般老年患者较年轻患者主诉疼痛机会少、程度低，这可能是由于老年患者感觉降低及过去有较多的疼痛经历，因而对疼痛的耐受性增高。

3. 护理人员的因素

包括：（1）对患者的类比心理往往导致主观偏差，如认为同一种肿瘤患者的疼痛程度应该类似；（2）凭一般经验将患者的疼痛与某些疾病种类相联系；（3）缺乏有关疼痛的理论、实践知识；（4）过分担心药物副作用和成瘾性，使患者得不到必要的药物治疗；（5）与患者缺乏思想交流，仅依据主诉来判断疼痛的存在与程度。以上这些因素往往使一部分患者得不到及时处理。

（二）疼痛的护理评估

正确估价疼痛便于选择治疗方式和评价治疗效果。由于痛觉是主观的精神活动，旁观者无法直接察觉到，所以只能依赖间接方法的综合分析，作动态观察和多方位间接评估。

以往通常用简单的方法测量疼痛的次数和程度，或是简单的问："你还疼吗?疼痛减轻了吗?"近年来，许多学者从多方面进行研究，试图找到测量疼痛的理想方法。目前常用的方法有以下几种。

1. 详细询问病史

（1）初次疼痛的表现：出现时间，整个过程疼痛特征的变化，痛的部位、分布、强度、性质、时间特性，持续性或周期性等。

（2）相差的感觉现象：如感觉异常、感觉障碍及麻木。伴随症状常见肌萎缩、消瘦、乏力、出汗、流泪、鼻塞、头晕、眼花、视力障碍、恶性呕吐、内脏功能障碍等。

（3）激化或触发疼痛的因素：不同体位对疼痛的影响。体力活动、社交活动、情绪、药物等对疼痛的影响。疼痛对睡眠、饮食、身体活动、工作及人际关系的影响或限制。

（4）用药史：包括止痛和其他治疗史。

（5）癌性疼痛：若是癌症患者，应知道癌肿的病理诊断、手术、转移和扩散、化疗和放疗的剂量和疗程、电子计算机断层扫描或磁共振扫描检查结果等。

2. 视觉模拟评分测量法（VAS）

由日本学者发明。具体方法：在白纸上画一条粗直线，通常为10cm，一端为。表示"无痛"，另一端为10表示"最剧烈的疼痛"。患者根据自己所感受的疼痛程度，在直线上某一点作一记号，以表示疼痛的强度及心理上的冲击。从起点至记号处的距离就是疼痛的量。此评分法较多地用于衡量疼痛强度，也可作多方位的疼痛估价。它的优点是简单明白，易行易评，对疼痛强度有量的表达。此法的灵敏度最高，微细的变化均可以表示出来，可让7岁以上意识正常的患者自己填写疼痛的等级。

3. 马克盖尔疼痛调查表（MPQ）

这是由疼痛闸门学说的提出者Melzack以他所在的大学名称命名的疼痛调查表，他是在Dallenbach于1939年列出的44个形容疼痛性质词的基础上，广泛地从书刊上收集有关疼痛的词汇达102个之多，如轻度、重度疼痛，可怕的疼痛及无法忍受的疼痛等来帮助描述自己的疼痛，使患者更好地表达疼痛。它是目前被英语国家最为广泛应用的评估疼痛的工具。由于它的合理性，已被翻制成法文、德文、芬兰文、意大利文、西班牙文及阿拉伯文等多种版本。

这些疼痛描绘词汇分散在三个大组中：感觉的、情感的和评价的。感觉组又分为10个亚小组，分别代表不同性质的疼痛，包括时间性疼痛（如搏动性痛）、空间性疼痛（如穿透样痛）、点样压力、切样压力、收缩压力、牵引压力、热感、钝性、明快性和杂类感觉。情感分为5个亚小组，包括紧张、油然自发的情绪、恐惧性、惩罚性、情绪—评估—感觉的杂类。评价不分类，共16个亚小组，61个字。由于以上范围内的描述字汇不敷应用，故又补充4个亚小组，共17个字，供患者选择合适的描绘字。

此调查表应用时费时15～20min，随着经验的增加，时间可缩短至5～10min。MPQ的结果可靠有效，重复性好，而且可多方面地反映疼痛的情况。

MPQ虽然是目前较为合理的测痛手段，但由于语言文字结构学上的问题，不能将英语的描绘字简单地直译而全盘照搬过来，在英语国家里，不少人对某些词汇也不是轻易能理解的。其他国家首先收集有关疼痛的词汇，如阿拉伯语的痛词汇为100个，意大利文为203个，然后在大批群众中进行每个字的评级，如德国将122人分三批，意大利将160人分两批对痛的词汇评级。可见这是非常艰巨的工作。美国的Memillan设计了一份短期形式的MPQ疼痛估计表（SFM.P.Q），该表简化了MPQ调查表的内容，缩短了填写时间。由15个描述信息组成，11个感觉：跳痛、针刺样痛、刀割样痛、刺骨痛、痉挛性痛、咬痛、烧灼痛、剧烈痛、触痛、痛苦的痛、撕裂样痛；4个情感：疲劳、厌倦、恐惧、痛苦的折磨。将每一个信息从0～3分为4个等级。我们只能采用MPO的原理，制作我国自己的中文版MPQ。

4. 上海医科大学华山医院的疼痛评估表

参照Karnofsky的100等分法和Keele的24h记录的方法，设计了疼痛缓解程序评价表。

这是疼痛缓解百分制评分法，把患者在治疗前所感受到的最痛的程度假定为100分，不管患者的疼痛程度如何。在100分以下表示疼痛减轻，超过100分表示疼痛在加重。记录的次数由患者自己掌握，并不严格要求患者必须每小时记录一次，但必须记录最痛和最轻的时间和程度，以免患者把注意力终日集中在疼痛上。此法的优点是100分法，比较符合中国人的习惯，可以看到动态变化和药物治疗的关系。缺点是不能反映疼痛的程度和性质。这方面只能依靠详细的病史记录来补充。从我国人群的总体文化水平考虑，此方法是切实可行的。

5.疼痛的监护

包括心跳、呼吸、局部肌肉紧张度、掌心出汗、血浆皮质醇水平等指标，其他如表情、体位、儿童哭闹等也可间接了解疼痛的程度。

另外，学者们还研制了评估疼痛的仪器，以记录疼痛的感觉和情感的尺度及对生活的影响。尽管方法很多，但至今仍未找到理想的客观评估疼痛的仪器和方法。

护士对疼痛患者管理的重要步骤是对病史的收集，其主要内容如下：（1）疼痛的部位；（2）疼痛的程度，让患者自己描述；（3）疼痛的性质——即疼痛感觉像什么；（4）疼痛的频率和持续的时间；（5）加重或缓解的有关因素；（6）疼痛对生活的影响；（7）以前和现在缓解疼痛的方法；（8）当前患者的期望是什么。通过以上诸项调查，可较全面了解疼痛的原因，从而正确评估疼痛的程度，制定控制疼痛的措施。

（三）小儿疼痛的评估

对小儿疼痛性质和强度的客观评估是一个难题。婴儿尚未有直接表达疼痛的能力，较大儿童有口述表达的能力，但他们的词汇量是随着年龄增长而积累的。由于背景不同，所用的词汇也不同，所以医务人员一般并不信赖儿童的口述，而依赖小儿行为的表现。

1.行为评估法

对婴儿疼痛的评估，目前只限于急性疼痛，如声音的表达包括尖叫声、哭声的强度、时间、哭周期的数目、频率、音调、曲调等作为疼痛程度的标志。婴儿哭声的11个声学特性可被鉴别出来。哭声的长度及发音可用于预测哭的类型，如冷热、饥饿、疼痛。面部表情是婴儿对伤害性刺激的先天性反应，"鉴别面部活动的系统"将面部分为三个区域：前额及眉头、眼及鼻脊、嘴等，有9种面部表情：眉收紧、鼻唇沟加深、双唇张开、嘴垂直拉开（唇角拉紧、下巴明显下拉）、嘴水平拉大、噘嘴、舌拉紧（舌呈高耸的杯状，舌边紧锐）及下巴抖动。身体部位分为上身、手臂及双腿。疼痛动作如上身的僵硬、回缩、四肢的猛烈移动和护卫。

1~10为感觉，11~15为情感，16为评估，17~20为杂类，PRI为疼痛分级指数，PPI为目前疼痛强度。

2.生理学的痛测试

疼痛时呼吸频率及心率增加，手掌出汗被看作焦虑的标志。

3.疼痛评估法

（1）推测式方法：此法特别适合于年龄较小的儿童。

①颜色选择法：Stewart最初让小儿从7种颜色中选择一种代表疼痛，红、黑、紫等被选为疼痛的标志，以后采用很多组的不同直径的同心圆，以红色代表疼痛、黑色代表情绪，直径长度代表强度。

②Hester的扑克牌方法：0~4选择的扑克牌以代表不同程度的疼痛，让小儿选择以表示所受痛苦的程度。

（2）直接自报法：包括口述自报、面谈、视觉模拟评分法及各种间距度量法，例如表达情绪的面部变化。

①口头描述法：儿童的口述难免带有偏见，或夸张、或缩小，应配合仔细观察。根据口述，了解疼痛性质、强度、部位、高峰期、持续时间等。

②面谈：面谈有独特的作用，可以了解很多信息，包括疼痛原因，环境的或内源性的疼痛激化因素，家庭成员或朋友的反应，患儿对治疗的态度和祈求。

③Jeans 及 Gorden 的画图法：要求 54 名 3~13 岁的健康儿童画出他们自己想象中和经历中的关于疼痛的图画。画后，和儿童们面谈，了解他们以往的疼痛经历、痛的字汇、痛的言语及应付痛的能力。根据图的内容、所用的颜色、类型、痛的来源（自伤或他伤）及意向（意外的或意料的），将图画编码。患儿画出一人或身体的一部分，选择红色或黑色代表疼痛程度，然后根据编码评分。

三、疼痛的护理措施

控制疼痛的方法很多，归纳起来主要是药物治疗，手术治疗及心理行为的治疗。

（一）疼痛护理的要点

1.护士首先要有同情心，用亲切和蔼的态度对待患者，表现出对患者痛苦的充分理解。国外曾报道一组癌症患者通过护士及家属的鼓励，96％获得止痛效果，一般的止痛方法可能产生 80％以上的效果。

2.保持病室环境安静，尽量减少噪音，使患者充分休息。避免对患者的一切恶性刺激。在进行护理工作时，动作要轻柔，避免粗暴操作，减少疼痛刺激。

（二）药物止痛

1. 常用的止痛药物

（1）抗胆碱能药：用以解痉止痛，对各种平滑肌痉挛如肠绞痛有明显效果，常用药有颠茄片、颠茄合剂、溴苯胺太林（普鲁苯辛）、阿托品等，服后可出现口干舌燥。

（2）解热镇痛药：用以抗风湿性解热镇痛药治疗头痛、风湿性神经痛等，常用药有阿司匹林、水杨酸钠等。

（3）镇痛药：如阿片、吗啡、可卡因、哌替啶等为全身性止痛剂，有镇痛、镇静、解痉作用，多用于严重疼痛患者，但有成瘾性。

（4）非麻醉性镇痛药：这类药物对肌肉、韧带、骨关节的疼痛有效，对内脏疼痛则无效。

（5）麻醉性镇痛药：此类药物对癌症性疼痛最有效，由于会产生耐药性与成瘾性，故倾向于作为最后的治疗手段。但深部的绞痛和胀痛，任何部位剧烈的锐痛，有时必须注射麻醉性镇痛药。针对晚期癌症患者的剧烈疼痛使用麻醉性镇痛药缓解疼痛时，不宜迟延，因为药物成瘾并不重要，最后阶段应尽一切可能让患者感到舒适。

只有依据疼痛的不同原因，选用恰当的止痛药物，采用适当的给药途径，才能获得止痛效果。

2. 给药方法

（1）经口给药：口服止痛药是最常见的方法，患者也易接受。如阿司匹林、吲哚美辛等，由于对胃肠道粘膜有一定的损伤，临床应用受到一定限制。近年来文献报道了对慢性癌痛采用布洛芬与美沙酮痛合用取得了良好

效果。

口服吗啡制剂控制癌痛已延用多年，过去每4h给药一次较为麻烦。多年来研究者们试图研制长效口服吗啡制剂，以克服上述剂型的缺点。近来应用控制释放硫酸吗啡片剂

（Morphine sulfate tablet，M.S.T）治疗晚期癌痛取得了较好的临床效果。

关于给药时间，以往习惯于疼痛时给药，近来研究发现，定时给药血清中浓度较稳定，止痛效果较好，同时用药总量还会减少。但不能千篇一律，如病情加重超出定时给药控制疼痛的效力时，则按需要给药更为适宜。也有一些人喜欢疼痛开始时给药。制定治疗方案时，要依据患者的意愿及影响止痛成败的各种因素做出选择。

（2）经胃肠外给药：当大量口服止痛药不能控制疼痛，或有严重的胃肠道反应如恶心、呕吐等副作用时，需采用胃肠道外给药途径。

①连续皮下输入麻醉剂：安全性和效果较好，深受患者欢迎，现已为普遍采用。

②静脉给药患者自控止疼：用一个计数电子仪控制的注药泵-微泵，由患者或患者家属控制，在患者疼痛时给予一定剂量的止痛药物。可以提供麻醉剂的剂量、增减范围和估计两剂量的间隔最短时间及提供一个稳定的注药间隔周期。优点：较好地控制疼痛，减少止痛药用量及副作用，并提供患者独立地管理止痛药的机会，对改善肺功能和减少术后并发症也有帮助。适用于不同的临床病例，包括7岁以上的儿童，已日趋广泛地应用于临床。早年用于手术后止痛，近来，这一技术广泛用于意识正常而没有阿片类药物成瘾的各种癌痛患者，其安全性和止痛效果是可靠的，在使用PCA泵时应注意要有完整的医疗记录：医嘱记录、护理计划、疼痛管理计划、护理记录和医疗记录等。此外，所有医护人员都要知道患者正在实施的疼痛管理情况，有的医院是在患者的门上或病历上贴上带有PCA标志的标签，提示护理人员做好患者的疼痛管理工作。

③硬膜外镇痛法（Epidural inducing analgesia，EIA）：经硬膜外导管通过人工或可控性微泵持续给小剂量止痛药，方法简便有效，尤其适用于长期疼痛患者。特点：提供持久的止痛效果，降低麻醉镇痛剂用量。副作用：呼吸抑制、血压降低及小腿浮肿，一般呼吸抑制的危险性存在于中断给药后6～24h。减少呼吸抑制发生率可采用以下措施：a.小剂量：高龄全身情况差者减量；b.避免与其他镇痛方法联合使用；c.注意呼吸类型。据报道，通过静脉、肌肉、吸入等途径的中枢性镇痛与通过硬膜外腔等途径的局部镇痛比较，后者效果更佳，不影响意识，无成瘾。

（三）针刺和刺激镇痛

1.针刺

这是一种值得推广的安全、简便、经济、有效的止痛方法。针刺镇痛是用特制的不锈钢针刺入机体一定的穴位来解除疼痛的一种方法。有时也采用电针刺激。经大量的临床实验和观察研究表明，针刺利用可控制的低振幅频率的电流刺激局部组织，或兴奋深部组织包括肌肉在内的牵张、压力等多种感受器，通过各种传入神经纤维将信息传入中枢神经系统，在中枢神经系统的各级水平阻遏或调制伤害性信号的传递和感受。电针的传入冲动主要进入中枢神经系统，激活内源性阿片肽镇痛系统、非阿片肽镇痛系统和经典递质系统而达到镇痛效果。

2.经皮肤电刺激神经

这是根据痛觉产生的闸门控制学说和电针镇痛而发展起来的一种方法。这种方法常被用于慢性疼痛，刺激电极可放在某些穴位、疼痛部位或邻近关节。其镇痛范围限于同一脊髓节段或同神经支配区。根据刺激脉冲的频率及强度不同，其作用机制也不尽相同，低频低强度刺激可兴奋神经干中粗的神经纤维。在脊髓水平，粗神经纤维的冲动可抑制细神经纤维或中间神经元对痛觉信号的向上传递。如果刺激较强，则可激活脑内源性镇痛系统，通过下行抑制作用抑制痛觉信息在脊髓的传递。

3.表皮刺激止痛法

冷、温湿敷法，可使神经末梢的敏感性降低而减轻疼痛。

涂薄荷脑软膏止痛法止痛的原理尚不清楚。用法：取薄荷脑软膏（如清凉油）涂在疼痛部位附近。对疼痛不易触及的"内在疼"可用以上方法或用按摩七星针敲打刺激对侧皮肤以达到止痛的目的。

4.脑刺激镇痛

在脑内某些核团如中脑水管周围灰质、下丘脑、尾核等埋藏电极，电刺激这些部位可控制癌症患者的顽痛。

（四）常用的疼痛护理措施

1.松弛（Relaxation）

这种方法是通过各种放松训练，使患者在精神上和肉体上从应激中释放出来。放松训练包括生物反馈，进行性肌肉松弛、深呼吸等等。最简单的松弛性动作，如叹气、打呵欠、腹式呼吸等。

2.想象（Imagination）

想象是现实和幻想在精神上的表现。它不仅包括精神上的画面，而且也包括听觉、触觉、嗅觉、味觉及运动的再现。想象包括会话式的、简单的症状替换、标准想象技术、系统的个体想象技术等等。

3.分散注意力（Distraction）

引导患者注意其他事物，"忽视"疼痛感觉，从而提高患者疼痛阈值减轻疼痛。这种方法能提高对痛的耐受力，但不能去除疼痛，只可短期应用。分散注意力，采用的方法是：当患者疼痛很轻时，可讲述患者感兴趣的故事；选放患者喜欢的音乐，播放快速高音调的音乐，嘱患者边听边随节奏打拍并闭目，疼痛减轻时音量放小；缓慢有节奏的呼吸，嘱患者眼睛注意室内前方物体，进行深慢吸气与缓慢呼出，继续慢吸慢呼并数数，闭目想象空气缓慢进肺或意想眼前是海滨和绿色原野。

4.催眠（Hypnosis）

这是在有意识的状态下，由催眠师所执行的通过强化暗示改变意识状态而使行为改变的一种方法。

催眠状态是一种注意力或精神高度集中的状态，可产生多种效果。许多研究都证实催眠术对抑制疼痛十分有效。但其神经生理学基础尚不清楚。

5.音乐（Music）

选择适当的音乐，使者放松，不仅能改善患者的疼痛，而且对克服焦虑也有效。

6.幽默（Humor）

有人报道，对某些患者来说，大笑10min后，患者的疼痛可缓解2h。

7.按摩（Chirapsia）

皮肤和皮下组织施以不同程度的按压，能松弛肌肉，改善循环，以减轻疼痛。

8.气功（Qigong）

剧烈疼痛时可先用镇痛剂，待疼痛缓解后再练功。练功可使镇痛时间延长，防止疼痛再发生。众所周知，应用药物止痛，与病因治疗无关。而气功止痛通过唤起机体的自然治愈能力，有可能达到病因治疗，使机体处于良好的内环境状态，这是气功控制疼痛的优点所在。目前，气功止痛的机制尚不清楚。

9.心理疗法

（1）生物反馈疗法：通过机器让患者本人感觉到自主神经系统反应（血压、脉搏、体温、肌电图），通过附加自发反应条件用意志控制这些功能。自我催眠疗法可减轻疼痛的感觉和苦恼，其内容是同疼痛作斗争，好像疼痛从伤口出来而消失。

（2）图像法：通过交谈制成图像以提供患者控制疼痛的感觉。Doake初次报道了图像法可减少止痛药的使用剂量并减轻疼痛。

四、癌症疼痛的护理

疼痛是癌症患者最主要的症状之一。世界上每天约有350万例以上的癌症患者忍受着疼痛的折磨。一般癌症的疼痛率占53%，晚期癌症则高达91%。根据研究，疼痛发生率最高的是骨癌和口腔癌，为80%～90%；其次是肝癌、泌尿系癌肿、乳腺癌、肺癌等；发生最低的是白血病，仅占5%。老年患者癌症出现的疼痛在程度上可能稍轻，但疼痛仍是晚期癌症患者护理的一项重要内容。世界卫生组织（WHO）近来公布了治疗癌痛的指导原则，强调用药的三个步骤：首先用非麻醉药，如非类固醇类抗炎药物（non-steroid anti-inflammatory drugs，NSAIDs）；然后用弱麻醉镇痛剂如可待因；最后选用强麻醉镇痛剂与复合止痛药联用，如吗啡制剂等。

（一）癌性疼痛的护理原则

1.变按需给药为按时给药

对癌性疼痛的治疗，传统的作法多以患者超过忍耐力为给药标准，并有意识地尽可能延长给药间隔时间，以减少止痛药用量，这样不仅不能使患者摆脱疼痛的痛苦，还会提高对疼痛的警觉和恐惧。甚至形成索取更多、更强的止痛药愿望，造成对止痛药的"心理性成瘾"。因此，最好根据药物半衰期按时给药，一般在前次服药效果消失1h前给药为宜。尽可能口服，其次直肠给药，最后才考虑注射。

2.分阶梯复合用药

WHO建议癌性痛治疗选用镇痛剂必须从弱到强按三个阶梯进行。首选第1类非阿片镇痛剂，代表药：阿司匹林，代替药是氨基比林，对于轻、中度疼痛有效。如果止痛不满意，可选用第2类阿片镇痛剂，代表药：可待因，代替药是右旋丙氧酚。只有效果仍不满意时才选用第3类强鸦片镇痛剂，代表药：吗啡，代替药有美沙酮、哌替啶等。由于癌性疼痛具有急性和慢性疼痛两种特点，用止痛药可长期安排应付持续性疼痛，并应根据疼痛程度经常变换止痛药，在充分缓解的前提下尽可能减少止痛药用量。实践表明，合理的间隔时间、充足的剂量、科学的搭配药物，应用非麻醉性止痛药可使大多数癌性疼痛缓解。

3.注重心理护理

疼痛患者极为敏感，需要格外关注，不仅需要技术上治疗，也需要情感上的照料。给予疼痛患者心理安慰、鼓励，使其精神上摆脱恐惧感，并教育患者及家属改变对药物副作用及耐受性的错误认识，使广大的癌症患者从疼痛的痛苦中解脱出来。

（二）麻醉技术控制癌痛

1.神经阻滞

是经皮将局麻药或神经破坏药直接注入神经节、神经干或神经丛及其周围，阻断疼痛传导的一类方法，在晚期癌痛患者中已应用了多年。近年来提倡给早期癌痛患者应用。治疗性神经阻滞常用破坏神经的不可逆的药物，如酚、酒精等。

2.椎管内应用麻醉剂

已有十余年的历史。这项技术是通过导管或泵，连续或间断将药物输入硬膜外或鞘内。这种方法避免了口服给药法和其他方法给药的副作用，同时还减少了辅助药物的应用。然而，耐药性是影响止痛效果的一个因素。

（三）神经外科技术控制癌痛

神经外科手术已广泛用于治疗癌痛。这些技术近期才应用于临床，手术治疗的目的是在周围神经与中枢神经之间某一点切断传导疼痛的途径。如周围神经切断术、脊髓前侧切断术、脑回切断术等。

第七节　腹泻患者护理

腹泻（diarrhea）是指排便次数较平时增加，且粪质稀薄、容量及水分增加，并含有异常成分，如未消化的食物、粘液、脓血及脱落的肠黏膜等。腹泻时常伴有腹痛及里急后重。

正常排便次数因人而异，每日2～3次或2～3天一次。但每日排出水量不应超过200ml，粪便成形，不含有异常成分。病程不足2个月者为急性腹泻，超过2个月者为慢性腹泻。

一、病因与发病机制

每日进入肠道的水分有两个来源：其一为体外摄入，共约2500ml（包括饮水1500ml及食物中含水约1000ml）；另一来源为消化器官分泌进入肠道的消化液，共约7000ml（包括唾液1000ml、胃液2000ml、胆汁1000ml、胰液2000ml、小肠液1000ml、大肠液60ml），二者合计约9000ml。其中绝大部分被重吸收，空肠每日吸收水分约4500ml，回肠吸收约3500ml，结肠吸收约900ml。因此，每日从粪便排出的水分约为100～200ml。当某些原因造成肠道分泌增加、吸收障碍或肠蠕动过快时，即可造成腹泻。但腹泻的发生常不是单一因素所致，有些腹泻是通过几种机制共同作用而产生的，根据发病机制可分为以下几种。

（一）感染性腹泻

造成的机制有二：一为毒素，主要由于细菌毒素与肠黏膜上皮细胞的受体结合，使腺苷环化酶活力增强，细胞内cAMP增加，使肠黏膜细胞分泌的电解质和水增加；另外由于细菌直接侵犯造成肠黏膜的破坏，使肠黏膜无法吸收而造成腹泻，如霍乱、沙门氏菌属感染及葡萄球菌毒素中毒。

（二）渗透性腹泻

由于水溶性物质吸收障碍，使肠腔内渗透压增加，影响水的吸收，肠内容积增大，肠管扩张，肠蠕动加速，从而发生腹泻。引起渗透性腹泻的原因有：

1.消化不良

消化不良可因胃、胰腺、肝胆系统疾病引起。

（1）胃原性腹泻：如胃大部分切除、空肠吻合术后，食物到达胃内未经充分消化即进入空肠，肠蠕动加快，引起腹泻。其次还可见于萎缩性胃炎等。

（2）胰原性腹泻：见于慢性胰腺炎、胰腺癌等，由于胰腺分泌胰酶减少，食物中蛋白质、脂肪及淀粉的消化发生障碍，未经消化的营养物质不能被吸收而产生腹泻。

（3）肝、胆原性腹泻：常见于肝脏疾病、胆道梗阻等。因胆汁中含有胆盐和胆汁酸，对脂肪的消化和吸收具有重要作用。肝脏疾病时胆盐产生减少，胆道梗阻时胆汁不能进入肠道，皆可导致肠道胆盐缺乏，使脂肪的消化和吸收不良而发生腹泻。

2.吸收不良

见于吸收不良综合征，是由于肠道吸收功能障碍所致，口服不易吸收的药物，如硫酸镁、甘露醇、山梨醇等引起的腹泻亦为渗透性腹泻。

（三）分泌性腹泻

此类腹泻乃因肠黏膜不但无法吸收水及电解质，反而不断地分泌水及电解质进入肠道内，这种腹泻即使在没有吃东西时也会发生。例如：心力衰竭、肝硬化门脉高压等，由于肠道静脉压升高，细胞外液容量增大，影响水分吸收也增加水的分泌，因而造成腹泻。另外还有内分泌因素，如类癌瘤释放出的血清素（serotonin）以及组胺（histamine）、儿茶酚胺（catecholamine）、前列腺素（prostaglandin）等物质，亦可造成肠局部血管扩张及肠黏膜的分泌作用。其他胃肠道肿瘤如佐-埃综合征（分泌胃泌素的肿瘤）等也会有此类腹泻。另外肠道切除后，尤其是末端回肠切除100厘米以上时，会造成原本应在该处吸收的盐类进入大肠，刺激大肠的分泌作用而造成腹泻。

（四）肠运动速度改变造成的腹泻

此类腹泻最常见的是肠敏感综合征，这是因为食物由口至形成粪便需要一定的时间，假使肠道运动速度太快，则水分还未在大肠吸收足够便由肛门排出而形成腹泻。最需注意的是某些时候有肿瘤或粪便堵住直肠时，如未完全堵塞反而会出现腹泻的症状，主要是因为只有水分可由堵住处通过而排出体外。此时给予止泻药物是其禁忌。

（五）假造的腹泻

指本来无病，却为了逃学、休假等而吃泻药或是在正常大便中加水混合，以达到其特殊目的。

二、临床表现

腹泻可造成脱水、电解质不平衡，如低血钾、低血钠等。低血钾可造成肌肉无力、心律不齐，甚至可因心律失常而死亡。长期腹泻可造成营养不良，血中白蛋白降低，使血中渗透压不足而造成全身性浮肿，肛门局部出现溃烂、疼痛。患者感觉食欲不振、肠鸣、呃逆、腹痛，可合并发热（感染或脱水热）、失眠、头晕、全身倦怠。腹泻可产生低渗性脱水，即细胞外渗透压低于细胞内，引起细胞外液的水分移向细胞内，严重时导致脑细胞水肿，产生颅高压，表现为头痛、视力模糊、神志不清甚至抽搐、惊厥、昏迷。

三、护理

（一）护理目标

1.腹泻所带来的症状减轻或消除。

2.患者的排便次数及大便性状恢复正常。

3.维持水电解质平衡和良好的营养。

4.药物治疗次数及剂量减少或停止使用。

5.患者能说出日常生活中导致腹泻的原因、诱因及预防方法。

6.患者能够描述腹泻时的自我照顾方法，如饮食、饮水、药物等。

（二）护理措施

1.休息

创造舒适安静的环境，避免紧张性刺激，保持身体用物及床单位的整洁、舒适，频繁腹泻、全身症状明显者应卧床休息，腹部应予保暖，以使肠蠕动减少。腹泻症状减轻后可适当运动。

2.病情观察与标本采集

严密观察生命体征变化，注意皮肤弹性、排便情况如大便次数、间隔时间、量、气味、性状等，及伴随症状如发热、恶心、呕吐、腹痛、腹胀等情况，以提供病情依据。及时采集各项检验标本如大便标本作常规、潜血及培养，采集标本时应注意不要放过那些有追踪病原菌价值的脓血便、红白冻状便等，并注意及时送检。

3.补液治疗

遵医嘱给予补液治疗和药物治疗，并观察排便情况，评估药物治疗效果。

4.肛门周围皮肤的护理

频繁的排便易造成肛门周围的皮肤擦伤而引起感染,应指导患者及家属便后用软纸轻拭并用温水清洗。有脱肛者可用手隔以消毒纱布轻揉局部，以助肠管还纳。每天用1／5000PP粉水坐浴,肛周局部涂以无菌凡士林或其他无菌油膏，保持清洁，保护局部皮肤。

5.饮食护理

（1）严重腹泻者应禁食,以后按医嘱作渐进式饮食治疗（禁食-流质饮食-半流质饮食-普通饮食）。

（2）轻症者宜摄取高蛋白、高热量、低脂、少纤维素、易消化的流质、半流质饮食，如能适应可逐渐增加食量，对食欲差者应鼓励进食。

（3）避免过冷、过热以及易产气的食物。

6.心理护理

避免精神紧张、烦躁，耐心细致地给患者讲述疾病的发展、治疗及转归过程，以减轻患者的思想负担，对假造腹泻者予以疏导并矫正其行为。

7.取内关、公孙作穴位

按压30~50次（约2~3分钟），通常可协助改善症状。内关位于前臂掌侧桡尺骨之间腕关节以上2寸，公孙位于第一跖骨基底部前下缘处。

8.健康教育

告诉患者饮食、饮水不洁、机体抵抗力低下等都是导致腹泻的原因和诱因。指导患者及家属注意饮食卫生，如食物要洗净、煮熟，在夏秋季节，煮熟的食物不宜放置过久，食用前要再加热，生、熟食分开加工。便后及进食前要洗手等。同时，要注意吃易消化、少渣、少纤维素、低油脂的饮食，如稀饭、牛奶、豆浆、豆腐等，多饮水。腹泻时暂不吃冷食、冷饮、水果。禁食酒类、油炸食物及刺激性调料等。

指导患者遵医嘱按时、按量用药，疗程足够，治疗彻底，并说明中断治疗的危害，治疗不彻底或转变成慢性腹泻，会影响今后的工作、学习和生活。只有当患者具备了有关知识才能提高患者的自我护理能力，有利于腹泻的治愈。

第八节 卧床患者的护理

一、夹板的应用

（一）概述

固定也是外伤急救最常用的方法，通过固定，以限制受伤部位的活动度，从而减轻疼痛，避免骨折断端摩擦而损伤血管、神经乃至重要脏器；固定也利于防止休克，便于伤员的搬运。

常用的外固定有夹板、石膏绷带、持续牵引、骨骼外固定器及外展支架等。

常用的内固定器有接骨板、螺丝钉、髓内钉、加压钢板、或用自体或异体植骨片将骨折段固定。

急救现场没有夹板时，可因地制宜选用竹板、木棒、镐把、枪托等代替。紧急情况下，可直接借助患者的健侧肢体或躯干进行临时固定。

1.夹板的使用目的

使用夹板固定骨折处，可防止骨头碎片的移动，从而避免更进一步损伤软组织、血管、神经，同时可减轻骨折处疼痛及预防畸形。

2.夹板的种类木制式、充气式、石膏式，或用枕头、折叠毛毯等代替。

（二）操作准备

1.患者准备：向患者做好解释工作，使患者了解夹板固定的目的及过程，获得合作。

2.环境准备：就地抢救，或在检查室或有遮挡的病室内。

3.用物准备：夹板、绷带、三角巾、纱布或毛巾、衣物等。

（三）护士小贴士

1.在这种情况下，评估绷带、伤口、绷带包扎技术都是最合适的。当需要包扎时，运用卷轴绷带，这样，它能使装备更容易些。

2.动手前，准备好所有需要的装备。

3.向当事人解释你在做什么和为什么这样做。

二、牵引的应用

牵引（traction）是一种力学装置，它是借着在两个相反方向对身体的部位（例如头、躯干或四肢）施加拉力，也就是适当的牵引力和对抗牵引力，以达到整复和维持复位的技术。牵引力（traction force）通常用秤锤，而对抗牵引力（counter traction force）可利用身体的重量或其他的秤锤来达成。当牵引力和对抗牵引力相等时，患者是躺在床的中央，有时可借着抬高病床以获得对抗牵引力。牵引术是骨科治疗中应用较广的一种治疗方法。

（一）概述

1. 牵引的目的

（1）治疗四肢的骨折，并减轻骨折引起的肌肉痉挛，改善静脉回流，消除肢体肿胀，提供制动以维持正常排列、促进愈合。

（2）纠正、减缓或预防畸形，如关节炎的屈曲挛缩、儿童的脊柱侧弯等。

（3）提供制动。如下背痛可减少肌肉痉挛，关节结核时使关节得到休息。

（4）固定肢体于功能位，以利于关节活动。

（5）便于患肢伤口的观察、冲洗和换药。

（6）拉开粘连的组织。

2. 牵引的种类

（1）徒手牵引：以双手拉身体部位，用于紧急时矫正脱位或骨折复位。

（2）皮肤牵引（skin traction）：利用编织绷带或斜切针织物使牵引带固定于肢体上，而将牵引力运用于骨骼系统及相关组织，如肌肉等。重量一般不超过5kg，牵引时间一般为2～4周，若需超过这个时间，则改用骨骼牵引为佳。常用于儿童和年老体弱患者的四肢骨折，也用于某些骨折切开复位固定术前、术后或关节及周围软组织有炎症时的临时肢体制动和预防关节挛缩，包括胶布牵引和海绵牵引。皮肤牵引最常使用的方式有勃克牵引（Buck's traction）、勒塞耳牵引（Russell's traction）、布莱安德牵引（Bryant's traction）及Dunlop's牵引。

（3）平衡悬挂牵引：此种牵引可与骨骼或皮肤同时使用。患肢悬挂时可允许患者在床上有较大的活动范围而不会干扰牵引的拉力。例如平衡牵引用于腿部时，当患者抬高臀部时，腿和夹板也抬起。平衡悬挂牵引便于皮肤护理、床上使用便盆及沐浴，而且膝窝及脚跟悬空，可避免血液循环受阻。

（4）骨骼牵引：以手术方式将金属线、骨针穿过骨头或使用金属钳具固定于颅骨上，再以牵引弓、牵引绳与牵引锤（沙袋）相结合而施以牵引力，常用部位为颅骨骨板、尺骨鹰嘴、股骨髁上、胫骨结节及跟骨等。常用于颈椎骨折、脱位及肢体开放性骨折等患者。

（5）兜带牵引：利用兜带或海绵兜兜住身体突出部位施加牵引力。常用的有枕颌带牵引、骨盆带牵引和骨盆悬吊牵引。适用于颈椎骨折、脱位，颈椎间盘突出症，腰椎间盘突出症及骨盆骨折等患者。

3. 用物

（1）牵引床：一般采用骨科特制的硬板牵引床。其特点为：床板可分为两节或两节以上，可根据需要升降。附有带拉手的床架及滑轮装置，供活动及牵引使用。

（2）牵引架：有很多类型，常用的有布朗架、托马斯架和双下肢悬吊牵引架等。

（3）牵引器具

①牵引弓：常用的有颅骨牵引弓、普通牵引弓和马蹄铁式张力牵引弓。

②牵引针：有骨圆针和克氏针两种。

骨圆针：直径 4～6 mm，用于成人和较粗大骨骼的牵引。

克氏针：直径 0.75～2 mm，易折弯，用于儿童和较细小的骨骼牵引。

③牵引绳和滑车：牵引绳应无伸缩性且结实，如尼龙绳、塑料绳或细麻绳。

④牵引扩张板：用于皮肤牵引，它使两侧胶布在肢体远端撑开以免夹伤肢体。它用厚约 1 cm 的小木板制成，宽度根据肢体大小而定，木板中心有一圆孔，以备穿牵引绳用。

⑤牵引锤：应有重量标记，也可用沙袋。

⑥穿针用具常用的有手摇钻或手钻、锤子等。

⑦床脚垫：常用的高度有 15cm、20cm 及 25cm 三种。

（二）护理评估

1.评估患者的一般情况：如年龄、体重、健康状况及有无其他疾病，如心脏病、高血压、糖尿病、肝脏及肾脏疾病，以判断患者对牵引治疗的耐受能力。

2.评估患者的体温、呼吸、意识、疼痛及排尿情况等，以判断是否有并发症的发生。

3.评估牵引是否合理有效：牵引方向、牵引重量、牵引锤距地面的距离是否合适，牵引绳是否受压，身体及肢体的位置是否适宜等。

4.皮牵引的患者应评估患者有无胶布过敏，海绵带有无串动。吊带牵引的患者应评估患者呼吸、饮食情况及局部皮肤有无改变。骨牵引的患者应评估患者疼痛情况，牵引针有无偏移，牵引处有无分泌物或痂皮。

5.评估肢端的血运、感觉、活动情况及关节活动度。

6.评估患者的心理状况，患者及家属对牵引治疗的了解和配合情况。

（三）皮肤牵引

1. 概述

皮肤牵引的几种方式

（1）勃克牵引（Buck's traction）：是非常简单的一种皮肤牵引，在一腿或双腿上施加一个直线压力，以固定肢体或减轻肌肉的痉挛痛，常用于老年人的髋骨骨折后，等待手术矫正之前所施行的牵引。另外也可用于治疗关节炎、髋部脱位、骨盆受伤等。当双侧腿同时牵引时可治疗下背痛。对胶布过敏的人不适用皮肤牵引。

（2）勒塞耳牵引法（Russell's traction）　此种牵引可使膝盖稍微活动，以防止关节僵硬。用于治疗股骨干或股骨颈骨折，亦可使用双侧牵引来治疗下背痛。

（3）布莱安德牵引（Bryant's traction）　此种牵引大多用于 6 岁以下儿童的股骨骨折复位，或髋关节脱位之复位。Bryant 牵引是一种危险的牵引方式，牵引时两腿被垂直悬挂着，髋部弯曲成 90°，膝盖伸直，臀部刚好稍微离开床铺。由于腿部的姿势会导致血液循环不良，同时膝部过度伸展，它可能损伤到腘部血管，因此现在已很少使用。

4.Dunlop牵引（又称Sidearm traction，侧臂牵引）用于治疗上肢的肱骨骨折，依骨折损伤的部位和伴随的损伤（例如伴有肩部和锁骨骨折）情形，可采用皮肤牵引或骨骼牵引。牵引时前臂屈曲且伸展成90°。

2. 操作准备

（1）患者准备如患者腿毛较多，可先剃毛后再用肥皂水及温水洗净、擦干。

（2）环境准备在换药室或有遮挡的病室内进行，温、湿度适宜，注意保暖与遮挡。

（3）用物准备粘度大的胶布，大小不同的扩展板，牵引弓、牵引绳、滑车、牵引锤，绷带、剪刀、棉花、安息香酊等。

（4）护士准备着装整洁，准备用物。

（四）骨盆牵引

1. 概述

骨盆牵引属于兜带牵引的一种，是利用布带或海绵兜带托住骨盆施加牵引力的一种方式。可用来减轻下背部的肌肉痉挛、缓解坐骨神经痛、固定骨折的骨盆或矫正脊柱侧弯。依据牵引的理由，牵引可能是持续性或间歇性。

包括骨盆带牵引和骨盆悬吊牵引两种方式。

骨盆带牵引：用骨盆牵引带包托于骨盆，保证其宽度的2/3在髂嵴以上的腰部，两侧各一个牵引带，所牵重量相等，总重量为9～10kg，床脚抬高20～25 cm，使人体重量作为对抗牵引力。适用于腰椎间盘突出症及腰神经根刺激症状者。

骨盆悬吊牵引：使用骨盆悬吊带通过滑轮及牵引支架进行牵引，同时进行两下肢的皮肤或骨牵引。适用于骨盆骨折有明显分离移位或骨盆环骨折有向上移位和分离移位。

2. 操作准备

（1）患者准备剃净体毛用肥皂水或温水洗净、擦干。

（2）环境准备在有遮挡的病室内进行，温度、湿度适宜，无对流风。

（3）用物准备牵引床、牵引弓、骨盆带或骨盆悬吊带、扩展棒、牵引绳、滑车、牵引锤，绷带、剪刀、棉花、安息香酊等。

（4）护士准备着装整洁，洗手戴口罩。

（五）颅骨牵引

1. 概述

颅骨牵引属于骨骼牵引的一种，系将金属针或金属线直接插入或穿过骨折处远端的骨头，直接施力于骨骼而起牵引作用的。适用于颈椎骨折时。金属针或线是在局部麻醉或全身麻醉下被插入，施行颅骨牵引时必须以无菌技术执行，以预防牵引后的感染。

金属针穿过骨骼后突出于皮肤的两边，皮肤上的伤口以纱布予以覆盖。然后牵引弓形物附着于金属针上、牵引绳连接在牵引弓上，骨骼牵引的滑轮及牵引锤的装置与皮肤牵引相同。当金属针的长度超过牵引弓时，针端应套以木塞或粘上胶带，以预防被单被划破，并预防患者皮肤或护理人员被刮伤。

骨骼牵引可能使用相当长的时间，且牵引力可多达10～15kg。因为骨骼牵引直接施力于骨骼，因此能提供良好的牵引。金属针或线不能经由关节插入，只穿过皮肤、皮下组织和骨骼，避免穿入肌肉、肌腱、血管、神经和骨折血肿处，同时金属针也不能经由感染、损伤或有红疹的皮肤插入。

2. 操作准备

（1）患者准备剃净头发，用肥皂水或温水洗净、擦干。

（2）环境准备在有遮挡的病室内进行，温度、湿度适宜，无对流风。

（3）用物准备不锈钢钳、钉钩、颅骨牵引弓、牵引绳、牵引锤、滑车、扩展棒、绷带、剪刀、棉花、安息香酊等。

（六）护理记录

记录牵引的日期、时间、部位、方式、牵引重量，注意观察有无血管神经及皮肤受损情况，牵引针孔有无感染等，如有异常情况应及时记录并积极处理。

（七）护士小贴士

1.牵引前，必须将患者肢体置于功能位，保证有效牵引及肢体功能。

2.骨牵引的患者，牵引针孔处每日滴70%乙醇1～2次；避免钢针左右移动；针孔局部血痂不要随意清除。

三、石膏的应用

（一）概述

天然石膏（$CaSO_4 \cdot 2H_2O$）经加热至120℃，即脱水成为粉状熟石膏，再遇水，吸收水分又成为含有两分子结晶水的硫酸钙，经10～20分钟硬化成型。利用石膏的这一特性，在外科骨折处理方面得到广泛应用。

1. 目的

（1）为骨折处经复位处理或骨关节疾患处手术后愈合期内提供支持、保护及制动。

（2）预防或矫正畸形。

2. 禁忌证

（1）全身情况差，如心、肺、肾功能不全或患有进行性腹水的患者。

（2）年龄过大、过小或体力衰弱者禁作巨大型石膏。

（3）疑患部伤口有厌氧菌感染或有直接妨碍病情观察的特殊情况时。

（4）孕妇禁忌作躯干部大型石膏。

3. 石膏的种类

（1）熟石膏：是由石膏去水制成的一种白色粉沫。一般需24～72小时才变干，干后呈白色、有光泽、无味且坚固，摸起来与室温相同。熟石膏绷带是充填石膏的硬里布裁切而成的石膏卷，有各种尺寸以适应不同的身体部位。

（2）合成石膏：目前可分两类：一是高密度树脂，一是玻璃纤维。两者均具质料轻、加热后有极高的可塑性的特性，树脂石膏为网状，较透气，而玻璃纤维硬度强，适用于儿科患者。

4. 石膏固定的类型

（1）石膏托：用于四肢长管状骨骨折及四肢软组织损伤的暂时固定。如悬吊手臂石膏，可使悬吊的石膏重量牵引肱骨。

（2）石膏夹板：用于固定已有肿胀或可能发生肿胀的肢体，防止肿胀影响肢体血运。

（3）石膏管型

①短臂石膏：由肘下到掌皱褶近端，使手掌与拇指间关节固定不动，适用于稳定性的手指、跖骨、掌骨、远端尺骨或腕部扭伤等。

②长臂石膏：由腋部皱褶到掌皱褶近端，手肘成直角固定，适用于稳定性的肘关节损伤或远侧肱骨骨折、前臂骨折，非稳定性的腕骨骨折等。

③短腿石膏：分为加足跟（以耐行走时的磨损）者和未加足跟者。短腿石膏露出所有的

脚趾，以利活动及评估，石膏将踝关节作90°的固定，膝关节可自由活动，保持足部在行动功能的位置。

④长腿石膏：与短腿石膏相似，只是长度盖过膝关节达鼠蹊部。适用于治疗膝关节、远端股骨的稳定性损伤，及胫骨、腓骨、踝关节处不稳定的骨折等。

（4）躯干石膏：石膏床、石膏背心、石膏围腰及石膏围领，用于脊柱受伤或手术后的固定。

（5）人字形石膏（或称穗状石膏）：可用在髋部、肩部或拇指关节。

①拇指人字形石膏：用于治疗腕部舟状骨骨折，拇指掌骨和指骨骨折，以及拇指关节韧带损伤。此种石膏包括拇指的短臂石膏（肘部之下），在拇指和手之间用螺旋形绷带包扎，只露出拇指的指端。

②肩人字形石膏：用于肩、肘及臂部骨折或矫形手术后的固定。

③髋人字形石膏：用于大腿骨折、先天性髋关节脱位或髋部重建手术后的患者。单髋人字形石膏由躯干中央向下至整个患肢，在臀部、会阴处有一开口，以利排泄与清洁；双髋人字形石膏则由躯干延及双腿，以固定两侧髋关节。

（6）石膏笭具：以金属或塑胶制的铰链连接膝关节上下的石膏，使膝关节有活动范围，适用于膝韧带重建手术后的患者。

（二）操作准备

1.患者准备

（1）解释、说明上石膏的目的及过程。

（2）彻底清洁石膏包覆范围的皮肤，并密切检查皮肤状况。

（3）根据需要，为患者提供镇静剂、止痛药或麻醉剂。

2.环境准备：在换药室或有遮挡的病室内进行。

3.用物准备

（1）患者患部的放射线摄影片。

（2）袜套或衬垫物。

（3）石膏绷带。

（4）清水（或热水）。

（三）护理记录

护士记录：石膏固定的日期、时间、种类，护理要点，观察记录，护士签名。

（四）护士小贴士

1.指导患者及家属了解石膏的治疗方式，缓解因石膏治疗所带来的不便。

2.及时了解患者的心理状态，必要时给予一定的帮助。

3.及时帮助患者解决因石膏治疗所带来的问题，如排便、疼痛等。

4.培养患者自我照顾能力，尽量独立完成日常生活活动。

第九节　呼吸困难患者的护理

呼吸困难是指患者呼吸时主观上自觉空气不足或呼吸急促，客观上可看到患者呼吸活动费力、辅助呼吸肌参与呼吸运动，以增加通气量。呼吸频率、深度与节律发生异常，严重时可出现张口、抬肩、鼻翼扇动、发绀甚至端坐呼吸，而引起严重不适的异常呼吸。正常人在安静状态下，因年龄不同，呼吸次数有很大的差异，一般情况下，呼吸频率随年龄的增长而减慢，但当从事运动或情绪波动时，呼吸次数也会有明显的变化。

一、病因与发病机制

（一）病因

呼吸困难的发生与呼吸运动密切相关，调节呼吸运动的机制为：①神经调节：包括各种反射系统和高级中枢神经系统；②呼吸力学：主要为弹性阻力与非弹性阻力；③气体交换：通过气体交换，机体吸入氧，呼出二氧化碳。

一般来说，呼吸运动受很多因素的影响，如年龄、运动、睡眠、精神兴奋、剧痛等均可使呼吸次数减慢或增快。临床上当人体呼吸不能适应机体的需要时，则发生呼吸困难，呼吸困难常见于呼吸、循环、神经、血液系统疾病及中毒患者。

1.呼吸系统疾病

（1）喉部疾病：主要是因为肺外的通气路径即上呼吸道阻塞，如吞入异物、喉头血管性水肿、白喉等。

（2）气管、支气管疾病：支气管哮喘，毛细支气管炎，异物，肿瘤，气管或支气管受压（如甲状腺肿大、主动脉瘤、纵隔肿瘤）。

（3）肺部疾病：肺炎，肺脓肿，肺不张，肺梗死，弥漫性肺结核，肺动脉栓塞等。

（4）胸膜疾病：胸膜炎，胸腔积液，自发性气胸，血胸等。

（5）胸壁改变：多源于胸廓畸形，如漏斗胸、鸡胸、脊柱侧弯或后侧弯、后弯、前弯及脊柱炎等。

（6）呼吸肌病变：呼吸肌麻痹是由于横膈神经受损或格林.巴利综合征造成支配呼吸肌的运动神经元损害。

2.心脏疾病充血性心力衰竭，心包大量快速积液等。

3.血液变化重度贫血，失血，一氧化碳中毒，糖尿病，尿毒症等。

4.神经精神性疾病脊髓灰质炎，格林一巴利综合征所致的肋间肌或膈肌麻痹，脑出血，癔症，重症肌无力等。

5.其他大量腹水，气腹，腹腔内巨大肿瘤，怀孕后期等。

（二）发病机制

造成呼吸困难的机制大致为：

1.通气不足

（1）呼吸道阻力增加；（2）呼吸运动受限，胸肺顺应性降低，顺应性由弹性决定，弹性丧失，则由不顺应变为僵硬；（3）呼吸肌的神经调节或胸廓功能障碍。

2.弥散功能障碍

肺泡中的氧透过气—血间的一切屏障进入血液并与血红蛋白结合的量下降。肺泡—毛细血管膜面积减少或肺泡—毛细血管膜增厚，均会影响换气功能而导致呼吸困难。

3.肺泡通气与血流比例失调

肺泡通气与血流比值大于或小于 0.8 时，分别造成无效通气与生理性动静脉分流，导致缺氧。

4.吸入的氧气不足

空气中的氧含量较低或组织无法利用氧，如氰化物中毒，不正常的血红蛋白无法携带氧气，虽有足够的氧气到达组织，但是却无法为组织所利用等。

由于以上因素刺激延髓呼吸中枢，增加呼吸肌的工作量，企图增加氧的供给量，从而造成呼吸困难的症状。

二、分类

（一）按其病因可分为呼吸源性、心源性、血源性、中毒性、神经精神性呼吸困难。

（二）按其发病急缓可分为突发性、阵发性和慢性呼吸困难。

（三）按其程度可分为轻度呼吸困难，即指运动时出现呼吸困难；中度呼吸困难，指安静状态下无症状，但稍微运动即造成呼吸困难；重度呼吸困难，指安静状态下也出现明显的呼吸困难。

（四）按呼吸周期可分为吸气性呼吸困难，指吸气时出现显著的呼吸困难，有明显的三凹征，即吸气时胸骨上窝、锁骨上窝、肋间隙出现凹陷；呼气性呼吸困难，指呼气费力，呼气时间延长；混合性呼吸困难，指吸气与呼气均费力。

四、临床表现

（一）呼吸困难会导致呼吸频率、节律及深度的变化。

1.潮式呼吸：即陈-施呼吸，指呼吸由浅慢至深快，再由深快至浅慢直至暂停数秒，再开始如上的周期性呼吸。

2.间停呼吸：即毕奥呼吸，指在有规律地呼吸几次后，突然停止呼吸，间隔一个短的时期后，又开始呼吸，如此周而复始。

3.叹息样呼吸及点头呼吸：是临终性呼吸。

4.呼吸频率异常：指呼吸过快或过慢。

5.呼吸深度异常：指呼吸深大或呼吸微弱而呼吸频率不变，也可为频率、深度均异常。

（二）循环系统反应

呼吸困难刺激心脏使心率加快，心搏出量增加，血压上升。但严重呼吸困难可导致血压、脉率和搏出量下降，而发生心肌缺氧、坏死、心律紊乱，甚至心跳骤停。表现为出冷汗、发绀、胸部压迫感、杵状指等。

（三）中枢神经系统反应

呼吸困难可致低氧血症和高碳酸血症，神经细胞对低氧极为敏感。一般说来，轻度低氧血症时，最早出现的功能紊乱表现在智力、视觉方面，短暂或轻微的缺氧后功能可迅速恢复，重而持久的缺氧则导致神经细胞死亡。严重时，可出现脑皮质功能紊乱而发生一系列功能障碍，直接威胁生命。中枢神经系统功能障碍表现为头痛、不安、空白与记忆障碍、计算障碍、精神紊乱、嗜睡、惊厥、昏迷等。

（四）泌尿系统反应

呼吸困难引起轻度缺氧时，尿中可出现蛋白、红细胞、白细胞与管型，严重时可发生急性肾衰竭，出现少尿、氮质血症和代谢性酸中毒，甚至无尿。

（五）消化系统反应

呼吸困难致严重缺氧时，可使胃壁血管收缩，降低胃黏膜的屏障作用，出现消化道出血；另外，二氧化碳潴留可增强胃壁细胞的碳酸酐酶活性，而使胃酸分泌增加。

（六）酸碱度与电解质变化反应

呼吸困难可致呼吸性酸中毒、代谢性酸中毒或呼吸性酸中毒合并代谢性酸中毒、呼吸性碱中毒。

（七）耐力反应

严重的呼吸困难致患者能量消耗增加和缺氧，故感胸闷、气急、耐力下降，而使活动量减少。

（八）心理反应

呼吸困难与心理反应是相互作用、相互影响的关系。呼吸困难的心理反应受个性、人群关系、情绪及既往经验等影响。如极度紧张会导致呼吸困难，激怒、焦虑或挫折等易加剧哮喘者的呼吸困难，惊吓、疼痛等易发生过度换气的呼吸困难。呼吸困难一般可导致表情痛苦、紧张、疲劳、失眠；严重时会有恐惧、惊慌、濒死感；慢性呼吸困难患者自觉预后差，另外，家庭经济不宽裕、家属或人群缺乏同情心也可使患者悲观、失望甚至厌世。呼吸困难的病因是否明确、其性质和发作持续时间也会使患者产生不良的心理反应。

四、治疗

（一）治疗原发病灶。

（二）药物治疗

常用药物有肾上腺素，为治疗支气管哮喘药，禁用于高血压及心脏病患者，且注射时要测量患者的脉搏、血压等生命体征；异丙肾上腺素，禁用于伴冠心病、心动过速、甲亢的支气管哮喘者，且用量不宜过大，并应舌下含服；氨茶碱，禁用于伴严重心血管病、肾脏病的呼吸困难患者，静脉注射液的配制一般为氨茶碱0.25g+25％葡萄糖20ml，缓慢推注，同时应严密观察患者，静脉注射后至少4～6小时再开始口服治疗。本品不宜与麻黄碱或其他拟肾上腺素药同时注射，否则会增加氨茶碱的毒性作用。

（三）氧疗法

指用提高吸入气中氧浓度的方法增加肺泡中的氧分压、提高动脉血氧分压和氧含量、改善或消除低氧血症的治疗方法。氧疗吸入气的氧浓度，低的可只稍高于空气，如24％～28％，高的可达100％，即"纯氧"，应根据呼吸困难的程度而定。氧疗法一般包括使用鼻导管、面罩、气管插管等给氧方式。在氧疗过程中，会因使用不当而出现如下危险：

1.慢性气道阻塞患者

用氧之初，若氧的浓度太高，则有导致二氧化碳积聚的危险，因为这些病的呼吸运动是由低的血氧分压刺激外周感受器所驱动的，一旦用过高浓度氧，则消除了这种刺激，引起通气减少甚至暂停，反而导致更严重的二氧化碳积聚。

2.氧中毒

长时间使用高浓度氧将发生氧中毒。持续用氧24小时，胸骨会产生难受的感觉，用36小时则发生血氧分压下降，连续用两天50％浓度的氧，则可产生氧中毒的反应。

（四）人工机械通气法

人工机械通气是帮助重度呼吸困难者渡过危险期的重要手段。使用人工通气，须用气管内插管或气管切开。机械通气类型有间歇正压通气（IPPV）、呼气末正压通气（PEEP）、连续气道正压通气（CPAP）等。

五、护理

（一）护理目标

1.呼吸困难的程度及伴随症状减轻或消失。

2.患者舒适感增加。

3.患者及家属配合治疗的自我管理能力提高。

（二）护理措施

1.减轻呼吸困难

（1）维持患者呼吸道通畅

①对意识清醒、能自行咳嗽、咳痰者，应协助其翻身、叩背，指导其有效咳嗽、排痰的动作。

②痰液多且粘稠时，可服祛痰药或行雾化吸入。

③对于咳痰无力、痰不易咳出者，应及时给予吸痰。

④对于气道部分或完全堵塞或神志不清者，应及时建立人工气道，如行气管切开或气管内插管，进行吸痰。

（2）维持患者的舒适体位

①根据病情，可借助枕头、靠背椅或床旁桌，采取半坐卧或坐位身体前倾的体位，并维持患者舒适。

②若无法躺下或坐下，则可采取背靠墙、重心放于双脚、上半身前倾的姿势，使胸廓和横膈放松，以利呼吸。

③少数患者也可采取特殊卧位，如自发性气胸者应取健侧卧位，大量胸腔积液患者取患侧卧位，严重堵塞性肺气肿患者应静坐，缓缓吹气。

（3）保证休息：减少活动量，可减少氧及能量的消耗，减轻缺氧，改善心、肺功能。

（4）穿着适当：避免穿紧身衣物和盖厚重被盖，以减轻胸部压迫感。

（5）提供舒适环境：保持环境安静，避免噪音，调整室内温、湿度，保持空气流通、清新。

（6）稳定情绪：必要时限制探视者，并避免谈及引起患者情绪波动的事件，使患者心情平静。

（7）指导患者采取放松技巧：

①吸气动作应缓慢，尽量能保持4～5秒钟以上，直至无法再吸气后，再缓慢吐气。

②噘嘴呼吸：以减慢呼吸速率，增加气道压力，减轻肺塌陷，缓解呼吸异常现象。

2.指导患者日常生活方式

（1）禁烟、酒，以减轻呼吸道黏膜的刺激。

（2）进易消化、不易发酵的食物，控制体重，避免便秘、腹部胀气及肥胖，因为肥胖时代谢增加，氧耗量增加，而使呼吸困难加重。

（3）根据自我呼吸情况，随时调整运动型态及次数。

（4）避免接触可能的过敏原，减少呼吸困难的诱因。

（5）保持口腔、鼻腔清洁，预防感染。

3.严密观察病情并记录

（1）观察呼吸频率、节律、形态的改变及伴随症状的严重程度等。

（2）及时分析血气结果，以判断呼吸困难的程度。

（3）记录出入水量，如心源性呼吸困难者，应准确记录出入水量，以了解液体平衡情况；哮喘引起的呼吸困难者，在不加重心脏负担的前提下，应适当进水。

4.提高患者自我管理能力

（1）指导患者掌握各种药物的正确使用方法，尤其是呼吸道喷雾剂的使用，并给予回复示教，以确定患者能正确使用。

（2）指导患者及家属执行胸部物理治疗，如呼吸锻炼、有效咳嗽、背部叩击、体位引流等，使之能早日自行照顾。

（3）向患者解释饮食的重要性，使之了解饮食习惯与呼吸困难的利害关系。

（4）教会患者观察呼吸困难的各种表现，严重时应及时就医。

（5）保持心情愉快，适当休息，避免劳累，减少谈话。

（6）向患者解释氧疗及建立人工气道的重要性，使之能理解与配合。

5.氧疗护理

正确的氧疗可缓解缺氧引起的全身各器官系统生理学改变，提高患者的活动耐力和信心。鼻导管氧气吸入较为普遍，一般流量为2~4升/分。

（1）轻度呼吸困难伴轻度发绀，PaO_2>260mmHg，$PaCO_2$<50mmHg，可给低流量鼻导管吸氧。

（2）中度呼吸困难伴明显发绀，PaO_2为35~50mmHg，可给低流量吸氧，必要时也可加大氧流量，氧浓度为25%~40%。

（3）重度呼吸困难伴明显发绀，PaO_2<30mmHg，$PaCO_2$>70mmHg，可给持续低流量吸氧，氧浓度为25%~40%，并间断加压给氧或人工呼吸给氧。

6.加强用药管理

用药期间应密切监测呼吸情况、伴随症状及体征，以判断疗效，注意药物不良反应，掌握药物配伍禁忌。

第十节　康复患者护理

为残疾人提供有效的康复服务，帮助他们重新回归社会，是社会文明的一个标志。发展康复医疗及康复护理，是满足康复需求的有力保证。1991年12月国务院批转了中国残疾人事业"八五"计划纲要（1991~1995），指出："要逐步在1/4的三级综合医院设立康复科（室）；有计划地在省及大中城市残疾人联合会建立和改造后期康复训练机构（场所）；每个县（区）至少建立一个社区康复站；编写残疾人康复丛书，指导残疾人广泛开展家庭训练"。这与世界卫生组织十分重视推行社区康复的精神相一致，是康复医疗及护理为广大残疾人服务，解决其康复问题的根本途径。

一、康复医学概述

（一）康复

康复是综合协调地应用各种措施，以减少病伤残者身心社会功能障碍，使病伤残者能重返社会。

康复又称恢复、复原。1969年世界卫生组织指出："康复是指综合地、协调地应用医学的、社会的、教育的和职业的措施对患者进行训练或再训练，使其活动能力达到尽可能高的水平。"1981年修改为"采取一切措施，减轻残疾和残疾带来的后果，以使残疾人重新回到社会中去。"

（二）康复医学

1. 定义

康复医学（rehabilitation medicine）是一门促进病、伤、残康复的医学学科。与基础、预防、保健、临床共同组成全面医学（comprehensive medicine）。研究有关功能障碍的预防、评定和处理（治疗、护理、训练）等问题。为了达到使患者全面康复的目的，康复医学运用医学科学技术和康复工程等手段，并配合社会康复和教育康复措施，改善因伤病致残者的生理和心理的整体功能，为他们重返社会创造条件。康复医学的目标是消除或减轻患者的功能缺陷，最大限度地恢复生活和工作能力，使他们充分参与社会生活。

2. 对象

康复医学的工作对象主要是由于损伤以及急、慢性疾病和老龄带来的功能障碍者，先天发育障碍的残疾者。功能障碍包括身体和心理两方面的。它可以是现存的或潜在的，可逆的或不可逆的，部分的或完全的。

（1）残疾者：由于身体的结构或功能一定程度的丧失而造成生理上和心理上的缺陷，从而不同程度地丧失生活自理能力、工作能力和社会活动能力者。世界卫生组织按照残疾的性质、程度和影响，分类如下：①损伤：身体结构和功能有一定缺损，未影响生活自理能力；②残疾：损伤程度较重，造成身体、精神、智力的明显障碍，影响生活自理能力；③残障：残疾发展严重，不仅影响生活自理能力，而且不能履行社会职责和参加社会生活。

（2）患慢性病有功能障碍者：如心血管病变引起心脏功能障碍者、慢性肺气肿、肺原性心脏病引起呼吸和（或）心脏功能障碍者、肝硬化引起肝功能障碍者等。

（3）老年人：老年人由于年事日高，各种生理功能处于衰退状态，与老年相关的疾病极易发生。老年人的健康日益受到国家、社会的重视。老年人的康复是康复医学的重要课题。

（4）急性伤病患者：某些急性伤病在急性期就要进行康复预防和康复治疗，如急性心肌梗死、脑血管意外、脑手术后等，均应贯彻早下床、早活动、早训练的原则。这样不仅提高治愈率，还可减少伤残程度，为全面康复奠定良好的基础。

（5）先天发育障碍的残疾者：因为他们生来就没有正常功能，谈不上"康复"但通过学习使他掌握能力或发展其活动能力，利用其能力，更好地生活和工作。

3．内容

康复医学的工作包括康复预防、康复评定和康复治疗三部分。

（1）康复预防：研究预防对策和措施。可分为三个层次进行：①一级预防：防止导致残病的各种损伤、疾病、发育缺陷和精神创伤的发生；②二级预防：在已发生伤病时防止产生永久性残疾，防止伤病成为残疾；③三级预防：在轻度残疾或缺损后，要积极诊治，限制其发展，避免造成永久性严重残障，即防止残疾成为残障。

（2）康复评定：客观地、准确地评定功能障碍的性质、部位、程度、发展趋势、预后和转归，为康复治疗计划的制订打下牢固的科学基础。这种评定应贯穿于整个康复医疗的全过程。主要方法有电生理学检查、运动功能测定、心肺功能测定、心理测试、语言能力测定和职业能力测定等。

（3）康复治疗：根据康复评定所明确的功能障碍情况和程度，规划设计康复治疗方案。主要包括运动体育、物理疗法、作业疗法、康复护理、语言矫治、心理疗法、假肢和矫形器装配、营养、药物、手术及我国传统的针灸、推拿、气功、太极拳等康复手段。还须与各临床学科紧密联系，与教育学、心理学、生物医学、工程学和社会学等密切配合，促使患者全面康复。

4．康复医学的基本原则

（1）预防为主是康复医学的重要方针，应贯穿于整体康复的全过程。

（2）以功能训练为中心的整体康复：一方面，康复工作着眼于保存和恢复人体的功能活动，采取多种方式坚持进行功能训练，这是整个康复工作的中心环节。另一方面，康复的对象不仅是有功能障碍的器官和肢体，而更重要的是整体的人，因而不仅要从生理上，而且还要从心理上和社会生活上进行全面的、整体的康复。

（3）重返社会：康复的最终目的是使残疾者改善功能，适应社会环境，同时又要将他们的生活和工作环境做必要的改变，以适应残疾者的功能状况，以便使残疾者能重返社会生活，履行社会职责，充分享受社会权利。

二、康复护理的特点、内容和管理

（一）康复护理的定义

康复护理（rehabilitation in nursing）是康复医学的重要组成部分，是重建健康的护理。针对护理对象进行躯体的、精神的和社会的（包括职业的）全面护理。与医生和康复专业人员合作完成康复计划，帮助患者或残疾人达到康复或减轻残疾，预防继发性残疾或并发症的目的。

（二）康复护理特点

康复医学是一个新的医学领域。因为它直接影响着患者的生命质量，所以它对护理工作的要求更高。康复护理具有本身的特点，不同于一般护理，其主要区别如下：

1. 护理对象

康复护理的对象主要是残疾者和慢性病患者。他们存在着身体上和（或）精神上的残缺，造成生活、工作、社会交往等方面的能力障碍，而这种身体状况则处于相对稳定的状况。对患者的康复是一项长期而艰巨的任务，对护理工作提出了特殊的要求。

2. 护理目的

临床医学的重点是针对病因。治疗疾病，消除致病因素，增进和恢复身体健康。临床护理是在这一个总目的上进行基础和专科护理，减轻患者的病痛，使之恢复健康。通常包括解决患者的功能或能力重建问题，而这个问题的解决正是康复医学的任务。因此康复护理的最终目的是使残疾者或患者的残存功能和能力得到恢复，重新建立起患者的身心平衡，最大限度地恢复其生活能力，使他们以平等的资格重返社会。

3. 护理的原则

（1）以"自我护理"方法为重点：一般基础护理常需采取"替代护理"的方法来照料患者，即患者因病、因伤暂时失去的生活能力，由护理人员替代帮助完成。患者处于被动状态，接受护理人员喂饭、洗漱、更衣、移动等生活护理。康复护理则侧重于"自我护理"，即在病情允许的条件下，通过耐心的引导、鼓励、帮助和训练残疾患者，充分发挥其潜能，使他们部分或全部地照顾自己，以适应新的生活，为重返社会创造条件。

（2）功能训练贯穿于康复护理的始终

保存和恢复机体功能是整体康复的中心，因此功能训练是康复护理的重要内容之一。康复训练开始的早晚直接影响着瘫痪肢体的功能恢复效果。早期的功能训练，可以预防继发性残疾。后继的功能训练可最大限度地保存和恢复人体的功能治疗能力。因此，对患者的功能训练，要坚持不懈，持之以恒地进行。这就要求护理人员了解患者残存功能的性质、程度、范围，在总的康复治疗计划下，结合护理工作的特点，进行康复功能训练，从而促进功能的早日康复。

（3）注意心理护理：康复患者突然面对因伤病致残所造成的生活、活动能力和工作能力的丧失，会产生悲观、气馁、急躁乃至绝望的情绪，心理状态严重失常。老年人因离开工作岗位，加上老年病的折磨，心理往往处于不良状态。康复治疗进展缓慢，住院时间长，要求患者和护理人员有足够的耐心和信心，坚持不懈地进行长期的训练。这些对心理护理提出了更高的要求。只有当患者摆脱了悲观情绪，建立起生活信心，心理状态大体上得到平衡时，才能有效地安排各种功能训练，使各种康复措施为患者所接受。

（三）康复护理的内容

1. 观察患者的残疾情况

观察内容包括患者失去的功能、残存的功能、可补偿的功能能力，已发生或可能发生的各种心理障碍和异常行为以及康复训练过程中残疾程度的变化和功能恢复情况。认真做好记录，及时向有关人员沟通信息。

2.预防继发性残疾和并发症

如长期卧床患者应预防肌肉萎缩,经常给以改变体位,促进血液循环,预防褥疮及肢体水肿,促进呼吸道分泌物排出,预防肺部感染,泌尿系感染等并发症。偏瘫患者应预防肌肉、关节强直和挛缩畸形的发生,护理时要注意矫正患者的姿势,必要时可使用辅助器械。

3.恢复功能手术的护理

根据各种恢复功能手术的要求,做好手术前后的护理。如观察局部的血液循环,维持功能位置等。

4.有关功能训练的护理

护理人员要学习掌握各种有关的功能训练技术,配合康复医师和其他康复技术人员对患者进行康复评定和功能训练。如肌力恢复训练、步态平衡训练、膀胱功能训练、排便功能训练等。

5.生活活动能力训练

如吃饭、更衣、洗漱、排泄、入浴、移动等,训练患者的自理能力。使用辅助用具者,要进行指导和训练,如假肢的使用、残疾残端的护理技术、穿脱假肢的方法等。

6.心理护理

残疾人和慢性病患者有其特殊的、复杂的心理活动,甚至产生心理障碍和行为异常。在护理中要做到躯体康复与心理康复并重。护理人员应富于同情心,理解他们,尊重他们的人格。以自己的优良品质去感染和激励患者的康复信心。针对不同患者的心理状态进行心理护理,调动他们心理及躯体的潜在代偿功能,鼓励其积极参与各项治疗和活动,确保康复治疗计划的实施。

7.听音乐

选用适当的音乐或给患者戴上耳塞进行音乐治疗和护理。音乐有影响情绪和行为的心理作用,轻松愉快的乐调还可以影响和调节内脏器官功能,促进康复。

(四)康复病房管理

康复的对象主要是残疾人和慢性病患者。康复病房既是他们的治疗场所,也是进行某些功能训练的地方,因此对康复病房环境和管理方法就有不同于一般病房的要求。

1. 各种设施适合残疾人的需要

病房的各种设施应适合患者需要,如以坡道取代台阶;各种开关、按钮、门把手、洗漱设备等均应低于一般高度,以适合坐轮椅者的需要;病床与轮椅高度相等;厕所内设置保护装置、扶手等;增加以盲文标写的路标、指示牌等,以适应盲人辨认。

2. 病房安静、舒适

病房光线以自然光为宜,室内颜色柔和,环境幽静素雅。针对不同种类的残疾者应有不同的要求,如使用轮椅者,病房的门宽和床间距离应有1米,不设门槛,床脚应制动。语言障碍者,尽量不安排同一病室,以增加语言训练的机会。视觉障碍者,室内物品摆放合理整齐,避免地面障碍物。重患者应安排在单间,以利抢救治疗。

3. 适当放宽陪伴和探视条件

适当放宽陪伴和探视条件有利于家属参与康复计划的实施,让他们也掌握必要的功能训练技术,出院后可继续按计划进行各种训练。

三、康复护理的基本技术

(一)体位处理和平衡训练

保持患者正确的姿势和交换体位可以预防褥疮和肢体挛缩的发生,应在发病后立即进行。

1. 仰卧位

（1）下肢：使患者双足底紧蹬住足蹬板，以防足下垂。已发生下垂者，可用足部夹板矫治。足跟应悬空放在足蹬板与床垫之间的空隙处，以防止褥疮。两小腿置于中位，足趾朝上。在股骨大粗隆下置一小枕，以防髋外旋畸形。两膝及两髋关节置于伸位，以防髋与膝关节屈曲性挛缩，并为站立、步行训练创造条件。

（2）上肢：根据病情可选用如下三种功能位置，亦可轮换放置：

①肩外展90°，稍内旋，屈肘90°，前臂稍旋前。

②肩外展90。或以上，外旋到无不适感的最大角度，屈肘90°，前臂旋前。

③肩稍外展，肘伸直，前臂旋后，掌心向上，患侧上肢下垫一小枕使其高于心脏水平，以防局部水肿。

④将整个上肢放在一个枕头上，肘稍屈曲，腕背屈30°，手指轻度弯曲，可握一个乒乓球等圆型物体。

（3）腕及手

①腕中位伸直，指间及掌指关节半屈，拇指外展，对掌，指间关节微屈如手握小布卷状，可用小夹板保持手和掌的正常姿势。

②保持患者腕关节从中位到充分伸展位的活动、掌指关节全范围的活动以及掌指关节的屈曲运动和拇指的对掌运动。

③手指挛缩的患者，可用掌面夹板使指间关节和掌指关节伸直。

2. 侧卧位

偏瘫患者以向健侧卧为宜，截瘫和四肢瘫患者，应左右交替侧卧。身体位于上方一侧，下肢呈髋、膝屈曲位。用一软垫将两下肢隔开。位于上方的上肢向胸前伸出，置于软垫上，位于下方的上肢外旋并部分伸展。

3. 俯卧位

如患者心肺及骨骼情况允许，可采用俯卧位，尤适用于臀部、背部有褥疮者。此体位可使髋关节充分伸展，并解除身体背部骨隆突处的压力。

4. 坐位

长期卧床患者坐起时有倾倒现象，需要经过训练，才能保持躯体平衡。可先用靠背架支持或端坐在靠背椅上，待其基本坐稳后，向左右前后轻推患者，指导和鼓励患者重新保持躯体平衡。然后弯曲躯干和旋转躯干，进一步训练和增强患者维持平衡和稳定的能力。

5. 立位

当患者能自行坐稳，两侧或一侧下肢肌力允许时，可进行立位平衡训练。偏瘫患者站立时，首先将身体重心放在健肢上，两下肢分开3cm左右站稳后试将重心移向患肢。待较平衡后，再将两足分开距离，做交替负重训练。转换方向时将患肢抬起，以健侧足跟为轴，向外旋转，或以健侧足尖为轴，向内旋转，然后将两腿并齐。立位平衡训练时，应特别注意患者安全，尤其对高龄者、肥胖者以及下肢肌肉较弱者，要进行辅助，必要时可用单拐或双拐辅助。谨防患者摔倒造成骨折或关节脱位等事故发生。

（二）移动动作训练

1. 卧位变换

卧位交替可改变血管内压，促进血液循环一防止发生褥疮、关节挛缩及静脉血栓形成，并可改善呼吸功能，有利于呼吸道分泌物的排出。瘫痪患者翻身的频率一般为日间每2h一次，夜间每3h一次，以病情和患者的耐受度而适当调整训练翻身的方法：患者用健手抓住患手从胸前移过，健腿置于患腿下面，然后用健手抓住床沿或床栏，将肩部和上部躯干移动，同时移动臀部和腿向健侧。下肢瘫痪患者翻身时，必须首先进行抬起臀部的训练，以两肘部为艾点，用两手托起臀部，同时收缩腰、腹肌肉。翻身时把臀部抬起并移向一侧，然后向对侧转动上身，同时带动下身翻转，或用手帮助膝关节屈曲，转动下肢。

2. 坐起

有良好坐位、平衡能力及臀力较强者，可进行坐起训练。偏瘫患者取仰卧位，把患手放腹部上，健腿放患腿之下，推移出床边，同时健手抓住床栏翻向健侧。然后手抓床栏坐起，将双脚移至床沿下。由坐位到卧位，按上述相反程序进行。

3. 床上移动

下肢麻痹患者的基本训练是撑起动作。取伸膝坐位，身体前倾，手掌贴床，肘伸直。用力撑起。尽量使臀部离床并向后抬起。继而做前后或侧方移动。

4. 立起行走训练

（1）扶持行走训练：平衡失调者应在患侧进行扶持。为了不限制患者的双手活动和保证安全，可于其腰间缠系带子或安全把手。

（2）独立行走训练：先立位保持平衡，行走时一脚迈出，接着身体前倾，重心转移到该下肢，再迈出另一脚，如此交替前进。训练站立和行走可用平行杠。

5. 拐杖训练

训练前要先锻炼两上臂、肩部、腰背部和腹部的肌力，再练习坐起和坐位平衡，然后才能作拐杖练习。

（1）双拐站立姿势：将两拐杖置于足趾的前外侧15～20cm，曲肘20°～30°，双肩下沉，使上肢的支撑力落于拐杖的横把上。肌力不足者可取三点位站立，将两拐杖置于足前外方20～25cm，这时身体的大部分重量落于拐杖上。

（2）架拐行走训练：两拐杖置于两腿前方，前行时，提起双拐置于更前方，将身体重心置于双拐上，腿稍弯曲，用腰部力量摆动向前。

6. 上下楼梯训练

偏瘫者可用健手扶栏，患肢靠前，健足踏上一级，然后将患肢踏上与健肢并齐。下楼时患足先下降一级，健足再下与患足并齐。

7. 轮椅训练

轮椅有多种类型，有一般轮椅、电动式轮椅和专门用于某种残疾人的轮椅等。轮椅是残疾人生活、工作的重要运行工具，因此必须反复训练，循序渐进，熟练的掌握其性能和操作技术，如操作轮的作用，自由轮掌握方向，刹车杆制动轮椅的停止和稳定等。感觉消失，截瘫患者乘坐轮椅可因软组织受压而发生褥疮，所以每隔十几分钟，就要按住扶手，将身体抬高几秒钟，以除去压力，改善血液循环。

（1）从床转移到轮椅偏瘫患者：把轮椅置于患者健侧，呈30°～45°，朝向床尾，关好刹掣。患者取床边坐位，躯干前倾，以健手撑起身体，将身体大部分重量放在健腿上站立，健手放在轮椅的远侧扶手上，以健腿为轴心旋转身体坐在轮椅上。松开刹掣，用健足抬起患足，轮椅后倒，离床；用健手将患下肢抬起，将足放到脚踏板上。

双下肢瘫痪患者：轮椅垂直对床，关好刹掣。患者背向轮椅而坐，用双手掌在床上撑起，将臀部移向床边，紧靠轮椅，双手握住轮椅扶手中央，用力撑起上身，臀部向后落在轮椅内。打开刹掣，挪动轮椅离床，至足跟移到床沿，关好刹掣，将双足置于脚踏板上。从轮椅到床的转移顺序与上述相反。

（2）从轮椅转移到坐便器：坐便器应高于地面50cm，坐便器两侧必须安装扶手。首先将轮椅靠近坐便器，关好刹掣，足离开搁脚板并将后者旋开，解开裤子。以健手握轮椅扶手站起，然后握住坐便器侧方扶手，旋转身体坐在坐便器上。

（3）从轮椅转移到浴缸：浴缸内外各放一把稳固的木椅，倚座高度与浴缸边缘平齐。偏瘫患者先坐在浴缸外椅子上，以健手把患腿置于浴缸内，然后健手握墙壁扶手，健腿撑起，身体前倾，并滑至浴缸内的椅子上，继而把健腿放入浴缸。下肢瘫痪者先坐在浴缸外木椅上，用手把双脚放入浴缸，一手握住墙壁上扶手，一手放在椅座上，用力撑起并上身前倾，把身体移至浴缸内座椅上。

（三）日常生活活动训练

日常生活活动（activities of daily living，ADL）是指人们在日常生活中完成衣、食、住、行所必须进行的基本动作。训练的目的是为了使残疾者在家庭和社会中，能够不依赖或少依赖他人而完成各种功能活动。

1. ADL分级法

为了确定康复目标，制定康复计划并评定康复疗效，要对患者尚存的和失去的活动能力进行测定和分级。常用的分级法有两种：

Ⅰ级：自理。患者能独立完成日常生活中。的各种活动，不需要他人语言指导与体力上的帮助。

Ⅱ级：需要监护。经他人语言指导或在旁监护，患者自己可完成各项日常生活活动。

Ⅲ级：需要帮助。需要他人帮助才能完成各项日常生活活动。又可分为轻度、中等度和很大程度的帮助。

Ⅳ级：依赖。全部日常生活活动均由他人代做，患者完全不能自理。

四级分级法简单、明确，对患者的生活自理能力一目了然，但因过于简单，不宜做为评定康复疗效的依据。八级分级法比较细致，可作为康复疗效的依据。

2. 日常生活活动的训练方法

（1）饮食：先训练手部模仿进食动作，然后再训练进食。吞咽困难者，如意识清醒，全身状况稳定，能做张口、提舌及吞咽动作时，先带着鼻饲管训练从口进食。在无误咽并可顺利喝水的情况下拔除鼻饲管，继续训练，先用糊状食物、稀粥，继用半流，从小量过渡到正常饮食。

对于丧失抓握能力，协调能力差或关节活动范围受限者，应改良餐具，把碗碟固定在餐桌上进行训练。

（2）更衣：在日常生活中，穿脱衣服可用单手完成。偏瘫患者穿衣服先穿患肢，脱衣时先脱健肢。截瘫者能平稳坐位时，可自行穿脱上衣。穿裤子时，可先取坐位，将下肢穿进裤子，采取卧位。抬高臀部.将裤子拉上穿好。如患者活动范围受限，可设计宽大的、前开合式衣服。如患者手指协调性差，不能解衣带或钮扣时，可使用纽扣钩。按扣、拉链、松紧带等。

（3）个人卫生：一手功能障碍者，先练习健手操作，并逐步训练用健手协助患手或只用患手进行。两手功能障碍者，必须使用辅助器具，如改良的牙刷、梳子等。

（4）步行训练：步行训练的顺序是

①斜床训练：长期卧床、瘫痪患者站立前必须进行此训练，可预防体位性低血压，改善躯干平衡和协调能力，并增强肌力。

②自站训练：患者先扶床边站立，进而扶双杠站立，直至扶双拐站立。

③使用轮椅训练。

④移位训练。

⑤持拐杖（或扶手杖）步行训练。

⑥上下斜坡及上下楼梯训练。

⑦指导患者使用假肢和矫形器具。

上述训练应在医护人员指导下，按照康复计划，由易到难，循序渐进，要帮助患者，树立信心，切忌急躁；加强保护，谨防意外。

（四）膀胱功能训练

训练尿潴留或尿失禁的瘫痪患者排尿，不但能改善排尿功能，而且能解除患者的心理压力及预防发生褥疮，有助于患者完全康复。膀胱功能训练前要先除外严重输尿管、膀胱逆流及泌尿系感染。训练的目的是维持膀胱正常的收缩和舒张功能，重新建立排尿反射。

1. 一般训练

对轻型患者，护理人员可教会其做肛门括约肌收缩及仰卧位臀部抬起动作。定期按压下腹部，甩手向下向后施加轻度压力（Crede 手法），并让患者做排尿动作。使尿液排出，并定时使用便器。

2. 留置导管法

定期开放导尿管，使膀胱适当地充盈和排空，促进膀胱壁肌肉张力的恢复。指导患者保持液体摄入量每日约 3000ml，每 2～3h 开放导尿管 1 次，同时嘱患者做排尿动作，主动增加腹压，或用手按压下腹部。告诉患者有关尿意的预兆和信号，如脸红、寒战、起鸡皮疙瘩或出冷汗等。如有这些征兆，应放尿 1 次。睡眠后导尿管持续开放。

（1）拔管指征：经膀胱测压、冰水试验、球海绵肌反射和肛门括约肌张力试验等检查，证实排尿功能恢复，可试行拔管。

（2）拔管试验：于更换导尿管时进行。拔管后 2～3h 试行排尿，并用手压下腹部，如未排出，半小时后再重复 1 次。4h 后无尿或只排出少量尿液，为了刺激排尿，可肌注氨甲酰胆碱 0.25g，如无效仍须留置导尿管。以后每隔 7～10d 即相当于更换导尿管的周期，再行试验。如能排尿，需测定残余尿量，方法是开放导尿管，使膀胱排空。拔导尿管后喝水 500ml，1h 后让患者试行排尿或用 Crede 方法排尿，测定排尿量，再插导尿管测定残尿量。如两者之比达到 3∶1 时，即为平衡膀胱。一周内每日测残尿量，如均达到 3∶1，说明膀胱训练成功。

3. 间歇导尿法

每 4～6h 导尿一次，睡觉前导尿管留置开放。每次导尿前半小时，让患者试行自解。一旦开始排尿，需测定残尿量，如果残尿量越来越少，可适当延长导尿间隔时间，直至逐渐停止导尿。

间歇导尿法尤其适用于女患者，可降低泌尿系感染率，并通过调节液体摄入量和有规则的膀胱完全排空，避免膀胱过度膨胀和尿失禁。

（五）排便功能训练

大便功能障碍有大便失禁、腹泻、便秘和不规律排便等。长期卧床患者最常出现便秘。首先要了解患者的排便习惯，如姿势、次数、时间和间隔天数等。在实施排便功能训练计划时，要取得患者的密切合作。要向患者说明饮食种类、数量与排便的关系。应嘱患者摄入足够的水分，常吃含纤维素多的食物如蔬菜、水果等，并鼓励患者运动，尤其是腹部运动，如仰卧起坐、平卧抬腿及抬高臀部等。具体方法：

1. 选择排便时间

一般在早餐后为宜，因为此时胃—结肠反射最强，该反射可使患者产生便意。

2. 姿势

卧床患者取侧卧位，垫上专用防水胶单及便纸，最好不用便盆，以免臀部受压形成褥疮。坐位平衡功能较好者，应行坐位排便训练。臀部感觉障碍者，可在坐便器上放气垫，以防止褥疮。排便时，可嘱患者自我按摩腹部，从右下腹沿结肠走向按摩，以刺激肠蠕动，将大便推向直肠。训练时间不少于20min，并应充分放松。

3. 口服缓泻剂

缓泻剂为液体石蜡、果导片或番茄叶等。亦可用栓剂如甘油栓、开塞露等。

4. 环形肛门刺激法

肛门括约肌痉挛者可于早餐后20min，戴手套将肛门口的大便挖出，然后把手指放在肛门外括约肌处，做360°环状按摩，扩张肛门括约肌，以刺激直肠帮助排便，若无效，隔15min后再挖出大便。肛门括约肌松弛者，试行饭后按摩和按压腹部使大便排出，若无效则可试行环形肛门刺激法。

5. 灌肠法

上述处理均无效时，用灌肠法。灌肠时须把肛管插入直肠15~20cm方可灌入。

6. 饮食调理

大便失禁的最好控制方法是饮食调理。在无肠道感染的情况下，应减少调味品以及粗糙食物，鼓励患者多喝茶，尽量控制使用 缓泻药物。

第十一节　老年患者护理

随着生活水平的不断提高，人均寿命不断地延长。根据联合国的标准：一个国家65岁以上人口占总人口的4%以下为"青年国"，4%~7%为"成年国"，7%以上者为"老年国"。而我国已进入"老年国"。为了适应高龄化社会，应加强办理老年人的医疗保健及福利措施。所以老年人的健康、生活、养老问题已成为当今社会最关心的话题。而医护人员更需要不断地研究老年人的社会、心理活动及需要，以更好地为老年人的身体健康及精神服务，使老年人安度晚年。

一、老年人健康的定义

传统对健康的定义是指身体没有疾病或残疾即为健康。随着新的医学模式的转变，这个定义已经过时，更不适于老年人，对于广大的老年人来说，他们或多或少地都会有一些慢性病的出现，所以对老年人而言，健康应强调的是心理上的健康状态，他们用自己的方式来评估健康，常常是没有不适，并且感觉良好，能够做自己想做的事就行了。所以，健康老人泛指未发现重要疾病，生活能自理，一般轻度、中度活动无明显不适。保持自己的独立人格及独立生活方式，乐观开朗，对人生充满信心的老人。

二、进入老年后各系统的生理变化

为了更好地为老年患者提供优质的服务、康复护理及健康指导，首先应当了解进入老年后，各器官及各系统的发展变化及特点。因为"老化"是一个生理过程，是有普遍性、累积性、渐进性和不可逆性，直至生命的终止。是生命过程中组织器官走向老化和生理功能走向衰退的阶段，是无法避免的，应当正确地面对。

（一）毛发

毛发受遗传因素、健康状况及营养的影响。一般自30岁以后头发即开始变白，由少变多，随着年龄的增加，逐渐扩散到全头。到老年头发、眉毛、腋毛、阴毛逐渐脱落，稀少，颜色也由黑色变为灰白直至全白。

（二）皮肤

老年人的皮肤由于皮下脂肪的减少和弹力纤维的消失而松弛。表现为皮肤弹性降低，真皮层变薄，皮肤表面干燥失去光泽，出现皱纹，老年人易出现双下巴和上眼睑下垂现象，在阳光照射部位易出现色素沉着及老年斑，躯干、脸部及手背上出现老年斑及扁平疣等，并逐年增加。

（三）感觉器官的变化

由于年龄的不断增加，眼肌的协调功能及晶状体的调节功能减弱，出现"老花眼"，晶状体逐渐老化混浊，出现白内障，使视力减退甚至失明。由于外耳道皮肤变薄，鼓膜增厚，中耳听小骨发生退行性改变，内耳的听觉细胞减少，萎缩，以及听神经的退化，听力逐渐下降，出现"老年性耳聋"。老年人鼻腔黏膜变薄，黏膜内小血管硬化感受器萎缩，使嗅觉敏感性降低不能准确地分辨出气味等。

（四）心血管系统

心血管系统在生命过程中经历着发育、生长、衰老和死亡的必然进程。进入老年后，心脏的形态结构、生理功能、代谢均发生老化的改变。这些都是老年人容易发生心血管疾病的原因。如内膜及瓣膜增厚、变硬和钙化，常见于二尖瓣和主动脉瓣，血管出现明显粥样硬化；由于冠状动脉硬化和管腔狭窄，造成供血不足，出现不同程度的缺血性改变，心每搏输出量减少；由于大动脉管壁弹性降低，使收缩压升高，舒张压降低。

（五）呼吸系统

由于老年人骨质疏松、脊柱变形、胸廓的前后径变大横径变小，胸廓由扁圆形变成桶状。同时由于老年人的肺脏萎缩，肺泡壁变薄，肺腔增大，使肺泡回缩力减弱，肺泡间毛细血管逐渐减少，蔼消失，血管内膜出现不同程度的纤维化，使血管内血流量减少。由于胸廓的改变，肺脏的老化，其生理功能也出现一系列的变化。肺泡扩张，使肺弹性回缩力减弱，肺活量下降，肺泡内残气量明显增多，导致肺通气功能和换气功能降低。使呼吸道防御功能降低，所以老年人易患呼吸系统的疾病。

（六）泌尿系统

泌尿系统的主要生理功能是生成、储存和排出尿液，维持人体体液和电解质的相对恒定。随着年龄的增加，肾脏的改变是最为突出的器官改变之一。肾单位的数量逐渐减少和粥样硬化，使肾脏逐渐缩小，肾循环血量和肾小球滤过率降低。肾脏排泄物和重吸收功能降低。老年女性膀胱下垂，男性前列腺肥大膀胱肌萎缩变薄，容量也逐渐减小，大约为200～300ml，（正常成人为此300～500ml），膀胱收缩力减弱，排尿速度减慢，膀胱不能完全排出，造成尿液长期潴留予膀胱内，形成慢性尿潴留，使患者常伴有尿频、尿急和夜尿增加的现象。由于怕夜尿增加，往往不敢饮水造成尿液减少，使尿液的酸性降低，导致下尿道"自洁"功能低下，所以老年人易患泌尿系感染。

（七）消化系统

随着年龄的增加，老年人消化道黏膜和肌层萎缩，食管扩张、蠕动减少、排空延迟、易致误吸。口腔的唾液分泌减少，影响淀粉的消化和吸收。胃壁细胞的减少，使胃分泌的盐酸蛋白酶、脂肪酶减少，造成老年人消化不良，致Fe^{3+}、Ca^{2+}、$VitB_{12}$吸收减少，易发生贫血。

大肠、小肠老化萎缩，小肠血流量减少，肠黏膜吸收降低，大肠蠕动减慢，使大便在大肠内滞留时间太长而造成便秘。

（八）内分泌系统

内分泌系统是通过神经体液的信号反应对内环境的稳定进行生理性调节的。随着年龄的增长，各组织器官在结构和功能上会相继出现一些衰退的征象，使甲状腺激素、T_2、T_4的合成减少，甲状腺功能减退。胰液中的β细胞在老年时会延迟对胰岛素的释放，使老年人对糖代谢能力降低，老年人的胰岛素的生物活性明显降低，组织细胞膜上的胰岛素受体数目也逐渐减少，使老年人易患糖尿病。

（九）神经系统

神经系统的老化改变是渐进的缓慢的，且受许多系统的影响，由于脑血流障碍及耗氧量降低，老年人神经元间传递物质减少，神经元变小，使神经传导速度变慢，对刺激反应的速度减慢，对疼痛、碰撞和震颤的感受能力下降，使反射动作缓慢。老年人的睡眠也有所改变，易醒，失眠常见。所以老年人有午睡的习惯以补充睡眠。

（十）运动系统

运动系统是由骨、骨骼肌连接组成的。由于老年人肌肉纤维逐渐变细，肌肉弹性消失，收缩功能减退，肌腱收缩僵硬，关节囊周围韧带退行性变，使关节活动受限。由于骨质中有机物质的合成减少，使骨质疏松，脆性增加，容易发生骨折。松质骨更容易脱钙，椎骨椎体受椎间盘的压迫而形成凹陷，脊柱缩短弯曲，出现驼背。

三、老年患者的特点

（一）老年患病常多发

一人多病是老年患者的一大特点。随着年龄的增加，人体逐渐衰老，各脏腑、器官、组织结构和生理功能都发生不同程度的老化，造成生理、病理上的改变。老年人一旦发病，常常是多发性的病理改变，或者是一个器官同时有多种病理改变，或者同时有多个系统器官的疾病等，而出现临床表现多变性和复杂性。所以对于老年人要全面了解和掌握全身各系统的情况，避免片面地只注重局部情况，而忽略了其他疾病的治疗。

（二）临床表现常不典型

由于老年人各组织器官的老化及中枢神经系统的退行性变，造成神经传导反射迟钝，常表现为病情重而症状轻，即使同青年人患有同样的疾病，其临床表现有很大的差异，同是老年人患者同样的疾病，其临床表现也有很大的差异，如急性心肌梗死时，老年人可能无明显的心绞痛而出现牙痛、腹痛、左肩痛等。

（三）病程长、恢复慢

由于老年人患病症状、体征不典型，再加上自身抵抗力和免疫力的下降，往往忽略了疾病的先驱症状，所以一旦症状和体征明显时，病情已经到了晚期，对治疗反应性差，治疗效果不明显，使病情延长，迁延不愈，恢复缓慢。

（四）容易发生并发症

由于老年人患病病程较长，抵抗力降低，再加上机体的不稳定性增高，当患者一个器官或脏器受损时，其他脏器也会因此而受到影响，出现各种各样的并发症。如急性呼吸道感染后，青年人吃几天药或者不吃药，只注意休息，多饮水就可痊愈，而老年人可能就会并发支气管炎或肺炎。如腹泻易造成脱水及水电解质紊乱，血黏度增高易造成血栓和梗塞症等。

（五）摔倒易骨折，易发生猝死

由于老年人骨质疏松，摔倒后易发生骨折，如科雷骨折、股骨颈骨折等。在心脏病、肺重症患者中，发生猝死的以老年人多见，急性胰腺炎和睡眠发生的低血钾性猝死也以老年人多见。

四、老年患者的用药原则

由于老年人各器官功能逐渐衰退，导致对药物的吸收、排泄、代谢、分布及其作用与青年人不同，老年人往往一人多病，用药种类较多使药物在血浆中的浓度增高，半衰期延长，从而出现药物的蓄积作用、超量反应和毒性反应。如一些老年人常用药的大量使用，使老年人对这些药产生依赖，毒副作用在体内蓄积，一旦出现不良反应，往往后果严重，所以应当根据老年人的生理特点，合理用药，尽量少用药，以减少毒性反应的发生，只有这样，才能使老年人药物治疗更安全可靠。

（一）严格掌握适应证，合理用药

药物是治疗疾病的重要手段，治疗时要想做到安全有效，就必须正确、合理地使用药物，即对症下药，由于老年人各系统、器官生理功能的衰退，导致肝肾对药物的代谢及排泄机能减退，所以与青年人使用同等剂量的药物即可引起一些不良反应。因此，老年人用药应少而精，能不用药物治疗的尽量不用药物治疗，防止滥用药。

（二）减少药物品种，掌握最佳有效量

由于老年人常一身多病，同时服用几种药物，加上对药物的耐药性差，个体上的差异及半衰期的延长，因此对老年人用药应十分谨慎，应根据患者的体重，性别及健康状况、用药史等，注意药物的效应及毒性，选择不良反应少的药物。开始量比普通成人用量应少，然后根据病情和治疗需要缓慢增加，掌握最佳的用药剂量及时间，最大限度地减少用药品种，能用一种药物的不用两种物务，以减少毒性反应的发生。

（三）及时停药或减量

有些老年人对药物产生依赖，用药容易停药难，担心停药后病情加重或旧病复发，用药时间过长，超过疗程或剂量过大，都会发生医源性疾病，造成严重后果。因此，当病情好转或痊愈或用药达到疗程时，应遵医嘱及时停药或减量。

（四）密切观察不良反应

由于老年患者用药种类多，药物之间可发生相互作用，使药物的不良反应率增加，如用药过程中发现有新的症状出现，又与自己所患疾病无关时，应考虑为药物的不良反应。①防止过敏反应的发生：如已知自己对某种药物有过敏史，应告知医生不用此药。②如患者有某些慢性病，应告知医生，防止药物的毒性反应而加重原有疾病的症状。

五、老年患者的护理特点

（一）饮食方面

进食原则：限制热量及碳水化合物，给予优质蛋白质、丰富的维生素及适量的无机盐，补充水分。

由于老年人代谢率降低、活动量减少，对营养的需要量相对减少，应限制热量的摄入，一般为限制年轻人的70%，给予鱼、虾、瘦肉、蛋类、奶类和豆制品等优质蛋白质及谷类食物，限制脂肪的摄入，勿进食大量的肥肉，食含不饱和脂肪酸的植物油，以减少体内脂肪的堆积。限制碳水化合物，给予富含维生素的新鲜蔬菜、水果，以补充维生素A、C、E，尤其维生素C、E，有清除体内自由基、降低胆固醇、软化血管、抗衰老的作用。由于老年人对无机盐的吸收能力降低而引起缺乏，所以应给予适量的无机盐及含钙高的食物如鱼、蛋、牛奶、鸡肝等，防止骨质疏松和缺铁性贫血。老年人对盐的摄取不宜过多，因为食盐过多，可使钠潴留、血管阻力增加，导致高血压，应控制在每日8g以下，高血压患者5g以下，肝腹水患者不超过2g，以免加重病情。同时补充足量的水分，因为老年人感觉较迟钝，对体内缺水的自我感觉不灵敏，体内缺水时，不易感到口渴，对老年人不能以"口渴"作为进水的标准。每日饮水量应在2000ml左右，以白开水或茶水为主，分多次饮用，每次不超过300ml。

（二）起居方面

定时作息，每日坚持锻炼身体。坚持早、晚刷牙，饭后及外出归来漱口，以保持口腔清洁，减少感染的机会，睡硬板床，选择被褥薄厚、枕头软硬高低要符合老年人的习惯，室温在20～22℃为宜。被子不宜过重，选用质地柔软、穿着舒适、宜清洗面料的衣服，衣裤，鞋袜要宽大，平时避免做一些危险性的劳动，如抬重物、高处取物、挂东西等。浴室应有防滑措施，不宜空腹或饭后立即洗澡，洗澡时间不宜过长，水温不宜过高，地面应平而不滑且保持干燥，以防滑倒。在日常生活中，老年人要做一些力所能及的事，自己能做的事情尽量自己去做，这样即有利于身体健康，又有利于增强对生活的信心，充分发挥身体内的潜能。

（三）安全问题

1.跌倒

跌倒的发生随年龄的增加而增加。造成老年人跌倒的原因很多，如姿势控制力降低、肢体协调功能减弱、意外绊倒、滑倒等，常发生跌倒的地点是浴室或卧室，而跌倒的时间常是清晨或黄昏。为了防止老年人跌倒，老年活动区应光线充足，地面平坦、光滑、无障碍物，水泥地而无潮湿，对视力不好的老年患者，应帮助其熟悉环境，日常生活物品放于便于取拿的地方，卫生间有坐便器、并有扶手，浴盆不宜过高，便于进出。行走不便的老年人尽量不穿拖鞋，应有人搀扶或拄拐杖，对反应迟钝及服用降压药物者，夜间尽量不去厕所，便器放于床前便于取拿处。

2.坠床

对于意识不清、意识障碍、脑血栓后遗症及视力不好的老年患者，在自觉不自觉中常发生坠床，所以对这些患者，应适当加床档或床边放椅子护档，如发现老人睡在床边，应将老人推至床中央，起床、卧下时应有人在左右，防止坠床、摔伤。

（四）皮肤护理

皮肤是身体对外的第一道防御工事，皮肤的主要功能就是保护身体凳受外界环境中各种理化因素的刺激和侵袭。由于老年人皮下脂肪和弹性纤维的消失，使皮下脂肪萎缩、消失，皮脂腺功能减退，皮肤变薄、松弛、弹性降低，表面失去光泽、干燥、易脱屑等，使皮肤对机械性理化刺激的抵抗力降低而易损伤，所以应加强皮肤护理，防止并发症的发生。

1.保持皮肤清洁干燥

按时清洗，并注意腋下、腹股沟、会阴部等皮肤皱褶处.保持清洁干燥。每周洗一次澡，水温不宜过高，以35～40℃为宜，每日睡前洗脸，温水泡脚，如皮肤出现干燥、脱屑，应涂护肤霜防止干燥及瘙痒。老年人宜穿柔软吸水性强及通气性能好的纯棉宽松的内衣，并经常换洗。每日适当按摩皮肤，以促进血液循环及淋巴液的回流，即能改善皮肤肌肉的代谢和营养，增强皮肤对微生物的抵抗力，又能防止肌肉萎缩。

2.预防褥疮

褥疮是局部组织长期受压，血液循环障碍，持续缺血缺氧，营养不良而导致组织损伤或坏死。如皮肤经常受潮湿、摩擦等物理刺激以及老年体弱、水肿、营养不良、恶病质等患者，更宜发生褥疮，所以在护理这类患者时应特别注意。对长期卧床者应经常更换体位，每1～2小时协助翻一次身，翻身时避免拖、拉、推的动作，以防擦破皮肤。保持皮肤清洁干燥，出汗多者及时擦洗干净，保持床铺清洁干燥、平整无渣屑，被污染被服、衣裤及时更换，不使用破损便器，以防擦伤皮肤。对经常受压的骨隆突处垫气圈，并用50%的酒精或滑石粉按摩，以促进血液循环，减轻局部组织的缺血、缺氧等。

（五）预防便秘

由于老年人消化道黏膜及肌肉萎缩，加上活动量少，肠蠕动减慢，使大便在肠内滞留时间过长而引起便秘，为预防便秘，生活要有规律，每日睡前喝1～2汤勺蜂蜜水，养成每日按时排便的习惯，如病情许可，可给予新鲜的蔬菜和水果，并嘱多饮水，适当的活动，如散步、打太极拳等，每日两次在左下腹乙状结肠部由近心端向远心端做环状按摩，以促进肠蠕动，帮助排便，也可用开塞露、甘油栓等软化粪便，刺激肠蠕动，促进排便，必要时给予灌肠。

（六）心理护理

在人的一生中，心理变化、发展和心情与生理机能的变化和发展，文化背景、生活环境和方式以及工作环境是密切相关的。一些老年人由于年龄的原因退休在家，离开了多年工作的地方，社会地位的改变和人际交往的减少，再加上年龄大了，有一些慢性病在身及身体各系统老化症状的出现，如体力下降、视力障碍、四肢活动受限甚至由于儿女长大成家，在家时间少了，以及有的老年人丧偶等因素使老年患者一时不适应，而产生孤独、凄凉、甚至抑郁等，这些对老年人的心理影响是很严重，也是很重要的。所以应帮助老年患者尽量去除这些不利身体健康及疾病康复的心理因素，首先应了解他们的心理，做好疏导工作，告知退休是不可逆的，上述事情的出现是不以人的意志为转移的，应尽快适应这些情况的出现，主动与之交往并鼓励患者之间的交往，尽可能使生活过得丰富多彩，可结合自己的爱好，文化知识基础和生活条件，做一些有益、有趣的事来提高自己的生活质量，如书法、绘画、散步、太极拳等，但应掌握"适度"。尊重老人的人格和意见，倾听他们的主诉，让患者得到安慰，使他们感到被尊重，并消除既往与现在个人角色的差异。

第十二节　临终关怀

一、临终患者的病理生理变化及护理要点

临终关怀是给予肿瘤晚期和经各种治疗无望的各种疾病末期患者所实施的医疗护理。一般认为是临终患者生命的最后几个月、几周、几天所接受的关怀。因此，他们的生理变化值得重视，并应有相应的护理措施。

（一）临终患者的病理生理变化

临终是临床死亡前的一种状态，其情况可因人而异，有时是突然死去，可以不表现循环衰竭等征象或面容；有时是逐渐衰竭以至死亡，通常可出现以下的生理变化和临床表现。

1.循环衰竭

由于心肌收缩无力，心搏出量减少，心音低弱，脉搏微弱而不规则，血压下降，周围血管痉挛，皮肤苍白湿冷，以肢端、耳鼻为明显，口唇指甲呈灰白或青紫色，皮肤可出现瘀血斑点。

2.呼吸衰竭

因分泌物在支气管中贮留，呼吸中枢麻痹，呼吸肌收缩作用减弱等原因，出现呼吸困难，呼吸带鼾声、痰鸣、或鼻翼煽动，可出现潮式（陈-施氏）呼吸或临终呼吸（双吸气、叹气、点头样呼吸等）。

3.胃肠道蠕动减少

气体积聚于肠胃,患者常会感到腹胀与恶心,肛门及膀胱括约肌松弛,以致大小便失禁。

4.肌肉失去张力

周身软瘫,患者仰卧时全身和床褥伏贴,下颌下垂,嘴微张,眼球内陷,上睑下垂,吞咽困难等等。

5.感觉变化

视觉减退,开始只能视近物,以后只存光感;各种深浅反射渐渐消失,最终瞳孔对光反应、吞咽反射和听力完全消失。

6.体温失常

由于丘脑下部受抑制,使体温调节中枢功能紊乱,或由于继发感染,患者出现高热或低温。

7.意识改变

垂危期有些患者可以始终神志清醒,但病变侵及或影响中枢则可以出现意识模糊。

大致可以分为三期:(1)昏睡:大声呼唤可暂时苏醒,对周围漠不关心,随即又转入睡眠状态;(2)木僵:是一种可唤醒的无意识状态,对周围事物无正确反应,答非所问;(3)昏迷:意识完全丧失,肌肉松弛,感觉及反射均消失。

(二)护理要点

了解和协助患者解决各种生理需要,控制症状,尽可能使患者处于舒适状态,提高临终生活质量是临终护理工作的目标。

1.疼痛控制

调查结果表明,87%晚期肿瘤患者和66%其他疾病末期患者主诉疼痛,因此控制临终患者疼痛是症状控制的重要措施。

(1)对疼痛的严密观察:疼痛产生的原因多种多样,大多是患者体内器质性病变所致,也有些与化疗、放疗反应及情绪变化有关。要通过仔细的观察记录,了解疼痛的部位、性质、持续时间、影响因素、药物疗效,并分析其原因,如肿瘤发展所致则以抗癌药物治疗,继发感染引起的加用抗生素治疗,情绪焦虑加重的给予安定药或心理治疗等。

(2)药物控制:根据WHO所建议的三步阶梯法,即第1步:先给予非麻醉性镇痛药,如阿司匹林、扑热息痛、布洛芬等,或新型止痛剂Zomax(Zomepirac)对中、重度疼痛较好。第2步:给弱麻醉性镇痛药,如可待因,与前一类镇痛药物合用,可增强镇痛效果。第3步:给强麻醉镇痛药,如吗啡、哌替啶或加辅助药如氯丙嗪,此外还有盐酸二氢埃托啡、阿片类等。止痛药应正确使用,注意选择给药时间、剂量、给药途径及患者对副作用的耐受力等。

应当指出的是,不少医护人员担心癌症患者会成瘾甚至会死于药物过量,临床研究表明癌症患者使用麻醉药物与其他患者一样会产生耐药性和药物依赖性,但很少成瘾,对临终患者要尽量控制疼痛,不允许患者在疼痛中死去。

(3)非药物控制:据报道,这类方法对40%的临终患者有效。

①松弛术:即通过体位的调整或按摩等使机体充分放松,肌肉紧张度减低,减缓疲劳和焦虑,有助于睡眠和使止痛剂更好地发挥作用。

②生物反馈法:即有意识地控制身体某部分组织,可提高松弛作用,减少药物用量及药物副作用(上述两种方法的具体操作,可参考康复医学运动疗法的有关内容)。

③音乐疗法:医护人员首先要了解患者的音乐史,精神状态及心理活动,与患者共同选择适合患者心境的音乐。例如对心情沉闷的患者,开始选择稍带悲伤的音乐,能诱发其情感

及记忆,再逐渐换为比较欢快的乐曲,从而控制患者的感情;对于烦躁和恐惧的患者选择安神静心的歌曲、戏曲,可达到镇痛效果。选择放音或耳机方式及音量大小视情而定。应将窗帘放下。灯光调暗,避免干扰,提供清静环境,患者轻闭双眼,减慢呼吸,尽量放松,陶醉于音乐之中,以达到镇静、缓解疼痛、减轻孤独伤感、增强生活信心等作用。

其他,如硬脊膜外注射吗啡,外周神经封闭术等可以阻断神经系统的传递作用,对局部病变所引起的疼痛有较好作用。

2.其他护理

(1)营养保证:临终患者的营养状况不良,其护理诊断为:可能性的营养和水分缺乏。护理目标是:在病情进行恶化过程中,最大限度地使患者得以最优营养和感到舒适。

厌食是癌症晚期和其他临终患者最常见的问题,可能与放疗、化疗及其他药物治疗有关,心理上的因素也参与影响。缺乏食欲和味觉改变将导致营养不良、消瘦、全身衰竭。

医护人员、营养师应充分了解患者的饮食习惯,提供病员特别喜爱的食谱,少食多餐,调剂花样品种,帮助患者采取舒适体位,鼓励自食,如果需要控制恶心,则进餐前用止吐药,助消化药,必要时给予口腔护理。进食困难时,以人工方法给予足够热量的均衡营养物及水分。

(2)控制排泄:便秘或腹泻,尿潴留或尿失禁常给临终患者带来很大痛苦。为提高患者的生活质量,护士应与家属密切协作,如便秘时给予定期灌肠或缓泻通便药物。尿潴留可留置导尿管,定期开放冲洗。大、小便失禁注意妥善使用器具控制,及时清洗臀与会阴部,保持床褥清洁干燥、平整,以防褥疮发生。

(3)皮肤护理:临终患者常因体质过弱翻身困难而保持仰卧,或因躯体局部疼痛而长期采取某一侧卧位,这样机体某部位长期受压加之循环不好易导致褥疮发生。护士应定期翻身、擦浴、按摩受压处等。可请家属协助,但切忌完全依赖陪伴,要确保观察和护理的质量。

(4)呼吸道护理:呼吸困难是临终患者的常见症状,应经常吸出痰液和口腔分泌物,保持呼吸道通畅,给予持续低流量吸氧,使用辅助呼吸机或气管切开的患者应严格按照专科护理操作技术施行。鼻孔、嘴唇清洗干净并涂以石蜡油防干裂。眼部分泌物可用生理盐水棉球擦净,如患者眼睑已不能闭合,则点氯霉素眼药水并覆盖油纱。

(5)其他:尽量给患者以舒适与欣慰,如病室安静、保持患者温暖、适当加盖被毯,但不宜让患者有重压感,患者被汗浸湿的衣裤要及时更换并以温热水擦浴。发生濒死征象,应立即报告医生,可进行一些必要的非侵入性处理,一切临终护理措施要照常进行到患者死亡。再转入尸体料理及亲属的安抚工作。

二、临终患者的心理变化及护理要点

临终患者常由于病情的折磨,对未知的恐惧,对生活的依恋,与亲人的离别,失去尊严和自尊心,还有未尽的事业,以及一些不自觉的和被压抑的恐惧等,产生复杂的心理和行为反应。美国医学博士 Kubler Ross 所描述的临终患者的心理过程,是人们所公认的最简明、生动的描述,对临终护理具有指导意义。

(一)心理反应的分期

患者临终时的心理反应通常分为五个阶段。

1.否认期

患者不接受面对死亡的事实,认为"不可能","弄错了"。有的患者虽然不确切知道自己的病情,但却了解自己死亡的预后,故做欢态,不使家属过度悲伤,但对知情者则会哭诉真情,以减轻内心痛苦,盼望治疗奇迹。

2.愤怒期

当病情趋于危重，否定难以维持时，患者则会发怒、泄愤、妒嫉、怨恨等，无论对什么事情都不合意，不满足，经常斥责身边的医护人员与亲属。

3.协议要求期

患者期盼延长生命以达到某种要求或完成未实现的愿望。

4.忧郁期

此时患者已不得不面对所患绝症的现实，状况日趋恶化，往往默言沉浸在回忆之中，表现悲伤并时常哭泣。

5.接受期

患者已对自己即将面临死亡有所准备，极度衰弱疲乏，表现平静而安宁或常处于嗜睡状态。

此五期过程只是个基本模式，实际中会有所变化，因为年龄、性别、性格及文化素养不同，患者的表现不尽一致。从年龄上来看，老年人较易接受临终的严峻现实，而中青年则难以接受；从文化水平上来看，知识层次较高的患者求生愿望强烈，能主动积极配合接受各种治疗；性格内向者较外向者多难以接受死亡的事实。上述几期反应的顺序也可以因人而异，而忧虑、痛苦、悲伤等情绪则往往同时贯穿于临终发展的全过程。

（二）护理要点

对临终患者必须耐心细致地了解其心理痛苦，依据其不同心理分期过程予以针对性的心理护理，只有因人制宜、因时制宜地照料，才能使临终患者得到真正需要的心理安慰和疏导，恢复一定的心理平衡，从而使其安度余生。

1.否认期的关怀

医护人员在此期不应把病情全部如实告诉患者，以维持他们的一点希望，让他们逐步适应。也可顺其意愿，予以可耐受的各种检查，以缓冲其受到创伤的心理。与家属一起作好劝慰，密切守护，防止自伤自杀等不幸事件的发生。

2.愤怒期的关怀

此期患者的照护是非常困难的，患者可以发生不礼貌的言行，医护人员应忍让克制；让患者倾诉内心的忧虑和恐惧，使郁闷情绪得以宣泄；医护人员怀着一颗爱心，安抚疏导患者，可同时辅以药物，稳定患者情绪，让其安全度过此期。

3.协议期的关怀

对于患者提出的种种"协议性"要求，例如治愈疾病或缓解病情，医护人员可以采取适度的暗示方法，许诺其要求，尽管难以实现，也要做出积极治疗的姿态，尽可能地满足，让他们充实地度过生命的最后历程。

4.抑郁期的关怀

此期的重点在于鼓励与支持患者，增加其同疾病作斗争的信心和勇气，对临终患者的心理护理大多是针对抑郁期患者的。

5.接受期的关怀

此期照护的重点是保证患者的生活质量，环境布置、饮食调配等对患者有积极作用；另外要了解患者最关心的事宜，尽量为其完成未尽事宜提供条件。

随着宝贵生存时间的缩短，临终患者的恐惧、焦虑的情绪会逐渐增长，自我克制的能力削弱。护理工作中尤其应注意以下几点：①了解和理解患者的心理需要，鼓励谈出其恐惧心理和忧虑情绪。提倡患者、家属和护理人员一起讨论患者的心理状况及对策。②主动向亲友说明患者的心理状况及有关知识,以避免因他们的不安而加重患者的情绪反应,并争取他们的密切配合共同参与心理支持工作。③同情和人道主义很重要,应尽量寻求切实有效的办法,如教育、交谈、陪伴等,使患者正视现实,摆脱恐惧。对于临终患者,只要他们神志是清醒的,就应多尊重他们的意见和日常生活习惯,体贴患者矛盾的心情,尽量满足其合理要求;也应给患者更多的自由,除躁动或有绝望轻生念头等患者外,一般不要约束和限制他们力所能及的活动。

三、死亡及死亡后的护理

死亡是人的本质特征的消失,是由生到死的一个过渡。

(一)死亡的原因和分类

我们探讨死亡的原因是为了弄清在什么情况下濒死是可能挽救的,以及掌握时机,创造条件,尽最大可能去抢救患者的生命。据国内某医科大学的报告,"癌症"死后尸体病理解剖诊断竟有20%以上的死者的临终诊断和治疗有误,所以查明原因,明确诊断,判定预后,慎重选择医疗决策实属必要。死亡通常分为两大类:

1.生理性死亡

是衰老的结果,是生命过程发展的自然结局,鉴于当今报告百岁以上老人并非多见,这种自然死亡是不多的。

2.病理性死亡

是疾病发展的一个结果,其原因可大致归为以下三个方面:

(1)脑、心、肺、肝、肾、肾上腺等重要器官的严重破坏或功能衰竭。

(2)重度慢性消耗性疾病(如恶性肿瘤、结核、艾滋病等)所致的全身衰竭。

(3)在电击、溺水、严重创伤、大出血、窒息、心肌梗死、麻醉意外、药物中毒或严重过敏反应(如洋地黄、青霉素等)等情况下,常因心跳和呼吸骤停致各器官功能急性障碍,如抢救不及时有效,可以引起死亡。

(二)死亡过程的分期

死亡并不是生命的骤然结束,而是一个连续进展的过程,是一个从量变到质变的过程。

社会学把死亡分为社会死亡、知识死亡和生物学死亡三个时期,这种分类与人的两重属性有关,现代科学(包括自然、社会和人文科学)的发展,揭示人的生物学和社会学的两重属性。生物学的人仅指人属于生物学上的脊椎动物门哺乳纲灵长类人科人属。社会学的人指人是有自我意识的实体,社会性才是人的本质属性。以人与人、人与社会直接或间接的交往是否消失,意识或自我意识是否存在为衡量标准,人类生命的本质特征是自我意识的存在。如自我意识已不可逆地丧失,仅保持生物学意义的生命特征——心跳或呼吸,此时作为"有生命价值和意识的人"已经丧失,说明患者已经历了社会死亡和知识死亡,生物学死亡期也将来临。

医学则将死亡分为濒死期、临床死亡期和生物学死亡期三个时期。

1.濒死期(临终期)

是脑干以上的神经中枢功能丧失或深度抑制,而脑干以下的神经功能尚存,但由于失去上位中枢神经的控制而处于紊乱状态。患者表现神志不清,循环衰竭,呼吸衰竭,代谢紊乱,各种反应迟钝,肌张力丧失。

2.临床死亡期

是延脑处于深度抑制和功能丧失的状态,故各种反射消失,呼吸和心跳停止。

3.生物学死亡期

是死亡过程中的最后阶段。此期，自大脑皮层开始，整个神经系统及其他各器官系统的新陈代谢相继停止，整个机体出现不可逆变化，已不能复活。继心跳、呼吸停止后，瞳孔散大，各种反射消失，心电和脑电波消失为一平直线。体温逐降——尸冷；皮肤呈现暗红色斑块和条纹——尸斑；死后6～10h才开始出现尸僵，24h后尸体有分解自溶发生。

长期以来，医学界一向把呼吸和心跳停止作为死亡的惟一标准，由于医学生物工程技术的发展，复苏术和人工器官的广泛应用，停止呼吸心跳的患者得已复苏甚至痊愈的屡见不鲜，表明心肺功能的停止不一定意味着死亡，这使传统的死亡标准面临严峻的挑战。另有脑皮层广泛受损的患者，由于呼吸机的应用和循环的支持，尽管可以维持生命体征相当长时间，但当呼吸机等一旦撤出，呼吸、心跳也就立即停止，因此心肺功能依赖人工维持也不等于生命延续存在。鉴于脑死亡是不可逆的，于是一些学者提出脑功能的丧失作为死亡的诊断标准。在1968年世界第22次医学会上美国哈佛医院提出脑死亡的四条标准：①深昏迷状态，对各种刺激均无反应；②自发运动和呼吸消失，需人工呼吸器维持，且关闭呼吸器3min仍无自主呼吸；③各种反射消失；④脑电波平坦，且于24h后复查仍为平直线。

此标准适合我国临床参考，符合上述标准的患者，几乎无例外地于1～7d内死亡（与人工维持时间有关），仅有极个别中毒、抑制性药物，5岁以下婴幼儿与低温处理的患者尽管接近符合上述标准，但经积极抢救后幸存，故对第三类死亡原因中所述的患者尚不能以此标准作为停止抢救的指针。

以脑死亡作为判断死亡的标准比传统标准更科学、更优越，已为越来越多的人接受；但传统的死亡观念和特例仍有其影响，因此有人提出权衡二者融汇共存的主张，即患者循环或呼吸功能不可逆的停止，整个脑、包括脑干一切功能不可逆停止，可判断为死亡。

（三）尸体料理

患者经抢救无效，由医生检查证实确已死亡，方能进行尸体料理。料理应立即进行，以防僵硬，并避免对其他病员的影响。护士应以严肃认真的态度尽心尽力做好尸体料理工作。

1.目的：使尸体清洁无渗液，姿势良好，易于识别。

2.用物：治疗盘内备齐尸单，尸体卡三张、尸体衣、裤、弯曲管钳、不脱脂棉花适量、绷带、梳子、按需要擦洗的用具、敷料、剪刀、胶布，必要时备隔离衣、手套。

3.操作方法

（1）填写死亡通知单2张（送医务处和家属），尸体鉴别卡3张。

（2）将用物备齐拿到床旁，劝家属暂离开病室。撤去治疗用物，必要时用屏风遮挡，揭去盖被，放平尸体，仰卧，用留下一大单或被套遮盖尸体。

（3）洗脸、使其闭上眼睑，如眼睑不能闭合，可用毛巾湿敷或于上眼睑下垫少许棉花，使上眼睑下垂闭合，如有假牙则代为装上，轻揉下颌使嘴闭紧，必要时用四头带托起下颌。

（4）脱去衣裤，由上至下依次擦净尸体，如有胶布痕迹应用松节油擦净，有伤口者需更换敷料，如有引流管应拔出后缝合伤口或用蝶形胶布封闭，再用棉垫盖好包扎。用止血钳夹棉花填塞口、鼻、耳、肛门、阴道（非产妇也可不慎）等孔道，若有上消化道出血或肺部疾患者，还应填塞咽喉部，注意棉花不能外露。

（5）穿上衣裤，如为女尸应梳理头发，撤去盖单，系一尸卡于手腕部或别于胸前。

（6）将尸单斜放在平车上，移尸体至车上，先包上下端，再将两边整齐地包好，在胸、腰、踝部用绷带固定，尸体卡别于尸单上。盖上大单送太平间，将另一张尸体卡挂于停尸屉外。取回盖单，连同其他被服一并送洗。

（7）将遗物清点交给家属或单位负责人，如以上人员不在，应两人共同清点，将贵重物品列出清单交护士二长保管。

（8）洗手后，停止一切医嘱（包括药物、治疗、饮食），整理病历，在体温单40～42℃之间相应时间栏内用红笔纵写死亡时间；按出院手续办理结账。

（9）清洁消毒处理床单和用物，如死者系传染病员，则按传染病终末消毒处理。

（四）丧亲者的心理护理

丧亲者主要指失去父母、配偶及子女的人。通常叫做死者家属（直系亲属）。失去最亲近的亲人，是一次非常痛苦的经历，因此人的感情、心理变化极其显著，以至影响到身心健康。这种经历对每个人的一生来说几乎是不可避免的，所以对丧亲者进行心理护理是一项重要的护理工作。

1.丧亲者的心理反应

悲伤是丧亲者机体、心理和社会的必然反应。关于悲伤的病理生理很多学者进行了研究。由于其研究的社会背景、宗教信仰、对象人群不同，故产生了许多不同的学说和分期，但其大致的心理过程是："怀疑——承认——适应"。此处我们介绍Cooley的研究，他把悲伤分为三个阶段：（1）回避阶段：表现为麻木和迟钝，昏昏沉沉，认为这是一种保护功能。（2）对抗阶段：认识到亲人走向死亡的残酷事实，是感情最强烈、最痛苦的阶段，表现为悲哀、怀念、易激、谵妄、梦幻、思想混乱。（3）缓解阶段：控制感情，从悲伤中解脱出来，渴望生活中出现新的希望。

悲伤的一般临床表现为，震惊、晕厥、麻木、迟钝、神志恍惚、失眠、焦虑、语言颠倒、孤独、内疚、生气、哭泣、叹气、气短、无力、喉咙发紧、胸闷、厌食、胃肠功能紊乱等。认识和了解悲伤的临床表现，有利于对丧亲者的心理护理作出针对性对策。

2.丧亲者的心理护理

（1）筛选丧亲者中的高危人群，对其重点帮助，防止发生不良后果。人们对丧亲这一事实的承受和适应能力是有差异的，有的因丧亲的巨大心理压力，悲痛欲绝，导致一系列功能紊乱并可造成严重的疾病甚至死亡。一般认为有下列情况的人是高危人群：①突然丧亲者；②与死者关系密切者，悲痛与关系密切程度呈正相关；③既往无丧亲经历者；④年龄：14岁以下，65岁以上，尤患有心、脑血管.疾病者危险性增加；⑤缺乏社会的有力支持和帮助者，经济无助者会导致家庭危机；⑥既往有精神或健康问题者；⑦受到亲朋言论、社会及传统风俗习惯等压力者，以上高危人群应是我们医护人员进行丧亲心理护理的重点对象。

（2）对丧亲者的心理护理是一个复杂的问题，目前尚没有固定模式，死别的创痛比任何一种身体的疾病都难以治愈，药物不能医治痛苦，所以必须依靠人们的爱心和关怀。医护人员要给予丧亲者以情绪上支持和心理疏导，以缓解丧亲者心理及生理上的痛苦：①认真倾听他们的诉说，鼓励他们把痛苦的感情尽可能地全部宣泄出来；②分析早期症状，然后对他们的身心状况进行全面的评估，再按悲伤的不同阶段定出护理措施进行疏导；③讲解有关知识及如何处理死亡事件；帮助其以积极的方式面对现实，接受现实并使自己节哀；死亡对临终者是痛苦的结束，但对丧亲者是悲痛的高峰，要帮助疏导悲痛，使其认识自己继续生存的社会价值，重建生活的信心；④根据具体对象和情况给予指导、建议，如经济问题、家庭组合，使丧亲者深切感到人世间的情谊；⑤对丧亲者随访，目前在国外，患者死后两周、两个月、半年、甚至一年内，临终关怀机构一直通过信件、电话、访视与家属保持联系，从而体现临终关怀工作的价值（社会的文明、道德的价值），也体现"自我帮助"和"相互支持"的模式，这些都是值得我们效仿和借鉴的。

今后，我国在相当长的一个阶段内，家庭的组合大都是一对夫妻一个子女，因此疾病或意外使家庭失去其中任何一员，打击都是巨大的。叔舅姑姨等社会关系的相应减少，对丧亲者的社会支持与帮助也可能随之减少（当然还可以通过社会精神文明的发展来弥补）。所以对丧亲者的心理护理的重任必然落到医护人员肩上。因此，临终关怀必然受到护理界的重视和全社会的关注。

第四章　呼吸系统疾病患者的护理

第一节　呼吸系统疾病一般护理

（1）严密观察病情，注意体温、脉搏、呼吸、血压、血氧、神志等生命体征的变化。有否感染性疾病所致全身毒性反应如畏寒、发热、乏力、食欲减退、体重减轻、衰竭等；以及本系统疾病的局部表现如咳嗽、咳痰、咯血、哮喘、胸痛等。

（2）恢复期可下床适当活动，危重患者应绝对卧床休息。

（3）给予高蛋白、高热量、多种维生素易消化饮食。高热和危重患者，可给流质或半流质饮食。

（4）病室空气要流通，每日通风两次，每次15～30分钟，但避免对流。空气消毒每日1次，监测空气污染情况和消毒效果，每月1次。

（5）当患者需进行支气管造影、纤维支气管镜检查、胸腔穿刺、胸腔测压抽气、胸膜活检等检查时，做好术前准备、术中配合、术后护理。

（6）呼吸困难者应给予氧气吸入。护士必须掌握给氧的方法（如持续或间歇给氧和给氧的流量、给氧器材的选择）。

（7）结合临床，了解肺功能检查和血气分析的临床意义。发现异常及时通知医生。

（8）呼吸衰竭患者如出现兴奋、烦躁、谵妄时应慎用镇静药，禁用吗啡和地西泮及巴比妥类药，以防抑制呼吸中枢。

（9）留取痰液、脓液、血液标本时按常规操作。取样要新鲜，送检要及时，标本容器要清洁干燥。

（10）做好卫生宣教工作，积极宣传预防呼吸系统疾病的措施。指导患者进行体育锻炼，阐明吸烟对人体的危害，劝告患者注意保暖预防感冒。

（11）备好一切抢救物品和药物。

第二节　急性上呼吸道感染

急性上呼吸道感染（简称上感）是指鼻、咽、喉部急性局限性炎症的总称，也是呼吸道常见的一种传染病。多数由病毒感染所致，少数由细菌感染引起。

一、病因及发病机制

急性上呼吸道感染大多数由病毒感染引起，主要有鼻病毒、流感病毒、副流感病毒、埃可病毒、腺病毒、麻疹病毒、柯萨奇病毒等。少数由细菌直接感染或继发于病毒感染之后，主要为溶血性链球菌，其次为流感嗜血杆菌、肺炎链球菌、葡萄球菌等。常因受凉、淋雨、过度劳累等因素诱发。病原体主要通过飞沫传播，也可由于接触患者而传染。

二、临床表现

（一）症状与体征

1.普通感冒

俗称"伤风"。以鼻咽部炎症为主，最常见的病原体是鼻病毒。起病较急，早期有咽部干痒或烧灼感，数小时后出现鼻塞、流清水鼻涕。2~3 d后鼻涕变稠，可伴咽痛、流泪、声音嘶哑、咳嗽，一般无全身症状或仅有低热、畏寒伴头痛、全身乏力。可见鼻、咽部黏膜充血水肿，有较多分泌物。多无并发症，一般经5~7 d痊愈。

2.急性咽喉炎

以咽喉部炎症为主，多由鼻病毒、腺病毒、流感病毒等引起。临床特征为咽部发痒和灼热感，轻而短暂的咽痛。合并链球菌感染时，常有咽下疼痛，并伴有发热、乏力。急性病毒性喉炎的临床特征为声嘶、说话困难、咳嗽、喉部疼痛，伴有发热。可见咽部充血，咽后壁淋巴滤泡增生，颌下淋巴结肿大和触痛。

3.扁桃体炎

以咽、扁桃体炎症为主；多由溶血性链球菌感染引起，起病急，有畏寒、发热，体温可达39 ℃以上。咽痛明显，头痛、全身乏力。可见咽部明显充血，扁桃体充血肿大、表面有黄色点状渗出物，颌下淋巴结肿大有压痛。

（二）并发症

病程常在1周左右。若患者延缓治疗或机体免疫力差，细菌性炎症可从鼻咽部蔓延导致鼻窦炎、中耳炎、支气管炎。部分患者可继发风湿病、肾炎或心肌炎等。

三、辅助检查

（一）血液检查

病毒感染时，白细胞计数正常或偏低，淋巴细胞比例升高。细菌感染时白细胞总数及中性粒细胞增加。

（二）病毒和细菌的检测

通过对病毒或病毒抗体的检测，可判断病毒的类型。细菌培养可判断细菌类型和进行药敏试验。

四、诊断要点

（1）有受凉或与上感患者接触史。

（2）有咽痛、鼻塞、流鼻涕、打喷嚏、全身乏力、发热等症状。

（3）体格检查鼻、咽部黏膜充血水肿，咽后壁淋巴滤泡增生，扁桃体充血肿大。

（4）结合周围血象检查、病毒抗体检测、细菌培养可确定病因。

五、治疗要点

治疗原则：对症治疗，控制感染，缩短病程，促进痊愈。

（一）抗感染治疗

细菌感染者合理选用抗生素，如青霉素、红霉素、螺旋霉素或磺胺药物治疗。若单纯病毒感染，可选用金刚烷胺、码啉胍抗病毒治疗。

（二）中药治疗

常用中成药有板蓝根冲剂、清热解毒口服液、银翘解毒丸、桑菊感冒片。高热患者可加黄芩。

六、护理评估

（一）健康史

询问患者以往健康状况，了解患者的生活起居、家庭环境和生活习惯及周围人群的健康状况；了解上呼吸道感染临床类型，有无咳嗽、发热，全身症状是否明显，以往采取何种治疗措施。

（二）身体状况

询问患者发病后的主要表现，观察体温、脉搏、呼吸变化；重点询问有无头痛、全身乏力、咽痛、咽下痛等；体检咽喉有无急性充血，咽后壁有无滤泡，有无声嘶、发音困难，有无扁桃体充血肿大等。

（三）心理及社会因素

因上感引起全身症状明显，并发症较多，常影响工作和学习。评估时注意患者的心理状态，有无焦虑、不安情绪等，是否能积极配合治疗与护理。

（四）辅助检查

周围血象有无异常，淋巴细胞是否升高。

七、护理诊断及合作性问题

（1）体温过高：与病毒、细菌感染有关。

（2）疼痛：咽喉干痒或疼痛，与上呼吸道炎症有关。

（3）知识缺乏：缺乏疾病预防保健知识。

八、护理目标

（1）体温降至正常范围。

（2）咽喉干痒或疼痛减轻或消失。

（3）能说出上感的预防保健知识。

九、护理措施

（一）一般护理

高热患者应卧床休息，保持室内空气新鲜流通，调节适宜的温度（18～22 ℃）、湿度（50%～60%）。给予高热量、高维生素的流质或半流质饮食，鼓励患者多饮水，对年老体弱者高热后水分丧失过多，可通过静脉输液补充水分，加速毒素的排泄，维持水、电解质的平衡。

（二）降温

超过 39 ℃须进行物理降温，如头部冷敷；冰袋置于大血管部位，温水或乙醇擦浴，4 ℃冷盐水灌肠等，注意 30 min 后应复查体温并记录。必要时遵医嘱给予药物降温。高热患者应注意观察体温变化，每 4 h 测 1 次体温、脉搏、呼吸并详细记录。

（三）减轻咽喉疼痛

用淡盐水口咽部含漱或含服消炎喉片；声嘶者可行局部雾化疗法；鼻塞、流涕者可用1%麻黄碱或萘甲唑啉（鼻眼净）滴鼻；细菌感染时，可根据病原菌选用敏感的抗菌药物，常选用青霉素、第一代头孢菌素、氧氟沙星等。

（四）对症护理

发热患者由于唾液腺分泌减少，口腔黏膜干燥，机体抵抗能力下降，易引起口腔黏膜损伤或口腔感染，应鼓励多漱口，保持口腔湿润和舒适，口唇干裂时可涂护唇油保护；退热时，患者常有大汗淋漓，要及时擦干汗液，更换清洁、干燥衣服和被褥；对年老体弱的患者，应注意观察脉搏、血压变化，防止患者发生虚脱。

（五）心理护理

在与患者的接触中针对病因做必要的解释，使患者了解上呼吸道感染的有效防治措施，消除患者的焦虑和不适感，积极配合治疗，促进身心康复。

十、护理评价

（1）体温是否降至正常范围，降温过程中有无出汗过多或虚脱。

（2）不适感有无减轻或消失。
（3）能否说出上感的预防保健知识。

十一、健康指导

（1）积极开展体育锻炼，增强机体抵抗力，增加机体耐寒能力，如冷水洗脸、坚持冷水浴等。

（2）生活规律，劳逸结合，避免受凉、淋雨、过度疲劳等诱发因素。劝告患者不要吸烟，在流行季节，尽量少去公共场所。不凌空咳嗽或打喷嚏，可用卫生纸或手帕遮掩并及时洗手，防止病原体向外传播。

（3）对可能或已有上呼吸道感染患者的室内应用食醋（5~10）ml/m²加等量水稀释，关闭、门窗加热熏蒸，1/d，连续3次。

（4）必要时可采取预防措施，如流感疫苗行鼻腔喷雾，口服板蓝根冲剂，3/d，1包/次，口服3d；或用贯众、野菊花、桑叶等中草药熬汤服用。

第三节 肺炎

肺炎是指各种原因引起终末气道，肺泡和肺间质的炎症。为呼吸系统常见病。病原微生物感染、理化因素、免疫原性损伤等均可引起肺炎。老年人或免疫功能低下者并发肺炎的病死率高。

一、病因及发病机制

正常情况下，由于局部防御功能的正常发挥，可使气管隆凸以下的呼吸道保持无菌状态。当个体局部或全身免疫功能低下及病原体数量增多、毒力增强时，病原菌被吸入下呼吸道，并在肺泡内生长繁殖，导致肺泡毛细血管充血、水肿、炎细胞浸润和渗出，引起系列临床症状。常见的病原菌有肺炎链球菌、葡萄球菌、肺炎支原体、肺炎衣原体、病毒等。除了金黄色葡萄球菌、铜绿假单胞菌和肺炎克雷伯杆菌等可引起肺组织的坏死性病变容易形成空洞外，肺炎治愈后多不留瘢痕，肺的结构与功能可恢复。

病原菌可通过以下途径入侵：口咽部定植菌吸入；周围空气中带菌气溶胶的直接吸入；由菌血症引起的血行感染；邻近感染部位直接蔓延至肺。分类如下。

（1）按病因分类。分为：①细菌性肺炎；②病毒性肺炎；③真菌性肺炎；④其他病原体所致肺炎；⑤理化性因素所致肺炎。

（2）按解剖学分类。分为：①大叶性肺炎；②小叶性肺炎；③间质性肺炎。

（3）按感染来源分类。分为：①社区获得性肺炎；②医院获得性肺炎。

二、临床表现

（一）症状与体征

多数肺炎患者起病急骤，有高热、咳嗽、咳痰症状，不同类型的肺炎痰液有所区别，当炎症累及胸膜可出现胸痛，常伴随全身毒性症状，如疲乏、肌肉酸痛、食欲缺乏等。

（二）并发症

（1）感染性休克：当病原菌入侵使微循环和小动脉扩张，有效血容量锐减，周围循环衰竭而引起休克，出现感染性休克的表现。

（2）低氧血症：炎症使肺泡通气量减少，动脉血二氧化碳分压升高，动脉血氧分压降低，肺内气体交换障碍引起低氧血症，可出现呼吸困难、发绀等症状。

（3）肺脓肿：肺部炎症的激化，可形成肺脓肿，咳出大量脓痰或脓血痰，有臭味。

（4）肺不张：多见于年老体弱、长期卧床者，由于无力咳嗽，痰液阻塞气道，引起的肺组织萎缩。小面积肺不张症状不明显，严重肺不张可引起呼吸困难、阵发性咳嗽、胸痛、发绀。

（5）支气管扩张：肺炎病程超过3个月者为慢性肺炎，由于长期咳嗽、气道受阻，支气管弹力纤维受损，引起支气管扩张变形，支气管扩张加重肺炎呼吸道症状，引起恶性循环。

三、诊断要点

典型的临床表现结合辅助检查可以确诊。

（一）症状和体征

典型的肺炎症状和体征，如高热，胸痛，咳嗽，咳痰等。

（二）辅助检查

①外周血白细胞检查；②病原学检查；③X线胸片检查；④血清中特异性抗体检测。

四、治疗要点

治疗原则：抗感染和对症治疗。

（一）抗感染

根据不同的感染类型，个体化应用抗生素，重症者尤其强调早期、联合、足量、足疗程、静脉给药。用药疗程至体温恢复正常和呼吸道症状明显改善后3～5 d停药。

病毒感染者给予对症治疗，加强支持疗法，防止并发症的发生。中毒症状明显者，如严重呼吸困难、感染性休克、呼吸衰竭等，可应用肾上腺皮质激素。

（二）对症治疗

注意纠正酸碱平衡紊乱，改善低氧血症。

五、护理评估

（一）健康史

询问既往健康状况，有无呼吸道感染史，糖尿病等慢性病史，有无着凉、淋浴、劳累等诱因，有无吸烟等不良生活方式，本次发病的症状体征如何，做过何种治疗等。

（二）身体状况

观察呼吸的频率、节律、型态、深度，有无呼吸困难，胸部叩诊有无实音或浊音，听诊有无啰音和胸膜摩擦音，有无咳嗽，痰液的性质如何，意识、体温和血压有无异常等。

（三）心理及社会因素

了解患者对疾病知识的了解，情绪状态，社会支持度。

（四）辅助检查

X线胸片有无空洞，有无肺纹理改变及炎性浸润；血液白细胞计数有无增多，中性粒细胞有无异常；痰培养有无细菌生长，药敏试验结果等。

六、护理诊断及合作性问题

（1）体温过高：与肺部感染有关。

（2）清理呼吸道无效：与痰多、黏稠、咳痰无力有关。

（3）疼痛：胸痛与频繁咳嗽、炎症累及胸膜有关。

（4）潜在并发症：低氧血症、感染性休克与感染有关。

七、护理目标

（1）患者体温降至正常范围。

（2）能掌握咳嗽、咳痰技巧，有效咳痰，保持呼吸顺畅。

（3）学会放松技巧，疼痛缓解，舒适感增强。

（4）无并发症，或能及时发现并发症的先兆及时处理。

八、护理措施

（一）一般护理

为患者创造良好的室内环境。注意保暖，卧床休息，呼吸困难者，可采取半坐卧位，增强肺通气量。给予"三高"饮食，鼓励多饮水，酌情补液，病情危重、高热者可给清淡易消化半流质饮食。加强口腔护理，预防口腔感染。

（二）病情观察

定时测量生命体征，观察意识状态、有无休克先兆，如有四肢发凉，体温下降，无烦躁不安或反应迟钝等表示病情加重。观察记录尿量、尿 pH 值和尿比重。军团菌释放毒素可引起低血钠等，应定期检查患者血电解质、尿常规及肾功能。

（三）对症护理

（1）指导有效咳嗽技巧，减轻疼痛：痰液黏稠不易咳出或无力咳出时，可协助叩背、体位引流雾化吸入、应用祛痰药，促进排痰，保持呼吸道通畅。胸痛时可用宽胶布固定患侧胸部或应用止痛药以减轻疼痛。

（2）给予氧气吸入：提高血氧饱和度，改善呼吸困难症状。对于肺水肿患者，应在湿化瓶中加入 50%乙醇，以减低肺泡中液体表面张力，使泡沫破裂，改善气体交换，缓解症状。

（3）休克患者的护理：立即采取去枕平卧、下肢略抬高，严密观察生命体征，迅速建立两条静脉通路。补液原则：先盐后糖，先快后慢，见尿加钾的原则。一条通路快速补充血容量，根据医嘱给予右旋糖酐-40 或葡萄糖盐水和抗生素，注意掌握输入量和速度，防止发生肺水肿；另一条通路输入血管活性药物，根据血压调节药物浓度和滴速，血压应维持在 12.0～13.3 / 8.0～9.3 kPa（90～100 / 60～70 mmHg），脉压差应＞2.7 kPa（20 mmHg）。

（4）高热护理：对症处理，体温低下者应予保暖；高热者给予物理降温，药物降温应使体温降至 37～38 ℃即可，避免出汗过多引起虚脱。

（四）用药护理

密切观察药物疗效及不良反应。静脉输液过程中，注意配伍禁忌，控制好输入量和速度，防止肺水肿的发生。红霉素为治疗军团菌肺炎的首选药，可以口服，也可静脉滴注，常见药物副作用为恶心、呕吐等胃肠道不适感，应慢速滴入，避免空腹用药。注意观察有无二重感染的迹象发生。

（五）心理护理

多数肺炎患者起病急骤，对其身体和生活造成很大影响，当病因不明诊断未出的情况下，对患者采取相应的隔离措施尤其会引起患者恐慌，因此，对该类患者的解释应透彻，并给予必要的心理干预。

（六）标本采集

清晨咳痰前，给予多贝尔液含漱 2～3 次，再用生理盐水漱口，指导患者深吸气后，用力咳嗽，将来自下呼吸道的痰液直接吐入无菌容器中加盖，2 h 内尽快送检。血液标本应在应用抗生素前进行，采血量应在 10 ml 以上，寒战、高热期采血阳性率高。

（七）其他

发现可疑发热患者应及时采取呼吸道隔离，防止交叉感染。

九、护理评价

（1）体温是否恢复正常。

（2）有无掌握咳痰技巧，能否有效咳嗽、咳痰，呼吸是否顺畅。

（3）胸痛是否缓解。

（4）有无并发症，能否及时发现并发症的先兆，是否能及时配合处理。

十、健康指导

避免过度疲劳、淋雨，季节交换时避免受凉，感冒流行时少去公共场所；纠正不良生活习惯，戒烟、避免酗酒，积极参加体育锻炼，增强机体抵抗力；保持口腔卫生，预防上呼吸道感染，及时、彻底治疗呼吸道及其他部位的感染病灶；肺炎易感者，可接受疫苗注射。

十一、分类

（一）肺炎链球菌肺炎

肺炎链球菌肺炎是由肺炎链球菌感染所引起的肺炎。本病好发于冬季和初春，约占社区获得性肺炎的半数，青壮年男性发病率高。肺炎球菌为口腔和鼻咽部的正常定植菌株，当机体抵抗力下降，协同受凉、疲劳、饥饿、长期卧床等诱因时，病菌入侵，在肺泡内繁殖滋长，引起肺泡壁水肿，白细胞和红细胞渗出，经cohn孔向肺的中央部分蔓延，使病变呈肺段或肺叶急性炎性实变。由于病变始于外周，因而叶间分界清楚。典型病理分期为充血期、红色肝变期、灰色肝变期、消散期，抗生素应用后，肺炎发展至整个大叶性炎症已不多见，典型的肺实变则更少，而以肺段性炎症居多。肺炎球菌不产生毒素，一般情况下，不引起原发性组织坏死或形成空洞，病变消散后肺组织结构无损坏，不留纤维瘢痕。

1.临床表现

（1）症状和体征：病情轻重存在个体差异。典型的表现为：起病急骤、寒战、高热，呈稽留热；约75%的患者有胸痛，咳嗽和吸气时加重，如炎症累及膈面胸膜时，可有同侧上腹部或肩部放射性疼痛。初期有刺激性干咳，有少量白色黏液痰或带血丝痰，1～2d后可咳出铁锈色痰。肺泡实变可引起通气不足，且胸痛限制呼吸而引起呼吸困难，重者动脉血氧饱和度下降，皮肤、口唇发绀。可伴随头痛、肌肉酸痛、食欲缺乏、呕吐、腹泻、腹胀等全身症状。严重感染可有神志不清、谵妄或昏迷等神经系统症状。

患者呈急性病容，常伴口唇单纯疱疹，病变广泛时可有发绀。早期病变有胸廓呼吸运动幅度减小，叩诊有轻度浊音，呼吸音减弱，累及胸膜可闻及捻发音和胸膜摩擦音。肺大片实变时，叩诊浊音增强，触觉语颤增强，可闻及支气管呼吸音。消散期可闻及湿啰音。

本病自然病程为1～2周，发病5～10d，体温可自行消退；使用抗生素治疗体温可在1～3d恢复正常，其他症状和体征随之逐渐消失。

（2）并发症：已少见。严重感染中毒症者可发生感染性休克，其他并发症有胸膜炎、脓胸、肺脓肿等。

2.辅助检查

血液检查：白细胞计数多在（10～40）×10^9/L，中性粒细胞比例增多，高达80%以上，伴核左移，细胞内可见中毒颗粒，老年人、免疫力低下者白细胞计数增高不明显；痰液检查：痰培养和涂片做革兰染色及荚膜染色镜检可找到致病菌，抗生素治疗前血培养可呈阳性；X线胸片：早期仅有肺纹理增粗或病变肺段模糊，肺发生实变可显示大片阴影，并可见支气管气道征。消散期，阴影可完全消散，少数病例肺泡内纤维蛋白吸收不完全，可形成机化性肺炎。

3.诊断要点

疾病发生于冬春两季，突然寒战、高热、胸疼、咳嗽和咳铁锈色痰。肺部叩诊浊音，语颤增强，听诊闻及管状呼吸音和湿啰音。实验室检查白细胞增多，核左移、痰涂片及培养发现致病菌。X线检查显示病变肺段炎性阴影等，即可确诊。

4.治疗要点

首选青霉素。症状轻者，青霉素80万U，肌内注射，每日3次。症状重者，给予青霉素240万～480万U，静脉滴注，并发脑膜炎时，剂量可增至1 000万～3 000万U，分4次静脉滴注，每次1 h内滴完，以维持有效血浓度。或选用第1代或第2代头孢菌素，如头孢唑林、头孢孟多（头孢羟唑）等。对青霉素及头孢类药物过敏者，可用红霉素每日1.5 g静脉滴注；或林可霉素每日2 g静滴。此外，结合相应的支持疗法，卧床休息，补充营养，多食富含维生素的水果、蔬菜，发热患者多饮水，补充液体。有呼吸困难者吸氧，腹胀明显者给予肛管排气，及时给予退热、止咳去痰等对症处理，禁用抑制呼吸的镇静药。

（二）葡萄球菌肺炎

葡萄球菌肺炎是由葡萄球菌引起的急性化脓性肺部炎症。起病急骤，早期可有循环衰竭，治疗不及，病死率高。常发生于糖尿病、血液病、艾滋病或原有支气管肺疾病者。儿童患流感或麻疹时易并发肺炎。此外，皮肤感染病灶中的葡萄球菌经血液循环到肺部，可引起多处肺实变、化脓及组织坏死。葡萄球菌为革兰染色阳性球菌，其致病物质主要是毒素与酶，具有溶血、坏死、杀白细胞及血管痉挛等作用。致病力可用血浆凝固酶来测定，金黄色葡萄球菌凝固酶为阳性，因而致病力较强，是化脓性感染的主要原因。

1.临床表现

（1）症状与体征：起病急骤，体温高达39～40 ℃，胸痛，脓痰，量多，带血丝或呈脓血状，全身毒性症状明显，病情严重者可早期出现周围循环衰竭。老年人症状可不典型。血源性葡萄球菌肺炎常有局部感染或侵入性治疗史，较少咳脓痰。

早期阳性体征不明显，与严重中毒症状和呼吸道症状不一致，其后可出现两肺散在湿啰音。病变较大或融合时可有肺实变体征。

（2）并发症：多并发肺脓肿、肺气囊肿和脓胸。

2.辅助检查

血液检查：白细胞计数增高，中性粒细胞比例增高，核左移；X线胸片：显示肺段或肺叶实变，可形成空洞或呈小叶状浸润，其中有单个或多发的液气囊腔，X线阴影的易变性可表现为一处炎性浸润消失而另有新病灶的出现。

3.诊断要点

根据全身毒血症状、咳嗽、脓血痰，白细胞计数增高、中性粒细胞比例增加、核左移、中毒颗粒和X线表现，可初步诊断。细菌学检查结果可作为确诊依据。

4.治疗要点

治疗原则为早期清除原发病灶，抗感染治疗，加强支持疗法。抗生素的选择应参考药物敏感试验结果。由于金黄色葡萄球菌对青霉素高度耐药，因而首选用耐青霉素酶的半合成青霉素或头孢类药物，如苯唑西林钠、氯唑西林等，联合氨基糖苷类药可增强疗效。

（三）克雷伯杆菌肺炎

克雷伯杆菌肺炎是由肺炎克雷伯杆菌引起的急性肺部炎症，亦称肺炎杆菌肺炎。多见于老年、营养不良、慢性酒精中毒、已有慢性支气管-肺疾病和全身衰竭的患者。为院内获得性肺炎的重要致病菌，病死率较高。肺炎克雷伯杆菌属革兰阴性杆菌为上呼吸道和肠道寄居菌，有荚膜，当机体抵抗力降低时，在肺泡内生长繁殖时，引起组织坏死、液化、形成单个或多发性脓肿。

症状与其他肺炎类似，典型病例痰液呈黏稠脓性、量多、带血，灰绿色或红砖色、胶胨状，无臭味。可有发绀、气急、心悸，可早期出现休克。X 线显示肺叶或小叶实变，有多发性蜂窝状肺学脓肿，叶间隙下坠。老年体衰患者有急性肺炎、中毒性症状严重、且有血性黏稠痰者须考虑本病。确诊有待于痰的细菌学检查，并与其他肺炎相鉴别。

本病一经确诊应及早用药。首选氨基糖苷类药物，如庆大霉素、卡那霉素、阿米卡星（丁胺卡那霉素）等，重症者联合使用头孢菌类药物。应加强支持疗法，免疫力降低者容易发生菌血症，预后差。

（四）军团菌肺炎

军团菌肺炎主要是嗜肺军团杆菌感染引起的以肺炎为主的全身性疾病。多数病例为散发性，又称军团菌。为革兰阴性杆菌，存在于水和土壤中，可通过供水系统、空调或蒸气吸入进入呼吸道引起感染。发生于夏末和秋初，吸烟，酗酒和应用免疫抑制者多见。

典型病例起病慢，潜伏期一般为 2~10 d，前期可有倦怠，发热，头痛和咳嗽。随后出现高热，头痛，咳嗽加剧，咳黏液样血丝痰，一般无脓痰，可有消化道症状，腹泻、呕吐等。重者可出现嗜睡等神志改变和呼吸衰竭。患者呈急性病容，可有相对缓脉、湿啰音等体征，重症者有肺部实变体征和胸部摩擦音。早期 X 线胸片显示片状肺泡浸润阴影，随病情进展，可出现肺段、叶实变征象，伴多发性圆形致密影。实验室检查白细胞计数增高，核左移、血沉快，可有低血钠，肝功能试验异常，肾功能受损者有镜检血尿等。

除支持疗法，临床治疗首选红霉素，每日 1~2 g，分 4 次口服，重症者静脉给药，必要时应用利福平，疗程应超过 3 周，防止复发。

第四节　支气管哮喘

支气管哮喘（简称哮喘）是一种以嗜酸性粒细胞和肥大细胞反应为主的气道变应性炎症和气道高反应性特征的疾病。典型临床表现为反复发作的呼气性呼吸困难伴哮鸣音，可自行或经治疗后缓解。哮喘是全球性最常见的慢性病之一，我国的患病率在 1%~4%，外源性哮喘发病率高于成人，半数在 12 岁以前发病，约 40% 的患者有家族史，男女患病比例大致相同。

一、病因及发病机制

哮喘的病因十分复杂，大多认为与多基因遗传有关，受遗传因素和环境因素的双重影响。调查资料表明，哮喘患者亲属患病率高于群体患病率，而且血缘关系越近，患病率越高。哮喘患儿双亲大多数存在不同程度气道反应性增高。有遗传过敏体质者对外界抗原极易产生 IgE 抗体，并吸附在肥大细胞和嗜碱性粒细胞后使机体处于致敏状态。

目前认为哮喘发病是一系列复杂的病理生理过程，主要与超敏反应、气道炎症、气道反应性增高等因素相互作用有关。当外界过敏原初次进入机体后，使 T 淋巴细胞致敏，进而引起 B 淋巴细胞分化增殖发展成浆细胞，产生大量相应的特异性抗体 IgE（亲细胞抗体）。IgE 吸附在支气管黏膜下层肥大细胞和血液中嗜碱性粒细胞表面，使这些细胞致敏。当患者再次接触同一类抗原时，抗原抗体在致敏细胞上结合发生作用，导致肥大细胞发生破裂，释放生物活性物质，如组胺、缓激肽、前列腺素、白三烯、血小板活化因子，引起支气管平滑肌立即发生痉挛，导致速发型哮喘反应，出现哮喘症状。也有部分患者在接触抗原数小时后才发生哮喘，称为迟发性哮喘发作。此时，更多炎性细胞被激活，释放多种炎性介质而引起气道炎症，血管通透性改变，黏液分泌物增多，造成气道狭窄和阻塞，反应性增高出现呼气性呼吸困难。

二、临床表现

（一）症状与体征

1.外源性哮喘

多数患者有明显过敏原接触史，起病较快，发作前有先兆症状，如干咳、打喷嚏、流涕。继之突然胸部紧闷，呼气性呼吸困难，患者被迫采取坐位。严重时张口耸肩、烦躁不安。持续数分钟至数小时，一般可自行或用平喘药物缓解。

2.内源性哮喘

无明显过敏原，常继发于呼吸道感染之后，也可因吸入寒冷空气、刺激性气体及其他非致敏原因素所致，常先有咳嗽、咳痰，逐渐出现喘息。发作期较长，待炎症控制后，哮喘方可缓解。

3.混合性哮喘

一年四季经常发作，无明显缓解季节，在哮喘长期反复发作过程中，各种因素相互作用、相互影响，故临床表现不典型或混合存在。

4.重症哮喘

又称哮喘持续状态，指严重的哮喘发作持续 24 h 以上，经一般支气管扩张药治疗无效者。常因呼吸道感染未控制、持续接触大量的过敏原、脱水使痰液黏稠形成痰栓阻塞细支气管、治疗不当或突然停用肾上腺糖皮质激素所致。患者表现为呼吸极度困难、端坐呼吸、发绀明显、大汗淋漓、心慌、焦虑不安或意识障碍，甚至出现呼吸及循环衰竭。哮喘严重发作时可有颈静脉怒张；发绀、胸部呈过度充气状态，叩诊呈过清音，听诊有广泛的哮鸣音、呼气时间延长。

（二）并发症

急性发作的可并发气胸、纵隔气肿、肺不张。长期反复发作和继发感染可并发慢性支气管炎、阻塞性肺气肿、肺源性心脏病。

三、辅助检查

（一）血液检查

哮喘发作时，血嗜酸性粒细胞增高；合并感染时，血液白细胞总数及中性粒细胞增高。

（二）痰液检查涂片

可见大量嗜酸性粒细胞、黏液栓和透明的哮喘珠。

（三）血气分析

哮喘发作时可有不同程度的 PaO_2 降低，者 PaO_2 降低的同时伴有 $PaCO_2$ 升高，提示气道阻塞，病情危重。重症哮喘，可出现呼吸性酸中毒或合并代谢性酸中毒。

（四）影像学检查

X 线胸片：肺透亮度增加，呈过度充气状态，缓解期无明显异常。合并感染时，可见肺纹理增粗及炎症的表现。

（五）肺功能检查

呼气流速的全部指标均显著下降，第 1 秒钟用力呼气量（FEV_1）、第 1 秒钟用力呼气量占用力肺活量百分比值（FEV_1/FVC）和呼气流量峰值（PEF）均减少，缓解期可逐渐恢复。

（六）过敏原检测

用放射线过敏原吸附法（RAST）直接测定特异性 IgE 血清，哮喘患者可增高 2~6 倍；缓解期用可疑的变应原做皮肤敏感试验，有助于变应原的判断。

四、诊断要点

（1）反复发作性的喘息、呼吸困难、胸闷或咳嗽，多与接触过敏原、呼吸道感染有关。

（2）发作时两肺可闻及广泛性哮鸣音，呼气时相明显延长。

（3）气道阻塞症状经治疗缓解或自行缓解。

（4）结合临床特征和有关辅助检查，判断哮喘发作的严重程度。

五、治疗要点

治疗原则：消除病因，采取综合治疗措施，解痉平喘、消炎、保持呼吸道通畅，控制急性发作，预防复发。

（一）消除病因

迅速脱离过敏原，避免接触刺激因子。

（二）控制急性发作

急性发作时应尽快缓解哮喘症状，改善肺功能，纠正低氧血症。

1.支气管扩张药

应用β_2受体激动药，兴奋支气管平滑肌细胞膜上的β_2受体，提高细胞内 cAMP 的浓度，舒张支气管平滑肌，增加黏液纤毛清除功能，降低血管通透性，调节肥大细胞及嗜碱性粒细胞介质释放，稳定细胞膜，如沙丁胺醇（舒喘灵）、特布他林（博利康尼）、克化特哕（氨哮素）及哌喘定气雾剂吸入；应用茶碱类药物，松弛支气管平滑肌作用，并具有强心、利尿、扩张冠状动脉作用，如氨茶碱、丙羟茶碱（喘定）、茶碱缓释片。急重症者静脉用药，注意须充分稀释后缓慢注射，以减少不良反应。

2.抗胆碱能药物

可抑制分布于气道平滑肌的迷走神经释放乙酰胆碱，使平滑肌松弛，并防止吸入刺激物引起反射性支气管痉挛，尤其适用于夜间哮喘及痰多哮喘。如东莨菪碱、阿托品、山莨菪碱、异丙托溴胺等。

3.抗炎药物

肾上腺糖皮质激素如泼尼松，是目前治疗哮喘最有效的抗炎药物。也可选用炎性细胞稳定药，如色甘酸二钠气雾剂，能稳定肥大细胞膜，降低炎性反应。

4.钙拮抗药

常用硝苯地平，主要通过阻止钙离子进入肥大细胞，抑制生物活性物质释放，缓解支气管痉挛。

5.控制感染

常用青霉素、氨苄西林、庆大霉素、头孢菌素等。

（三）预防复发

（1）避免接触过敏原和刺激物，经常参加体育锻炼，增强体质，预防感冒。

（2）发作期病情缓解后，应继续吸入维持量肾上腺糖皮质激素至少3～6个月。

（3）色甘酸二钠雾化吸入、酮替芬口服有抗过敏作用，对外源性哮喘有一定预防作用。

六、护理评估

（一）健康史

注意了解患者饮食起居情况、生活习惯、家庭和工作环境；有无饲养动物，接触动物皮毛或长期吸烟、酗酒；在工作中是否接触刺激性气体、化学物质、工业粉尘及吸入花粉、香料、尘螨等致敏原；有无鱼、虾、蛋类食物及青霉素、阿司匹林、磺胺类等药物摄入或过敏史；哮喘发作前有无先兆症状，如干咳、打喷嚏、流涕；哮喘发作时有无气温剧变、剧烈运动、情绪激动或食入过冷食物等诱因的存在。

（二）身体状况

哮喘发作时，注意观察生命体征变化，有无呼吸困难、发绀、端坐呼吸；胸部检查有无肺气肿体征及双肺哮鸣音、湿性啰音；若出现脉搏细速、血压下降，并伴有嗜睡、昏睡等意识障碍，提示有呼吸衰竭的可能。

（三）心理及社会因素

哮喘反复发作或发作时出现呼吸困难、濒死感，易导致患者精神紧张、烦躁，甚至恐惧，而不良的情绪常会诱发或加重哮喘发作。注意发作时患者的精神情状况，有无焦虑、恐惧、烦躁不安或濒死感，了解患者家属对疾病的认识和对患者的关心程度。

（四）辅助检查

血液常规检查，嗜酸性粒细胞是否增高，血液白细胞总数及中性粒细胞有无变化；血气分析、胸部X线检查、肺功能检查有无异常变化；血清IgE是否增高。

七、护理诊断及合作性问题

（1）低效性呼吸型态：与支气管平滑肌痉挛，气道炎症、阻塞和气道高反应性有关。
（2）清理呼吸道无效：与支气管平滑肌痉挛、痰液黏稠、无效咳嗽、疲乏无力有关。
（3）焦虑：与哮喘发作时呼吸困难、濒死感及反复发作有关。
（4）潜在并发症：自发性气胸、肺气肿、支气管扩张、肺源性心脏病。

八、护理目标

（1）呼吸型态恢复正常，呼吸困难缓解，能平卧。
（2）能进行有效咳嗽，排痰顺利。
（3）焦虑减轻或消失，情绪稳定。
（4）及时发现并发症，并发症症状减轻或消失。

九、护理措施

（一）一般护理

（1）保持病室适宜的温湿度、注意室内空气流通，室内不放置花草，不用羽毛枕头、羊毛毯，避免接触一切可疑的变应原；晨间护理时应防止尘土飞扬，床单位采用湿式打扫，以免患者吸入尘埃而诱发或加重哮喘。

（2）协助患者采取合适的体位，可取半卧位或坐位，并较舒适地伏在床旁小桌上休息，以减轻体力消耗，采用背部按摩的办法使患者感觉通气轻松。

（3）给予营养丰富、高维生素的流质或半流质，少食油腻食物，忌食易过敏的食物，如鱼、虾、蛋等；对有明显体液不足、痰液黏稠的患者鼓励其多饮水，或遵医嘱给予静脉补液。

（二）给氧

急性期遵医嘱给予氧气吸入，给宜采用鼻导管低流量氧气吸入，吸氧时应注意呼吸道湿化、保暖和气道通畅，避免引起气道干燥痉挛。必要时给予人工呼吸机辅助呼吸，缓解患者呼吸困难，改善肺通气，维持正常呼吸功能。

（三）用药护理

遵医嘱使用支气管舒张药、肾上腺糖皮质激素和抗生素等药物，并注意观察疗效和不良反应。

（1）重度哮喘患者使用氨茶碱静脉治疗时，首次剂量为4～6 g/kg，一定要稀释后缓慢推注，注射时间应超过10 min，以免引起恶心、呕吐、头痛、失眠、心律失常、血压骤降或猝死。

（2）正确使用肾上腺糖皮质激素类气雾剂，如吸入丙酸倍氯米松的正确方法是：喷雾与吸气同步、吸入后屏气数秒钟，吸药后应立即漱口、洗脸，以防口咽部真菌感染。

（3）输液是纠正失水、稀释痰液的重要措施，补液速度以每分钟40～50滴为宜，避免单位时间内输入过多液体诱发心功能不全。

（四）病情观察

哮喘常在夜间发作，夜班护士应加强巡视与观察。

（1）密切观察患者呼吸的频率、深度、类型、呼吸困难程度及意识状态。对重度哮喘患者应专人护理，每隔10～20 min监测血压、脉搏、呼吸1次。

（2）注意痰液的颜色、量及黏稠度，咳嗽的能力和方法；如出现嗜睡或意识障碍，常提示并发呼吸衰竭的可能。

（3）监测实验室检查结果，观察有无电解质紊乱。

（五）对症护理

对咳嗽，痰液黏稠不易咳出者，可用蒸馏水或生理盐水加抗生素（庆大霉素）和湿化痰液的药物（α-糜蛋白酶）雾化吸入，以湿化呼吸道，促进排痰。哮喘患者不宜用超声雾化吸入，因颗粒过小，较多的雾滴易进入肺泡或过饱和的雾液进入支气管作为异物刺激，引起支气管痉挛导致哮喘症状加重。

（六）心理护理

对患者出现的紧张、烦躁、恐惧心理表示理解和同情，尽量守护在患者床旁，体贴安慰患者，提供良好的心理支持，使其产生信任和安全感。通过暗示、诱导方法分散患者的注意力，使患者身心放松，情绪稳定，有利于症状缓解。

十、护理评价

（1）呼吸困难是否缓解。

（2）能否进行有效咳嗽、排痰。

（3）焦虑是否减轻或消失，情绪是否稳定。

（4）能否及时发现并发症，经治疗护理并发症症有无减轻或消失。

十一、健康指导

（一）树立信心、控制哮喘

向患者介绍哮喘的基本知识和自我管理的技巧，提高患者对疾病的正确认识，增强战胜疾病的信心。使患者及家属了解哮喘的诱因、控制发作及治疗的方法。了解哮喘病虽不能彻底治愈，但可以完全控制，减少发作。

（二）调整环境、避免接触过敏原和刺激因素

室内空气宜新鲜，防止吸入花粉、烟尘、异味气体等，必要时采用脱敏疗法。对日常生活中存在的诱发因素，如情绪紧张、温度突变、煤气、油烟、室内地毯、油漆、家庭中饲养的宠物等均应尽量避免。

（三）改善饮食、增强体质及预防感染

指导患者建立良好的生活方式和生活习惯，摄入营养丰富的清淡饮食，戒烟、戒酒，避免暴饮暴食，不宜摄入能诱发哮喘的食物，如鱼虾、胡椒、生姜等。鼓励多饮水，有计划地进行体育锻炼和耐寒锻炼，增强体质，预防上呼吸道感染。

（四）保持有规律的生活和乐观情绪

向患者说明发病与精神因素和生活压力的关系，避免身心过劳。

（五）重视自我护理

指导患者做缓慢的深呼吸，学会在急性发作时及时、正确的药物吸入技术。嘱患者随身携带止喘气雾剂，出现哮喘发作先兆时，立即吸入并保持平静，以减轻哮喘的发作。

第五节　支气管扩张

支气管扩张症是指直径＞2 mm 的支气管，由于管壁肌肉和弹性组织的破坏而引起的慢性、化脓性支气管管腔扩张和变形。多见于儿童及青年，男性多于女性。临床表现以慢性咳嗽伴大量脓痰和（或）反复咯血为主。迁延不愈的支气管炎、支气管肺炎可引发该病。

一、病因及发病机制

支气管扩张的发病基础为支气管壁的炎性损伤和支气管的阻塞。支气管炎使支气管黏膜充血、水肿，分泌物阻塞管腔，引流不畅加重感染。肺结核纤维组织增生、异物、感染、肿瘤可引起支气管管腔内阻塞，支气管周围肿大淋巴结或肿瘤压迫等引起的管腔狭窄、阻塞。此外，支气管扩张还与支气管先天发育缺损和遗传因素及机体免疫功能失调有关。

二、临床表现

多数患者婴幼儿时期有麻疹、百日咳或支气管肺炎病史。

（一）症状与体征

1.慢性咳嗽伴大量脓痰

晨起和晚间入睡前咳嗽较多，为阵发性；咳脓痰，痰量与体位有关。按痰量估计其严重程度，轻度：＜10 ml／d；中度：10～150 ml／d；重度：＞150 ml／d。急性感染发作时黄绿色脓痰明显增多，每日可达数百毫升。痰液静置后可分三层：上层为泡沫样痰，中层为浑浊黏液，底层为沉淀的脓性物和坏死组织。合并厌氧菌感染时，痰液呈恶臭味。

2.反复咯血

病变部位常伴毛细血管扩张或血管瘤，当患者剧烈咳嗽时，小支气管动脉破裂，血液急速喷出，出血量可达数百甚至上千毫升。24 h 咯血量 100 ml 为小量咯血；24 h 咯血量 100～500 ml 为中等量咯血；24 h 咯血量＞500 ml 或一次咯血量＞300 ml 为大量咯血。咯血量与病情严重程度及病变范围可呈不一致性。部分患者仅有反复咯血症状，临床上称为"干性支气管扩张"，常见于结核性支气管扩张。

3.反复肺部感染

由于痰液引流不畅，排痰困难使肺部同一部位反复感染。可有全身毒性症状，大量排出脓痰后，症状有所缓解。

早期或干性支气管扩张无明显异常体征，病变严重或继发感染时可于下胸部、背部闻及持久固定的粗湿啰音，慢性重症支气管扩张者可有杵状指（趾）。

（二）并发症

可并发慢性呼吸衰竭和慢性肺源性心脏病：为支气管扩张的主要死因。大咯血不能及时控制者，易并发失血性休克或发生窒息。

三、辅助检查

（一）实验室检查

痰涂片或细菌培养可发现致病菌，继发急性感染白细胞计数和中性粒细胞增多。

（二）影像学检查

1.胸部 X 线检查

早期无明显改变，典型病变为卷发样阴影，可表现为肺部纹理粗乱，其中有多个不规则的蜂窝状透亮阴影，感染时，阴影内可见液平面。

2.胸部 CT 检查

柱状扩张显示为管壁增厚，囊性扩张为成串成簇性改变。

3.支气管造影

可明确病变部位、形态、范围和严重程度。为诊断的主要依据。

4.纤维支气管镜检查

适用于咯血部位不明确者，可鉴别管腔内出血、扩张或阻塞部位。

四、诊断要点

（1）慢性咳嗽、大量脓痰、反复咯血。

（2）肺部听诊闻及固定、持久的粗湿啰音。

（3）结合童年期有迁延不愈的支气管一肺部感染病史。

（4）X.线胸片、支气管造影、CT 检查可发现支气管扩张征象。

五、治疗要点

治疗原则以控制感染，促进排痰，处理咯血为主，必要时手术治疗。

（一）控制感染

应根据痰培养和药敏试验结果选择相应的抗生素。症状轻者，口服阿莫西林 0.5 g，1 日 4 次；严重感染者可选用氨基糖苷类药物静脉途径给药。厌氧菌混合感染者，应联合使用甲硝唑或替硝唑。

（二）保持呼吸道引流通畅

有效排痰保持呼吸道通畅，减少继发感染和减轻全身中毒症状。

1.祛痰药物治疗

口服溴己新或氯化铵，结合超声雾化吸入，稀释痰液促进排痰。

2.支气管舒张药

支气管痉挛者，选用 β 受体激动药喷雾吸入。

3.体位引流

为支气管扩张症的重要护理手段，根据病变部位采取有效的体位进行引流。

4.纤维支气管镜吸痰

严重的排痰困难者，通过吸痰并注入抗生素，解除呼吸道阻塞。

（三）咯血的处理

咯血时可使用小量镇静、止咳药，年老体弱者慎用强镇咳药，防止咳嗽反射受抑制。大量咯血者可使用脑垂体后叶素 5 U 加入 50%葡萄糖液 40 ml，缓慢静脉注射，促进止血。对出血不止者，可经纤维支气管镜局部注射凝血酶或进行气囊压迫止血。

（四）支持治疗

对大量咳痰、咯血者给予营养素、输血等治疗。

（五）手术治疗

经内科治疗疗效差者，可考虑手术治疗。

六、护理评估

（一）健康史

询问患者以往健康状况，重点询问呼吸系统疾病病史，有无心、肺功能障碍等。了解咳嗽、咳痰和咯血的情况，曾采取的治疗措施。

（二）身体状况

肺部听诊以确定分泌物聚积部位；了解患者发病后的主要表现，观察生命体征变化。了解患者体质是否具备体位引流的耐受能力。

（三）心理及社会因素

注意了解患者的角色适应情况，有无应对疾病急性发作的经验等。

（四）实验室及其他检查

了解X线胸片及痰培养的情况。

七、护理诊断及合作性问题

（1）清理呼吸道无效：与呼吸道大量黏稠脓痰排出困难有关。

（2）有窒息危险：与痰液黏稠、大咯血有关。

（3）营养失调：低于机体需要量与消耗增多有关。

（4）焦虑：与疾病迁延、个体健康受损有关。

八、护理目标

（1）呼吸道通畅，痰液能够顺利排出。

（2）咯血能得到及时处理，无窒息发生。

（3）调节饮食，营养均衡。

（4）情绪稳定，自信心增强。

九、护理措施

（一）一般护理

1.环境

保持病房安静、室内空气流通、维持适宜温、湿度，避免在空气污染的场所滞留，注意保暖，避免受凉。

2.饮食护理

多饮水，以利于痰液稀释；提供高热量、高蛋白、高维生素饮食，避免辛辣刺激的食物。餐前、咯血或大量咳痰后，清洁口腔，增进食欲，减少呼吸道感染的机会。

3.活动与休息

急性期应注意休息，缓解期可做呼吸操和适当的全身体育锻炼，增强机体抵抗力。

4.用药护理

遵医嘱用药。大咯血使用垂体后叶素时，应注意观察患者有无出现恶心、心悸、面色苍白等药物不良反应。该药可使小动脉收缩，减少肺血流量而达到止血的目的，但其同时可引起冠状动脉收缩、子宫、肠平滑肌收缩，故高血压、冠心病及孕妇忌用。

（二）病情观察

1.咳嗽咳痰

观察记录痰液性质，包括痰液颜色、量、有无臭味，痰液静置后有无分层现象、每次咯血情况。

2.生命体征变化

咯血时严密监测患者生命体征，若患者大咯血突然中止，表情紧张、喉部闻及痰鸣音并出现胸闷、气急、面色苍白、口唇发绀、表情紧张等症状为窒息先兆。若患者表情恐怖、张口瞪目、两手乱抓、抽搐、大汗淋漓或神志突然丧失，提示血块阻塞呼吸道。应及时发现、早期处理，防患于未然。

（三）咯血的护理

（1）随时准备好抢救用品。监测并记录生命体征，避免搬动患者。

（2）消除紧张情绪，告知患者咯血时不能屏气，防止诱发喉头痉挛，血块阻塞造成窒息。小量咯血者应静卧，经妥善处理咯血可自行停止。大量咯血者绝对卧床休息，头偏一侧，轻轻将血咯出。或取患侧卧位，以减少患侧活动度，利于健侧肺的通气。观察咯血情况、有无窒息先兆。

（3）一旦出现窒息，应迅速抬高患者床脚，呈头低足高位，必要时速将患者上半身垂于床边，轻拍患侧背部，鼓励其用力咳嗽。或用压舌板刺激其咽喉部，引起呕吐反射，对牙关紧闭者应用开口器及舌钳协助清除气道内积血。

（4）必要时立即行气管插管或气管镜直视下吸取血块。气道通畅患者尚无自主呼吸，应行人工呼吸，给高流量吸氧，按医嘱应用呼吸中枢兴奋药、止血药物或输血。

（5）咯血后及时给予口腔清洁，防止口腔异味刺激再度引起咯血。大量咯血者暂禁食，小量咯血患者可进少量温、凉流质饮食。保持大便通畅，避免腹压增加引起咯血。

（四）心理护理

多与患者交流，尤其在患者大量咳痰或大量咯血时，医护人员的陪伴及指导，可使患者获得安全感，缓解紧张情绪。

十、护理评价

（1）患者是否能够正确咳嗽和进行体位引流，疾病症状有无缓解。

（2）患者咯血情况如何，有无发生窒息。

（3）患者体重有无改变。

（4）患者情绪是否稳定。

十一、健康指导

（1）消除呼吸道的不良刺激，劝患者戒烟，学会自我监测病情。

（2）掌握体位引流的方法和有效的咳痰。

（3）指导患者积极预防感染，加强营养，增强体质，提高自我保健的意识和能力。

第六节　肺结核

肺结核是由结核分枝杆菌感染引起的肺部慢性传染性疾病。排菌患者为重要传染源，病原菌通过呼吸道传播感染，当机体抵抗力降低时发病。可累及全身多个脏器，以肺部感染最为常见。发病以青壮年居多，男性多于女性。结核病为全球流行的传染病之一，为传染疾病的主要死因。结核病在我国仍属于需要高度重视的公共卫生问题。

一、病因及发病机制

（一）结核菌

肺炎致病菌为结核分枝杆菌，又称抗酸杆菌。可分为人型、牛型、非洲型和鼠型4类，引起人类感染的为人型结核分枝杆菌，少数为牛型菌感染。结核菌抵抗力强，在阴湿处能生存5个月以上，但在烈日暴晒下2 h，5%～12%甲酚（来苏水）接触2～12 h，70%乙醇接触2 min，或煮沸1 min，即被杀死。该病原菌有较强的耐药性，最简单灭菌方法是将痰吐在纸上直接焚烧。

（二）感染途径

肺结核通过呼吸道传染，患者随地吐痰，痰液干燥后随尘埃飞扬；病原菌也可通过飞沫传播，免疫力低下者吸入传染源喷出的带菌飞沫可发病。少数患者可经饮用未消毒的带菌牛奶引起消化道传染。其他感染途径少见。

（三）人体反应性

机体对入侵结核菌的反应有两种。

1.免疫力

机体对结核菌的免疫力分非特异性和特异性免疫力两种。后者通过接种卡介苗或感染结核菌后获得免疫力。机体免疫力强可不发病或病情较轻，免疫力低下者易感染发病，或引发原病灶重新发病。

2.变态反应

结核菌入侵4～8周后，机体针对致病菌及其代谢产物所发生的变态反应，属Ⅳ型（迟发型）变态反应。

（四）结核感染及肺结核的发生发展

1.原发性结核

初次感染结核，病菌毒力强、机体抵抗力弱，病原菌在体内存活并大量繁殖引起局部炎性病变，称原发病灶。可经淋巴引起血行播散。

2.继发性结核

原发病灶遗留的结核分枝杆菌重新活动引起结核病，属内源性感染；由结核分枝杆菌再次感染而发病，由于机体具备特异性免疫力，一般不引起局部淋巴结肿大和全身播散，但可导致空洞形成和干酪性坏死。

（五）临床类型

1.Ⅰ型肺结核（原发性肺结核）

多发生于儿童或边远山区、农村初次进入城市的成人。初次感染肺结核即发病，以上叶底部、中叶或下叶上部多见，X线典型征象为哑铃型阴影。通常病灶逐渐自行吸收或钙化。

2.Ⅱ型肺结核（血行播散型肺结核）

分急性、慢性或亚急性血行播散型肺结核。成人多见，结核病灶破溃，致病菌短时间内大量进入血液循环可引起肺内广泛播散引起急性病征，X线显示肺内病灶细如粟米、均匀散布于两肺。若机体免疫力强，少量致病菌经血分批侵入肺部，形成亚急性或慢性血行性播散型肺结核。

3.Ⅲ型肺结核（浸润型肺结核）

包括干酪性肺炎和结核球两种特殊类型。以成人多见，抵抗力降低时，原发病灶重新活动，引起渗出和细胞浸润，是最常见的继发性肺结核。病灶多位于上肺野，X线显示渗出和浸润征象，可有不同程度的干酪样病变和空洞形成。

4.Ⅳ型肺结核（慢性纤维空洞型肺结核）

为各种原因使肺结核迁延不愈，症状起伏所致，属于肺结核晚期，痰中常有结核菌，为结核病的重要传染源。X线显示单或双侧肺有厚壁空洞，伴明显胸膜肥厚。由于肺组织纤维收缩，肺门向上牵拉，肺纹理呈垂柳状阴影，纵隔向患侧移位，健侧呈代偿性肺气肿。

5.Ⅴ型肺结核（结核性胸膜炎）

多见于青少年，结核菌累及胸膜引起渗出性胸膜炎。X线显示病变部位均匀致密阴影，可随体位变换而改变。

二、临床表现

（一）症状与体征

1.全身症状

起病缓慢，病程长。常有午后低热、面颊潮红、乏力、食欲缺乏、体重减轻、盗汗等结核毒性症状。当肺部病灶急剧进展播散时，可出现持续高热。妇女可有月经失调、结节性红斑。

2.呼吸系统症状

干咳或有少量黏液痰。继发感染时，痰呈黏液性或脓性。痰中偶有干酪样物，约1／3患者有痰血或不同程度咯血。少数患者可出现大量咯血。胸痛、干酪样肺炎或大量胸腔积液者，可有发绀和渐进性呼吸困难。

病灶范围大而表浅者可有实变体征，叩诊呈浊音。大量胸腔积液局部叩诊浊音或实音。锁骨上下及肩胛间区可闻及湿啰音。慢性纤维空洞型肺结核及胸膜增厚者可有胸廓内陷，肋间变窄，气管偏移等。

（二）并发症

可并发自发性气胸、脓气胸、支气管扩张、慢性肺源性心脏病等。

三、辅助检查

（一）血常规检查

活动性肺结核有轻度白细胞计数升高，红细胞沉降率增快，急性粟粒型肺结核时白细胞计数可减少，有时出现类白血病反应的血象。

（二）结核菌检查

痰中查到结核菌是确诊肺结核的主要依据。涂片抗酸染色镜检快捷方便。痰菌量较少可用集菌法。痰培养、聚合酶链反应（PCR）检查更为敏感。痰菌检查阳性，提示病灶为开放性有传染性。

（三）影像学检查

胸部X线检查可早期发现肺结核。常见肺结核X线检查表现有：有纤维钙化的硬结病灶者呈高密度、边缘清晰的斑点、条索或结节；浸润性病灶则呈现出低密度、边缘模糊的云雾状阴影；X线征象呈现出较高密度、浓淡不一，有环形边界的透光空洞者，提示干酪样病灶。胸部CT检查可发现微小、隐蔽性病变。

（四）结核菌素（简称结素）试验

用于测定人体是否感染过结核菌。常用PPD试验，方法为：取0.1 ml纯结素（5 U）稀释液，常规消毒后于左前臂屈侧中、上1／3交界处行皮内注射，48～72 h后观察皮肤硬结的直径，<5 mm为阴性，5～9 mm为弱阳性，10～19 mm为阳性反应，超过20 mm。以上或局部发生水疱与坏死者为强阳性反应。

我国城镇居民的结核感染率高，5 U阳性表示已有结核感染，若1 U皮试强阳性提示体内有活动性结核病灶。成人结素试验阳性表示曾感染过结核菌或接种过卡介苗，并不一定患病，反之，则提示未感染过结核菌，或感染初期机体变态反应尚未建立。机体免疫功能低下或受抑制，可显示结素试验阴性。

（五）其他检查

纤维支气管镜检查对诊断有重要价值。

（六）诊治结果的描述和记录

描述内容包括肺结核类型、病变范围、痰菌检查、治疗史等。

1.肺结核类型的记录

血行播散型肺结核应注明"急性"或"慢性"；继发性肺结核应注明"浸润型"或"纤维空洞"。

2.病变范围的描述

按左、右侧，以第，2肋和第4肋下缘内侧端为分界线又分为上、中、下肺野。

3.痰菌检查结果的描记

分别用"(-)"或"(+)"描述；痰涂片、痰集菌和痰培养检查分别用"涂""集""培"表示，患者无痰或未查痰，应注明"无痰"或"未查"。

4.治疗史的描记

可分为"初治""复治"。初治指未开始抗结核治疗；正进行标准化疗疗程未满；不规则化疗未满1个月者。复治则指初治失败；规则满疗程用药后痰菌复阳性；不规范化疗超过1个月；慢性排菌者。

以上条件符合其中任何1条即为初治或复治。

5.并发症或手术情况描述

并发症如"自发性气胸、肺不张"等；并存病如"糖尿病"等以及手术情况。

描述举例：右侧浸润型肺结核涂（+），初治，支气管扩张、糖尿病。

四、诊断要点

根据患者症状体征和病史，结合体格检查、痰结核菌检查及胸部X线检查结果可作出诊断。确诊后应进一步明确肺结核是否处于活动期，有无排菌等，以确定是否属于传染源。

（1）经确定为活动性病变必须给予治疗。活动性病变胸片可显示有中心溶解和空洞或播散病灶。无活动性肺结核胸片显示钙化、硬结或纤维化，痰检查不排菌，无肺结核症状。

（2）肺结核的转归的综合判断：①进展期：新发现的活动性病变；病变较前增多、恶化；新出现空洞或空洞增大；痰菌转阳性。凡有其中任何1条，即属进展期。②好转期：病变较前吸收好转；空洞缩小或闭合；痰菌减少或转阴。凡具备其中1条，即为好转期。③稳定期：病变无活动性，空洞关闭，痰菌连续6个月均为阴性者（每月至少查1次），若有空洞存在者，则痰菌连续阴性1年以上。

五、治疗要点

治疗原则为监督患者全程化疗，加强支持疗法，彻底根治病灶，达痊愈目的。

（一）抗结核化学药物治疗（简称化疗）

化疗对疾病控制起关键作用，凡为活动性肺结核患者均需化疗。

（1）化疗原则：治疗强调早期、规律、全程、联合和适量用药，即肺结核一经确诊立即给予化疗，根据病情及药物特点，联合使用两种以上的药物，以增强疗效，减少耐药性的产生。严格遵医嘱按时按量用药，指导患者执行治疗方案，途中无遗漏或间断，坚持完成规定疗程，以达彻底杀菌和减少疾病复发的目的。

（2）常规用药：（表4-1）。

表4-1 常用抗结核药物剂量、不良反应和注意事项

药名	每日剂量（g）	间歇疗法(g/d)	主要不良反应	注意事项
异烟肼（H，INH）	0.3 空腹顿服	0.6～0.8 2～3次/周	周围神经炎、偶有肝功能损害、精神异常、皮疹、发热	避免与抗酸药同服，注意消化道反应，肢体远端感觉及精神状态，定期查肝功能
利福平	0.45～0.6	0.6～0.9	肝、肾功能	体液及分泌

（R，REP）	空腹顿服	2～3次/周	损害、胃肠不适、腹泻	物呈橘黄色，监测肝脏毒性及变态反应，会加速口服避孕药、茶碱等药物的排泄，降低药效
链霉素（S，SM）	0.75～1.0 一次肌注	0.75～1.0 2次/周	听神经损害，眩晕、听力减退，口唇麻木、发热、肝功能损害、痛风	进行听力检查，了解有无平衡失调及听力改变，了解尿常规及肾功能变化
吡嗪酰胺（Z，PZA）	1.5～2.0 顿服	2～3 2～3次/周	可引起发热、黄疸、肝功能损害、痛风	警惕肝脏毒性，注意关节疼痛、皮疹反应，定期监测ALT及血清尿酸，避免日光过度照射
乙胺丁醇（E，EMB）	0.75～1.0 顿服	1.5～2.0 3次/周	视神经炎	检查视觉灵敏度和颜色的鉴别力
对氨水杨酸钠（P，PAS）	8～12 分3次饭后服	10～12 3次/周	胃肠道反应，变态反应，肝功能损害	定期查肝功能，监测不良反应的症状和体征

（1）体重＜50 kg用0.45，≥50 kg用0.6；（2）前2周25 mg/kg，其后15 mg/kg

（3）化疗方法：两阶段化疗法。开始(1～3)个月为强化阶段，联合应用2种或2种以上的抗生素，迅速控制病情，至痰菌检查阴性或病灶吸收好转后，维持治疗或称巩固期治疗，疗程为9～15个月。间歇疗法：有规律用药，每周2～3次，由于用药后结核菌生长受抑制，当致病菌重新生长繁殖时再度高剂量用药，使病菌最终被消灭。此法与每天给药效果相同，其优点在于可减少用药的次数，节约经费，减少药物毒性作用。一般主张在巩固期采用。顿服：即一次性将全天药物剂量全部服用，使血药浓度维持相对高峰，效果优于分次口服。

（4）化疗方案：应根据病情轻重、痰菌检查和细菌耐药情况，结合药源供应和个人经济条件等，选择化疗方案。分长程和短程化疗。

长程化疗为联合应用异烟肼、链霉素及对氨水杨酸钠，疗程为12～18个月。常用方案为2HSP/10HP、2HSE/16H_3E_3，即前2个月为强化阶段，后10个月为巩固阶段，H_3E_3表示间歇用药，每周3次。其中英文字母为各种药物外文缩写，数字为用药疗程"月"，下标数字代表每周用药的次数。

短程化疗总疗程为6～9个月，联合应用2个或2个以上的杀菌剂。常用方案有2SHR/4HR、2HRZ/4HR、2HRZ/4H_3R_3等，短程化疗与标准化疗相比，患者容易接受和执行，因而已在全球推广。

（二）对症治疗

（1）毒性症状：轻度结核毒性症状会在有效治疗 1～3 周消退，重症者可酌情加用肾上腺糖皮质激素对症治疗。

（2）咯血：具体方法参见本章第五节。

（3）胸腔积液：胸腔积液过多引起呼吸困难者，可行胸腔穿刺抽液，每次抽液量不超过 1 L，抽液速度不宜过快，操作中患者出现头晕、心悸、四肢发凉等胸膜反应时，应立即停止操作，让患者平卧，密切观察血压变化，必要时皮下注射肾上腺素，防止休克。

（三）手术治疗

肺结核以内科治疗为主，手术适用于合理化疗无效，多重耐药的厚壁空洞、大块干酪灶、支气管胸膜瘘和大咯血非手术治疗无效者。

六、护理评估

（一）健康史

患者既往健康状况，有无结核病史，了解患病及治疗经过，有无接受正规治疗，有无传染源接触史，有无接受卡介苗注射，有无长期使用激素或免疫抑制药，居住环境如何，日常活动与休息、饮食情况等。

（二）身体状况

测量生命体征，了解全身有无盗汗、乏力、午后低热及消瘦等中毒症状，有无咳嗽、咳痰、呼吸困难及咯血，咯血量的大小等。

（三）心理及社会因素

了解患者及家属对疾病的认知及态度，有无心理障碍，经济状况如何，家庭支持程度如何，需要何种干预。

（四）实验室及其他检查

痰培养结果，X 线胸片及血常规检查是否异常。

七、护理诊断及合作性问题

（1）知识缺乏：与缺乏疾病预防及化疗方面的知识。

（2）营养失调：低于机体需要量与长期低热消耗增多及摄入不足有关。

（3）活动无耐力：与长期低热、咳嗽，体重逐渐下降有关。

（4）社交孤立：与呼吸道隔离沟通受限及健康状况改变有关。

八、护理目标

（1）加强相关知识宣教，提高患者及家属对疾病的认知、治疗依从性增加。

（2）患者体重增加，恢复基础水平，白蛋白、血红蛋白值在正常范围内。

（3）进行适当的户外活动，无气促疲乏感。

（4）能描述新的应对行为所带来的积极效果，能尽快恢复健康与人沟通和交流。

九、护理措施

（一）一般护理

肺结核活动期，有咯血、高热等重症者，应卧床休息，症状轻者适当增加户外活动，保证充足的睡眠，做到劳逸结合。室内保持良好的空气流通。盗汗者及时擦汗和更衣，避免受凉。

（二）饮食护理

供给高热量、高蛋白、高维生素、富含钙质饮食，促进机体康复。成人每天蛋白质为 1.5～2.0 g/kg，以优质蛋白为主。适量补充矿物质和水分，如铁、钾、钠和水分。注意饮食调配，患者不需忌口，食物应多样化，荤素搭配，色、香、味俱全，刺激患者食欲。患者在化疗期间尤其注意营养的补充。每周测量体重 1 次。

（三）用药护理

本病疗程长，短期化疗不少于 6～10 个月。应提供药物治疗知识，强调早期、联合、适量、规律、全程化学治疗的重要性，告知耐药产生与加重经济负担等不合理用药的后果，使患者理解规范治疗的重要意义，提高用药的依从性。督促患者按时按量用药，告知并密切观察药物疗效及药物不良反应，如有胃肠不适、眩晕、耳鸣、巩膜黄染等症状时，应及时与医师沟通，不可擅自停药。

（四）咯血的护理

患者大咯血出现窒息征象时，立即协助其取头低足高位，头偏一侧，快速清除气道和口咽部血块，及时解除呼吸道阻塞。必要时气管插管、气管切开或气管镜直视下吸出血凝块。

（五）消毒隔离

痰涂片阳性的肺结核患者住院治疗期间须进行呼吸道隔离，要求病室光线充足，通风良好，定时进行空气消毒。患者衣被要经常清洗，被褥、书籍在烈日下暴晒 6 h 以上。餐具要专用，经煮沸或消毒液浸泡消毒，剩下饭菜应煮沸后弃掉。注意个人卫生，打喷嚏时应用纸巾遮掩口鼻，纸巾焚烧处理；不要随地吐痰，痰液吐在有盖容器中，患者的排泄物、分泌物应消毒后排放。减少探视，避免患者与健康人频繁接触，探视者应戴口罩。患者外出应戴口罩，口罩要每天煮沸清洗。医护人员与患者接触可戴呼吸面罩、接触患者应穿隔离衣、戴手套。处置前、后应洗手。传染性消失应及时解除隔离措施。

（六）心理护理

结核病是慢性传染病，病程长，恢复慢，在工作、生活等方面对患者乃至整个家庭产生不良影响，患者情绪变化呈多样性，护士及家属应主动了解患者的心理状态，应给予良好的心理支持，督促患者按要求用药，告知不规则用药的后果，使患者树立战胜疾病的信心，安心休息，积极配合治疗。一般情况下，痰涂片阴性和经有效抗结核治疗 4 周以上，无传染性或仅有极低传染性者，鼓励患者回归家庭和社会，以消除隔离感。

十、护理评价

（1）患者治疗的依从性是否提高，能否自觉按时按量服药。

（2）营养状况如何，饮食摄入量是否充足，体重有无改变。

（3）日常活动耐受水平是否有改变。

（4）是否有孤独感，与周围环境的关系如何。

十一、健康教育

（1）加强疾病传播知识的宣教，普及新生儿接种卡介苗制度，疾病的高危人群应定期到医院体检或进行相应预防性处理。

（2）培养良好的卫生习惯，不随地吐痰和凌空打喷嚏，同桌共餐应使用公筷。

（3）注意营养，忌烟酒，避免疲劳，增强体质，预防呼吸道感染。

（4）处于传染活动期的患者，应进行隔离治疗。

（5）全程督导结核患者坚持化学治疗，避免复发，定期复查肝功能和胸片。

第七节　慢性阻塞性肺气肿-肺源性心脏病

慢性阻塞性肺气肿（简称肺气肿）是指终末细支气管远端（呼吸细支气管、肺泡壁、肺泡囊和肺泡）的气道弹性减退、过度膨胀、充气或伴有气道壁破坏、肺容积增大的病理状态。临床上多为慢性支气管炎的并发症。

慢性肺源性心脏病（简称肺心病）是由于支气管、肺、胸廓或肺动脉血管慢性病变所致的肺循环阻力增加、肺动脉高压，进而使右心扩张、肥大，伴或不伴右心衰竭的心脏病。本病患病年龄多在40岁以上，随年龄增长患病率增高。急性发作以冬、春季多见。急性呼吸道感染是肺心病急性发作的主要诱因，常导致肺、心功能衰竭。重症肺心病的病死率较高。

一、病因及发病机制

慢性阻塞性肺气肿多数由引起慢性支气管炎的各种因素发展而成。气管、支气管黏膜及管壁的慢性炎症，造成小气道狭窄、扭曲、变形及弹性减退；肺泡过度膨胀、压力升高，导致肺组织和肺泡壁损害，致多个肺泡融合形成肺大疱，最终形成肺气肿。少数患者可能与遗传因素有关。

当慢性支气管炎并发阻塞性肺气肿时，肺泡内压增高，压迫肺泡毛细血管，造成毛细血管床减少，发生肺动脉高压；慢性肺、胸疾患引起通气和换气功能障碍，导致机体慢性缺氧、高碳酸血症，使肺小动脉痉挛、收缩，引起肺动脉高压。上述各种原因造成机体慢性缺氧均可引起继发性红细胞增多，血液黏稠度增高，血流阻力增加，使肺动脉压更加增高；同时缺氧使肾小动脉收缩；肾血流量减少，促使水、钠潴留，引起血容量增多，加重肺动脉高压及心脏负荷，促使肺心病发生，最终导致右心衰竭。

二、临床表现

（一）症状与体征

1.慢性阻塞性肺气肿

慢性支气管炎并发肺气肿时，在原有咳嗽、咳痰、喘息等症状的基础上出现呼吸困难，并逐渐加重。逐渐加重的呼吸困难是肺气肿最重要的具有诊断价值的症状。当慢性支气管炎急性发作时，支气管分泌物增多，进一步加重通气功能障碍，出现胸闷、气急加剧，严重时可出现呼吸衰竭。体检早期仅有慢性支气管炎体征。随着病情发展出现肺气肿体征，并发感染时肺部可闻及干、湿啰音。根据临床表现分气肿型、支气管型。

2.肺心病

（1）肺、心功能代偿期（缓解期）。此期主要是慢性阻塞性肺气肿的表现。肺动脉瓣区第二心音亢进，常提示有肺动脉高压；三尖瓣区出现收缩期杂音或剑突下心脏搏动，多提示有右心肥大。

（2）肺、心功能失代偿期（急性加重期）。呼吸衰竭的表现最突出，有或无心力衰竭。由肺血管疾患引起的肺心病则以心力衰竭为主，呼吸衰竭较轻。肺心病多发生Ⅱ型呼吸衰竭，常因急性呼吸道感染而诱发；患者呼吸困难严重、发绀明显，甚至出现嗜睡、昏迷、抽搐等肺性脑病的表现。肺心病以右心衰竭为主，表现为明显倦怠、心悸、气喘、乏力、尿少。体检可有颈静脉怒张，肝颈静脉回流征阳性，剑突下收缩期搏动明显，心界向左扩大，三尖瓣区有收缩期吹风样杂音。可有奔马律，肝大压痛，下肢及腰骶部可呈凹陷性水肿，腹水征阳性。

（二）并发症

（1）阻塞性肺气肿可并发自发性气胸、肺部急性感染、慢性肺源性心脏病、呼吸衰竭等。

（2）肺心病患者由于低氧血症和高碳酸血症，可使多个重要脏器受累，出现严重的并发症，如肺性脑病、酸碱失衡及电解质紊乱、心律失常、休克、消化道出血、弥散性血管内凝血（DIC）等。

三、辅助检查

（一）血液检查

检查红细胞和血红蛋白可升高，全血黏稠度和血浆黏稠度可增加，并发感染时白细胞总数增加或有核左移。

（二）影像学检查

X线胸片：肺气肿的典型改变为胸廓前后径增大，肋骨变平，肋间隙增宽，膈肌下降，两肺透光度增加，肺血管纹理减少或有肺大疱征象。肺心病除肺、胸原发病的X线征象外，尚有肺动脉高压和右心室肥大的征象。

（三）心电图检查

肺心病出现右心室肥大的表现，如心电轴右偏、肺型P波，也可出现右束支传导阻滞等。

（四）血气分析

如出现明显缺氧及二氧化碳潴留时，则PaO_2降低，$PaCO_2$升高，并可出现呼吸性酸中毒。肺心病可出现低氧血症、高碳酸血症，呼吸衰竭时出现$PaO_2 \leq 8.0$ kPa（60 mmHg），$PaCO_2 > 6.7$ kPa（50 mmHg）。早期pH值正常，重症pH值降低。

（五）其他检查

如超声心动图、肺血管造影、痰细菌学及肺功能检查等有助诊断。

四、诊断要点

（一）慢性阻塞性肺气肿

（1）慢性咳嗽、咳痰伴逐渐加重的呼吸困难表现。

（2）体检有肺气肿体征。

（3）X线胸片有肺气肿征象。

（4）呼吸功能改变RV（残气量）/TLC（肺总量）＞40%，FEV_1（1秒用力呼气量）/FVC%（用力肺活量）＜60%，经支气管扩张药治疗FEV_1无明显改变，一般可明确诊断。

（二）肺心病

（1）慢性支气管、肺、胸疾患的病史。

（2）肺动脉高压、右心室增大，同时排除其他引起右心室增大的心脏病，即可作出诊断。

（3）辅助检查，如X线检查、心电图检查、血气分析等符合肺心病的诊断标准。

五、治疗要点

治疗原则：解除气道阻塞，保持气道畅通、改善呼吸功能；纠正缺氧和二氧化碳潴留；控制感染、祛痰、解痉；纠正心力衰竭；防治并发症。

（一）消除诱因

停止吸烟，避免粉尘及有害气体吸入，消除加重本病的各种因素。

（二）维持呼吸道通畅，改善通气功能

纠正缺氧和二氧化碳的潴留，采取低流量、低浓度持续吸氧，以改善缺氧状况。

（三）控制感染

对于合并感染者应积极使用抗生素，如青霉素、庆大霉素、环丙沙星、头孢菌素等，并给予镇咳祛痰、解痉平喘药物。

（四）控制心力衰竭、纠正心律失常

有效控制感染，改善呼吸功能后常能使心力衰竭、心律失常症状得到改善。对治疗无效的心力衰竭、心律失常者可选用利尿药、强心药、血管扩张药、抗心律失常药等。

（五）运动和呼吸肌功能锻炼

如呼吸操、散步、腹式呼吸和缩唇呼吸等。

六、护理评估

（一）健康史

询问有关病史，以往身体健康状况，有无家族史及吸烟史；起病时间、主要症状及特点，病前有无明显的诱因以及有无伴随症状；是否有反复发作的咳嗽、咳痰，逐渐加重的呼吸困难；目前饮食、睡眠及活动能力情况。

（二）身体状况

观察生命体征及意识状态的变化，尤其注意呼吸型态，有无疲乏无力、焦虑不安、嗜睡、精神恍惚等异常改变。胸部检查是否有桶状胸，有无呼吸运动减弱、语颤减弱或消失；叩诊有无过清音、心浊音界缩小、肺下界和肝浊音界下移；听诊有无呼吸音减弱、呼气延长、心音遥远，是否闻及肺部啰音；有无水肿，端坐时有无颈静脉怒张。

（三）心理及社会因素

由于病程长，反复发作，给患者及其家庭带来较重的精神和经济负担。患者易出现焦虑、悲观、沮丧等心理反应，甚至对治疗失去信心。了解患者对治疗需求的心理状态，患者及亲属对疾病的认识程度，对诊断、预后的反应，亲属对患者的态度和能提供的社会支持等。

（四）辅助检查

X线胸片、心电图、呼吸功能检查结果有无异常；血气分析结果，是否出现低氧血症、高碳酸血症、呼吸性酸中毒。

七、护理诊断及合作性问题

（1）气体交换受损：与肺组织弹性降低、通气功能障碍、弥散面积减少、残气量增加，导致通气与血流比例失调有关。

（2）清理呼吸道无效：与痰液黏稠、咳嗽无力及支气管痉挛和支气管黏膜充血、水肿、防御功能降低有关。

（3）活动无耐力：与肺、心功能下降引起慢性缺氧有关。

（4）营养失调：低于机体需要量与食欲减退、能量消耗增加有关。

八、护理目标

（1）自觉症状减轻或消除，能有效进行呼吸肌功能锻炼，呼吸功能改善。

（2）能进行有效咳嗽、排痰，气道炎症减轻，保持呼吸道通畅；呼吸平稳，缺氧和二氧化碳潴留得到纠正。

（3）心功能改善，能维持有效循环血量；通过呼吸功能训练，活动耐力逐渐增加。

（4）了解饮食营养基本知识，遵循饮食计划，营养状况改善。

九、护理措施

（一）一般护理

提供安静、舒适的环境，避免过度劳累，以减少耗氧量。根据病情选择适当的体位，如半卧位可减少回心血量减轻心脏负荷，使膈肌位置下降，胸腔容量扩大，减轻腹腔脏器对心、肺的压力，以改善呼吸困难；而仰卧位可增加静脉回流和促进利尿。给予高热量、高蛋白、高维生素、清淡易消化的饮食，做到少量多餐，避免因饱胀而引起呼吸不畅，防止便秘等加重心脏负担。

（二）保持呼吸道通畅

及时清除痰液，神志清醒者应鼓励深呼吸及有效咳嗽；分泌物增多、咳痰不畅时，应有效湿化使分泌物充分引流；危重体弱者，定时更换体位，叩击背部使痰易于咳出；神志不清者，可进行机械吸痰。合并呼吸道感染时，遵医嘱应用有效抗生素，控制感染。酌情使用祛痰镇咳、解痉平喘药物。对年老体弱无力咳嗽或痰量较多者，应以祛痰为主，不宜选用强烈镇咳药如可待因，以免抑制咳嗽中枢加重呼吸道阻塞，导致病情恶化。可选用氨茶碱或沙丁胺醇等药物解痉。气雾疗法，能达到洁净气道、消炎、祛痰、解痉等作用。

（三）给氧

有呼吸困难时，根据缺氧和二氧化碳潴留的程度不同，选择给氧方法，常用鼻导管或面罩给氧，应给予低流量 1~2 L/min、低浓度（25%~29%）持续给氧。维持 PaO_2 在 8.0 kPa（60 mmHg）以上，既能改善组织缺氧，也可防止因缺氧状态迅速解除而抑制呼吸中枢。在给氧过程中应密切观察氧疗效果，若呼吸频率正常、心率减慢、发绀减轻、尿量增多、皮肤转暖、活动耐力增加，提示组织缺氧改善，氧疗有效；严重呼吸困难者可通过面罩加压呼吸机辅助呼吸，必要时进行气管插管建立人工气道。

（四）病情观察

监测生命体征、尿量、意识状态，注意观察呼吸的频率、节律、幅度及呼吸类型、呼吸困难严重程度。如出现明显呼吸困难、剧烈胸痛、畏寒、发热及咳嗽、咳痰加重及意识改变，应警惕自发性气胸、肺部急性感染和肺性脑病的发生；若出现尿量减少、下肢水肿、心悸、腹胀、腹痛等表现，提示右心衰竭；若呼吸由深而慢变为浅而快，且出现点头、提肩呼吸，提示有呼吸衰竭的可能。应及时报告医师采取必要的急救措施。

（五）用药护理

1.强心药

患者长期处于缺氧状态，对洋地黄类药物耐受性很低，极易出现中毒反应，故用药前应注意纠正缺氧，注意强心药副作用的观察。

2.利尿药

利尿药的使用应以缓慢、小量和间歇用药为原则，利尿过猛易导致：①低钾、低氯性碱中毒，抑制呼吸中枢，降低通气量，增加氧耗，加重神经精神症状；②脱水使痰液黏稠，不易咳出，加重呼吸衰竭；③血液浓缩可增加循环阻力，且易发生弥散性血管内凝血。用药后须密切观察神经、精神症状，详细记录给药时间和 24 h 尿量。如出现尿量过多、脉搏细快、血压下降、全身乏力、口渴等血容量不足现象，应立即报告医师停药。

3.呼吸兴奋药

应用时应注意保持气道通畅，适当增加吸入氧浓度，用药过程中如出现恶心、呕吐或肢体抽搐，提示药物过量应及时与医师联系。

（六）心理护理

本病由于病程长、反复发作，患者易产生焦虑、烦躁不安的心理，在护理中应帮助患者认识不良心理状态对身体康复产生的不良影响。多关心体贴，以减轻其心理压力。

十、护理评价

（1）自觉症状是否减轻或消除，能否有效进行呼吸肌功能锻炼，呼吸功能是否得到改善。

（2）能否进行有效咳嗽、排痰，气道炎症是否减轻，呼吸道是否通畅；呼吸是否平稳，缺氧和二氧化碳潴留是否得到纠正。

（3）心功能是否得到改善；通过呼吸功能训练，活动耐力是否增加。

（4）是否了解基本的饮食营养知识，遵循饮食计划，营养状况是否得改善。

十一、健康指导

（1）做好卫生宣教工作，使患者及家属了解本病的发病、加重与呼吸道感染及外界环境因素密切相关。嘱患者注意防寒保暖，防治各种呼吸道感染，尤其是上感。

（2）改善环境卫生，加强劳动保护，避免烟雾、粉尘和刺激性气体对呼吸道的影响，提倡不吸烟，劝说吸烟者戒烟。

（3）遵循饮食原则和计划，增强身体素质，提高机体抗病能力。

（4）指导患者坚持呼吸锻炼和全身运动锻炼，保护肺功能，其方法有以下几种。①腹式呼吸锻炼：取立位（体弱者可取半卧位或坐位），左右手分别放在腹部或胸前，全身肌肉放松。吸气时用鼻吸入，尽量挺腹，胸部不动；呼气时用口呼出，同时收缩腹部，胸廓保持最小活动幅度，缓呼深吸，增进肺泡通气量。每分钟呼吸7～8次，如此反复训练，每次10～20 min 每天2次，熟练后逐步增加次数和时间，使之成为不自觉的呼吸习惯；②缩唇呼吸锻炼、吹烛运动：用鼻吸气用口呼气，呼气时口唇缩拢似吹口哨状，持续慢慢吹气，同时收缩腹部。吸与呼时间之比为1∶2或1∶3。缩唇大小程度与呼气流量由患者自行选择调整，以能使距离口唇15～20 cm 水平处蜡烛火焰随气流倾斜而又不熄灭为宜；③指导患者适当进行体育锻炼：如散步、养身功、太极拳，以增强体质，改善肺、心功能。

（5）教会患者自我监测病情的方法，注意病情变化，定期门诊随访。

第八节 自发性气胸

气体进入胸膜腔形成积气状态时称气胸。气胸可自发形成，也可因外伤、疾病、各种诊治性操作不当引起。自发性气胸是指在无外伤和人为因素的情况下，肺组织及脏胸膜自发破裂而引起的气胸。自发性气胸可分为原发性气胸和继发性气胸。在某种因素作用下，肺大疱自行破裂所形成的气胸称原发性气胸。多见于体型消瘦男性青壮年。继发于肺部基础疾病的气胸称继发性气胸。老年人继发于慢性阻塞性肺气肿的占多数。根据病理生理变化可分为闭合性气胸、开放性气胸和张力性气胸三类。

一、病因及发病机制

气胸使胸腔负压降低，肺萎缩；而静脉回心血流受阻可出现不同程度低氧血症。原发性气胸者胸部 X 线常规检查无明显异常。一般认为肺大疱的产生与吸烟、肺或胸膜组织先天发育缺陷有关，当肺大疱内压骤升破裂形成气胸。继发性气胸继发于胸膜或肺部基础病变者，如肺结核、慢性阻塞性肺病、肺尘埃沉着病（尘肺）、肺癌等，由于病变导致细支气管不完全阻塞，形成大疱破裂引起气胸。航空、潜水作业防护不当、机械通气压力过高等，均可发生气胸。常见诱因有剧烈咳嗽、喷嚏、便秘、抬举重物等。

闭合性气胸的胸膜裂口小，肺萎缩及浆液渗出物可使胸膜口自行闭合，空气停止进入胸膜腔。大量气胸时，须抽出气体。开放式气胸裂口较大，或因胸膜脏、壁层之间的粘连和牵拉，裂口持续开放，空气随呼吸自由进出胸膜腔。张力性气胸的胸膜裂口类同于单向活塞，吸气时胸膜腔内压变小，裂口开启，空气进入胸膜腔；反之，呼气时胸膜腔内压增高，裂口闭合，导致胸膜腔内积气持续增多，纵隔移位，肺明显萎缩，重者可致呼吸循环衰竭，须紧急处理。

二、临床表现

（一）症状与体征

病情的轻重取决于气胸发生的速度、胸膜腔内积气情况，同时，肺的功能状态、是否存在基础疾病也是其中关键。

1. 胸痛

由于胸膜的粘连、牵拉和撕裂以及空气刺激壁胸膜痛觉神经，导致患侧突发针刺样或刀割样痛，吸气时加重，多发生在剧烈咳嗽、激烈运动等诱因之后。

2. 呼吸困难

胸闷、气促。肺萎缩<20%对呼吸、循环功能影响不大，若大量积气或原有严重肺部疾病者，轻微气胸也可以出现明显呼吸困难，不能平卧或强迫健侧卧位、烦躁不安、发绀、冷汗、脉速甚至呼吸衰竭。

3. 刺激性干咳

由于气体刺激胸膜引起，若合并感染或支气管胸膜瘘，咳嗽加重，咳脓痰。

大量气胸时，气管向健侧偏移，患侧胸廓饱满，呼吸运动与触觉语颤减弱，叩诊为鼓音或过清音，听诊呼吸音减弱或消失，若壁胸膜与脏胸膜间粘连带血管撕裂发生血气胸，患者可出现休克症状，并可闻及振水音。

（二）并发症

1. 胸腔积液

气体刺激胸膜产生的少量液体。量少可不做特殊处理。量多时，应考虑有无其他因素，如支气管胸膜瘘、肺脓肿破溃等，并警惕脓气胸及血气胸的发生。

2. 皮下气肿

多见于张力性气胸，可蔓延至颈部、腹部皮下。

3. 肺不张

原发肺部疾病如慢性阻塞性肺气肿导致气管黏膜纤毛运动减弱，影响分泌物的清除，胸腔闭式引流胸管牵拉痛限制呼吸和排痰，造成细小支气管堵塞，引起肺不张。

4. 呼吸衰竭

为老年气胸患者死亡的重要原因。原有肺功能及代偿功能差的前提下并发气胸，缺氧和二氧化碳潴留加重，诱发呼吸衰竭。

三、辅助检查

（一）X线检查

为最可靠的诊断方法。X线征象表现为患侧透亮度增加，肺纹理消失，肺组织被压缩，肺部外缘可见发线状阴影。气管、纵隔可偏向健侧。

（二）肺功能检查

肺容量、肺活量不同程度降低。

（三）血气分析

肺压缩>20%者可出现低氧血症。

（四）胸腔穿刺测压

有助判断气胸的类型。

四、诊断要点

（1）突发性胸痛、呼吸困难和刺激性干咳。

（2）X线检查显示胸腔积气和肺萎缩。

（3）体检有气胸的体征。

五、治疗要点

治疗原则是促进患侧肺复张、消除病因、缓解症状，防止复发。

（一）对症处理

吸氧，应绝对卧床休息，减少肺活动，以利于裂口的愈合和气体吸收；酌情给予镇痛、止咳，有感染时给予抗生素治疗。

（二）排气治疗

肺压缩＜20%无明显症状者，卧床休息，气胸可自行吸收。肺压缩＞20%症状明显者应做排气治疗。

1. 紧急排气

张力性气胸者，可选择粗注射针头，于锁骨中线外侧第2肋间或腋前线第4～5肋间进行临时的、紧急穿刺排气减压，针头尾部系末端开有裂缝的橡胶指套。

2. 气胸箱排气

可同时测压和抽气，每次抽气＜1 L，胸膜腔内压维持在 0～-0.196 kPa（0～-2 cmH$_2$O）为宜，压力下降后再无回升可拔针。必要时重复抽气或行胸腔闭式引流术。

3. 胸腔闭式引流

目的在于排气、引流胸腔积液，促使肺复张和裂口愈合。适用于各类气胸、液气胸和血气胸。胸腔置管部位与穿刺部位相同。持续负压排气装置压力维持在-0.79～-1.18 kPa（-8～-12 cmH$_2$O）。单瓶引流或持续负压吸引应维持至肺完全复张即可拔管。

（三）胸膜粘连术

适用于气胸反复发作不宜手术者。将粘连剂注入胸膜腔，形成无菌性胸膜炎，使胸膜增厚、粘连，减少破裂，防止气胸复发。

（四）手术治疗

经内科积极治疗效果不佳，慢性气胸或支气管胸膜瘘者可考虑手术治疗。

（五）原发病和并发症的处理

积极治疗原发病，避免诱因，严重血气胸可进行抽气排液和适当输血；严重纵隔气肿应做胸骨上窝穿刺。

六、护理评估

（一）健康史

询问患者以往健康状况，了解有无肺部基础疾病、肺功能状况，有无吸烟等不良生活习惯。

（二）身体状况

重点评估胸痛的性质、部位和呼吸困难的程度等。

（三）心理及社会因素

了解患者的情绪状态，社会支持及对疾病的认知情况。

（四）实验室及其他检查 X线检查

有无气胸征象。

七、护理诊断及合作性问题

（1）低效性呼吸型态：与胸膜破裂，肺扩张能力下降，疼痛，气交换减少有关。

（2）疼痛：与胸膜破损摩擦，胸腔置管有关。

（3）焦虑：与呼吸困难、胸痛或原发疾病迁延不愈有关。

八、护理目标

（1）呼吸平稳，频率、节律、深浅度正常。

（2）疼痛减轻或消失。

（3）情绪稳定。

九、护理措施

（一）一般护理

取半卧位，急性自发性气胸应绝对卧床休息，肺萎缩＜20%、症状轻的闭合性气胸患者应卧床休息，避免用力、屏气、剧烈咳嗽等胸腔内压骤升的活动。吸氧，氧流量在 3 L/min 以上。定时协助患者翻身。酌情给予高蛋白，适量进粗纤维饮食。

（二）胸腔闭式引流护理

保持引流管固定、密闭、通畅和无菌。

1. 引流管的护理

妥善固定胸腔引流管，避免扭曲受压；搬动患者和更换引流瓶前，用两把止血钳夹紧引流管，防止管道滑脱、漏气或引流液逆流入胸腔等意外的发生。

2. 水柱的观察

检查引流系统有无漏气，是否密闭，保持长玻璃管在液面下 3～4 cm。随时观察水柱波动情况及气泡的多少。水柱上下波动，表明导管通畅，若水柱波动不明显，请患者做深呼吸或咳嗽再行观察。

3. 引流瓶的护理

妥善放置引流瓶，防止倾倒。瓶内存放无菌生理盐水或蒸馏水 500 ml，液平面应低于引流管出口平面 60 cm。每天更换引流瓶及瓶内液体，换瓶时注意连接管和接头的消毒，更换液体后标记液平面，以便于观察和记录引流量。及时更换渗湿的敷料，严格无菌操作。

4. 吹气练习

鼓励患者深呼吸和做吹气练习，促进肺复张。

5. 观察和记录

引流液的量、颜色、性状和水柱波动情况。

6. 拔管护理

持续 1～2 d 液面无气体逸出可夹管，观察 24 h 无呼吸困难症状，提示肺复张，可协助医师拔管。拔管后应注意观察伤口有无出血、皮下气肿等异常情况。

（三）对症护理

尽量避免咳嗽，必要时给止咳药。减少活动，教会患者咳嗽或改变体位时，用手固定胸腔引流管或护住胸部，以减轻疼痛。胸痛剧烈者，酌情给予止痛药。

（四）心理护理

做好解释和指导工作，消除患者对疾病和各种治疗的紧张恐惧心理，教会患者自我放松，分散注意力，减轻疼痛。

十、护理评价

（1）呼吸是否平稳，频率、节律、深浅度是否正常。

（2）疼痛有无减轻或消失。

（3）是否了解该疾病的保健知识，情绪是否稳定。

十一、健康指导

（1）积极治疗原发病。

（2）避免各种诱因，气胸痊愈后的1个月内避免剧烈运动、抬举重物和各种屏气动作；注意保暖，预防呼吸道感染引起咳嗽。

第九节　呼吸衰竭护理

呼吸衰竭是由于各种原因引起的肺通气或换气功能严重障碍，以致于不能进行有效的气体交换，导致缺氧伴或不伴有二氧化碳潴留，从而引起一系列生理功能和代谢紊乱的临床综合征。如在海平面大气压下，于静息条件下，呼吸室内空气，并排除心内解剖分流和原发于心排出量降低情况下，动脉血氧分压（PaO_2）低于8kPa（60mmHg）或伴有二氧化碳分压（$PaCO_2$）高于6.67kPa（50mmHg），即为呼吸衰竭。

（一）呼吸衰竭的病因和机制

1.气管、支气管疾病

如慢性支气管炎、哮喘。

2.肺部疾病

如严重肺气肿、肺心病肺纤维化。

3.胸廓疾病

如胸廓畸形、高压性气胸。

4.呼吸中枢病变

如脑部炎症、损伤、肿瘤、药物中毒。

5.神经肌肉病变

如脊髓灰质炎、多发性神经根炎、进行性肌萎缩。

6.其他

如成人呼吸窘迫综合征，高原性低氧血症，胸部或上腹部手术引起通气限制。

慢性阻塞性肺部疾病（包括慢性支气管炎、肺气肿、肺心病）是引起呼吸衰竭最常见的病因。

呼吸衰竭的根本病理生理改变是缺氧伴或不伴有二氧化碳潴留，其主要发生机制为肺泡通气不足气体弥散障碍，通气／血流比例失调。

（二）病理生理

缺氧和二氧化碳潴留影响全身各个器官，产生一系列病理生理变化。

1.缺氧发生早，恢复也缓慢。对中枢神经、心血管、呼吸系统以及肝、肾损害较大，晚期常造成不可逆的变化。

（1）对中枢神经的影响：脑对缺氧的耐受性很差，因脑耗氧量大，约占全身耗氧的1／4～1／5，每100g脑组织每分钟耗氧3ml。缺氧使脑血管扩张，脑血流量增加，引起颅内高压，间质水肿；脑细胞缺氧，引起脑细胞水肿，甚至脑细胞坏死。颅内压升高加重脑组织受压，血供恶化缺氧加重，形成恶性循环。

（2）对心、血管的影响：心肌对缺氧也极为敏感，每100g心肌组织每分钟耗氧10ml。缺氧使心率和搏出量增加；心肌和传导系统缺氧引起兴奋性增加，发生心律失常，严重时可引起心室颤动和心跳骤停。缺氧使肺小动脉痉挛、收缩，肺循环阻力增加，产生肺动脉高压和右心室肥厚。

（3）对呼吸影响：主要通过颈动脉窦和主动脉体化学感受器，反射性刺激呼吸中枢，使通气量增加。在有严重二氧化碳潴留、呼吸中枢受抑制时，缺氧是驱动呼吸、维持通气量的主要环节。

(4) 对肝、肾功能影响：轻度缺氧使肾血流量和肾小球滤过率增加，但严重缺氧不仅使肾血流量减少，且直接损伤肾实质，引起肾功能障碍。肝细胞因缺氧发生变性坏死，出现肝功能异常。

(5) 其他：缺氧使组织无氧代谢增加，能量产生减少，乳酸增加，导致代谢性酸中毒。能量减少，直接影响到钠泵和离子交换，使氢离子和钠离子进入细胞内，钾离子移到细胞外，导致细胞内酸中毒和血钾升高。消化道粘膜缺氧，发生糜烂，引起消化道出血。缺氧可通过肾小球旁细胞产生促红细胞生成因子，使红细胞生成素增加，从而刺激骨髓引起继发性红细胞增多。缺氧和酸中毒在毛细血管内皮细胞损伤的基础上，加上红细胞增多，血液粘稠度增加，促使凝血而发生弥漫性血管内凝血（DIC）。

2.二氧化碳潴留

(1) 对中枢神经的影响：小量二氧化碳可兴奋呼吸中枢，使通气量增加，但超过一定浓度，如 $PaCO_2$ 升高至正常的二倍时，对呼吸中枢产生抑制作用，可引起嗜睡直至昏迷等不同程度的二氧化碳麻醉现象（称肺性脑病）。$PaCO_2$ 升高也使脑血管扩张，血流量增加，加重缺氧引起颅内压升高和脑水肿。

(2) 对心、血管的影响：使心率加快，心搏出量增加，血压升高。使周围静脉和毛细血管扩张，出现四肢皮肤温暖、多汗。

(3) 对呼吸的影响：通过对呼吸中枢的兴奋到抑制，使呼吸由加深、加大到变浅、变慢，直到呼吸停止。

(4) 对酸碱平衡的影响：二氧化碳是人体代谢过程中产生最多的物质。在碳酸酐酶作用下，能与水结合生成碳酸。正常肺脏每天排出的二氧化碳约相当于碳酸 15mmol／L。碳酸及碳酸氢盐是调节血液酸碱平衡最重要的缓冲对，血液酸碱度取决于碳酸及碳酸氢盐的比例。其中 $PaCO_2$ 与肺泡通气有关二氧化碳潴留时，$PaCO_2$ 升高使 pH 值降低，发生呼吸性酸中毒，如肾脏功能好，经过一定时间（一般 3～5d）通过 HCO_3^- 回收增加，使 pH 恢复正常，称代偿性呼吸性酸中毒。但如 $PaCO_2$ 升高过快、过高，超过肾脏代偿能力，则 $PaCO_2$ 升高远远超过 $BHCO_3$ 的增加，使 pH 低于正常，为失代偿性呼吸性酸中毒。

随呼吸性酸中毒的发生，相继出现电解质紊乱，钠离子、氢离子进入细胞内，钾离子移向细胞外，发生细胞内酸中毒及高血钾症。而肾脏排出氢离子及氯离子增加（以换回钠离子及碳酸氢根），氯离子进入红细胞内使碳酸氢根进入血浆，故引起低氯、低钠血症。

(三) 分型

1.按动脉血气分析分型

①缺氧无 CO_2 潴留，或伴 CO_2 降低（Ⅰ型）见于换气功能障碍（通气／血流比例失调、弥散功能损害和肺动-静脉样分流）的病铡，是氧疗的适应证。②缺 O_2 伴 CO_2 潴留（Ⅱ型）系肺泡通气不足所致。单纯通气不足者，缺 O_2 和 CO_2 潴留的程度是平行的，若伴换气功能损害，则缺 O_2 更为严重。增加肺泡通气量，必要时加氧疗。

2.按病变部位分为中枢性和周围性呼衰。

3.按病程可分为急性和慢性。

(1) 急性呼衰是指呼吸功能原来正常，由于前述病因引起通气或换气功能在短时间内受到严重损害出现呼衰的临床表现。如脑血管意外、药物中毒抑制呼吸中枢、呼吸肌麻痹、肺梗死、ARDS 等。因机体不能很快代偿，如不及时抢救，会危及患者生命。

(2) 慢性呼衰多见于慢性呼吸系疾病，如慢性阻塞性肺病、重度肺结核等，其呼吸功能的损害逐渐加重，虽有缺O_2，或伴CO_2潴留，但通过机体代偿适应，日常生活仍能自理，称为慢性代偿性呼衰。一旦并发呼吸道感染，或因其他原因使呼吸功能进一步损害，代偿丧失，即可出现严重缺O_2、CO_2潴留和酸中毒的临床表现，称为慢性失代偿性呼衰。

（四）临床表现

1.呼吸困难

轻者仅感呼吸费力，重者出现呼吸窘迫，呼吸加深加快，呼吸频率和节律的改变。呼吸器官的病变所致的周围性呼吸衰竭，由于呼吸劳累，呼吸辅助肌参与活动，表现为点头提肩或皱眉样呼吸等。严重的肺气肿并发呼吸衰竭或肺性脑病，进入CO_2麻醉阶段，可能没有明显的呼吸困难主诉。

2.发绀

是缺O_2的典型症状，当动脉血氧饱和度低于85％时，可在口唇、指甲出现发绀；另应注意红细胞增多者发绀可明显，贫血者则不明显或不出现；严重休克者即使动脉血气分析正常，也可出现发绀，发绀还受皮肤色素及心功能的影响。

3.神经系统症状

缺氧可引起判断力减退，轻度共济失调，焦虑不安、失眠、眩晕等；高碳酸血症可引起头痛、嗜睡、昏迷、肌肉震颤和颅内压升高。在出现缺氧伴二氧化碳潴留而致神经精神症状时，称为肺性脑病。

4.循环系统症状缺氧

（尤其是急性缺氧）和严重的二氧化碳潴留可引起心律不齐；显著缺氧可引起心动过速，血压上升；极严重的缺氧可致心率缓慢，血压下降。

5.消化和泌尿系统症状

呼吸衰竭对肝、肾功能都有影响，如肝细胞缺氧发生变性坏死或肝脏淤血，血清谷-丙转氨酶高达100～200U或更高。严重缺O_2和CO_2潴留常有消化道出血，可能是胃肠道粘膜充血水肿糜烂渗血或应激性溃疡所引起。肾功能的损害表现在非蛋白氮升高，蛋白尿，尿中出现红细胞和管型。上述肝、肾功能异常，可随呼吸衰竭的缓解，逐渐恢复正常；消化道出血在缺氧和二氧化碳潴留纠正后迅速控制。

6.休克、DIC等表现

呼吸衰竭可伴感染性、心源性或失血性休克，DIC引起脏器微循环障碍或出血时导致功能紊乱，例如脑出血时使肺性脑病加重。慢性呼吸衰竭因长期缺氧，使肾上腺皮质功能萎缩，出现肾上腺皮质功能不全症状，皮肤色素沉着，血压偏低。

（五）护理

1.护理要点

以纠正缺氧与二氧化碳潴留为主要目标。Ⅰ型呼吸衰竭应纠正缺氧，Ⅱ型呼吸衰竭还需提高肺泡通气量。因此，保持呼吸道通畅，积极控制感染和合理给氧，作为治疗呼吸衰竭的三大措施。

2.观察要点

（1）呼吸困难：注意观察呼吸节律与频率的改变。（2）发绀：以口唇的发绀为观察重点，同时注意吸氧后的表现。（3）神志改变：烦躁不安、神志恍惚、昏迷、双侧瞳孔缩小和颅内压升高的表现。（4）心血管系统改变：心动过速、过缓，心律不齐，血压升高，降低。休克或周围循环衰竭。

3.保持呼吸道通畅

分泌物积聚在呼吸道是极其有害的。它可加重气道阻力，降低通气量，容易引起肺不张，加重通气／血流比例失调，降低肺顺应性。分泌物的潴留使呼吸道和肺部易发生感染，分泌物粘稠、咳嗽反射迟钝和支气管平滑肌痉挛可造成分泌物积聚，妨碍通气。保持呼吸道通畅，应积极排痰，解痉平喘，刺激咳嗽，辅助引流，必要时行气管插管或气管切开，机械呼吸，这些都是十分重要有效的措施。

（1）痰液湿化：患者饮水不足，烦躁不安，呼吸急促，加上呼吸道感染，必然引起分泌物粘稠或干燥，促进痰液稀释的方法，一是补充水分，二是使用药物。

鼓励饮水，蒸气吸入，雾化吸入和静脉输液可达到补充水分的目的。呼吸急促的患者从呼吸道丧失水分较多，每天入量应给2000ml左右。哮喘持续状态导致呼吸衰竭者，每天补液量应达到2500～3500ml，在大量补液的同时，需监测心率、血压、尿量，必要时测中心静脉压。急性呼吸衰竭无明显脱水时，补液量不要太多，每天约1500ml。促进痰液稀化的药物有必嗽平、痰易净、α-糜蛋白酶等。痰稠厚或脓性是呼吸道感染的结果，抗生素的应用对脓性痰的稀化起重要的作用。

（2）刺激咳嗽：呼吸衰竭的患者吸气深度不足，最大呼气流速降低，喉肌无力，或神志不清，均可造成咳嗽无力，咳嗽反射迟纯加重气道阻塞。对咳嗽无力的患者应刺激咳嗽，连续做几次深呼吸或叩击背部诱发咳嗽，吸痰管插入喉部借助吸引对局部的刺激也可引起咳嗽，用生理盐水特别是高渗生理盐水气雾吸入，可诱发咳嗽。

（3）辅助排痰：呼吸衰竭的患者，尤其是慢性阻塞性肺疾病患者，痰量增加并滞留在下呼吸道，排痰困难。故采用辅助排痰的方法，以改善通气。辅助排痰法包括：拍击、吸引。拍击应在患者清醒状态咳嗽反射存在的情况下，由医护人员帮助翻身，先翻向一侧，然后拍击背部，使痰栓松动、脱落，可将分泌物驱入支气管主干，再刺激咳嗽排出痰液。吸引的方法包括经鼻或口腔插入吸痰管作咽部吸引，同时亦可用辅助拍击法或经纤维支气管镜用小量盐水冲洗吸引。经气管插管或气管切开吸引。

（4）支气管扩张剂的作用：慢性阻塞性肺气肿所致呼吸衰竭都有不同程度的支气管痉挛，加之呼吸衰竭时易继发支气管、肺部感染，炎症刺激也会造成支气管平滑肌张力增高，因此适当应用支气管扩张剂，可使支气管平滑肌松弛，气道阻力下降，呼吸肌作功减少，血氧饱和度改善，中枢对二氧化碳敏感性增高，有助于呼吸衰竭的恢复。

静脉应用氨茶碱仍为最佳方法，取氨茶碱0.25g加入50％GS 20ml在20～40min内推完，或5％葡萄糖250～500ml加氨茶碱0.25～0.5g静滴，维持量0.4mg／（kg·h），如效果不佳，可增至0.9mg／（kg·h），有心功能不全者，推注速度要缓慢，注意患者有无恶心、呕吐、心律失常等副作用，过高浓度、过快速度滴入可引起心室颤动。

其他支气管扩张剂有异丙肾上腺素、舒喘灵。糖皮质激素能减轻支气管痉挛，减少分泌物、平喘效果肯定。在成人呼吸窘迫综合征的早期，可大量短程应用激素，如地塞米松30mg／kg，必要时6h重复一次，1～2d停药，可改善肺毛细血管通透性，消除肺间质水肿，并可促进表面活性物质的合成与分泌，防止肺泡萎缩，从而降低ARDS的死亡率。在肺性脑病的早期，每日应用地塞米松10mg静注，连续2～3d，多能使病情得到改善，但皮质激素不宜长期使用，它会引起感染扩散，消化道出血甚而溃疡穿孔等副作用，因而在用药期间特别要警惕这类并发症的发生。

（5）气管插管、气管切开和辅助呼吸：呼吸衰竭患者呼吸道分泌物积滞，通气严重不足，上述治疗无效或精神症状加重，患者陷入昏迷半昏迷时，应予气管插管，以保证呼吸道通畅，便于吸痰和给氧。气管插管不宜安放过久，以免损伤声带或发生喉头水肿。患者神志清醒，病情仍需要时可考虑气管切开。

4.积极控制呼吸道感染

呼吸道感染是诱发呼吸衰竭的重要原因，特别是COPD所致的呼吸衰竭，当肺功能明显减退时，较轻的感染，足以使肺功能失代偿，感染能否控制，直接关系治疗的成败，抗生素的选择，应针对并参考药物敏感试验，同时还要根据感染的轻重、机体状况、既往用药等进行全面参考，选用适当的抗生素。

5.合理用氧

在呼吸衰竭的处理中，氧疗是个十分重要的问题。急剧发生的严重缺氧可产生神经、心血管系统不可逆的损害。原发于肺部疾病并有二氧化碳潴留的患者，吸氧浓度偏高，易诱发加重肺性脑病。

呼吸衰竭患者需要吸氧时，一般采用鼻导管吸氧，不影响进食与咳痰。Ⅰ型呼吸衰竭的患者无二氧化碳潴留，中枢对二氧化碳有正常的反应性，可不必采用控制性给氧；轻度的低氧血症 PaO_2 6.67~8.53kPa，患者只需吸低浓度氧，有严重通气/血流比例失调或分流样效应重症Ⅰ型呼吸衰竭者 PaO_2<4.67kPa 吸中等浓度的氧，不会出现 $PaCO_2$ 升高。Ⅱ型呼吸衰竭的患者有二氧化碳潴留，呼吸中枢对 CO_2 敏感性降低，呼吸驱动靠缺氧来刺激，如需吸氧，只能采用控制性氧疗，即持续低流量吸氧，开始时吸氧浓度24%，以后略升高，一般不超过32%，使 PaO_2 维持在6.67kPa（50mmHg），达到基本安全水平即可，不必加大吸氧浓度。Ⅱ型呼吸衰竭的患者，氧疗后 $PaCO_2$ 会有一定程度升高。中度低氧血症 PaO_2 4.67~6.53kPa 和重度低氧血症在控制性吸氧后，预计 $PaCO_2$ 上升2.00~2.67kPa，如患者氧疗前 $PaCO_2$ 只有轻微增高，这样的上升不致产生昏迷或严重的问题。但如果氧疗前 $PaCO_2$ 较高者，如此上升可使患者进入二氧化碳麻醉状态。对 $PaCO_2$ 高于9.33kPa患者。用氧应极为小心。对于这类患者开始只用24%的氧，以后再逐步提高氧浓度，如吸28%的氧能使 PaO_2 达到6.67kPa而 $PaCO_2$ 升高也在安全范围内，则28%的氧为最合理的氧浓度。

（1）给氧的方法：临床上选用氧疗工具依据三个条件：①能提供比较稳定的氧浓度；②患者用后无不适感觉；③易于接受，并能坚持长时间应用。

鼻导管或鼻塞对于非气管插管或气管切开的一般患者是较合适的常用给氧方式，因为它具有简单、价廉、方便并为多数患者接受等优点。

（2）鼻导管一般用橡皮管或塑料管制成，从鼻孔沿鼻腔底部插入一定深度，其尖端达到软腭后（插入长度为10cm）为适中。其缺点有三：易堵塞对局部有刺激性，如给氧流速>6L/min 可导致鼻粘膜干燥不适；万一滑入食管可导致上消化道胀气。

（3）鼻塞用较硬而光滑的材料（如含硅胶、塑料）制作。给氧前擦净鼻腔、调节氧流量，再将鼻塞塞入鼻孔内，长时间用氧适合此法，患者感觉舒适，使用方便。

鼻塞、鼻导管吸氧浓度（%）=21+4×氧流量（L/min）

（4）呼吸机供氧：上述方法不能有效地改善缺氧或二氧化碳分压呈进行性升高，可用呼吸机供氧。其浓度不超过60%为宜。

（5）氧疗失败的原因：①吸入氧浓度不够，如鼻导管吸氧时，用口腔呼吸，降低了吸氧浓度；②气道严重阻塞，影响了氧进入肺泡；③心输出量严重降低所致组织供氧不足；④严重贫血引起的组织缺氧；⑤通气/血流比例失调，导致生理性分流，如成人呼吸窘迫综合征；⑥氧疗后发生二氧化碳麻醉；⑦高浓度氧疗法引起合并症，如氧中毒肺损害、肺不张、抽搐或呼吸抑制。

（6）氧疗的效果评价：如呼吸频率减慢，节律正常，血压上升，心率减慢，心律失常消失，皮肤发绀改善，皮肤温暖，少汗，神志恢复，尿量增多，呼吸困难减轻，提示组织缺氧改善。还可根据 PaO_2 和 $PaCO_2$ 改善程度判断氧疗效果。

停氧的指标：呼吸平稳、心律规整、心率下降、血压正常、神志清楚、精神好转，口唇、甲床发绀消失，停氧后 PaO_2>8.0kPa（60mmHg）不再下降，$PaCO_2$<6.7kPa（50mmHg）不再上升。在停止吸氧前，必须间断吸氧几日，方可完全停止氧疗。

（7）氧疗监护内容：①体温、脉搏、呼吸、血压监测；②观察咳嗽、发绀、神志精神的变化；③防止氧中毒。

6.呼吸兴奋剂的使用

通气不足伴有明显的二氧化碳潴留，应用氧疗的同时，可考虑应用呼吸兴奋剂，以可拉明最为常用，该药作用快，呼吸幅度、频率即刻增加，发绀减轻，神志清醒，副作用为皮肤潮红、瘙痒、肌肉抽动、烦躁不安，但减缓滴注或停用后症状可缓解或消失。Ⅱ型呼吸衰竭患者在伴有神志不清时，可适量应用呼吸兴奋剂，它的疗效基于促使神志清醒，加强咳嗽反射，改善痰液引流，通气功能得以改善，所以使用呼吸兴奋剂后，如神志转清，应争取这一机会采取措施（如呼吸道湿化、鼓励咳嗽，帮助腹式呼吸等），如只用呼吸兴奋剂，不注意保持呼吸道通畅，不仅收效甚微，反而增加氧耗量，临床上应用呼吸兴奋剂治疗 12h 无明显效果时，则考虑气管插管或切开，加用机械呼吸，以免贻误病情。

7.酸碱失衡及电解质紊乱的处理

慢性呼吸衰竭失代偿常伴有酸碱失衡，而酸中毒常见，酸中毒治疗关键在于改善通气，排出过多的二氧化碳。但 pH 太低，可造成严重的心律失常、低血压或昏迷。呼吸性酸中毒合并代谢性酸中毒 pH<7.20 者，可小量多次静脉注射碳酸氢钠。在血气的监护下使 pH 升至 7.20 以上，但不可急于恢复正常，如补碱过量，加之改善通气过程中，$PaCO_2$ 迅速下降则可产生致使性的碱中毒。呼吸性酸中毒合并代谢性酸中毒时常并发低钾、低氯、低钠血症，故需补充钾钠氯离子，氯化钾可静滴或口服，根据病情每日补充 4.0g 左右。低氯者可给予盐酸精氨酸静滴（10~20g）。低钠者予 10％钠静滴。同时存在严重低钾、低钠者，应先补钾后补钠。电解质紊乱酸碱失衡患者及时抽血监测血气及电解质，调整用量指导治疗。

8.支持治疗

慢性呼吸衰竭失代偿期多由于病程长，病情反复，饮食减少，体内消耗增多等原因，常伴有不同程度水、电解质和能量代谢失调。营养不良可造成全身和呼吸道抵抗力降低，粘膜屏障功能减弱，白细胞杀菌能力受损，营养低下还使代谢负荷增加，易发生呼吸衰竭。如患者只靠葡萄糖供给营养，每日热量不足 2100kJ，3~4d 以后，呼吸中枢对缺 O_2 和 CO_2 反应降低，加重呼吸衰竭。因此，对昏迷或吞咽困难及气管插管的患者，应首先考虑鼻饲饮食一般予 4184~5021kJ，其中碳水化合物 60％~70％，脂肪 15％~20％，蛋白 15％，胃肠功能差的患者可改用静脉营养法如脂肪乳剂、复合氨基酸静脉滴注。

第五章　循环系统疾病护理

循环系统由心脏和血管组成。循环系统疾病包括心脏和血管的病变，其中以心脏病最为多见。循环系统疾病是常见病，在内科疾病中占较大比重，且多较严重，常显著地影响患者的生活质量和工作能力，并引起较高病死率。因此，积极研究循环系统疾病现代诊疗技术及护理，对保障人民健康和提高患者生活质量有重要意义。

第一节 心力衰竭护理

心力衰竭（hean failure）是由于心脏收缩机能及（或）舒张功能障碍，不能将静脉回心血量充分排出心脏，造成静脉系统淤血及动脉系统血液灌注不足，而出现的综合征。

（一）病因

1.基本病因

（1）心肌损伤：任何大面积（大于心室面积的40%）的心肌损伤都会导致心脏收缩及/或舒张功能的障碍。

（2）心脏负荷过重：压力负荷（后负荷）过重，心脏排血阻力增大，心排血量降低，心室收缩期负荷过度，引起心室肥厚性心衰；容量负荷（前负荷）过重，心脏舒张期容量增大，心排血量减低，引起心室扩张性心衰。

（3）机械障碍：腱索或乳头肌断裂，心室间隔穿孔，心脏瓣膜严重狭窄或关闭不全等引起的心脏机械功能衰退，导致心力衰竭。

（4）心脏负荷不足：如缩窄性心包炎，大量心包积液，限制性心肌病等，使静脉血液回心受限，因而心室心房充盈不足，腔静脉及门脉系统淤血，心排血量减低。

（5）血液循环容量过多：如静脉过多过快输液，尤其在无尿少尿时超量输液、急性或慢性肾炎引起高度水钠潴留，高度浮肿等均引起血循环容量急剧膨胀而致心力衰竭。

2.诱发因素

（1）感染：感染可增加基础代谢，增加机体耗氧，增加心脏排血量而诱发心衰，尤其呼吸道感染较多见。

（2）体力过劳：正常心脏在体力活动时，随身体代谢增高心脏排血量也随之增加。而有器质性心脏病患者体力活动时，心率增快心肌耗氧量增加.心排血量减少，冠状动脉血液灌注不足，导致心肌缺血，心慌气急，诱发心衰。

（3）情绪激动：情绪激动促使儿茶酚胺释放，心率增快，心肌耗氧增加，动脉与静脉血管痉挛，增加心脏前后负荷诱发心衰。

（4）妊娠与分娩：风湿性心脏病或先天性心脏病患者，心功能低下，在妊娠32～34周，分娩期及产褥期最初3d内心脏负荷最重，易诱发心力衰竭。

（5）动脉栓塞：心脏病患者长期卧床，静脉系统长期处于淤血状态，容易形成血栓，一旦血栓脱落导致肺栓塞，加重肺循环阻力诱发心力衰竭。

（6）水、钠摄入量过多：心功能减退时，肾脏排水排钠机能减弱，如果水、钠摄入量过多可引起水钠潴留.血容量膨胀。

（7）心律失常：心动过速可使心脏无效收缩次数增加而加重心脏负荷；心脏舒张期缩短使心室充盈受限进而降低心排血量，同时心脏氧渗透期缩短不利于心肌代谢。

（8）冠脉痉挛：冠状动脉粥样硬化，易发生冠脉痉挛，心肌缺血导致心脏收缩或舒张功能障碍。

（9）药物反应：因用药或停药不当导致的心衰或心衰恶化不在少数。慢性心衰不该停用强心剂而停用，服用过量洋地黄、利尿药或抗心律失常药，都可导致心衰恶化。

（二）病理生理

1.心脏的代偿机制

正常心脏有比较充足的储备能力，以适应一般生活需要所增加的心脏负担。当心脏功能减退，心排血量降低不足以供应机体需要时，机体将同时通过神经、体液等机制进行调整，力争恢复心排血量。

（1）反射性交感神经兴奋，迷走神经抑制，代偿性心率加快及心肌收缩力加强，以维持心排血量。由于交感神经兴奋，周围血管收缩，小动脉收缩可使血压维持正常而不随心排血量降低而下降；小静脉收缩可使静脉回心血量增加，从而使心搏血量增加。

（2）心肌肥厚：心室扩张、长期的负荷加重，使心肌肥厚和心室扩张，维持心输出量。然而，扩大和肥厚的心脏虽然完成较多的工作，但它耗氧量也随之增加，可是心肌内毛细血管数量并没有相应的增加，所以，扩大肥厚的心肌细胞相对的供血不足。

（3）心率增快：心率加快在一定范围内使心输出量增加，但如果心率太快则心脏舒张期显著缩短，使心室充盈不足，导致心输出量降低及静脉淤血加重。

2.心脏的失代偿机制

当心脏储备力耗损至不能适应机体代谢的需要时，心功能便由代偿转为失代偿阶段，即心力衰竭。

心力衰竭时，心排血量相对或绝对的降低，一方面供给各器官的血流不足，引起各器官组织的功能改变，血液重新分配，首先为保证心、脑、肾血液供应，皮肤、内脏、肌肉的供血相应有较大的减少。肾血流量减少时，可使肾小球滤过率降低和肾素分泌增加，进而促使肾上腺皮质的醛固酮分泌增加，引起水、钠潴留，血容量增加，静脉和毛细血管充血和压力增加。另一方面，心脏收缩力减弱，不能完全排出静脉回流的血液，心室收缩末期残留血量增多，心室舒张末期压力升高，遂使静脉回流受阻，引起静脉淤血和静脉压力升高，从而引起外周毛细血管的漏出增加，水分渗入组织间隙引起各脏器淤血水肿；肝脏淤血时对醛固酮的灭活减少；以及抗利尿激素分泌增加，肾排水量进一步减少，水、钠潴留进一步加重，浮肿发生和加重。

根据心脏代偿功能发挥的情况及失代偿的程度，可将心力衰竭分为三度，或心功能Ⅳ级。

Ⅰ级：有心脏病的客观证据，而无呼吸困难，心悸，浮肿等症状。（心功能代偿期）

Ⅱ级：日常劳动并无异常感觉，但稍重劳动即有心悸，气急等症状。（心力衰竭Ⅰ度）

Ⅲ级：普通劳动亦有症状，但休息时消失。（心力衰竭Ⅱ度）

Ⅳ级：休息时也有明显症状，甚至卧床仍有症状。（心力衰竭Ⅲ度）

（三）临床表现

心力衰竭在早期可仅有一侧衰竭，临床上以左心衰竭为多见，但左心衰竭后，右心也相继发生功能损害，最后导致全心衰竭。临床表现的轻重，常依病情发展的快慢和患者的耐受能力而不同。

1.左心衰竭

（1）呼吸困难：轻症患者自觉呼吸困难，重者同时有呼吸困难和短促的征象。早期仅发生于劳动或运动时，休息后很快消失。这是由于劳动促使回心血量增加，肺淤血加重的缘故。随着病情加重，轻度劳动即感到呼吸困难，严重者休息时亦感呼吸困难，以致被迫采取半卧位或坐位，为端坐呼吸。

（2）阵发性呼吸困难：多发生于夜间，故又称为阵发性夜间性呼吸困难。患者常在熟睡中惊醒，出现严重呼吸困难及窒息感，被迫坐起，咳嗽频繁，咯粉红色泡沫样痰液。轻者数分钟，重者经1~2h逐渐停止。阵发性呼吸困难的发生原因，可能为：①睡眠时平卧位，回心血量增加，超过左心负荷的限度，加重了肺淤血；②睡眠时，膈肌上升，肺活量减少；③夜间迷走神经兴奋性增高，使冠状动脉和支气管收缩，影响了心肌的血液供应，发生支气管痉挛，降低心肌收缩性能和肺通气量，肺淤血加重；④熟睡时中枢神经敏感度降低，因此，肺淤血必须达到一定程度后方能使患者因气喘惊醒。

　　（3）急性肺水肿：是左心衰竭的重症表现，是阵发性呼吸困难的进一步发展。常突然发生，呈端坐呼吸，表情焦虑不安，频频咳嗽，咯大量泡沫状或血性泡沫性痰液，严重时可有大量泡沫样液体由鼻涌出，面色苍白，口唇青紫，皮肤湿冷，两肺布满湿啰音及哮鸣音，血压可下降，甚至休克。

　　（4）咳嗽和咯血：为肺泡和支气管粘膜淤血所致，多与呼吸困难并存，咯白色泡沫样粘痰或血性痰。

　　（5）其他症状：可有疲乏无力、失眠、心悸、发绀等。严重患者脑缺氧缺血时可出现陈-施氏呼吸、嗜睡、眩晕、意识丧失、抽搐等。

　　（6）体征：除原有心脏病体征外，可有舒张期奔马律、交替脉、肺动脉瓣音区第2音亢进。轻症肺底部可听到散在湿性啰音，重症则湿啰音满布全肺。有时可伴哮鸣音。

　　（7）X线及其他检查：X线检查，可见左心扩大及肺淤血，肺纹增粗。急性肺水肿时可见由肺门伸向肺野呈蝶形的云雾状阴影。心电图检查可出现心率快及左心室肥厚图形。臂舌循环时间延长（正常10～15s），臂肺时间正常（4～8s）。

　2.右心衰竭

　　（1）水肿：皮下水肿是右心衰竭的典型症状。在水肿出现前，由于体内已有钠、水潴留，体液潴留达5kg以上才出现水肿，故多只有体重增加。水肿多先见于下肢，卧床病员则在腰、背及骶部等低重部位明显，呈凹陷性水肿。重症则波及全身。水肿多于傍晚发生或加重，休息一夜后消失或减轻，伴有夜间尿量增加。这是由于夜间休息时，回心血量比白天活动时增多，心脏能将静脉回流血量排出，心室收缩末期残留血量减少，静脉和毛细血管压力有所减轻，因而水肿减轻或消退。

　　少数患者可出现胸水和腹水。胸水可同时见于左、右两侧胸腔，但以右侧较多，其原因不甚明了。由于壁层胸膜静脉回流体静脉，而脏层胸膜静脉血流入肺静脉，因而胸水多见于左右心衰并存时。腹水多由心源性肝硬化引起。

　　（2）颈静脉怒张和内脏淤血：坐位或半卧位时可见颈静脉怒张，其出现常较皮下水肿或肝肿出现为早，同时可见舌下、手臂等浅表静脉异常充盈。肝肿大并压痛可先于皮下水肿出现。长期肝淤血，缺氧，可引起肝细胞变性、坏死，并发展为心源性肝硬化，肝功能检查不正常或出现黄疸。若有三尖瓣关闭不全并存，肝脏扪诊呈扩张性搏动。胃肠道淤血常引起消化不良，食欲减退，腹胀，恶心和呕吐等症状。肾淤血致尿量减少，尿中可有少量蛋白和细胞。

　　（3）发绀：右心衰竭者多有不同程度发绀，首先见于指端.口唇和耳廓，较单纯左心功能不全者为显著，其原因除血红蛋白在肺部氧合不全外，与血流缓慢，组织自毛细血管中吸取较多的氧而使还原血红蛋白增加有关。严重贫血者则不出现发绀。

　　（4）神经系统症状：可有神经过敏，失眠，嗜睡等症状。重者可发生精神错乱，可能是脑淤血，缺氧或电解质紊乱等原因引起。

　　（5）心脏及其它检查：主要为原有心脏病体征，由于右心衰竭常继发于左心衰竭的基础上，因而左、右心均可扩大。右心扩大引起了三尖瓣关闭不全时，在三尖瓣音区可听到收缩期吹风样杂音。静脉压增高。臂肺循环时间延长，因而臂舌循环时间也延长。

　3.全心衰竭

　　左、右心功能不全的临床表现同时存在，但患者或以左心衰竭的表现为主或以右心衰竭的表现为主，左心衰竭肺充血的临床表现可因右心衰竭的发生而减轻。

（四）护理

1. 护理要点

（1）减轻心脏负担，预防心力衰竭的发生。

（2）合理使用强心，利尿，扩血管药物，改善心功能。

（3）密切观察病情变化，及时救治急性心衰。

（4）健康教育

2. 减轻心脏负担，预防心力衰竭

休息可减少全身肌肉活动，减少氧的消耗，减少静脉回心血量及减慢心率，从而减轻心脏负担。根据患者病情适当安排其生活和劳动，可以尽量减轻心脏负荷。对于轻度心衰患者，可仅限制其体力活动，并规定充分的午睡时间或较正常人多一些的夜间睡眠时间。较重的心力衰竭患者均应卧床休息，并尽可能使卧床休息患者的体位舒适。当心力衰竭表现有明显改善时，应尽快允许和鼓励患者逐渐恢复体力活动，恢复体力活动的速度和程度视患者心力衰竭的严重程度和发作时间的长短及患者对治疗的反应等而定。如心脏功能已完全恢复正常或接近正常，则每日可作轻度的体力活动。

饮食应少量多餐，给予低热量、多维生素、易消化食物，避免过饱，加重心脏负担。目前由于利尿剂应用方便。对钠盐限制不必过于严格，一般轻度心衰患者每日摄入食盐 5g 左右（正常人每日摄入食盐 10g 左右），中度心衰患者给予无盐饮食（含钠 2~4g），重度心衰患者给予低钠饮食。如果经一般限盐、利尿，病情未能很好控制者，则应进一步严格限盐，摄入量不超过 1g。饮水量一般不加限制，仅在并发稀释性低钠血症者，限制每日入水量 500ml 左右。

3. 合理使用强心药物并观察毒性反应

洋地黄类强心甙是目前治疗心力衰竭的主要药物，能直接加强心肌收缩力，增加心排血量，从而使心脏收缩末期残余血量减少，舒张末期压力下降，有利于缓解各器官的淤血，增加尿量，减慢心率。常用的给药方法：负荷量加维持量，在短期内，1~3d 给予一定的负荷量，以后每日用维持量，适用于急性心衰，较重的心衰或需尽快控制病情的患者；单用维持量，近年来证实，洋地黄类药物治疗剂量的大小与其增强心肌收缩力作用呈线性关系，故对较轻的心力衰竭和易发生中毒的患者可用较小的剂量，而不采用惯用的洋地黄负荷量法，尤其对慢性心衰更适用。

洋地黄用量的个体差异大，且治疗剂量与中毒剂量较接近，故用药期间需要密切观察洋地黄的毒性反应。洋地黄毒性反应有：①消化道反应：食欲不振、恶心、呕吐、腹泻等；②神经系统反应：头痛、头晕、眩晕，视觉改变（黄视或绿视）；③心脏反应：可发生各种心律失常，常见的心律失常类型为：室性期前收缩，尤其是呈二联、三联或呈多源性者。其它有房性心动过速伴有房室传导阻滞，交界性心动过速，各种不同程度的房室传导阻滞，室性心动过速，心房纤维颤动等；④血清洋地黄含量：放射性核素免疫法测定血清地高辛含量 <2.0~g/ml，或洋地黄毒甙<20/tg/ml 为安全剂量。中毒者多数大于以上浓度。

使用洋地黄类药物时注意事项：①服药前要先了解病史，如询问已用洋地黄情况，利尿及电解质浓度如何，如果存在低钾，低镁易诱发洋地黄中毒；②心衰反复发作，严重缺氧，心脏明显扩大的患者对洋地黄药物耐受性差，宜小剂量使用；③询问有无合并使用增加或降低洋地黄敏感性的药物，如心得安、利血平、利尿剂、抗甲状腺药物、异搏停、胺碘酮、肾上腺素等可增加洋地黄敏感性；而消胆胺，抗酸药物，降胆固醇药及巴比妥类药则可降低洋地黄敏感性；④了解肝脏肾脏功能，地高辛主要自肾脏排泄，肾功能不全的，宜减少用量；

洋地黄毒苷经肝脏代谢胆道排泄，部分转化为地高辛；⑤密切观察洋地黄毒性反应；⑥静脉给药时应用5%～20%的GS溶液稀释，混匀后缓慢静推，一般不少于10～15min，用药时注意听诊心率及节律的变化。

4.观察应用利尿剂后的反应

慢性心力衰竭者，首选噻嗪类药，采用间歇用药，即每周固定服药2～3d，停用4～5d。若无效可加服氨苯蝶啶或安替舒通。如果上两药联用效果仍不理想可以速尿代替噻嗪类药物。急性心力衰竭或肺水肿者，首选速尿或利尿酸钠或撒利尿等快速利尿药。在应用利尿剂1h后，静脉缓慢注射氨茶碱0.25g，可增加利尿效果。应用利尿剂后要密切观察尿量，每日测体重，准确记录24h液体出入量，大量利尿者应测血压，脉搏和抽血查电解质，观察有无利尿过度引起的脱水，低血容量和电解质紊乱的表现，尤其是应用排钾利尿剂后有无乏力、恶心、呕吐、腹胀等低钾表现。对于利尿反应差者，应找出利尿不佳的原因，如了解肾脏功能情况，是否存在低血压、低血钾、低血镁或稀释性低钠血症，及用药是否合理等。

5.合理使用扩血管药物并观察用药反应

血管扩张剂可以扩张周围小动脉，减轻心脏排血时的阻力，而减轻心脏后负荷；又可以扩张周围静脉，减少回心血量，减轻心脏前负荷，进而改善心功能。常用的扩张静脉为主的药物有：硝酸甘油、硝酸脂类及吗啡类药物；扩张动脉为主的药物有：平胺唑啉，肼苯达嗪、硝苯吡啶；兼有扩张动脉和静脉的药物有：硝普钠、哌唑嗪及疏甲丙脯酸等。在开始使用血管扩张剂时，要密切观察病情和用药前后血压，心率的变化，慎防血管扩张过度，心脏充盈不足，血压下降，心率加快等不良反应。用血管扩张药注意，应从小剂量开始，用药前后对比心率，血压变化情况或床边监测血流动力学。根据具体情况，每5～10min测量1次，若用药后血压较用药前降低1.33～2.66kPa应谨慎调整药物浓度或停用。

6.急性肺水肿的救治及护理

急性肺水肿为急性左心功能不全或急性左心衰竭的主要表现。多因突发严重的左心室排血不足或左心房排血受阻引起肺静脉及肺毛细血管压力急剧升高所致。当肺毛细血管压升高超过血浆胶体渗透压时，液体即从毛细血管漏到肺间质、肺泡甚至气道内，引起肺水肿。典型发作表现为突然严重气急，每分钟呼吸可达30～40次，端坐呼吸，阵阵咳嗽，面色苍白，大汗，常咯出泡沫样痰，严重者可从口腔和鼻腔内涌出大量粉红色泡沫液。发作时心率、脉搏增快，血压在起始时可升高，以后降至正常或低于正常。两肺内可闻及广泛的水泡音和哮鸣音。心尖部可听到奔马律。

（1）治疗原则：①减少肺循环血量和静脉回心血量；②增加心搏量，包括增强心肌收缩力和降低周围血管阻力；③减少血容量；④减少肺泡内液体漏出，保证气体交换。

（2）护理措施：①使患者取坐位或半卧位，两腿下垂，减少下肢静脉回流，减少回心血量；②立即皮下注射吗啡10mg，或度冷丁50～100mg使患者安静及减轻呼吸困难。但对昏迷、严重休克、呼吸道疾病或痰液极多者忌用，年老，体衰，瘦小者应减量；③改善通气——换气功能，轻度肺水肿早期高流量氧气吸入，开始是2～3L/min，以后逐渐增至4～6L/min，氧气湿化瓶内加75%酒精或选用有机硅消泡沫剂，以降低肺泡内泡沫的表面张力，使泡沫破裂，改善通气功能。肺水肿明显出现即应作气管插管进行加压辅助呼吸，改善通气与氧的弥散，减少肺内分流，提高血氧分压。肺水肿基本控制后，可采用呼吸机间歇正压呼吸，如果动脉血氧分压<9.31kPa时，可改为持续正压呼吸；④速给西地兰0.4mg或毒毛旋花子苷K 0.25mg，加入葡萄糖溶液中缓慢静推；⑤快速利尿，如速尿20～40mg或利尿酸钠25mg静脉注射；⑥静脉注射氨茶碱0.25g用50%葡萄糖液20～40ml稀释后缓慢注入，

减轻支气管痉挛,增加心肌收缩力和尿排出。⑦氢化考的松 100～200mg 或地塞米松 10mg 溶于葡萄糖中静脉注射。

7.健康教育

随着人们生活水平的不断提高,对生活质量的要求越来越高。心力衰竭的转归及治愈程度将直接影响患者的生活质量。预防心力衰竭发生以保证患者的生活质量就显得更为重要,首先要避免诱发因素,如气候转换时要预防感冒,及时添加衣服;以乐观的态度对待生活,情绪平稳不要大起大落过于激动;体力劳动不要过重;适当掌握有关的医学知识以便自我保健等。其次,对已明确心功能Ⅱ级、Ⅲ级的患者要按一般治疗标准,合理正确按医嘱服用强心利尿扩血管药物,注意休息和营养。并定期门诊随访。

第二节 心律失常护理

(一)窦性心律失常

窦性心律冲动起源于窦房结,受神经体液因素的调节以适应身体内外环境改变的需要。迷走神经兴奋可抑制窦房结的自律性,使其冲动的产生减慢以至暂停;交感神经兴奋则提高窦房结的自律性使心率增快。各种体液因素如脑垂体、肾上腺、甲状腺等激素;钾、钠、钙、镁等电解质以及氧与二氧化碳张力,氢离子浓度等都对心脏活动起着调节作用。正常窦性节律比较匀齐,婴幼儿较快每分钟可达 130～150 次,成人一般为 60～100 次。其心电图特点为:①窦性 P 波(导联Ⅰ、Ⅱ和 aVF 直立,aVR 倒置);②P—R 间期正常范围是 0.12～20s;③P 波频率为 60～100 次/分。

1.窦性心动过速

成人窦性心率超过 100/min 者称为窦性心动过速,短暂的窦性心动过速极为常见,多为剧烈运动或情绪激动时的一种生理反应。异丙肾上腺素、麻黄素、阿托品等药物;发热、疼痛、缺氧、贫血、低血压等全身性疾患,甲状腺功能亢进,心肌炎、心包炎以及伴有心功能不全的各种器质性心脏病均可引起窦性心动过速。心率一般不超过 140/min,罕有超过 170/min 者。当速率超过 140/min 时需与室上性阵发性心动过速,以及 2:1 传导的心房扑动相鉴别。其心电图特点:①窦性 P 波;②P 波频率在 100/min 以上;③P-R 间期大于 0.12s。

对窦性心动过速,除病因治疗外,常不需特殊处理。少数可酌情选用镇静剂,β阻滞剂对高动力循环状态的心动过速有效,但对心力衰竭时的心动过速,因其减弱心肌收缩力不宜应用。

2.窦性心动过缓

窦性心律频率低于每分钟 60 次者称为窦性心动过缓,常见于老年人,运动员和迷走神经张力过高者。有些抗心律失常药物或其它药物,如利血平、吗啡等也可以引起窦性心动过缓。心率多在 45/min 以上,偶有低于 40/min 者。一般不引起症状,若心率过于缓慢或伴有器质性心脏病时,可有头昏、乏力、胸闷或心功能不全等表现。其心电图特点为:①窦性 P 波;②P 波频率低于 60/min;③P-R 间期大于 0.12s。

窦性心动过缓是否需要治疗,取决于患者是否有自觉症状。短暂的发作,如继发于迷走神经反射亢进或前壁心肌梗死并伴有低血压时,可以采用阿托品 1mg 静脉注射治疗。如果是长期慢性病变,则需要安装心脏起搏器。伴有心室功能不良的心动过缓可引起进行性心功能不全。

3.窦性心律不齐

窦性心律时出现较明显的快慢不规则称为窦性心律不齐，常见于健康儿童和青少年。大多数窦性心律不齐与呼吸周期有关，称为呼吸性窦性心律不齐。吸气时心率较快，呼气时变慢，深呼吸时尤为显著，屏气时消失，其产生与呼吸时迷走神经张力改变有关。窦性心律不齐一般无症状，其心电图特点为：①窦性P波；②P-P间隔不匀齐，相差大于0.12s；③P-R间期大于0.12s。

4.窦性停搏

窦房结在多个心动周期中不能形成冲动，以致不能激动心房或整个心脏时称为窦性停搏或窦性静止。窦房结功能低下见于迷走神经兴奋或洋地黄中毒、高血钾、心肌炎、病窦综合征等。其心电图特点为：一段长间歇中见不到P波，间歇期与基本的窦性P-P间期无公倍数关系。

治疗除针对病因外，可予以阿托品、麻黄素或异丙基肾上腺素。若患者有头昏、头晕、黑矇、晕厥等脑缺血症状时，护理中要注意患者的安全，防止发生意外。

（二）房性心律失常

1.房性早搏

房性早搏很常见，可发生于正常人，也可能是各种临床情况的反应，如肺部疾病，心肌缺血、感染等。若无症状、房性早搏不需要治疗。但有时房性早搏是其它房性心律失常的先兆，如房扑、房颤等。其心电图特点为：①提前出现的P′波，P′波形态不同于窦性P波；②P-R间期≥0.12s；③QRS波群形态与窦性心律者相似；④早搏后往往有个完全性代偿间歇。

2.心房扑动与心房颤动

均为房性快速心律失常，其房性异位激动频率分别达到250～350／min 与 350～600／min。心房颤动远较心房扑动常见，其发生率约为10～20：1，二者在病因与发病机理方面密切相关，且可互相转化。

心房颤动时，房性异位激动快而不规则，心房肌处于连续而不协调的颤动中，不能进行有效而协调的收缩，失去了辅助心室充盈的作用。其对心脏功能，血流动力学影响及所引起的症状，主要取决于原有心脏病基础和心室率的快慢。早期症状心室率多较快，常在120～200／min，可有心悸、胸闷、晕厥、心绞痛、肺水肿或充血性心力衰竭等表现，病程较久者，尤以老年人常同时合并有房室结病变，房室间传导减少，心室率可接近正常。心脏听诊心律极不规则，心率忽快忽慢，心音强弱不一，体格检查可见脉率低于心率的细脉，体力活动的心率加迅，不规则更加明显。其心电图特点为：①P波流失，由大小，形态不一，毫无规律的f波所取代，其频率在350～600／min；②QRS波群间距不等，形态与窦性心律相似，伴有室内差异性传导时形态可有变异。

心房扑动多为阵发性，可历时数分钟，数日或转为心房颤动，少数也可持续数年之久。室率快而不规则时常有心悸、胸闷、眩晕等，室率慢而规则的可无症状。通常心房率为250～350／min快而规则。多按2：1，3：1或4：1传入心室，以2：1传导最为常见，心室率乃在150／min左右。若为3：1或4：1房室传导，心室率则为70～100／min，听诊可被误认为正常窦性心律；若房室传导比例不固定，也可被误认为心房颤动。其心电图特点为：①P波消失，代以形态，间距及振幅均绝对规整呈锯齿样的F波，F波间无等电位线，其频率为250～350／min；②QRS波群形态多与窦性心律时类似，也可有室内差异性传导；③房室传导比例多为2：1，3：1或4：1，有时传导比例不固定，则心室律也不规则。

（1）准确识别心电图，分清房颤和房扑，同时观察患者的心律、心率与脉搏，确定有无短绌脉，了解患者心房颤动发作的性质是阵发性还是持续性的。

（2）房颤发作时，患者宜安静休息，必要时给予镇静，吸氧，对发作短暂，无明显症状者可不予处理，但应定期随访。

（3）房颤发作的主要处理是控制心室率。一般选用洋地黄制剂来增加心肌收缩力，减慢心室率，改善全身血液供应。常用的洋地黄制剂有西地兰，地高辛，西地兰 0.4～0.8mg 稀释后静脉缓慢注射，必要时 2h 后可以重复使用初始剂量的一半，以后改为地高辛口服。使用洋地黄制剂护理上要注意及时发现洋地黄的毒性反应。

（4）药物复律，主要用奎尼丁，用法为：第 1 日每次 0.2g，每 2h 1 次，连服 5 次；如已转复，每日用 2～3 次维持疗效即可。如未奏效，又无明显毒性反应可加大剂量。由于奎尼丁的安全范围小，不良反应多，且个体差异大，所以患者必须住院，在严密的护理与心电图监测下才能服用。服药安排在白天，每次给药前后均应记录患者的血压，心率与心律的变化，若有血压下降，要防止发生奎尼丁晕厥；若 QRS 波群增宽超过 25% 提示接近中毒，若超过 50% 则肯定为奎尼丁中毒。

阵发性房颤应用胺碘酮效果更佳。

（5）药物复律无效者可选用同步直流电复律。

（6）房扑无症状者可以不予治疗。伴有心功能不全且持续时间较长的患者，应当吸氧，建立通畅的静脉通路，控制液体入量，接受同步电复律治疗，电击能量 50J，其成功率在 90% 以上。

（7）心房颤动或扑动时，房内可形成血栓，血栓脱落可引起动脉栓塞，护理中注意防止脑栓塞和肺栓塞。

（三）室性心律失常

1.室性早搏

室性早搏是较常见的心律失常之一。随着年龄的增长，其发生率有明显的增加，而且，室性早搏也是很多疾病的临床表现之一。在心肌受到直接的化学或电刺激时，也可以发生室性早搏，引起室性早搏的几个最常见的因素包括：心肌缺血、感染和全身麻醉。个别的或偶发的早搏多不引起症状，常在体检时偶然发现，在部分比较敏感的患者可有心悸或漏搏感。频发早搏可使心排血量降低和重要脏器的灌注减少，出现乏力、头晕、胸闷或使原有的心绞痛或心力衰竭症状加重。其心电图特点为：①提前出现的 QRS 波群，其前无相关的 P 波；②提前 QRS′波群宽大畸形，时程常≥0.12 秒；③有继发性 ST—T 改变；④常有完全性代偿间歇。

治疗与护理措施如下：

（1）注意观察室性早搏发生的频率及有无相关诱因。尤其是急性心肌梗死或低钾血症出现的室性早搏，应密切观察心电监护，可能是室性心动过速或室颤的前奏。

（2）嘱患者安静休息，给予高流量的氧气吸入，及时建立静脉通路合理用药。心力衰竭患者的室性早搏，若系洋地黄剂量不足引起者，则应酌加洋地黄剂量；反之，对洋地黄本身毒性反应引起的室性早搏，则宜用苯妥英钠，而对于频繁的室性早搏则宜用利多卡因。

2.心室扑动与心室颤动

是最严重致命性的异位心律，心室呈快速微弱无效的收缩或心肌进行快速而完全不协调的颤动。心室扑动多为暂时性的，常迅速转为心室颤动，两者对循环功能的影响均相当于心室停搏，常为临终前的表现。发作时患者意识丧失，抽搐，继而呼吸停止，面色青紫或苍白，心音消失，血压脉搏测不出。其心电图特点为：心室扑动为各波不能分辨，代以一系列较为规律、宽大、连续出现振幅较高的波形，向上和向下的波幅相等，频率勾150～300/min。心室颤动为各波消失，代以振幅较低，形态，大小不一，快慢不均的连续波动，频率250～500/min。

其急救应立即进行非同步直流电除颤，除颤的能量选用200～400J。

（四）阵发性心动过速

1.临床表现

阵发性心动过速是阵发性快速而规则的异位心律。突然发作，突然中止，发作持续时间长短不一，按异位起搏点的部位分为房性，房室交界区性和室性，前二者难以区分时统称室上性。

室上性者心率常为160～220/min，多见于健康人，由于房室收缩顺序未受明显影响，仅有心悸、恐惧、多尿等轻微症状。如在器质性心脏病基础上，心率超过200/min，持续时间长，可出现晕厥，休克，心绞痛或心衰，室上性心动过速心律绝对规则，心音强度一致，可通过刺激迷走神经的方法来中止发作。室性心动过速多发生在器质性心脏病基础上，房室收缩不协调，可产生严重的血流动力学障碍，出现休克，晕厥等严重表现。心率常为140～160/min，节律可略不规则，刺激迷走神经不能中止发作。

2.心电图特点

（1）房性心动过速：①房率通常为160～220/min，节律整齐；②异位P波形态与窦性P波不同，常与前面的T波重叠，与QRS波群有固定关系，P—R间期正常；③QRS形态与窦性心律相似。

（2）房室交界区性心动过速：①室率通常为160～220/min，节律整齐；②P′波为逆行性，可能在QRS波群之前，中或后；③QRS时间常不超过0.1s。

（3）室性心动过速：①三个或三个以上连续、快速和畸形的QRS波群，QRS时间≥0.12s，频率常在140～200/min，节律不十分规整；②窦性P波与QRS波群无关，往往埋没于QRS波群内不易发现；③有时可见心室夺获和心室融合波。

3.治疗与护理

（1）发生在无器质性心脏患者的短暂室上速可自行恢复，不需特殊处理。

（2）对几分钟内发作仍未停止者，可用刺激迷走神经方法使其终止。护理上要注意心律的变化，如果突发心脏停搏，应立即停止给予肾上腺素或阿托品。常用的方法有：①令患者深吸气后屏气，再用力作呼气运动；②刺激咽部（手指、压舌板）引起恶心、呕吐；③按摩颈动脉窦。患者取卧位，头稍向后仰并转向一侧，术者用中间三个指头放在甲状软骨上缘水平胸锁乳突肌内缘，向颈椎方向轻轻按压颈动脉窦，每次10s以内。休息数分钟后可重复按摩，一般先压右侧，无效后再压左侧，切不可同时按摩两侧。有脑血管病史者禁用；④压迫眼球。患者平卧，闭目，眼球向下"看"。术者用手指压眼眶下方眼球上部，每次10～30秒。一般先压一侧，不宜同时压两侧。有青光眼者忌用。

（3）伴有低血压的室上速者，可以使用儿茶酚胺类药物如：异丙肾上腺素1mg，静脉推注；伴有心功能不全的室上速，可以使用各种正性肌力药物如：西地兰0.2～0.8mg稀释后静脉推注；不伴有器质性心脏病的阵发性室上性心动过速，可首选异搏定5～10mg稀释后缓慢静脉推注，数分钟内即可起效。

（4）对任何一个室性心动过速的患者，应当即给予高流量吸氧和心电监护；建立通畅的静脉通路，纠正低血压；服用地高辛者应急查血地高辛浓度。

（5）合理使用抗心律失常药利多卡因。立即给予利多卡因 50~100mg 静脉注射，如无效在 10~15min 后可重复使用，但总量不得超过 300mg。继之以 2mg／ml 或 1mg／ml 的利多卡因液体维持使用 24~72h。

（6）药物难以纠正的室性心动过速，特别是伴有休克或心衰者，应考虑行电击复律，使用功率在 250~300J 之间。

（五）窦房传导阻滞

指窦房结发出的冲动经窦房结周围的窦房连接组织传入心房时受阻。按其程度分为：

1.Ⅰ度窦房阻滞

无临床症状及体征，常规心电图上也无表现。

2.Ⅱ度窦房阻滞

临床上可无症状，若心动显著过缓可引起乏力、头昏、胸闷、心悸等，停顿间歇过长又无低位起搏点逸搏心律出现时诱发昏厥及抽搐，出现阿-斯综合征。心电图示在窦性心律中有一次或一次以上的 P—QRS—T 波群消失，其前后的 P—P 间距恰是原来窦性心律 P—P 间距的倍数。

3.Ⅲ度窦房阻滞

临床表现与窦性停搏一样，心电图无法区别。

4.病窦综合征

（1）临床表现：病窦综合征是由于窦房结及其周围组织的器质性病变引起起搏及传导机能障碍，导致心律失常和由此造成不同程度血流动力学障碍所产生的各种临床表现。起病隐袭，发展缓慢，常难以明确发病日期，往往有头昏、乏力、胸闷、心悸等症状，且可有阿-斯综合征的发作。平时心率常缓慢，即使在运动、疼痛、发热、心功能不全时亦不相应地增快。少数患者尚可合并有快速的室上性和室性心律失常，心动过缓与过速反复交替出现称为心动过缓-过速综合征。其心电图特点为：①窦性心动过缓、心率常慢于 50／min；②窦性停搏或窦房阻滞伴或不伴有房室交界区性逸搏或逸搏心律；③窦性心动过缓伴快速性室上性或室性心律失常如：室上性或室性心动过速、心房扑动或颤动，心室颤动等；④心房颤动伴缓慢的心室率，电转复不能恢复窦性心律或窦房结恢复时间延长。

（2）治疗与护理：①病窦综合征患者若无明显症状不需特殊治疗。但要避免使用可能减慢心率的药物，即使出现快速心律失常必需使用时也应谨慎；②心率较慢者可口服阿托品 0.3mg，3 次／d，心率过慢引起阿-斯发作者，护理上应做好患者自身安全的保护工作，抽搐时牙齿间垫以软棉垫防止咬断舌头；住院治疗时要密切注意心电监测情况，防止晕厥发作，必要时考虑安装心脏起搏器；③心动过缓-过速综合征患者安装起搏器后也有利于心律失常的控制和抗心律失常药物的应用。

（六）房室传导阻滞

指冲动从心房传至心室过程中的时间延迟，部分或全部传导受阻。阻滞部位可在心房、房室结、希氏束及双束支，希氏束图可协助鉴别，AH 间期延长超过 160ms 提示房室结水平阻滞，H 波分裂或增宽提示希化束内阻滞，HV 间期延长超过 55ms 为束支水平阻滞。根据阻滞程度可分为：

1.Ⅰ度房室传导阻滞（Ⅰ度 AVB）

指激动自心房传至心室的时间延长，但每次均能下传。常无自觉症状，听诊时心尖部第 1 音减弱，心电图示 P—R 间期延长至 0.20s 以上或在心率无明显改变的情况下，P—R 间期虽未达 0.20s，但较前延长超过 0.04s，每个 P 波后均有 QRS 波群。

2.Ⅱ度房室传导阻滞（Ⅱ度 AVB）

自心房传至心室的激动部分受阻不能下传，因而心室激动次数少于心房。当心室脱漏偶有出现时，可无症状或有心悸感。若心室脱漏频繁致室率过慢时，可有头晕、乏力、胸闷、昏厥、抽搐和心功能不全。听诊时有心搏脱漏，视阻滞程度不同，心搏可在每2次、3次……6、7次中脱漏一次，成为有一定规律的不规则心律，若为2：1、3：1房室传导时，室率也可慢而规则。心电图表现可分为两型：Ⅱ度Ⅰ型称文氏现象（wenckenbach）或莫氏Ⅰ型，其特点为：P—R 间期逐渐延长，R—R 间期逐渐缩短，直至脱漏一次 QRS 波群，Ⅱ度Ⅱ型称为莫氏Ⅱ型（Mobitz），较少见。其特点为：P—R 间期固定不变，可正常或延长，间歇出现 QRS 波脱漏，房室传导比例可呈 2：1，3：2，4：3……等。

3.Ⅲ度房室传导阻滞（Ⅲ度 AVB）

心房激动完全被阻不能传入心室，房、室各按其自身节律搏动，互不相关。症状取决于起病缓急，病程长短，心肌情况，或与室率快慢关系密切，可无症状或有头晕、乏力、心悸、气急以及阿－斯综合征的突然发作。体检示心率慢而规则，多在 30～60/min 之间。阿-斯综合征发作时患者意识丧失，脉搏和心音消失，可伴有癫痫样抽搐和呼吸暂停，瞳孔扩大，多持续短暂自然恢复，否则造成死亡。Ⅲ度 AVB 心电图特点为：P 与 QRS 波以各自的频率和节律出现，互不相关，心房率大于心室率，室率慢而规则，起搏点来自希氏束分支以上者 QRS 波群不增宽，频率在 40～60/min；若起搏点位于束支侧 QRS 波呈宽大畸形，频率在 30～40/min。

4.治疗与护理

（1）Ⅰ度 AVB 与Ⅱ度Ⅰ型 AVB，症状不明显，一般不需特殊处理，定期复查心电图。

（2）Ⅱ度Ⅱ型 AVB 易发展为Ⅲ度 AVB，发作期内限制活动，卧床休息，给予心电监测严密观察病情发展趋势，适时给予阿托品，异丙肾上腺素等药物。阿托品用于迷走神经过度兴奋所致的房室传导阻滞，异丙肾上腺素适用于心室自身节律缓慢，高位房室传导阻滞者。

（3）Ⅲ度 AVB 患者发作时，要加强病情观察，给予阿托品，异丙肾上腺素持续静滴，持续心电监测，时刻警惕心源性脑缺氧综合征（阿-斯综合征）的发生，做好相应的准备。

（4）对伴发阿-斯综合征者的抢救。此综合征发生时无任何先兆，也可因心室率突然减慢而感到胸部或心前区不适。发作持续时间长短与病情有关。如果心室停搏仅 3～5s，患者可感到暂时性头晕，眼前短暂发黑与全身乏力；如果心室停搏 5～10s，常引起昏厥，伴有面色苍白、两眼发直；如果心室停搏 15 秒钟以上，将发生昏厥，抽搐，发绀，呼吸先困难后停搏；若停搏 3～5min 以上，往往造成严重的脑缺氧性损害，甚至死亡。紧急处理包括：①立即用拳捶击心前区 2～3 次；②如果拳捶后心脏搏动仍未见恢复，即给予胸外心脏按摩；③人工呼吸（口对口呼吸）；④如果心跳仍未恢复，向心脏内注射肾上腺素 1：1000 溶液 0.5～1.0ml，并继续心脏按摩。

（5）Ⅲ度 AVB 患者发作后的护理：①对Ⅲ度 AVB 患者的康复早期，无论有无阿-斯综合征发作史，其下床活动时间的迟早和增加活动量的多少，应依病情慎重确定，以防因活动失当而再次诱发房室传导阻滞与阿-斯综合征。对长期遗留Ⅲ度 AVB 而未安装人工心脏起搏器者，其活动量以活动后不觉头晕与心前区不适为宜。不宜情绪激动，不宜嬉戏追跑，因为突然增加活动量后，其心搏次数与心排血量均不能相应增加，冠状动脉暂时供血不足可诱发心搏骤停；②在窦性心律恢复初期，患者的自身心律不甚稳定，极易因翻身，在床上大小便或下地活动而再度出现Ⅲ度 AVB 或阿-斯综合征。对中止药物治疗，心脏起搏的患者，在 1～2 周内应保持静脉通路或保留起搏用电极，供发生紧急情况时再度使用；③应积极预防感冒，肺炎以及各种医院内感染。防止因发热，缺氧及电解质紊乱等因素诱发Ⅲ度AVB或阿-斯综合征。

（七）心室内传导阻滞

指阻滞发生于希氏束以下的传导系统如左，右束支；左束支前，后分支；浦肯野纤维网和心室肌群内。可见于冠心病，风湿性心脏病，束支系统纤维性变，高血压病等，也可为功能性。

1.完全性右束支传导阻滞

①QRS时间≥0.12s；②V1导联呈rSR'型或宽大有切迹的R波，V_5、V_6、I导联S波及aVR导联R波增宽；③T与QRS波群主波方向相反。

2.完全性左束支传导阻滞

①QRS时间≥0.12s；②V_5、V_6、I、aVL导联呈宽大的R波，顶端平坦带有切迹，其前无Q波，V_5导联呈QS波或rS波，S波宽大；③T波与QRS波群主波方向相反。

3.不完全性左或右束支传导阻滞

与完全性左或右束支传导阻滞图形类似，但QRS时间不超过0.11s。

4.左前分支阻滞

①电轴左偏（-45°～-90°）；②I、aVL导联呈qR型，但RaVL>R_1；II、IV、aVF导联呈rS型，但S_{II}>S_I；③QRS时间不超过0.11s。

5.左后分支阻滞

①电轴右偏（达+120°或以上）；②I、aVL导联呈rS型、II、III、aVF导联为qR型；③QRS时间不超过0.11s。

束支阻滞除针对病因治疗外，本身常无特殊处理。若左、右束支同时阻滞引起高度房室传导阻滞时，因室性自主心律起搏点低，频率太慢容易发生阿-斯综合征，应及时安装人工心脏起搏器。

第三节　高血压病护理

高血压病可导致血管、心脏和肾脏的病变，是危害人类健康的主要疾病。1979年我国采纳了1978年世界卫生组织建议的血压判别标准：①正常成人收缩压≤18.6kPa，舒张压≤12.0kPa；②成人高血压为收缩压≥21.3kPa，及（或）舒张压≥12.6kPa；③临界高血压指血压数值在上述二者之间。

在某些疾病中，高血压只是其临床症状之一，血压是随着其原发疾病的发展而变化的，此种高血压称为症状性高血压或继发性高血压。高血压作为主要临床表现而病因不明者称为原发性高血压或高血压病。临床所见高血压绝大多数属于原发性高血压。约占所有高血压的90%，是危害人民健康的常见病。

（一）病因

1.家族与遗传

国内外研究已证实，双亲均为正常血压者子女患高血压的概率是3%，而双亲均为高血压者其概率则为45%。动物实验研究已成功地建立了遗传性高血压大鼠株，繁殖几代后几乎100%发生高血压，提示本病有遗传缺陷的内在因素。

2.肥胖

流行病学调查发现，无论是工业发达国家还是不发达国家，血压正常人群均显示体重与血压呈正相关性。在体重不伴随年龄增长而增加的人群，动脉压亦不随年龄的增长而升高，超重是发生高血压的独立的危险因素。因热量过剩引起肥胖而导致高血压的可能机制有以下几个方面：①血容量和心输出量增加；②因伴有高胰岛素血症或肾素与醛固酮关系异常而引起体内水钠潴留；③神经内分泌调节的紊乱；④细胞膜协同转运功能缺陷，钠-钾泵活性异常，都可能是引起高血压和肥胖的细胞病理基础。

3.饮酒

酒是导致许多疾病的危险因素，有研究报告表明，饮酒量与血压之间存在着剂量-反应关系，随着饮酒量的增多，收缩压和舒张压也逐渐升高，统计学差异有显著意义。重度饮酒者（约65g酒精），或长期饮酒者的高血压患病率及平均血压值均升高，尤其是收缩压。饮酒引起血压升高的可能机制：①长期饮酒者的皮质激素水平升高，儿茶酚胺水平上升；②饮酒影响肾素-血管紧张素及血管加压素和醛固酮的作用；③饮酒影响细胞膜的流动性，通透性，引起钠-钾泵活性异常和离子转运功能障碍。

4.高盐摄入

盐摄入与高血压患病率之间呈线性相关。高血压患者有盐敏感型和非盐敏感型，盐敏感者占高血压人群的30%～50%。高钠可能通过提高交感神经活性，促进排钠激素分泌，影响机体小动脉等自动调节机制而导致高血压。

5.职业与环境

凡需要注意力高度集中，过度紧张的脑力劳动，对视听过度刺激的工作环境，均易使血压增高。城市中生活和工作环境也容易促使本病的发生。

6.年龄

40岁以后本病患病率明显增多，女性还常发生绝经期高血压，提示随年龄增长而发生的内在生理变化或长时间的外界因素作用，能促发本病。

（二）发病机理

高血压病发病机制亦未完全阐明，主要学说如下。

1.精神原学说

认为机体内、外环境的不良刺激，引起反复的精神紧张和创伤，导致大脑皮质兴奋和抑制过程失调，皮质下血管舒缩中枢形成以血管收缩神经冲动占优势的兴奋灶，引起全身小动脉痉挛，周围阻力增高，因而导致血压升高。

2.神经原学说

认为周围小动脉是自主神经系统调节血压的反射弧的靶器官，当此反射弧出现异常情况，如压力感受器过度敏感，血管收缩传出神经刺激增多，加压激素释出增多，都可使靶器官——周围小动脉痉挛而致血压升高。

3.肾原学说（肾素-血管紧张素-醛固酮学说）

认为肾脏缺血时，或/及血钠减少，血钾增多时，引起肾素分泌增加。肾素进入血循环中将肝脏合成的血管紧张素原水解为血管紧张素Ⅰ，再在肺转换酶的作用下转化为血管紧张素Ⅱ。血管紧张素Ⅱ作用于中枢增加交感神经冲动发放，或直接收缩血管，还刺激肾上腺分泌醛固酮引起钠潴留。肾素-血管紧张素-醛固酮系统是体内调节血管阻力与细胞外液的重要机制，而后二者又是决定血压的主要因素。

4.内分泌学说

认为肾上腺髓质的激素中去甲肾上腺素引起周围小动脉收缩，肾上腺素增加心排出量。肾上腺皮质激素使钠和水潴留，并影响血管的反应性，都可导致血压升高。近年来发现肾脏

髓质产生前列腺素 A_2、E_2、调节肾血流分布，使皮质血流增多，髓质血流减少，抑制钠的再吸收，并影响肾外小动脉而降低血压。此外由肾、胰等器官产生的激肽酶作用于激肽原使其转化为激肽，激肽扩张血管，利钠利水，还促进前列腺素的释放，使血压下降。激肽酶-激肽-前列腺素系统的缺陷可以导致血压升高。

（三）高血压病分期

根据1979年"心血管病流行学和人群防治科研工作汇报讨论会"修订的高血压临床分期标准，按临床表现将本病分为三期：

1. 第一期

血压达确诊高血压水平，临床无心、脑、肾表现。

2. 第二期

血压达确诊高血压水平并有下列一项者：（1）体检、X线、心电图或超声心动图示左心室肥大；（2）眼底检查示眼底动脉普遍或局部狭窄；（3）蛋白尿或血浆肌酐浓度轻度增高。

3. 第三期

血压达确诊高血压水平并有下列一项者：（1）脑出血或高血压脑病；（2）心力衰竭；（3）肾功能衰竭；（4）眼底出血或渗出，伴或不伴有视神经乳头水肿。

（四）临床表现

1. 缓进型高血压

起病隐匿，病程进展缓慢，故亦称良性高血压。早期多无症状，偶于体格检查时发现血压增高，或在精神紧张，情绪波动或劳累后出现轻度而暂时的血压升高，头晕、头痛、眼花、耳鸣、失眠、乏力、注意力不集中等症状。后期血压持续在高水平，可出现脑、心、肾等器官的器质性损害和功能障碍。

（1）脑部表现：头痛、头晕和头胀是本病常见症状。血管急剧升高常发生脑血管痉挛，短暂性的脑血管痉挛引起一时性脑缺血，出现头痛、失语、肢体瘫痪，历时数分钟至数天恢复。普遍而剧烈的脑血管痉挛引起脑水肿，颅内压增高，此时血压显著增高，头痛剧烈，并有呕吐、抽搐或昏迷。在脑部小动脉硬化的基础上，可发生脑出血或脑血栓。脑出血的临床表现视出血部位、出血量多少而定，多在体力或脑力紧张活动时发病，起病急，可有面瘫、失语、头痛、呕吐、嗜睡、昏迷等症状。脑血栓形成多发生在休息或睡眠之中，常有头晕、肢体麻木、失语等症状，然后逐渐发生偏瘫，一般无昏迷或有短暂神志不清。

（2）心脏表现：长期高血压引起心脏形态和功能改变称为高血压性心脏病。早期心功能代偿阶段，患者除有时感觉心悸外，其他心脏方面的症状可不明显。代偿功能失调时，出现左心衰竭，反复或持续的左心衰竭可发展为全心衰竭。体检发现心尖搏动呈抬举性，心浊音界向左扩大，主动脉瓣区第二音亢进。心电图示左心室肥厚及劳损，晚期有心律失常。X线检查见左心室肥大，主动脉弓延长弯曲。由于高血压可促进动脉粥样硬化，部分患者可合并冠状动脉粥样硬化性心脏病而有心绞痛，心肌梗死等表现。

（3）肾脏表现：长期血压增高致肾小动脉硬化，逐渐影响肾脏功能。开始时临床上一般无明显泌尿系统症状。当肾功能减退时，可出现多尿、夜尿等，反映肾脏浓缩功能减退。当肾功能进一步减退时，尿量减少，出现血尿，最后出现氮质血症及尿毒症。

（4）眼底改变：早期视网膜动脉痉挛，动脉变细（Ⅰ级）；以后发展为视网膜动脉狭窄，动脉交叉压迹（Ⅱ级）；眼底为出血或棉絮状渗出（Ⅲ级）；视神经乳头水肿（Ⅳ级）。

2. 急进型高血压

临床表现基本上与缓进型高血压病相似，但有病情严重、发展迅速、视网膜病变和肾功能迅速恶化等特点，故亦称为恶性高血压，占高血压的1%左右。可由缓进型突然转变而来，亦可以发病起即为急进型。血压显著升高，舒张压多持续在16.7~18.5kPa或更高。各种症状明显，常于数月至1~2年内出现严重的脑、心、肾损害。常有视力模糊或失明，视网膜可有出血、渗出物及视神经乳头水肿。迅速出现蛋白尿、血尿及肾功能减退，最后常因尿毒症死亡，也可死于脑血管意外或心力衰竭。

3.高血压危象及高血压脑病

在高血压病程中，血压急剧升高，外周血管发生暂时性强烈痉挛，引起一系列血管加压性危象及某些器官性危象症状，称为高血压危象。脑部出现危象的严重状态，称为高血压脑病，多发生于急进型高血压。缓进型高血压患者除非血压超过33.25／19.9kPa（250／150mmHg）否则少见。需积极处理常可迅速缓解，否则，预后凶险。

（五）护理

1992年世界卫生日的主题是：心搏-健康的节律。它从战略的高度，在世界范围内再次向人们敲响了警钟：心血管病每年夺走1200万人的生命，接近世界人口总死亡的1／4，已成为人类健康的头号大敌。可是，尽管心血管病是头号杀手，但如果积极开展预防，每年可挽救600万人的生命。高血压是冠心病、脑卒中的危险因素，大量材料证明高血压是可以预防的，伴随高血压病患病率的下降，脑卒中与冠心病的发病率和死亡率也下降了。

高血压病的预防策略可以分为三级，即一级预防、二级预防、三级预防。一级预防是指已有危险因素存在，而疾病尚未发生，或疾病处于亚临床阶段时即采取预防措施，控制或减少疾病的危险因素，以减少个体发病机率和群体发病率。一级预防的概念相当于祖国医学"黄帝内经"中的"上医治未病"。二级预防是指对已患病的个体或群体采取措施，防止疾病复发或加重，这些措施常包括一级预防的措施、合理药物治疗及病后咨询等。三级预防是指重病抢救，以预防其并发症的发生和患者的死亡，其中还包括康复治疗。二级预防和三级预防相当于黄帝内经中的"中医治已病"。

1.一级预防措施

高血压患者群防治的目标不仅是要降低高血压患病率，更重要的是预防人群血压曲线右移，从而减少脑卒中发病，减少或延缓冠心病的发生。高血压的一级预防有两种互为补充的策略：一是针对高危人群进行，即寻找出将来可能发生高血压的人（如有明显的高血压家族史者，在儿童少年时期血压偏高者及肥胖者等），在非常早期、血压尚未升高前进行预防。二是针对整个人群进行预防，这种策略干预的是社会全体人群，促使人们从儿童-青年时期（一生习惯的形成期）就采取有益健康的生活方式和行为。

（1）减轻体重

许多研究几乎一致地证明超重或肥胖是血压升高的重要危险因素。体重指数[体重（kg）／身高平方（m^2）]在22时，心血管疾病及多种慢性病的患病率、死亡率最低，体重指数>25称为超重，体重指数>30称为肥胖。超重者至少有60%将发生高血压。肥胖人高血压的患病率是同年龄体重正常者的2~3倍。减重的措施一是限制过量的饮食，二是增加运动量。限制饮食要注意平衡膳食，不提倡使用抑制食欲的药物。由于各类脂肪提供的热量都很高，因此，脂肪的摄入应限制在总热量的20%以下。少吃多餐，每日四五餐有助减肥。在低热量饮食的同时，应增加体力活动，如开展一些体育运动、气功、健美操等。工作单位应提供体育活动的场所，长期坚持，定会收到很好的减肥效果。

（2）改进膳食结构

①减少钠摄入：膳食中过多的钠盐可使血压升高，人群中高血压的患病率与平均食盐摄

入量几乎呈线性相关。据WHO报告，人群每日摄盐量减少5g，能使舒张压平均下降0.53kPa。理想的摄钠标准应为每日5g食盐，而我国人群中摄盐量，北方15～18g／日，南方7～12g／d。因此，建议北方居民第一步将食盐减到每天10g以下，南方居民减到每日7g以下。低钠高钾盐（含氯化钠约70%，氯化钾约25%）是一种较好的保健食盐，应推广食用。

②增加钾：钾与高血压之间呈明显的负相关。增加膳食钾主要是多食新鲜蔬菜、水果、豆类等。营养学建议每人每月吃蔬菜12kg（相当于每日400g），水果每月1kg（相当于每日33g）。

③增加钙：膳食中低钙与高血压有关，每日摄钙450～500mg者患高血压的危险是日摄钙1400～1500mg者的2倍。我国人群普遍钙摄入量不足，营养学建议的钙供给量标准为800mg（成年男子标准）。牛奶、豆类中含钙量较高，每毫升牛奶含钙约1mg，每日补充250ml牛奶即可满足需要。新鲜蔬菜中油菜、芹菜、萝卜缨中含钙较高，蘑菇、木耳、虾皮、紫菜等用以配菜也可补充钙的成分。

④减少膳食脂肪，补充优质蛋白质。流行病学研究表明，即使不减少膳食中钠盐摄取和减重，如能将膳食脂肪控制在总热量25%以下，多不饱和脂肪酸与饱和脂肪酸比值（P／S）维持在1，连续40天可使男性收缩压和舒张压下降12%，女性下降5%。营养学建议成人每人每月摄入谷类14kg，薯类3kg，蛋类1kg，肉类1.5kg，鱼类500g。

（3）限制饮酒

一般少量饮酒对高血压发病率并无影响，但大量饮酒（指每日饮酒超过2～4份以上，每份当于15ml酒精或啤酒300ml或葡萄酒100ml或白酒25ml）肯定促使血压上升。饮酒与血压呈U形相关，存在"阈值"反应。每日40g酒精是阈值，每日酒精摄入量超过78g的重度饮酒者的高血压患病率是不饮酒者的2倍，但每日40g酒精摄入量以下的饮酒者的血压水平与不饮酒者无明显差异。因此，为预防高血压，最好不饮酒，已有饮酒习惯的人要戒酒或减少饮酒量，每天最多不应超过1两（50g）白酒。

（4）增加体力活动

经常坚持体力活动可预防和控制高血压。为取得运动训练的良好效果，要确定运动的方式、强度、时间和频度。运动的方式有两种：一种是耐力性运动训练或有氧运动训练，是影响血液动力学改变的大肌群运动，如快走、跑步、骑自行车、游泳、滑雪等，这种运动有降压作用。另一种运动方式是无氧运动训练或力量训练如举重、角斗等，只涉及有限的肌运动，并不引起血流动力学的改变，降压效果不明显。运动强度可根据karvonen公式计算：

运动时心率=[X·（最大心率－休息时心率）]＋休息时心率

X<50%为轻度运动量

X=50～75%为中度运动量

X>75%为重度运动量

（注：最大心率可由运动试验估计，也可用公式计算：最人心率=210－年龄）。每次运动持续的时间为10～30min，个人体力允许者可达60min。运动频度指每周运动次数，一般为3～7次。以上公式并非十分精确，有时受药物的影响。对个体来说，先从轻度或中等强度的运动开始，逐渐增加运动量。

2.二级预防的实施

二级预防就是及时的，正确的治疗高血压，以预防其病情加重或发生并发症。

现代观点认为，高血压的合理治疗应当包括：（1）通过逐渐降压治疗，使血压降至正常范围；（2）保持靶器官免受损害；（3）兼顾其他危险因子的治疗。因此，心血管病的防治应采取综合性措施及因人而异的个体化治疗方案。

二级预防的具体实施是：（1）增强健康意识，培养健康行为：合理的膳食及其他非药物疗法，是健康的生活方式，是整个治疗必不可少的基础。对患者来说，只有提高自我保健的意识，知识和能力，提高其配合治疗的积极性，即提高"顺应性"，认识疾病的危害，看到治愈的希望和需要克服的困难，思想上有长期坚持配合的准备，才有可能在旷日持久的高血压预防中取得成功。往往因对治疗方法认识不足，许多患者不治疗,或间断治疗，或半途而废，仅有少数能坚持与医生长期配合取得良好效果。（2）采用简便、有效、安全、价廉的药物。（3）兼顾其他危险因素的治疗。

高血压的二级预防本身就是动脉粥样硬化、脑卒中、冠心病的一级预防。只有兼顾了控制吸烟、减少饮酒、控制体重、适当运动、保持心理平衡等综合治疗才能取得最佳效果。

第四节 冠状动脉硬化性心脏病护理

冠状动脉硬化性心脏病简称冠心病，是指由于冠状动脉粥样硬化或功能性冠状动脉痉挛使血管腔狭窄或阻塞，引起冠状动脉血流和心肌氧供需之间不平衡而导致心肌缺血缺氧或坏死的心脏病，亦称缺血性心脏病。血流动力学改变而引起的心肌缺血，严重心肌肥厚、主动脉瓣狭窄或关闭不全、主动脉夹层动脉瘤破裂等，则不包括在内。临床上冠心病可分成心绞痛、心肌梗死、隐性或无症状性冠心病、心肌硬化（心律失常和心力衰竭）、猝死五种类型。

（一）冠心病与其他因素的关系

冠心病的易患因素主要有高血压、高血脂、吸烟、糖尿病等。

高血压引起心肌梗死的发病机制可能为：高血压诱发动脉粥样硬化过程的加速；左心室肥厚导致心肌代谢增加以及冠状动脉储备相对减少；高血压时血流阻力增加引起血管壁调节或机械疲劳。

1.冠心病与高脂血症

世界各国的冠心病流行病学研究都证实了血浆胆固醇与冠心病的患病率和死亡率有肯定的关系。血浆中有各种脂质，如甘油三酯、磷脂、胆固醇及胆固醇酯等，它们以脂蛋白形式存在于血浆中，随血液循环而运转。脂蛋白对脂质代谢起调节作用。血浆的脂类和各种脂蛋白的质和量与动脉粥样硬化的发生有密切关系。一般认为动脉粥样硬化病变区的脂质来自血液，在病理情况下，血浆β-及前β-脂蛋白大量透过动脉的内皮，沉积在血管壁内，可使内皮细胞及平滑肌细胞损伤，并结合其他各种因素的作用，最后形成粥样斑块。

2.冠心病与吸烟

吸烟对心血管危害的机理是通过烟中尼古丁及血中一氧化碳含量对心血管造成损害，促使动脉壁平滑肌细胞蜕变，增加血小板凝集和血栓形成，减低室颤阈和诱发冠状动脉痉挛。

3.冠心病与糖尿病

糖尿病患者冠心病的患病率及死亡率远较无糖尿病者高而且发病年龄早。糖尿病能单独促发冠心病，但其常伴有高血压、高脂血症、高胰岛素血症，而所有这些因子均增加冠心病的发生率。

4.冠心病与其他易患因素

（1）肥胖：世界卫生组织的MONICA研究明确了中国人群平均体重指数与冠心病的发病率及死亡率呈正相关。肥胖是成人血脂及脂蛋白水平的一个重要决定因素。

（2）体力活动减少：体力活动减少者，冠心病发病率较高。体力活动能增加HDL_2及脂蛋白脂肪酶的活性,减轻体重,降低血压,促进纤维蛋白溶解,减少血小板凝集和提高心电的稳定。

(3) 心理社会因素:①反应过度:对体力或精神负荷的过度生理反应者易患冠心病;②社会支持:配偶、亲友和团体的亲密关系对冠心病有独立的防护作用。

(二) 心绞痛护理

1. 症状

疼痛是心绞痛的主要症状,典型的发作为突然发生的疼痛,多有诱发因素,如劳力过度、情绪激动、饱餐或突然受冷等。典型的疼痛部位为胸骨后或心前区,可放射至颈颌部、左肩胛部、右臂内侧或上腹部。疼痛范围往往是一个区域,很少为一点。疼痛的性质因人而异,主诉有沉重、压榨、紧束、憋气或窒息感,刀刮样或针刺样痛大多不是心绞痛。疼痛的程度可轻可重,重者常迫使患者停止动作,面色苍白,甚至出冷汗。疼痛持续的时间多为 1~5min。

(1) 劳累性心绞痛:常在运动、劳累、情绪激动或其他增加心肌耗氧量时发生心前区疼痛,而在休息或舌下含服硝酸甘油后迅速缓解。

(2) 稳定型心绞痛:反复发作劳累性心绞痛,且性质无明显变化,历时 1~3 个月。心绞痛的频率、程度、时限以及诱发疼痛的劳累程度无明显变化,并对硝酸甘油有明显反应。

(3) 恶化性心绞痛:亦称剧增型心绞痛,即原为稳定型心绞痛,但在最近 3 个月内心绞痛程度和发作频率增加、疼痛时间延长以及诱发因素经常变动,通常在低心肌耗氧量时引起心绞痛,提示病情进行性恶化。

(4) 自发性心绞痛:心绞痛发作与心肌耗氧量增加无明显关系,疼痛时间较长并且程度较重,含服硝酸甘油不易缓解。心电图出现一过性 ST-T 段改变,但不伴有血清酶变化。

(5) 卧位型心绞痛:常在半夜熟睡时发生,可能与做梦、夜间血压波动或平卧位时使静脉回流增加,引起心功能不全,致使冠状动脉灌注不足和心肌耗氧量增加有关。严重者可发展为心肌梗死或心性猝死。

(6) 变异性心绞痛:通常在某一固定时间自发性发作心前区疼痛,心绞痛程度严重,发作时心电图示有关导联 ST 段抬高及相背导联 ST 段压低,常伴严重室性心律失常或房室传导阻滞。

(7) 中间综合征:亦称冠状动脉功能不全、心绞痛状态或损害前心绞痛。患者在休息或睡眠时自发性发作心绞痛,且疼痛严重,疼痛时间在 30min 以上,但无心肌梗死的心电图和血清酶变化。

(8) 梗死后心绞痛:为急性心肌梗死发生后 1~3 个月内重新出现的自发性心绞痛。由于与梗死有关的冠状动脉发生再通(不完全阻塞)或侧支循环形成,由存活但缺血的心肌导致心绞痛。这些患者的再梗死发生率较高。

(9) 混合性心绞痛:患者在休息和劳累时均发生心绞痛,由于冠状动脉一处或多处严重狭窄,使冠状动脉血流突然和短暂减少等所致。

2. 体征

多数心绞痛发作时无特殊的体征,有的患者发生时可有心率增快和血压增高,发作严重者可面色苍白,满头大汗,有时可听到心尖部第 3、4 心音及乳头肌功能不全而产生关闭不全。

3. 检查

(1) 心电图:在心绞痛发作时,心电图的连续记录有助于发现各种变化,包括以 R 波为主的导联上可有 ST 段压低及 T 波低平或倒置等心内膜下心肌缺血性改变。超急性期的

ST段抬高，R波幅度降低，出现室内或束支传导障碍和各种心律失常，最常见的是室性早搏。

（2）心电图负荷试验：心电图负荷试验的主要目的是观察患者对分级负荷试验的功能反应，运动中心率增加与心肌耗氧增加呈线性关系。活动平板是大运动量试验，运动负荷通过逐级增加运动量而获得，故又称多级运动试验。当运动中心率达该年龄组最大心率时，心肌耗氧量亦达最高值，称达极量；当心率达最大心率的85％称达亚极量。

4.护理

（1）降低心脏负荷，缓解疼痛发作：降低心脏负荷。当心绞痛发作时立即停止步行或工作，休息片刻可缓解。对于频发或严重心绞痛者，严格限制体力活动，直至绝对卧床休息。

合理使用血管扩张剂缓解心绞痛发作。硝酸酯类是最有效的抗心绞痛药物，通过扩张全身小静脉，减少回心血量从而使心脏前负荷减轻；通过扩张全身小动脉，使外周阻力降低从而减轻心脏的后负荷，但前者作用明显地比后者作用强，由于心脏前后负荷减轻，因此心肌耗氧量减少。常用的制剂有舌下含用的硝酸甘油片，作用时间迅速，2～3min即起作用，但维持时间短，只有15～30min。硝酸甘油贴片敷贴于左侧胸部，每日1～2片即可有效。较长效的亚硝酸异山梨醇（消心痛），舌下含用或口服，维持时间达4～6h。这类药物的副作用有血管扩张引起的头痛、面红。有时剂量较大，使周围血管明显扩张而产生低血压、恶心等；β受体阻滞剂主要作用为抑制或降低心肌对交感神经兴奋或儿茶酚胺的反应，减慢心率，使心肌收缩力减弱，从而降低心肌耗氧量使心绞痛缓解。但对于有潜在心衰及有支气管哮喘或阻塞性肺气肿者应忌用。

（2）严密观察病情，预防诱发心肌梗死：对于不稳定型心绞痛患者应卧床休息，密切观察心电图动态变化、胸痛、心率、心律等情况，及时发现缓慢或快速心律失常，及时处理，避免发展为心肌梗死。

（3）冠状动脉腔内成形术的开展：经皮腔内冠状动脉成形术（PTCA）是改善心肌血供、缓解症状并减少急性心肌梗死发生的一种内科治疗技术，其治疗效果较药物治疗可靠且理想，又较心外科冠状动脉搭桥术简单且痛苦小，是当今冠心病的主要治疗技术之一。

5.患者教育

纠正冠心病易患因素：积极治疗高血压、高脂血症；饮食要少量多餐，限制动物脂肪及高胆固醇的食物，特别肥胖者要限制食量，减轻体重，从而减少心脏负担；停止吸烟；合并糖尿病者需降低血糖；如有贫血、甲亢、心力衰竭者注意均需避免使用任何增加心肌耗氧的药物。

指导调整生活方式：减轻或避免心肌缺血的发作。教会患者自测体力活动耐度，调整日常活动及工作量。避免突然型的劳力动作，尤其在较长时间休息以后（根据对昼夜心绞痛发作规律的研究发现，凌晨起来后的短时间内，心绞痛阈值较低），起床后活动动作宜慢，必要时需服硝酸甘油作预防。性生活的劳力程度大约相当于心率120／min的体力活动，心绞痛者应注意1h前及15min前分别另加口服短时作用的β-阻滞剂及口含硝酸甘油片1次，多数慢性稳定型心绞痛患者可继续正常性生活。对于频发或严重心绞痛者，应严格限制体力活动，并绝对卧床休息。寒冷天气可诱发心绞痛发作，外出应戴口罩或围巾。湿热环境也可触发心绞痛，应避免进入这类环境或安置空调。焦虑、过度兴奋、竞争性活动、饱餐后劳作均会诱发心肌缺血发作，应注意避免。

指导自救自护，预防病情突然加重：指导患者定期门诊检查；按医嘱服用各类药物。药物存放在避光干燥处为宜，避免潮解失效；随身携带心绞痛急救盒，当心绞痛发作时，立即就地休息，口含硝酸甘油，请求现场其他人员协助救护；备有氧气以便心绞痛发作时使用；自测心绞痛发作的特点，如果出现疼痛时间、程度等变化，立即就诊检查。

（三）心肌梗死护理

1.症状

（1）先兆：急性心肌梗死前出现的先兆以频发心绞痛最常见，其次是胸闷。临床上有列情况应视为急性心肌梗死的先兆：原来稳定型或初发型心绞痛患者其运动耐量突然下降；心绞痛发作的频度、严重程度、持续时间增加，诱发因素不明显，以往有效的硝酸甘油剂量变为无效；心绞痛发作时出现新的临床表现，如伴有恶心、呕吐、出汗、心悸或心动过缓，疼痛放射到新的部位，出现心功能不全或原有的心功能不全加重，出现严重心律失常；心电图出现新的变化，如 T 波高耸，ST 段一时性明显抬高（变异性心绞痛）或压低，T 波倒置加深等。

（2）疼痛：疼痛是急性心肌梗死中最早出现，最为突出的症状。心肌梗死与心绞痛的性质和发生部位很相似，须予以鉴别：心肌梗死的疼痛多无明显诱因，常发生于安静时；发作后经安静休息不能使之消失，含硝酸甘油也无明显效果；疼痛时间较心绞痛长，可达数小时，甚至时重时轻达数日之久；疼痛更为剧烈，难以忍受，常需用麻醉性强镇痛药才能减轻；患者常烦躁不安；疼痛的范围较心绞痛更广，常包括整个心前区，疼痛也可放射至下颌，或颈、背等处，但不如心绞痛时明显。

急性下壁心肌梗死时可主要表现为上腹痛，易误诊为胃穿孔、急性胆囊炎、胆石症、急性胰腺炎等急腹症。

（3）全身症状：有发热、白细胞增高和红细胞沉降率增快等。一般在发病 24～48h 出现，为组织坏死及炎性反应的非特异性表现。

（4）胃肠道症状：发病早期，特别是当疼痛剧烈时，常发生恶心、呕吐，少数患者以此为主要症状，机制可能与迷走神经受病变处的心肌刺激有关。

（5）心律失常：急性心肌梗死中心律失常的检出率高达 75%～95%，发病早期即可出现。常见的心律失常有以下几种：窦性心律失常、房性心律失常、加速性交界性心律、室性心律失常、传导阻滞。

（6）充血性心力衰竭：急性心肌梗死患者 24%～48% 存在不同程度的左心衰竭。表现为双肺有湿啰音，窦性心动过速及第 3 心音奔马律，可有轻重不一的呼吸困难。严重者发生肺水肿。严重右心室梗死患者伴有右心衰竭。

（7）休克：急性心肌梗死中心原性休克的发生率约为 4.6%～16.1%，是由于心肌梗死面积广泛（40% 以上），心排出量急剧下降所致。

（8）不典型的临床表现：急性心肌梗死可以不发生疼痛。无痛病例绝大多数有休克、重度心力衰竭或脑血管意外等并发症或发生于外科各种手术后，胸痛被其它严重症状所掩盖

2.检查

（1）心电图：急性心肌梗死完整的心电图诊断需具备以下几点：坏死性 Q 波、损伤性 ST 段和缺血性 T 波的改变；上述改变的动态演变，可分为极早期、急性期、亚急性期、陈旧期四个阶段；通过一定导联上的上述改变反映心肌梗死的部位。

（2）白细胞计数：白细胞增高常与体温升高平行发展，出现于发病后 24～48h，持续数日，计数在 $(10～20) \times 10^9 / L$，中性粒细胞减少或消失。

（3）红细胞沉降率：红细胞沉降率增快约在发病后 24～48h 出现，持续 2～3 周。常为轻—中度增快。

(4) 血清酶测定：血清酶的测定对诊断急性心肌梗死很有价值，尤其是对症状不典型或症状典型而心电图未出现典型改变时。目前临床上常测定的血清酶有肌酸磷酸激酶、谷丙转氨酶、乳酸脱氢酶及其同功酶。肌酸磷酸激酶增高时间最早，急性心肌梗死后 5～8h 开始上升，24h 达高峰。乳酸脱氢酶增高的时间最晚，在梗死后 24～48h 开始上升，3～6d 达高峰。

3. 观察要点

（1）疼痛：心肌梗死疼痛与心绞痛的性质和部位很相似，在疼痛时间、范围、程度等方面须予鉴别。

（2）心电监测：持续的心电图监护，观察心电图的动态演变，判断病情的发展，确定抢救，治疗方案。

（3）血清酶监测：定时抽取血标本送检，持续监测血清酶的改变，并且进行详细记录。

（4）严密观察呼吸、血压、尿量等变化，及早发现心力衰竭，心源性休克等严重并发症的先兆。

4. 护理

（1）急性期监护：在急性期，有条件时应送入冠心病监护病房（CCU）进行连续的心电、血压、呼吸的监测，无监护病房条件时，也应使用心电示波仪器或心电图机，定期观察心率、心律、血压、呼吸等各项生命指标。及时检出可能作为恶性心动过速先兆的任何室性早搏，以及室颤或完全性房室传导阻滞，严重的窦性心动过缓，房性心律失常等，及时予以诊治。每日应检查除颤器、呼吸机、临时起搏器等仪器的功能是否良好，并置于备用状态。检查和补齐抢救物品。

（2）卧床休息：急性期需要绝对卧床休息，病情轻无并发症者，第 3～4 日可在床上活动，第 2 周可下床活动，先在床边站立，逐步过渡到在室内缓步走动。病情重者，卧床时间延长。

（3）氧气吸入：即使无并发症的急性心肌梗死，部分患者起病初就有轻-中度缺氧，发生机制可能与通气-血流比例失调有关。合并充血性心力衰竭的患者常伴有严重的低氧血症。低氧血症使心肌更为缺氧，缺氧严重时心绞痛不易缓解，并且易并发心律失常。因此，急性心肌梗死发病一周内，给予常规吸氧。一般患者可用双鼻孔导管低流量持续或间歇给氧。并发严重心力衰竭或肺水肿的患者，必要时可作气管内插管机械通气。

（4）饮食：由于患者心肌供血不足，心功能低下，心排出量减少，加上长时间卧床，胃肠蠕动减弱，消化功能低下，所以宜进低脂、低胆固醇、清淡易消化的流质或半流质饮食，避免食用辛辣食物或发酵食物，以减少便秘与腹胀。进食不宜太快及过饱，以免加重心脏负担。

（5）预防便秘：无论急性期或恢复期的患者，均可因便秘排便用力而诱发心律失常，心源性休克，心力衰竭等并发症，甚至有的因此而发生心脏破裂。排便动作包含着一些生理刺激，如血压升高，脉搏加快，心脏负荷增加及在用力排便时采用乏氏动作（即深呼吸后憋住气再用力作呼气动作等），这些刺激对急性心肌梗死的患者十分不利。因此，急性心肌梗死患者应保持大便通畅，入院后常规给缓泻剂；若两天无大便时需积极处理，可用中药番泻叶四两代茶饮或麻仁一两水煎服，有便秘者给开塞露或少量温盐水灌肠。排便时必须有专人看护，严密观察心电图的改变。饮食中适当增加纤维食物；避免用力排便，防止因腹内压急剧升高，反射性引起心率及冠状动脉血流量变化而发生意外。

（6）止痛：在急性心肌梗死时，胸闷或胸痛均可使交感神经兴奋，加重心肌缺氧，促使梗死范围扩大，诱发严重心律失常或心源性休克，因此迅速止痛极为重要。轻者可肌注罂粟碱 30～60mg，每 4～6h 1 次，重者可应用吗啡 2～5mg 或哌替啶 50～100mg 静脉注射或肌注。老年患者有呼吸功能不全或休克时应慎用。也可以应用硝酸甘油 5～10mg，溶解于 500ml 葡萄糖溶液中静脉点滴，需密切观察血压和心率以调节滴速，止痛剂的应用应达到疼痛完全消失的目的，才能有效地制止梗死范围的扩展。

（7）病情观察及心电监护：当出现心绞痛突然严重发作或原有心绞痛程度加重、发作频繁、时间延长或服硝酸甘油无效；心前区疼痛伴恶心、呕吐、大汗、心动过缓；中老年患者出现不明原因的急性左心衰竭、休克，严重心律失常；心电图检查 S—T 段上升或明显下降，T 波高尖或倒置等情况时，应考虑急性心肌梗死。心电监护如出现室性早搏呈频发性、多源性、二联律或三联律、R 波落在前一搏动 T 波上等变化，有可能发展为室性心动过速或心室颤动，应立即给予利多卡因 50～100mg 稀释后静脉推注，当早搏消失或减少时，可继续给予 1～4mg／min 静脉滴注维持疗效。当出现室性心动过速或室颤时，予紧急电除颤复律。如发现患者烦躁、脉搏细和呼吸加快、皮肤湿冷、收缩压下降至 10.71kPa 以下，脉压 <2.67kPa，或原有高血压者，血压下降超过原有水平的 20% 以上时，应考虑低血压或休克。每小时尿量少于 30ml，提示肾血流灌注不足。此外，一旦发现意识状态及体温变化、肺部感染等，均应立即与医师联系，以便及时采取有效的救治措施。

（8）重视血流动力学监测：预防泵衰竭的发生。血流动力学监测不仅能发现早期的左心功能不全，判断心功能不全的程度，鉴别低血容量性和心源性休克，而且可帮助判断预后，指导治疗。血流动力学监测的方法是用三腔带气囊的漂浮导管（Swan—Ganz 导管）经静脉进入到肺动脉。在导管的心房侧孔，可测得右心房压力（中心静脉压），反映右心室充盈情况，正常值为 0.39～1.18kPa。导管的端孔在气囊充气和放气时分别可测得肺毛细血管嵌顿压（肺楔压）及肺动脉压，前者能直接地反映左心室舒张早期压及肺淤血的程度。正常肺楔嵌压为 0.7～1.60kPa。在距导管顶端 4cm 处，有一个温度传感器，它通过右心房注入 0℃5% 葡萄糖液 10ml 可测得温度稀释曲线，输入有电脑装置的心排量测定仪，可计算出心排出量和心排指数，前者正常值为 4～8L／min，后者为 2.4～4L／（min·m²）。急性心肌梗死时心力衰竭是以左心衰竭为主。若肺楔压>2kPa 以上，可选用血管扩张剂硝普钠加入 50ml 葡萄糖液中静脉点滴，根据血流动力学的各种参数调整滴速和用量。并发休克时补充血容量或应用血管扩张剂及儿茶酚胺类药物。在做血流动力学监测时，应定期用肝素稀释液冲洗，以保持导管通畅。最好用输液泵控制血管扩张剂的滴速，以保证疗效和防止血压下降。

5.正确执行溶栓治疗，提高溶栓疗法的有效率

溶栓疗法能使急性心肌梗死的预后明显改观。已成为急性心肌梗死治疗中最重要的方法之一。

（1）常用的溶栓药物：目前使用的溶栓剂可分为两类：一类为"纤维蛋白选择性"溶栓剂，包括 tr-pA（recombinant tissue-type pas-minogen activator、重组组织型纤溶酶原激活剂），和 pro-uk（pro-urokinase，单链前尿激酶），另一类为"非纤维蛋白选择性"溶栓剂，包括链激酶、尿激酶（urokinase）和 AP-SA-C。

（2）冠脉内给药法：先作左室及冠脉造影、判明梗死相关冠状动脉狭窄或闭塞情况，向冠脉内注入硝酸甘油 0.2～0.5mg，2min 后重复造影，如闭塞仍存在，可排除冠状动脉痉挛。将特制的 2.5F 滴注导管推进至血栓闭塞处，15min 内注入链激酶或尿激酶 15 万 U，继以 4000U／min 速度持续滴入。输注期间每 15min 重复造影 1 次，以判明血管是否再通。血管再通后以 2000U／min 的剂量维持滴注 60min。

(3) 静脉给药法：用尿激酶静滴 50 万～100 万 U 左右，全剂量于 30～60min 内输入，剂量的调整依据患者体重及体质情况而定。注明尿激酶的生产厂名，批号及有效期。溶栓剂输入后，每 2h 测激活的全血凝固时间（activated coagulation time of whole blood，ATPP）或凝血时间（Lee white 主管法），待恢复至正常值的 1.5～2 倍之间时，静滴肝素，通常 500～1000U/h，以后依据凝血时间调整剂量，使凝血时间保持在正常值的 1.5～2 倍之间。5d 后停用。输注溶栓剂前，先建立可靠的静脉输液及采血通道，溶栓治疗后应避免肌肉注射和反复静脉穿刺。

(4) 给药护理重点：溶栓药物存放在冰箱内妥善保管，药液必须新鲜配制，严格按照给药时间、剂量用药；密切观察胸痛变化、观察皮肤、粘膜、痰、呕吐物及尿有无出血征象，如出血严重者须紧急处理；观察心电图变化，治疗开始后 2h 内每 30min 记录 12 导联心电图。之后每 1～2h 记录心电图，至用药后 12h；定时测定心肌酶，每 2～4h 测 CPK，至发病后 24h；认真观察溶栓疗法的效果，心电监测：心电图抬高的 ST 段在输注溶栓剂后 2h 内，在任何一个 30min 期间内迅速回降≥50%；胸痛自输入溶栓剂后 2h 内消失；血清 CPK 酶峰提前，在发病 14h 以内，这是再灌注后心肌酶从不可逆损伤的心肌细胞内快速冲刷入血的结果。

6.配合经皮冠状动脉腔内成形术、确保再灌注治疗效果。

7.患者教育

(1) 心理支持：患者常有恐惧、忧郁、沮丧的心理反应，应加强床边巡视，给予心理支持。

(2) 饮食指导：康复期可恢复冠心病饮食，进食不宜过饱，有心功能不全者适当限制钠盐。

(3) 保健指导：注意劳逸结合，根据心功能进行康复锻炼；避免诱发因素；节制饮食，禁忌烟酒；按医嘱服药；指导患者及家属掌握简要急救措施，定期复查。

(4) 康复指导：有计划的康复期锻炼能使患者的体力及自我照料的能力增强，更快更好地恢复工作，更乐观更有信心地生活，康复锻炼分以下四个程序。

第 1 阶段：从监护室阶段开始，适合于临床情况稳定，无并发症的患者，康复护理内容包括自我照料（进食、修面、在护理人员帮助下使用床边便器）；严密心电图监视下作主动或被动的肢体运动以减少静脉淤血及维持肌肉的张力和柔顺性，并开始床边坐椅。长时间卧床可引起"失调节现象"，包括体力活动能力降低，劳力引起不适当的心率反应，对变换体位的适应能力降低而引起体位性低血压，循环血容量降低，肺容量和肺活量降低，血浆

蛋白浓度降低、钙和氮失衡及肌肉的收缩力降低等。还可引起血栓形成和栓塞以及情绪异常（如焦虑、忧郁）等。早期活动有助于减轻或克服这些"失调节现象"。在发现下述情况时应将运动量减低：出现胸痛和呼吸困难；心率增快超过 120 次/min；ST 段改变；出现有意义的心律失常；收缩压下降>2.66kPa。

第 2 阶段：从监护病室转到普通病房后，康复护理内容包括自我照料、床边坐椅逐渐增加次数、开始在病室内行走，体力活动与休息交替进行。避免餐后立即活动。用于识别运动量过大超过患者耐受力的标准与上述第一阶段的标准相同。

第 3 阶段：是康复期的锻炼指导，其目的是逐渐增加活动量，在第 8 周或 12 周可以恢复工作。患者在这一阶段可以完全自理生活，作一些轻的家务。步行是活动的重要内容，步行距离和速度应逐渐增加。在第 6 周末，一般患者每日可以步行 2～3km，分 2～3 次完成。

如患者没有不适反应,活动量再逐渐增加。在第三阶段结束,患者可以每小时步行4km而无症状。在每一次增加活动量前,必须评价患者对按照运动计划所进行的活动的反应,作

心电图检查以及作相当于或超过计划活动量时的心功能测试。只有检查结果表明患者对计划活动量无不良反应时才增加活动量。通过这一阶段的锻炼,增强患者信心和体力。

第4阶段:康复护理的目的在于进一步恢复并保持患者的体力和心功能。这一阶段开始于第8或12周后,患者已恢复以前的工作或活动。可以开始更大活动量的锻炼,而在开始之前,应先作多种运动试验,制订活动计划。活动量取该患者运动试验能达到的最大心率的75%～85%。运动开始时先"预热",即作较轻的活动使心率慢慢升至合适的范围。运动结束时须"预冷",即逐渐减轻活动然后停止,使血液从肢体返回中央循环。运动时间包括"预热"和"预冷"期共30min左右。每周作2～3次,每次隔1～2d。

指导患者随时报告胸痛、呼吸困难、心悸、头晕或其它新的症状。这些症状的出现可能需要暂时中断活动或减轻活动量。

第六章　消化系统疾病护理

消化系统疾病主要包括食管、胃、肠与肝胆、胰等器官的器质性与功能性疾病,在临床上十分常见,既可局限于本系统,也可累及全身或其他系统,而全身性疾病和精神神经因素也可引起消化系统的疾病或症状。例如肝硬化可引起一些内分泌和代谢紊乱,而慢性心力衰竭肝淤血也可引起肝硬化,精神神经因素可引起胃肠功能性疾病。因此,在护理消化系统疾病时必须重视现代诊疗护理技术,及本系统疾病的局部与全身整体关系的护理。

第一节　消化性溃疡护理

消化性溃疡是一种常见的胃肠道疾病,简称溃疡病,通常指发生在胃或十二指肠球部的溃疡,并分别称之为胃溃疡或十二指肠溃疡。事实上,本病可以发生在与酸性胃液相接触的其他胃肠道部位,包括食管下端、胃肠吻合术后的吻合口及其附近的肠襻,以及含有异位胃粘膜的Meckel憩室。

消化性溃疡是一组常见病、多发病,人群中患病率高达5%～10%,严重危害人们的健康。本病可见于任何年龄,以20～50岁之间为多,占80%,10岁以下或60岁以上者较少。胃溃疡(GU)常见于中年和老年人,男性多于女性,二者之比约为3:1。十二指肠球部溃疡(DU)多于胃溃疡,患病率是胃溃疡的5倍。

(一)病因及发病机制

消化性溃疡病因和发病机制尚不十分明确,学说甚多,归纳起来有三个方面:损害因素的作用,即化学性、药物性等因素的直接破坏作用;保护因素的减弱;易感及诱发因素(遗传、性激素、工作负荷等)。目前认为胃溃疡多以保护因素减弱为主,而十二指肠球部溃疡则以损害因素的作用为主。

1.损害因素作用

(1)胃酸及胃蛋白酶分泌异常:31%～46%的DU患者胃酸分泌率高于正常高限(正常男11.6～60.6mmol/h,女8.0～40.1mmol/h)。因胃蛋白酶原随胃酸分泌,故患者中胃蛋白酶原分泌增加的百分比大致与胃酸分泌增加的百分比相同。

多数GU患者酸分泌率正常或低于正常,仅少数患者(如卓-艾综合征)酸分泌率高于

正常。虽然如此，并不能排除胃酸及胃蛋白酶是某些 GU 的病因。通常认为在胃酸分泌高的溃疡患者中，胃酸和胃蛋白酶是导致发病的重要因素。

基础胃酸分泌增加可由下列因素所致：①胃泌素分泌增加（卓-艾综合征等）；②乙酰胆碱刺激增加（迷走神经功能亢进）；③组织胺刺激增加（系统性肥大细胞病或嗜碱性粒细胞白血病）。

（2）药物性因素：阿司匹林、糖皮质激素、非甾体抗炎药等可直接破坏胃粘膜屏障，被认为与消化性溃疡的发病有关。

（3）胆汁及胰液返流：胆酸、溶血卵磷脂及胰酶是引起一些消化性溃疡的致病因素，尤其见于某些 GU。这些 GU 患者幽门括约肌功能不全，胆汁和（或）胰酶返流入胃造成胃炎，继发 GU。

胆汁及胰液损伤胃粘膜的机制可能是改变覆盖上皮细胞表面的粘液，损伤胃粘膜屏障，使粘膜更易受胃酸和胃蛋白酶的损害。

2.保护因素减弱

（1）粘膜防护异常：胃粘膜屏障由粘膜上皮细胞顶端的一层脂蛋白膜所组成，使粘膜免受胃内容损伤或在损伤后迅速地修复。粘液的分泌减少或结构异常均能使凝胶层粘液抵抗力减弱。胃粘膜血流减少导致细胞损伤与溃疡。胃粘膜缺血是严重内、外科疾病患者发生急性胃粘膜损伤的直接原因。胃小弯处易发溃疡可能与其侧枝血管较少有关。粘膜碳酸氢盐和前列腺素分泌减少亦可使粘膜防御功能降低。

（2）胃肠道激素：胃肠道粘膜与胰腺的内分泌细胞分泌多种肽类和胺类胃肠道激素（胰泌素、胆囊收缩素、血管活性肠肽、高血糖素、肠抑胃肽、生长抑素、前列腺素等）。它们具有一定生理作用，主要参与食物消化过程，调节胃酸／胃蛋白酶分泌，并能营养和保护胃肠粘膜，一旦这些激素分泌和调节失衡，即易产生溃疡。

3.易感及诱发因素

（1）遗传倾向：消化性溃疡有相当高的家族发病率。曾有报告约 20%～50% 的患者有家族史，而一般人群的发病率仅为 5%～10%。许多临床调查研究表明，DU 患者的血型以"O"型多见，消化性溃疡伴并发症者也以"O"型多见，这与 50%DU 患者和 40%GU 患者不分泌 ABH 血型物质有关。DU 与 GU 的遗传易感基因不同。提示 GU 与 DU 是两种不同的疾病。GU 患者的子女患 GU 风险为一般人群的 3 倍，而 DU 患者的子女的风险则并不比一般人群高。曾有报道 62% 的儿童 Du 患者有家族史。消化性溃疡的遗传因素还直接表现为某些少见的遗传综合征。

（2）性腺激素因素：国内报道消化性溃疡的男女性别比 3.9～8.5：1，这种差异被认为与性激素作用有关。女性激素对消化道粘膜具有保护作用。生育期妇女罹患消化性溃疡明显少于绝经期后妇女，妊娠期妇女的发病率亦明显低于非妊娠期。现认为女性性腺激素，特别是孕酮，能阻止溃疡病的发生。

（3）心理社会因素：研究认为，消化性溃疡属于心理生理疾患的范畴，特别是 DU 与心理社会因素的关系尤为密切。与溃疡病的发生有关的心理社会因素主要有：

①长期的精神紧张：不良的工作环境和劳动条件，长期的脑力活动造成的精神疲劳，加之睡眠不足，缺乏应有的休息和调节导致精神过度紧张。

②强烈的精神刺激：重大的生活事件，生活情景的突然改变，社会环境的变迁，如丧偶、离婚、自然灾害、战争动乱等造成的心理应激。

③不良的情绪反应：指不协调的人际关系，工作生活中的挫折，无所依靠而产生的心理

上的"失落感"和愤怒、抑郁、忧虑、沮丧等不良情绪。消化系统是情绪反应的敏感器官系统，所以这些心理社会因素就会在其它一些内外致病因素的综合作用下，促使溃疡病的发生。

（4）个性和行为方式：个性特点与行为方式与本病的发生也有一定关系，它既可作为本病的发病基础，又可改变疾病的过程，影响疾病的转归。溃疡病患者的个性和行为方式有以下几个特点：

①竞争性强，雄心勃勃。有的人在事业上虽取得了一定成就，但其精神生活往往过于紧张，即使在休息时，也不能取得良好的精神松弛。

②独立和依赖之间的矛盾，生活中希望独立，但行动上又不愿吃苦，因循守旧、被动、顺从、乏创造性、依赖性强，因而引起心理冲突。

③情绪不稳定，遇到刺激，内心情感反应强烈，易产生挫折感。

④惯于自我克制。情绪虽易波动，但往往喜怒不形于色，即使在愤怒时，也常常是"怒而不发"，情绪反应被阻抑，导致更为强烈的自主神经系统功能紊乱。

⑤其他，性格内向，孤僻，过分关注自己，不好交往，自负、焦虑、易抑郁，事无巨细，刻求井井有条等。

（5）吸烟：吸烟与溃疡发病是否有关，尚不明确。但流行病学研究发现溃疡患者中吸烟比例较对照组高；吸烟量与溃疡病流行率呈正相关；吸烟者死于溃疡病者比不吸烟者多；吸烟者的DU较不吸烟者难愈合；吸烟者的DU复发率比不吸烟者高。吸烟与GU的发病关系则不清楚。

（6）酒精及咖啡饮料：两者都能刺激胃酸分泌，但缺乏引起胃、十二指肠溃疡的确定依据。

（二）症状和体征

1.疼痛

溃疡疼痛的确切机制尚不明确。较早曾提出胃酸刺激是溃疡疼痛的直接原因。因溃疡疼痛发生于进餐后一段时期，此时胃内胃酸浓度达到最高水平。然而，以酸灌注溃疡病患者却不能诱发疼痛；"酸理论"亦不能解释十二指肠溃疡疼痛。由于溃疡痛与胃内压力的升高同步，故胃壁肌紧张度增高与十二指肠球部痉挛均被认为是溃疡痛的原因。溃疡周围水肿与炎症区域的肌痉挛，或溃疡基底部与胃酸接触可引起持续烧灼样痛。给溃疡病患者服用安慰剂，发现其具有与抗酸剂同样的缓解疼痛疗效；进食在有些患者反而会加重疼痛；因此溃疡疼痛的另一种机制可能与胃、十二指肠运动功能异常有关。

（1）疼痛的性质与强度：溃疡痛常为绞痛、针刺样痛、烧灼样痛和钻痛，也可仅为烧灼样感或类似饥饿性胃收缩感以至难与饥饿感相区别。疼痛的程度因人而异，多数呈钝痛，可忍受，无须立即停止工作。老年人感觉迟钝，疼痛往往较轻。少数则剧痛，需使用止痛剂才可缓解。约10%的患者在病程中不觉疼痛，直至出现并发症时才被诊断，故被称之为无痛性溃疡。

（2）疼痛的部位和放射：无并发症的GU的疼痛部位常在剑突下或上腹中线偏左；DU多在剑突下偏右，范围较局限。疼痛常不放射。一旦发生穿透性溃疡或溃疡穿孔，则疼痛向背部、腹部其他部位，甚至肩部放射。有报道在一些吸烟的溃疡病患者，疼痛可向左下胸放射，类似心绞痛，称为胃心综合征。患者戒烟和溃疡治愈后，左下胸痛即消失。

（3）疼痛的节律性：消化性溃疡病中一项最特别的表现是疼痛的出现与消失呈节律性，这与胃的充盈和排空有关。疼痛常与进食有明显关系。GU疼痛多在餐后0.5~2h出现，至下餐前消失，即有："进食→疼痛→舒适"的规律。DU疼痛多在餐后3~4h出现，进食后可缓解，即有："进食→舒适→疼痛"的规律。疼痛还可出现在晚间睡前或半夜痛醒，称为夜间痛。

（4）疼痛的周期性：消化性溃疡的疼痛发作可延续数天或数周后自行缓解，称为溃疡痛小周期。每逢深秋至冬春季节交替时疼痛发作，构成溃疡痛的大周期。溃疡病病程的周期性的原因不明，可能与机体全身反应，特别是神经系统兴奋性的改变有关，也与气候变化和饮食失调有关。

一般饮食不当，情绪波动，气候突变等可加重疼痛；进食、饮牛奶、休息、局部热敷、服制酸药物可缓解疼痛。

2.胃肠道症状

（1）恶心、呕吐：溃疡病的呕吐为胃性呕吐，属反射性呕吐。呕吐前常有恶心且与进食有关。但恶心与呕吐并非是单纯性胃、十二指肠溃疡的症状。消化性溃疡患者发生呕吐很可能伴有胃潴留或与幽门附近溃疡刺激有关。刺激性呕吐于进食后迅速发生，患者在呕吐大量胃内容物后感觉轻松。幽门梗阻胃潴留所致呕吐很可能发生于清晨，呕吐物中含有隔宿的食物，并带有酸馊气味。

（2）嗳气与胃灼热：①嗳气可见于溃疡病患者，此症状无特殊意义。多见于年轻的DU患者，可伴有幽门痉挛。②胃灼热（亦称烧心）是位于心窝部或剑突后的发热感，见于60%～80%溃疡病患者，患者多有高酸分泌。可在消化性溃疡发病之前多年发生。胃灼热与溃疡痛相似，有在饥饿时与夜间发生的特点，且同样具有节律性与周期性。胃灼热发病机制仍有争论，目前多认为是由于反流的酸性胃内容物刺激下段食管的粘膜引起。

（3）其他消化系统症状：消化性溃疡患者食欲一般无明显改变，少数有食欲亢进。由于疼痛常与进食有关，往往不敢多食。有些患者因长期疼痛或并发慢性胃、十二指肠炎，胃分泌与运动功能减退，导致食欲减退，这较多见于慢性GU。有些DU患者有周期性唾液分泌增多，可能与迷走神经功能亢进有关。

痉挛性便秘是消化性溃疡常见症状之一，但其原因与溃疡病无关，而与迷走神经功能亢进，严重偏食使纤维食物摄取过少以及药物（铝盐、铋盐、钙盐、抗胆碱能药）的副作用有关。

3.全身性症状

除胃肠道症状外，患者可有自主神经功能紊乱的症状，如缓脉、多汗等。久病更易出现焦虑、抑郁和失眠等精神症状。疼痛剧烈影响进食者可有消瘦及贫血。

（三）并发症

约1/3的消化性溃疡患者病程中出现出血、穿孔或梗阻等并发症。

1.出血

出血是消化性溃疡最常见的并发症，见于15%～20%的DU和10%～15%GU患者。它标志着溃疡病变处于高度活动期。发生出血的危险率与病期长短无关，约1/3～1/4患者发生出血时无溃疡病史。出血多见于寒冷季节。

出血是溃疡腐蚀血管所致。急性出血最常见现象为黑便和呕血。仅50～75ml的少量出血即可表现为黑便。GU者大量出血时有呕血伴黑便。DU则多为黑便，量多时返流入胃亦可表现为呕血。如大量血流快速通过胃肠道，粪色则为暗红或酱色。大量出血导致急性循环血量下降，出现体位性心动过速、血压脉压差减小和直立性低血压，严重者发生休克。

2.穿孔

溃疡严重，穿破浆膜层可致：十二指肠内容物经过溃疡穿孔进入腹膜腔即游离穿孔；溃疡侵蚀穿透胃、十二指肠壁，但被胰、肝、脾等实质器官所封闭而不形成游离穿孔；溃疡扩展至空腔脏器如胆总管、胰管、胆囊或肠腔形成瘘管。

6%～11%的DU和2%～5%的GU患者发生游离穿孔，甚至以游离穿孔为起病方式。老年男性及服用非类固醇抗炎药者较易发生游离穿孔。十二指肠前壁溃疡容易穿孔，偶有十二指肠后壁溃疡穿孔至小网膜囊引起背痛而非弥漫性腹膜炎症。GU穿孔多位于小弯处。

游离穿孔的特点为突然出现、发展很快，有持续的剧烈疼痛。痛始于上腹部，很快发展为全腹痛，活动可加剧，患者多取仰卧不动的体位。腹部触诊压痛明显，腹肌广泛板样强直。由于体液向腹膜腔内渗出，常有血压降低、心率加快、血液浓缩及白细胞增高，而少有发热。16%患者血清淀粉酶轻度升高。75%患者的直立位胸腹部X线可见游离气体。经鼻胃管注入400～500ml空气或碘造影剂后摄片，更易发现穿孔。

有时，游离穿孔的临床表现可不典型：如穿孔很快闭合，腹腔细菌污染很轻，临床症状可很快自动改善；老年或有神经精神障碍者，腹痛及腹部体征不明显，仅表现为原因不明的休克；体液缓慢渗漏入腹膜腔而集积于右结肠旁沟，临床表现似急性阑尾炎。

溃疡穿孔至胰腺者通常有难治性溃疡疼痛。十二指肠后壁穿透者血清淀粉酶及脂酶水平可升高。偶尔，穿孔可引起瘘管，如十二指肠穿孔至胆总管瘘管，胃溃疡穿通至结肠或十二指肠瘘管。

穿孔死亡率约为5%～15%，而靠近贲门的高位胃溃疡的死亡率更高。

3.幽门梗阻

约5%DU和幽门溃疡患者出现幽门梗阻。梗阻由水肿、平滑肌痉挛、纤维化或诸种因素合并所致，梗阻多为溃疡病后期表现。消化性溃疡并发梗阻的死亡率为7%～26%。

由于梗阻使胃排空延缓，患者常出现恶心、呕吐、上腹部饱满、胀气、食欲减退、早饱、畏食和体重明显下降。上腹痛经呕吐后可暂时缓解。呕吐多在进食后1h或更长时间后出现，吐出量大，为不含胆汁的未消化食物，此种症状可持续数周至数月。体格检查可见血容量不足征象（低血压、心动过速、皮肤粘膜干燥），上腹部蠕动波及胃部振水音。

实验室检查常有血液浓缩、肾前性氮质血症等血容量不足征象及呕吐引起的低钾低氯代谢性碱中毒。若体重丧失明显，可出现低蛋白血症。

4.癌变

少数GU发生癌变，发生率不详。凡45岁以上患者，内科积极治疗无效者以及营养状态差、贫血、粪便隐血试验持续阳性者均应做钡餐、纤维胃镜检查及活组织病理检查，以尽早发现癌变。

（四）检查

1.血清胃泌素含量

放免法检测胃泌素可检出卓-艾综合征及其它高胃酸分泌性消化性溃疡。未服过大剂量的抗酸剂、H_2受体拮抗剂或质子泵抑制剂等药者，如空腹血清胃泌素水平>200pg／ml，应测定胃酸分泌量，以明确是否由于恶性贫血、萎缩性胃炎、胃癌或迷走神经切除等因素胃泌素反馈性增高。血清胃泌素含量及基础酸排量均增加仅见于少数疾病。测定静脉注射胰泌素后的血清胃泌素浓度，有助于确诊诊断不明的卓-艾综合征。

2.胃酸分泌试验方法

是在透视下将胃管置入胃内，管端位于胃窦，以吸引器吸取胃液，测定每次吸取的胃液量及酸浓度。GU的酸排量与正常人相似，而DU则空腹和夜间均维持较高水平。胃酸分泌幅度在正常人和消化性溃疡患者之间重迭，GU与DU之间亦有重迭，故胃酸分泌检查对溃疡病的定性诊断意义不大。对缺乏胃酸的溃疡病，应疑有癌变；胃酸很高，基础酸排量和最高酸排量明显增高，则提示胃泌素瘤可能。

3.X线钡餐检查

X线钡餐检查是确定诊断的有效方法，尤其对临床表现不典型者。消化性溃疡在X线征象上出现形态和功能的改变，即直接征象与间接征象。由钡剂充填溃疡形成龛影为直接征象，是最可靠的诊断依据。溃疡病周围组织的炎性病变与局部痉挛产生钡餐检查时的局部压痛或激惹现象及溃疡愈合形成疤痕收缩使局部变形均属于间接征象。

4.纤维胃镜检查

胃镜检查对消化性溃疡的诊断和鉴别诊断有很大价值。该检查可以发现X线所难以发现的浅小溃疡，确切地判断溃疡的部位、数目、大小、深浅、形态及病期（活动期、愈合期、瘢痕期），对随访溃疡的过程和判定治疗的效果有价值。胃镜检查还可在直视下作胃粘膜活组织检查等，故对溃疡良性、恶性的鉴别价值较大。

5.粪便隐血试验

溃疡活动期，溃疡面有微量出血，粪隐血试验大都阳性，治疗1~2周后多转为阴性。如持续阳性，则疑有癌变。

6.幽门螺杆菌（HP）感染检查

近来HP在消化性溃疡发病中的重要作用备受重视。我国人群中HP感染率为40%~60%。HP在GU和DU中的检出率更是分别高达70%~80%和90%~100%。诊断HP方法多种：①直接从活检胃粘膜中细菌培养、组织涂片或切片染色查HP；②用尿素酶试验、^{14}C尿素呼吸试验、胃液尿素氮检测等方法测定胃内尿素酶活性；③血清学查抗HP抗体；④聚合酶链式反应技术查HP。

（五）护理

1.护理观察

（1）腹痛：观察腹痛的部位、性质、强度，有无放射痛，与进食、服药的关系，腹痛有无周期性。

（2）呕吐：观察呕吐物性质、气味、量、颜色、呕吐次数及与进食关系，注意有无因呕吐而致脱水和低钾、低钠血症以及低氯性碱中毒。

（3）呕血和黑粪：观察呕血、便血的量、次数和性质。注意出血前有无恶心、呕吐、上腹不适、血中是否混有食物，以便与咯血相区别。半数以上溃疡出血者有38.5℃以下的低热，持续时间与出血时间一致，可作为出血活动的一个标志，故应每日多次测体温。

（4）穿孔：由于老年人常有其他慢性病，穿孔时腹痛、腹肌紧张不明显，可无显著压痛和反跳痛，常易误诊，死亡率高，应予密切观察生命体征和腹部情况。

（5）幽门梗阻观察以下情况可了解胃潴留程度：餐后4h后胃液量（正常<300ml），禁食12h后胃液量（正常<200ml），空腹胃注入750ml生理盐水30min后胃液量（正常<400ml）。

（6）其他：注意观察有无影响溃疡愈合的焦虑和忧郁、饮食不节、熬夜、过度劳累、服药不正规，服用阿司匹林和肾上腺皮质激素、吸烟等。

2.常规护理

（1）休息：消化性溃疡属于典型的心身疾病，心理-社会因素对发病起着重要作用。因此，规律的生活和劳逸结合的工作安排，无论在本病的发作期或缓解期都十分重要。休息是消化性溃疡基本和重要的护理。休息包括精神休息和躯体休息。病情轻者可边工作边治疗，较重者应卧床数天至2周，继之休息1~2月。平卧休息时胆汁反流明显减少，对胃溃疡患者有利。另外应保证充足的睡眠，服用适量镇静剂。

（2）戒烟、酒及其它嗜好品：吸烟者，消化性溃疡的发病率较不吸烟者多。吸烟可使溃疡恶化或延迟溃疡愈合。吸烟会削弱十二指肠液中和胃酸的能力，还能引起十二指肠液反流入胃。患者戒烟后溃疡症状明显改善。有研究认为就DU患者而言，戒烟比服甲氰咪胍更重要。

酒精能损坏胃粘膜屏障引起胃炎而加重症状，延迟愈合。此外，还能减弱胰泌素对胰外分泌腺分泌水和碳酸氢根的作用，降低了胰液中和胃酸的能力。临床观察也显示消化性溃疡患者停止饮酒后症状减轻，故应劝患者戒酒。

咖啡等物质能刺激胃酸与胃蛋白酶分泌，还可使胃粘膜充血，加剧溃疡病症状。故应不饮或少饮咖啡、可口可乐、茶、啤酒等。

（3）饮食：饮食护理是消化性溃疡病治疗的重要组成部分。饮食护理的目的是减轻机械性和化学性刺激、缓解和减轻疼痛。合理营养有利改善营养状况、纠正贫血，促进溃疡愈合，避免发生并发症。

3.饮食护理原则

（1）宜少量多餐，定时，定量进餐：每日5～7餐，每餐量不宜过饱，约为正常量的2/3。因少量多餐可中和胃酸，减少胃酸对溃疡面的刺激，又可供给足够营养。少量多餐在急性消化性溃疡时更为适宜。

（2）宜选食营养价值高、质软而易于消化的食物：如牛奶、鸡蛋、豆浆、鱼、嫩的瘦猪肉等食物，经加工烹调变得细软易消化，对胃肠无刺激。同时注意补充足够的热量及蛋白质和维生素。

（3）蛋白质、脂肪、碳水化合物的供给要求：蛋白质按每日每千克体重1～1.5g供给；脂肪按每日70～90g供给，选择易消化吸收的乳融状脂肪（如奶油、牛奶、蛋黄、黄油、奶酪等），也可用适量的植物油，碳水化合物按每日300～350g供给。选择易消化的糖类如厚粥、面条、馄饨等，但蔗糖不宜供给过多，否则可使胃酸增加，且易胀气。

（4）避免化学性和机械性刺激的食物：化学刺激性的食物有咖啡、浓茶、可可、巧克力等这些食物可刺激胃酸分泌增加；机械性刺激的食物有油炸猪排、花生米、粗粮、芹菜、韭菜、黄豆芽等，这些食物可刺激胃粘膜表面血管和溃疡面。总之溃疡病患者不宜吃过咸、过甜、过酸、过鲜、过冷、过热及过硬的食物。

（5）食物烹调必须切碎制烂。可选用蒸、煮、氽、烧、烩、焖等的烹调方法。不宜采用爆炒、滑溜、干炸、油炸、生拌、烟熏、腌腊等烹调方法。

（6）必须预防便秘。溃疡病饮食中含粗纤维少，食物细软，易引起便秘，宜经常吃些润肠通便的食物如果子冻、果汁、菜汁等，可预防便秘。

溃疡病急性发作或出血刚停止后，进流质饮食，每天6～7餐。无消化道出血且疼痛较轻者宜进厚流质或少渣半流，每天6餐。病情稳定、自觉症状明显减轻或基本消失者，每日6餐细软半流质。基本愈合者每日3餐普食加2餐点心，不宜进食油煎、炸和粗纤维多的食物。

出现呕血、幽门梗阻严重或急性穿孔均应禁食。

4.心理护理

在治疗护理过程中应注重教育，应把防病治病的基本知识介绍给患者，如让患者注意避免精神紧张和不良情绪的刺激，注意精神卫生，注意锻炼身体、增强体质、培养良好的生活习惯，生活有规律，注意劳逸结合，节制烟酒，慎用对胃粘膜有损害的药物等，使患者了解本病的规律性，治疗原则和方法，从而坚定战胜疾病的信心，自觉配合治疗和护理。在心理护理过程中，护士应当了解患者在疾病的不同时期所出现的心理反应，如否认、焦虑、抑郁、孤独感、依赖心理等心理反应，护理上重点要给患者以心理支持，特别帮助他们克服紧张、焦虑、抑郁等常见的心理问题，帮助他们进行认识重建，即认识个人、认识社会，调整和处理好人与人、个人与社会之间的关系，重新找到自己新的起点，减少疾病造成的痛苦和不安。心理护理中，护士应当实施针对性、个性化的心理护理。如对那些具有明显心理素质上弱点的患者，有易暴怒、抑郁、孤僻及多疑倾向者应及早通过心理指导加强其个性的培养，对那些有明显行为问题者，如酗酒、吸烟、多食、缺少运动及A型行为等，应用心理学技术指导其进行矫正；对那些工作和生活环境里存在明显应激源的人，应及时帮助其进行适当的调整，减少不必要的心理刺激。

5. 药物治疗护理

（1）制酸剂：胃酸、胃蛋白酶对消化性溃疡的发病有重要作用。制酸药能中和胃酸从而缓解疼痛并降低胃蛋白酶的活性。常用的制酸药分可溶性和不溶性两种。可溶性抗酸药主要为碳酸氢钠，该药止痛效果快，但自肠道吸收迅速，大量及长期应用可引起钠潴留和代谢性碱中毒，且与胃酸相遇可产生CO_2，引起腹胀和继发胃酸增高，故不宜单独使用，而应小剂量与其它抗酸药混合服用。不溶性抗酸药有氢氧化铝、碳酸铝、氧化铝、三矽酸镁等，作用缓慢而持久，肠道不吸收，可单独或联合用药。各种抗酸剂均有其特点，临床上常联合应用，以提高疗效，减少副作用。抗酸药对缓解溃疡疼痛十分有效，是否能促进溃疡愈合，尚无肯定结论。

使用抗酸药应注意：①在饭后1~2h服，可延长中和作用时间，而不可在餐前或就餐时服药。睡前加服1次，可中和夜间所分泌的大量酸。②片剂嚼碎后服用效果较好，因药物颗粒愈小溶解愈快，中和酸的作用愈大，因此凝胶或溶液的效果最好，粉剂次之，片剂较差。③抗酸药除可引起便秘、腹泻外，尚可引起一些其他副作用，特别是当患者有肾功能不全或心力衰竭时，如碳酸氢钠可造成钠潴留和碱中毒；碳酸钙剂量过大时，高血钙可刺激G细胞分泌大量胃泌素，引起胃酸分泌反跳而加重上腹痛；长期大量服用氢氧化铝后，因铝结合饮食中的磷，使肠道对磷的吸收减少，严重缺磷可引起食欲不振、软弱无力等，甚至导致软骨病或骨质疏松。

（2）抗胆碱能药：这类药物可抑制迷走神经功能，因而具有减少胃酸分泌、解除平滑肌和血管痉挛、改善局部营养和延缓胃排空等作用，后者有利于延长抗酸药和食物对胃酸的中和，达到止痛目的。但其延缓胃排空引起胃窦部潴留，可促使胃酸分泌所以认为不宜用于胃溃疡。抗胆碱能药服后2h出现最大药理作用，故常于餐后6h及睡前服用。抗胆碱能药物最大缺点是不但能抑制胃酸分泌，也抑制乙酰胆碱在全身的生理作用，故有口干、视力模糊、心动过速、汗闭、便秘和尿潴留等副反应，故溃疡出血、幽门梗阻、反流性食管炎、青光眼、前列腺肥大等患者均不宜使用。常用的药物有：普鲁苯辛、胃疡平、胃复康、山莨菪碱、阿托品等。

（3）H_2受体阻滞剂：组织胺通过两种受体而产生效应，其中与胃酸分泌有关的是H_2受体。阻滞H_2受体能抑制胃酸的分泌。代表药是西咪替丁，它对胃酸的分泌具有强大抑制作用。口服后很快被小肠所吸收，在1~2h内血液浓度达高峰，可完全抑制由饮食或胃泌素所引起的胃酸分泌达6~7h。该药常于进餐时与食物同服。年龄大，伴有肾功能和其它疾病者易发生副作用。常见的不良反应有：头痛、腹泻、嗜睡、疲劳、肌痛、便秘等。其他常用的药物还有：雷尼替丁、法莫替丁等。西咪替丁会影响华法林、茶碱或苯妥英的药物代谢，与抗酸剂合用时，间隔时间不小于 2h。

（4）丙谷胺及其他减少胃酸分泌药：丙谷胺的分子结构与胃泌素的末端相似，能抑制基础酸排量和最大酸排量，竞争性抑制胃泌素受体，并对胃粘膜有保护和促进愈合作用，其抑酸和缓解症状的作用较甲氰咪胍弱。该药常于饭前 15min 服，无明显副作用。哌吡氮平，能选择性拮抗乙酰胆碱的促胃分泌效应而不拮抗其它效应，很少有不良反应，宜餐前 90min 服用。胃复安为胃运动促进剂，能增强胃窦蠕动加速胃排空，减少食糜等对胃窦部的刺激而使胃酸分泌减少，还可减少胆汁反流，减轻胆汁对胃粘膜的损害。一般用药后 60～90min 可达作用高峰，故宜在餐前 30min 服用，严重的副作用为锥体外系反应。

（5）细胞保护剂：临床常用的细胞保护剂有多种。生胃酮能加强胃粘液分泌，强固胃粘膜屏障，促进胃粘膜再生。但具有醛固酮样效应，可引起高血压、水肿、水钠潴留、低血钾等副作用，故高血压、心脏病、肾脏病和肝脏病患者慎用。服药的最佳时间为餐前 15～30min 和睡前服。胶态次枸橼酸铋，在酸性胃液中与溃疡坏死组织螯合，形成保护性铋蛋白凝固物，使溃疡面与胃酸、胃蛋白酶隔离。宜在餐前 1h 和睡前服。严重肾功能不全者忌用，少数人服药后便秘、转氨酶升高。硫糖铝可与胃蛋白酶直接络合或结合，使酶失去活性而发挥作用，宜餐前 30min 及睡前服，偶见口干、便秘、恶心等副作用。前列腺素 E_1（喜克溃）抑制胃酸分泌，保护粘膜屏障，主要用于非类固醇抗炎药合用者，最常见副作用是腹泻和腹痛，孕妇忌用。

（6）质子泵抑制剂：洛赛克（或奥美拉唑）直接抑制质子泵，有强烈的抑酸能力，疗效明显起效快，副作用少而轻，无严重副作用。

6.急性大量出血的护理

（1）急诊处理：首先按医嘱插入鼻胃管，建立静脉通道，输液开始宜快，可选用等渗盐水、林格液、右旋糖酐或其它血浆代用品，一般不用高渗溶液。观察意识、血压、脉搏、体温、面色、鼻胃管引出胃液量和颜色、皮肤（干、湿、温度）、肠鸣、上腹压痛、出入量。

（2）重症监护：急诊处理后，患者应予重症监护。除密切观察生命体征和出血情况外，应抽血查血红蛋白、血球压积（出血 4～6h 后才开始变化）、血型和交叉反应、凝血酶原时间、部分凝血酶原时间或激活部分凝血酶原时间、血钠（开始代偿性升高，补液后降低）、血钾（大量呕吐后降低。多次输液后可增高）、尿素氮（急性出血后 24～48h 内升高，一般丢失 1000ml 血，尿素氮升高为正常值的 2～5 倍）、肌酐（肾灌注不足致肌酐升高）。向患者介绍为了确诊可能需做的钡餐、纤维胃镜、胃液分析等检查的过程，使患者受检时更好地合作。告知患者检查时体位、术前可能服镇静药会产生昏睡感，喉部喷局麻药会引起不适。及时了解胃镜检查结果，如无严重再出血应拔除鼻胃管以减少机械刺激。在恶心反射出现前，仍予禁食。

（3）再出血：首先观察鼻胃管引出血量、颜色、患者生命体征。再次确定鼻胃管位置是否正确、引流瓶处于低位持续吸引、压力为 80mmHg。如明确再次出血，安慰患者不必紧张，使患者相信医护人员是可以很好地处理再次出血。

（4）胃管灌注：为使血管收缩，减少粘膜血流量，达到一过性止血效果，常经胃管灌注冰生理盐水或冷开水。灌注时抬高头位 30°～45°，关闭吸引管。灌注时应加快滴注速度，观察血压、体温、脉搏、寒战。发生寒战可多盖被，给患者解释不必紧张。注意寒战易诱发心律失常。灌注后注意有无输液过多的症状（呼吸困难）和体征（脉搏快，颈静脉怒张，肺部捻发音）。

7.急性穿孔的护理

任何消化性溃疡均可发生穿孔,穿孔前常无明显诱因,有些可能由服肾上腺皮质激素、阿司匹林、饮酒和过度劳累诱发。上腹部难以忍受的剧痛及恶心呕吐,常是穿孔引起腹膜炎的症状。患者两腿卷曲,腹肌强直伴反跳痛,甚至出现面色苍白、出冷汗、脉搏细速、血压下降、休克。一般在穿孔后6h内及时治疗,疗效较佳,若不及时抢救可危及生命。一经确诊,患者就应绝对卧床休息,禁食并留置胃管抽吸胃内容物进行胃肠减压。补液、应用抗生素控制腹腔感染。密切观察生命体征,及时发现和纠正休克,迅速做好各种术前准备。

8.幽门梗阻的护理

功能性或器质性幽门梗阻的早期处理基本相同,包括:①纠正体液和电解质紊乱,严格正确记录每日出入量,抽血测定血清钾、钠、氯及血气分析,了解电解质及酸碱失衡情况,及时补充液体和电解质。②胃肠减压:幽门梗阻者每日清晨和睡前用3％盐水或苏打水洗胃,保留1h后排出。必要时行胃肠减压,连续72h吸引胃内容物,可解除胃扩张和恢复胃张力,抽出胃液也可减轻溃疡周围的炎症和水肿。若对梗阻的性质不明,应作上消化道内镜或钡餐检查,同时也可估计治疗效果。病情好转给流质饮食,每晚餐后4h洗胃1次,测胃内潴留量,准确记录颜色、气味、性质。临床操作过程中常遇胃管不畅的情况,通常原因是胃管扭曲在口腔或咽部;胃管置入深度不够;胃管置入过深至幽门部或十二指肠内;胃管侧孔紧贴胃壁;食物残渣或凝血块阻塞。有报道胃肠减压过程中发生少见的并发症,如下胃管困难致环杓关节脱位,减压器故障大量气体入胃致腹膜炎,蛔虫堵塞致无效减压,胃管结扎致拔管困难等。③能进流质时,同时服用抗酸剂、甲氰咪胍等药物治疗。禁用抗胆碱能药物。

对并发症观察经处理后病情是否好转,若未见改善,作好手术准备,考虑外科手术。

第二节　肝硬化护理

肝硬化是长期肝细胞坏死继发广泛纤维化伴结节形成的结果。一种或多种致病因子长期或反复损伤肝实质,致使肝细胞弥漫性变性、坏死和再生,进而引起肝脏结缔组织弥漫性增生和肝细胞再生,最后导致肝小叶结构破坏和重建,肝内血液循环发生障碍。肝功能损害和门脉高压为本病的主要临床表现,晚期常出现严重的并发症。

肝硬化是世界性疾病,所有种族、不论国籍、年龄或性别均可罹患。男性和中年人易罹患。在我国主要为肝炎后肝硬化。血吸虫病性、单纯乙醇性、心源性、胆汁性肝硬化均少见。

（一）病因

引起肝硬化的病因很多,以病毒性肝炎最为常见。同一病例可由一种、两种或两种以上病因同时或先后作用引起,有些病例则原因不明。

1.病毒性肝炎

病毒性肝炎经慢性活动性肝炎阶段逐步演变为肝硬化,称为肝炎后肝硬化。乙型肝炎和丙型肝炎常见,甲型肝炎一般不发展为肝硬化。由急性或亚急性肝坏死演变的肝硬化称为坏死后肝硬化。

2.寄生虫感染

感染血吸虫病时,大量血吸虫卵进入肝窦前的门脉小血管内,刺激结缔组织增生引起门脉高压。肝细胞的坏死和增生一般不明显,没有肝细胞的结节再生。但如伴发慢性乙型肝炎,其结果多为混合结节型肝硬化。

3.酒精中毒

主要由酒精的中间代谢产物（乙醛）对肝脏的直接损害引起。酗酒引起长期营养失调,使肝脏对某些毒性物质的抵抗力降低，在发病机制上也起一定作用。

4.胆汁淤积

肝外胆管阻塞或肝内胆汁淤积持续存在时，高浓度的胆酸和胆红素对肝细胞有损害作用，久之可发展为肝硬化。由于肝外胆管阻塞引起的肝硬化称为继发性胆汁性肝硬化。由原因未明的肝内胆汁淤积引起的肝硬化称为原发性胆汁性肝硬化。

5.循环障碍

慢性充血性心力衰竭、缩窄性心包炎和各种病因引起肝小静脉阻塞综合征等，导致肝脏充血、肝细胞缺氧，引起小叶中央区肝细胞坏死及纤维组织增生，最终发展为肝硬化。

6.药物和化学毒物

长期服用某些药物如双醋酚汀、辛可芬、异烟肼、甲基多巴、PAS 和利福平等或反复接触化学毒物如四氯化碳、磷、砷、氯仿等均可损伤肝脏，引起中毒性肝炎，最后演变为肝硬化。

7.遗传和代谢性疾病

血友病、肝豆状核变性、半乳糖血症、糖原贮积等遗传代谢性疾病，亦可发展为肝硬化，称之代谢性肝硬化。

8.慢性肠道感染和营养不良

慢性菌痢、溃疡性结肠炎等常引起消化和吸收障碍，发生营养不良，同时肠内的细菌毒素及蛋白质腐败的分解产物等经门静脉到达肝内，引起肝细胞损害，演变为肝硬化。

9.隐匿性肝硬化

病因难以肯定的称为隐匿性肝硬化，其中很大部分病例可能与隐匿性无黄疸型肝炎有关。

（二）临床表现

肝硬化的病程一般比较缓慢，可能隐伏数年至数十年之久。由于肝脏具有很强的代偿功能，因此，早期临床表现常不明显或缺乏特征性。肝硬化的临床分期为肝功能代偿期和肝功能失代偿期。

1.肝功能代偿期

一般症状较轻，缺乏特征性。常有乏力、食欲减退、消化不良、恶心、厌油、腹胀、中上腹隐痛或不适及腹泻，部分有踝部水肿、鼻衄、齿龈出血等。上述症状多呈间歇性，常因过度疲劳而发病，经适当休息及治疗可缓解。体征一般不明显，肝脏可轻度肿大，无或有轻度压痛，部分患者可有脾脏肿大。肝功能检查结果多在正常范围内或有轻度异常。

2.肝功能失代偿期

随着疾病的进展，症状逐渐明显，肝脏常逐渐缩小，质变硬。临床表现主要是肝功能减退和门脉高压。

（1）肝功能减退

①营养障碍：表现为消瘦、贫血、乏力、水肿、皮肤干燥而松弛、面色灰暗、黝黑、口角炎、毛发稀疏无光泽等。

②消化道症状：早期出现的食欲不振、腹胀、恶心、腹泻等消化道症状逐渐明显，稍进油腻肉食，即引起腹泻。部分患者还可出现轻度黄疸。

③出血倾向：轻者有鼻衄、齿龈出血、重者有胃肠道粘膜弥漫性出血及皮肤紫癜这与肝脏合成凝血因子减少，脾大及脾功能亢进引起血小板减少有关。毛细血管脆性增加是出血倾向的附加因素。

④发热：部分患者可有低热，多为病变活动及肝细胞坏死时释出的物质影响体温调节中枢所致。此类发热用抗菌素治疗无效，只有肝病好转时才能消失。如持续发热或高热，则提示合并有感染、血栓性门静脉炎、原发性肝癌等。

⑤黄疸：表现为巩膜浅黄、尿色黄。如巩膜甚至全身皮肤粘膜呈深度金黄色，应考虑有肝硬化伴肝内胆汁瘀积的可能。

⑥内分泌功能失调的表现：肝对雌激素灭活作用减退导致脸、颈、肩、手背及上胸处的蜘蛛痣及（或）毛细血管扩张。肝掌表现为大、小鱼际和指尖斑点状发红，加压后退色。可出现男性乳房发育、睾丸萎缩、性功能减退、女性月经不调、闭经、不孕等。皮肤色素沉着，面色污黑、晦暗，可能由继发性肾上腺皮质功能减退所致，也可能与肝脏不能代谢黑色素有关。继发性醛固酮、抗利尿激素增加导致水、钠潴留，尿量减少，对浮肿与腹水的形成亦起重要促进作用。

（2）门脉高压症

在肝硬化发展过程中，肝细胞的坏死、再生结节的形成、结缔组织增生和肝细胞结构的改建，使门静脉小分支闭塞、扭曲，门静脉血流障碍，导致门脉压力增高。

①脾肿大及脾功能亢进：门脉压力增高时，脾脏淤血、纤维结缔组织及网状内皮细胞增生，使脾脏肿大（多为正常的2～3倍，部分可平脐或达脐下）。脾肿大时常伴有脾功能亢进，表现为末梢血中白细胞和血小板减少，红细胞也可减少。胃底静脉破裂出血时脾缩小，输血、补液后渐增大。关于脾功能亢进的原因，可能由于增生的网状内皮细胞对血细胞的吞噬、破坏作用加强；或由于脾脏产生某些体液因素抑制骨髓造血功能或加速血细胞的破坏。

②侧枝循环的形成：因门静脉回流受阻，门静脉与腔静脉间的吻合支渐次扩张开放，形成侧枝循环。胃冠状静脉与食管静脉丛吻合，形成食管下段和胃底静脉曲张。这些静脉位于粘膜下疏松组织中，常由于腹内压突然增高或消化液反流侵蚀及食物的摩擦而破裂出血。脐旁静脉与脐周腹壁静脉沟通，形成脐周腹壁静脉曲张，有时该处可听到连续的静脉杂音。直肠上静脉与直肠中，下静脉吻合扩张形成内痔。门静脉回流受阻时，侧支循环血流方向。

③腹水：腹水的产生表明肝硬化病情较重。初起时有腹胀感，体检可发现移动性浊音（腹水量>500ml）。大量腹水可使横膈抬高而致呼吸困难和心悸，腹部膨隆，腹壁皮肤紧张发亮，有移动性浊音和水波感。腹内压力明显增高时，脐可突出而形成脐疝。在腹水出现的同时，常可发生肠胀气。部分腹水患者伴有胸水，其中以右侧多见，两侧者较少。胸水系腹水通过横膈淋巴管进入胸腔所致。腹水为草黄色漏出液。

腹水形成的主要因素有：白蛋白合成减少、蛋白质摄入和吸收障碍，当血浆白蛋白<23～30g／L时，血浆胶体渗透压降低，促使血浆外渗；门脉压力增高至2.94～5.88kPa（正常约为0.785～1.18kPa），腹腔毛细血管的滤过压增高，组织液回吸收减少而漏入腹腔；进入肝静脉血流受阻使肝淋巴液增加与回流障碍，淋巴管内压增高，造成大量淋巴液从肝包膜及肝门淋巴管溢出；肝脏对醛固酮、抗利尿激素灭活作用减退；腹水形成后循环血容量减少，通过肾小球旁器使肾素分泌增加，产生肾素-血管紧张素-醛固酮系统反应，醛固酮分泌增多，导致肾远曲小管水钠潴留作用加强，腹水进一步加重。

④食管和胃底曲张静脉破裂出血：是门脉高压症的主要并发症，死亡率为30%～60%。当门静脉压力超过下腔静脉压力达1.47～1.60kPa时，曲张静脉就可发生出血。曲张静脉大者比曲张静脉小者更易破裂出血。最常见的表现是呕血。出血可以是大量的，并迅速发生休克；也可自行停止，以后再发。偶尔仅表现为便血或黑便。

（3）肝肾综合征：肝肾综合征（功能性肾衰）指严重肝病患者出现肾功能不良，并排除其它引起肾功不良的原因。肝肾综合征的发病机制尚未明确。肝肾综合征通常见于严重的肝脏疾病患者。主要表现为少尿，蛋白尿，尿钠低（<10mmol／L），尿与血浆肌酐比值≥30:1，尿与血浆渗透压比值>1。这些尿的改变与急性肾小管坏死不同。肾功能损害的发展不一，一些患者于数日内肾功能完全丧失，另一些患者血清肌酐随肝脏功能逐渐恶化而缓慢上升达数周之久。

（4）肝性脑病：肝性脑病指肝脏功能衰竭而导致代谢紊乱、中枢神经系统功能失调的综合征。是晚期肝硬化的最严重表现，也是常见致死原因。临床上以意识障碍和昏迷为主要表现。

肝硬化是肝性脑病的最主要原发病因。常见的诱发因素有：上消化道出血，感染，摄入高蛋白饮食、含氮药物，大量利尿或放腹水，大手术、麻醉，安眠药和饮酒等。肝性脑病的发病机制尚未明了。主要有氨和硫醇中毒学说，假性神经介质学说、γ-氨基丁酸能神经传导功能亢进等学说。

临床上按意识障碍、神经系统表现和脑电图改变分为四期（表6-1）。

表6-1 肝性脑病分期

分期	精神状况	运动改变
亚临床期	常规检查无变化；完成工作或驾驶能力受损	完成常规精神运动试验或床边实验，如画图或数字连接的能力受损
Ⅰ期（前驱期）	思维紊乱、淡漠、激动、欣快、不安、睡眠紊乱	细震颤，协调动作缓慢，扑翼样震颤
Ⅱ期（昏迷前期）	嗜睡、昏睡、定向障碍、行为失常	扑翼样震颤，发音困难，初级反射出现
Ⅲ期（昏睡期）	思维显著紊乱，言语费解	反射亢进，巴彬斯基征，尿便失禁，肌阵挛，过度换气
Ⅳ期（昏迷期）	昏迷	去大脑体位，短促的眼头反射，疼痛刺激反应早期存在，进展为反应减弱和刺激反应消失

肝性脑病患者呼气中常具有一种类似烂苹果样臭味，这与肝脏不能分解甲硫氨酸中间产物二甲基硫和甲基疏醇有关，肝臭可在昏迷前出现，是一种预后不良的征象。

（5）其他：肝硬化患者常因抵抗力降低，并发各种感染，如支气管炎、肺炎、自发性腹膜炎、结核性腹膜炎、尿路感染等。腹膜炎发生的机制可能是细菌通过血液或淋巴液播散入腹腔，并可穿过肠壁而入腹腔。腹水患者易于发生，死亡率高，早期诊断非常重要。自发性腹膜炎起病较急者常为腹痛和腹胀。起病缓者则多为低热或不规则的发热，伴有腹部隐痛、恶心、呕吐及腹泻。体检可发现腹膜刺激征，腹水性质由漏出液转为渗出液。

长期低钠盐饮食，利尿及大量放腹水易发生低钠血症和低钾血症。长期使用高渗葡萄糖溶液与肾上腺糖皮质激素、呕吐及腹泻亦可使钾、氯减少，而产生低钾、低氯血症，并致代谢性碱中毒和肝性脑病。

3.肝脏体征

肝脏大小不一，早期肝脏肿大，质地中等或中等偏硬，晚期缩小、坚硬、表面呈颗粒状或结节状。一般无压痛，但在肝细胞进行性坏死或并发肝炎或肝周围炎时，则可有触痛与叩击痛。肝边缘锐利提示无炎症活动，边缘圆钝表明有炎症、水肿、脂肪浸润或纤维化。肝硬化时右叶下缘不易触及而左叶增大。

（三）检查

1. 血常规

白细胞和血小板明显减少。失血、营养障碍、叶酸及维生素 B_{12} 缺乏导致缺铁性或巨幼红细胞性贫血。

2. 肝功能检查

早期蛋白电泳即显示球蛋白增高，而白蛋白到晚期才降低。絮状及浊度试验在肝功能代偿期可正常或轻度异常，而在失代偿期多为异常。失代偿期转氨酶活力可呈轻、中度升高，一般以 SGPT 活力升高较显著，肝细胞有严重坏死时，则 SGOT 活力常高于 SGPT。

静脉注射磺溴酞 5mg／kg 体重 45min 后，正常人血内滞留量应低于 5%，肝硬化时多有不同程度的增加。磺溴酞可有过敏反应，检查前应作皮内过敏试验。吲哚靛青绿亦是一种染料，一般静脉注射 0.5mg／kg 体重 15min 后，正常人血中滞留量<10%，肝硬化尤其是结节性肝硬化患者的潴留值明显增高，约在 30% 以上。本试验为诊断肝硬化的最好的方法，比溴磺酞试验更敏感，更安全可靠。

肝功能代偿期，血中胆固醇多正常或偏低；失代偿期，血中胆固醇下降，特别是胆固醇酯部分常低于正常水平。凝血酶原时间测定在代偿期可正常，失代偿期则呈不同程度延长，虽注射维生素 K 亦不能纠正。

3. 影像学检查

B 型超声波检查可探查肝、脾大小及有无腹水。可显示脾静脉和门静脉增宽，有助于诊断。食管静脉曲张时，吞钡 X 线检查可见蚯蚓或串珠状充盈缺损，纵行粘膜皱襞增宽。胃底静脉曲张时，可见菊花样充盈缺损。放射性核素肝脾扫描可见肝摄取减少、分布不规则，脾摄取增加，脾脏增大可明显显影。

4. 纤维食管镜

纤维食管镜检查可见食管钡餐检查阴性的食管静脉曲张

5. 肝穿刺活组织检查

肝活组织检查常可明确诊断，但此为创伤性检查，仅在临床诊断确有困难时才选用。

6. 腹腔镜检查

可直接观察肝脏表面、色泽、边缘及脾脏等改变，并可在直视下进行有目的穿刺活组织检查，对鉴别肝硬化、慢性肝炎和原发性肝癌以及明确肝硬化的病因很有帮助。

（四）基本护理

1. 观察要点

一般症状和体征的观察：观察患者全身情况，有无消瘦、贫血、乏力、面色灰暗黝黑、口角炎、毛发稀疏无光泽等营养障碍表现。观察皮肤粘膜、巩膜有无黄染，尿色有无变化。注意蜘蛛痣、杵状指、色素沉着、肝臭、水肿、男性乳房发育等体征。了解有无肝区疼痛、纳差、厌油、恶心、呕吐、排便不规则、腹胀等消化道症状。

2. 并发症的观察

（1）门脉高压症：观察腹水、腹胀和其它压迫症状，腹壁静脉曲张、痔出血、贫血以及鼻衄、齿龈出血、瘀点、瘀斑、呕血、黑便。

（2）腹水：观察尿量、腹围、体重变化和有无水肿。

（3）肝性脑病：注意意识和精神活动，有无嗜睡、昏睡、昏迷、定向障碍、胡言乱语，有无睡眠节律紊乱和扑翼样震颤。

3.一般护理

(1)合理的休息：研究证明卧位与站立时肝脏血流量有明显差异，前者比后者多40%以上。因此合理的休息既可减少体能消耗，又能降低肝脏负荷，增加肝脏血流量，防止肝功能进一步受损和促进肝细胞恢复。肝功能代偿期患者应适当减少活动和工作强度，注意休息，避免劳累。若病情不稳定、肝功能试验异常，则应减少活动，充分休息。有发热、黄疸、腹水等表现的失代偿患者，应以卧床休息为主，并保证充足的睡眠。

(2)正确的饮食：饮食营养是改善肝功能的基本措施之一。正确的进食和合理的营养，能促进肝细胞再生，反之则会加重病情，诱发上消化道出血、肝昏迷、腹泻等。肝硬化患者应以高热量、高蛋白、高维生素且易消化的食物为宜。适当限制动物脂肪的摄入。不食增加肝脏解毒负荷的食物和药物。一般要求每日总热量在10.46~12.55kJ（2.5~3.0kcal）。蛋白质每日100~150g，蛋白食物宜多样化、易消化、含有丰富的必需氨基酸。脂肪每日40~50g。要有足量的维生素B、维生素C等。为防便秘，可给含纤维素多的食物。肝功能显著减退的晚期患者或有肝昏迷先兆者给予低蛋白饮食，限制蛋白每日在30g左右。伴有腹水者按病情给予低盐（每日3~5g）和无盐饮食。腹水严重时应限制每日的入水量。黄疸患者补充胆盐。禁忌饮酒、咖啡、烟草和高盐食物。避免有刺激性及粗糙坚硬的食物，进食时应细嚼慢咽，以防引起食管或胃底静脉破裂出血。教育患者和家属认识到正确饮食和合理营养的意义，并且理解饮食疗法必须长期持续，要有耐心和毅力，使患者能正确的掌握、家属能予以监督。

4.心理护理

肝硬化患者病程漫长，久治不愈，尤其进入失代偿期后，患者心身遭受很大痛苦，承受的心理压力大，心理变化也大，因此在常规治疗护理中更应强调心理护理，须做好以下几方面：①保持病房的整洁、安静、舒适，从视、听、嗅、触等方面消除不良刺激，使患者在生活起居感到满意；②对病情稳定者，要主动指导患者和家属掌握治疗性自我护理方法，包括通过多种形式宣教有关医疗知识，消除他们恐惧悲观感，树立信心；帮助分析并发症发生的诱因，增强患者预防能力；对心理状态稳定型患者可客观地介绍病情及检查化验结果，以取得其配合；③对病情反复发作者，要热情帮助其恢复生活自理能力，增加战胜疾病的信心。对忧郁悲观型患者应予极大的同情心，充分理解他们，帮助他们解决困难。对怀疑类型的患者应明确告知诊断无误，客观介绍病情，并使其冷静面对现实；④根据病情需要适当安排娱乐活动。

5.药物治疗的护理

严重患者特别是老年患者进食少时。可静脉供给能量，以补充机体所需。研究表明，约80%~100%的肝硬化患者存在程度不同的蛋白质能量营养不足。因此老年人按每日每千克体重摄入1.0g蛋白质作为基础要量，附加由疾病相关因素造成的额外丢失。补充蛋白质（氨基酸）时，应提供以必需氨基酸为主的氨基酸溶液。若肝功损害严重，则以含丰富支链氨基酸（45%）的溶液作为氨源为佳。目前冰冻血浆的使用越来越广泛，使用过程中应注意掌握正确的融化方法和输注不良反应的观察。一般融化后不再复冻。

使用利尿剂时，应教会患者正确服用利尿药物。通常需向患者讲述常用利尿药的作用及副作用。指导患者掌握利尿药观察方法，如体重每日减少0.5kg，尿量每日达2000~2500ml，腹围逐渐缩小。

第三节 急性胰腺炎护理

急性胰腺炎是常见的急腹症之一，为胰酶对胰脏本身自身消化所引起的化学性炎症。胰病变轻重不等，轻者以水肿为主，临床经过属自限性，一次发作数日后即可完全恢复，少数呈复发性急性胰腺炎；重者胰腺出血坏死，易并发休克、胰假性囊肿和脓肿等，死亡率高达25%～40%。

关于急性胰腺炎的发生率，目前尚无精确统计。国内报告急性胰腺炎患者约占住院患者的0.32%～2.04%。本病患者一般女多于男，患者的平均年龄50～60岁。职业以工人多见。

（一）病因及发病机制

胰腺是一个其有内、外分泌功能的实质性器官，胰腺的腺泡分泌胰液（外分泌），对食物的消化起重要作用；而散在地分布在胰腺内的胰岛，其功能细胞主要分泌胰岛素和胰高糖素（内分泌）。正常情况下，当胰液中无活力的胰蛋白酶原等进入十二指肠时，在碱性环境中被胆汁和十二指肠液中的肠激酶激活，成为具有消化能力的胰蛋白酶。在胆总管、胰管、壶腹部炎症、梗阻等病理情况下，多种胰酶在胰腺内被激活，并大量溢出管壁及腺泡壁外，导致胰腺自身消化，引起水肿、出血、坏死等，而产生急性胰腺炎。

引起急性胰腺炎的病因甚多。常见病因为胆道疾病、酗酒。急性胰腺炎的各种致病相关因素。

1. 梗阻因素

胆石症常是老年人急性胰腺炎首次发作的原因，老年女性特别常见。一般认为是在胆石一过性阻塞胰管开口处或紧邻此开口处的总胆管时发生。如在胆石性胰腺炎发作后立即仔细收集和检查粪便，常常可以找到胆结石。胆石症引起胰腺炎的机制尚不清楚。可能是乏特氏壶腹被胆石阻塞，引起胆汁返流入胰管，损伤胰腺实质。也有认为是胰管一过性梗阻而无胆汁返流。

有人认为副乳头的先天畸形和狭窄必然引起胰腺炎。奥狄氏括约肌压力增高是急性胰腺炎反复发作的原因之一，据此内镜下括约肌切开术治疗已获得良好效果。胰小管或壶腹周围的小肿瘤也能引起胰腺炎。

2. 毒素和药物因素

乙醇、甲醇、蝎毒和有机磷杀虫剂等均可引起急性胰腺炎。

药物诱发的胰腺炎通常与对药物的超敏有关而与剂量无关。其特点是在接触药物的第一个月内发生，通常病情轻且有自限性。与成人胰腺炎发病有关的药物最常见的是硫唑嘌呤及其类似物6-疏基嘌呤。应用这类药物的个体中有3%～5%发生胰腺炎，引起儿童胰腺炎最常见的药物是丙戊酸。

3. 代谢因素

甘油三酯水平超过11.3mmol／L时，易发中至重度的急性胰腺炎。如其水平降至5.65mmol／L以下，反复发作次数可明显减少。各种原因引起的高钙血症亦易发生急性胰腺炎。

4. 外伤因素

胰腺的创伤或手术都可引起胰腺炎。内窥镜逆行胰胆管造影所致创伤也可引起胰腺炎，发生率为1%～5%。

5. 先天性因素

胰腺炎的易感性呈常染色体显性遗性。临床特点是儿童或青年期起病，逐渐演变成慢性胰腺炎和胰功能不全。胰腺结石可显著。少数家族还合并有氨基酸尿症。

6.感染因素

血管功能不全（低容量灌注，动脉粥样硬化）和血管炎可能因减少胰腺血流而引起或加重胰腺炎。

表 6-2　急性胰腺炎致病相关因素

梗阻因素	①胆管结石
	②乏特氏壶腹或胰腺肿瘤
	③寄生虫或肿瘤使乳头阻塞
	④胰腺分离现象并伴副胰管梗阻
	⑤胆总管囊肿
	⑥壶腹周围的十二指肠憩室
	⑦奥狄氏括约肌压力增高
	⑧十二指肠袢梗阻
毒素	①乙醇②甲醇
	③蝎毒④有机磷杀虫剂
药物	①肯定有关（有重要试验报告）硫唑嘌呤/6-巯基嘌呤、丙戊酸、雌激素、四环素、灭滴灵、呋喃妥因、速尿、磺胺、甲基多巴、阿糖胞苷、甲氰咪呱
	②不一定有关（无重要试验报告）噻嗪利尿剂、利尿酸、降糖灵、普鲁卡因酰胺、氯噻酮、L-门冬酰胺酶、醋氨酚
代谢因素	①高甘油三脂血症
	②高钙血症
外伤因素	①创伤——腹部钝性伤
	②医源性——手术后、内镜下括约肌切开术、奥狄氏括约肌测压术
先天性因素	
感染因素	①寄生虫——蛔虫、华支睾吸虫
	②病毒——流行性腮腺炎、甲州肝炎、乙型肝炎、柯萨奇 B 病毒、EB 病毒
	③细菌——支原体、空肠弯曲菌
血管因素	①局部缺血——低灌性（如心脏手术）
	②动脉粥样硬化性栓子
	③血管炎——系统性红斑狼疮、结节性多发性动脉炎、恶性高血压
其他因素	①穿透性消化性溃疡
	②十二指肠克隆病
	③妊娠有关因素
	④儿科有关因素　Reye's 综合征、囊性纤维化
特发性	

（二）临床表现

急性胰腺炎的临床表现和病程，取决于其病因、病理类型和治疗是否及时。水肿型胰腺炎一般3～5d内症状即可消失，但常有反复发作。如症状持续一周以上，应警惕已演变为出血坏死型胰腺炎。出血坏死型胰腺炎亦可在一开始时即发生，呈暴发性经过。

1. 腹痛

为本病最主要表现，约见于95%急性胰腺炎病例，多数突然发作，常在饱餐和饮酒后发生。轻重不一，轻者上腹钝痛，患者常能忍受，重者呈腹绞痛、钻痛或刀割痛。疼痛常呈持续性伴阵发性加剧。疼痛的部位可因病变的部位不同而异，通常在上中腹部。如炎症以胰头部为主，疼痛常在右上腹及中上腹部；如炎症以胰体、尾部为主，常为中上腹及左上腹疼痛，并向腰背放射。疼痛在弯腰或起坐前倾时可减轻。病情轻者腹痛3～5d缓解；出血坏死型的病情发展较快，腹痛延续较长。由于渗出液扩散至腹腔，腹痛可弥漫至全腹。极少数患者尤其年老体弱者可无腹痛或极轻微痛。

腹肌常紧张，并可有反跳痛。但不象消化道穿孔时表现的肌强硬，如检查者将手紧贴于患者腹部，仍可能按压下去。有时按压腹部反可使腹痛减轻。腹痛发生的原因是胰管扩张；胰腺炎症、水肿；渗出物、出血或胰酶消化产物进入后腹膜腔，刺激腹腔神经丛；化学性腹膜炎；胆管和十二指肠痉挛及梗阻。

2. 恶心、呕吐

84%的患者有频繁恶心和呕吐，常在进食后发生。呕吐物多为胃内容物，重者含胆汁甚至血样物。呕吐是机体对腹痛或胰腺炎症刺激的一种防御性反射。呕吐后，进入十二指肠的胃酸减少，从而减少胰泌素及缩胆素的释放，减少了胰液胰酶的分泌。

3. 发热

大多数患者有中度以上发热，少数可超过39.0℃，一般持续3～5d。发热系胰腺炎症或坏死产物进入血循环，作用于中枢神经系统体温调节中枢所致。多数发热患者中找不到感染的证据，但如果高热不退强烈提示合并感染或并发胰腺脓肿。

4. 黄疸

黄疸可于发病后1～2d出现，常为暂时性阻塞性黄疸。黄疸的发生主要由于肿大的胰头部压迫了胆总管所致。合并存在的胆道病变如胆石症和胆道炎症亦是黄疸的常见原因。少数患者后期可因并发肝损害而引起肝细胞性黄疸。

5. 低血压及休克

出血坏死型胰腺炎常发生低血压和休克。患者烦躁不安，皮肤苍白、湿冷、呈花斑状，脉细弱，血压下降，少数可在发病后短期内猝死。发生休克的机制主要有：

（1）胰舒血管素原释放，被胰蛋白酶激活后致血浆中缓激肽生成增多。缓激肽可引起血管扩张，毛细血管通透性增加，使血压下降。

（2）血液和血浆渗出到腹腔或后腹膜腔，引起血容量不足，这种体液丧失量可达血容量的30%。

（3）腹膜炎时大量体液流入腹腔或积聚于麻痹的肠腔内。

（4）呕吐丢失体液和电解质。

（5）坏死的胰腺释放心肌抑制因子使心肌收缩不良。

（6）少数患者并发肺栓塞、胃肠道出血。

6. 肠麻痹

畅麻痹是重型或出血坏死型胰腺炎的主要表现。初期，邻近胰腺的上腹部可见扩张的充气肠袢，后期则整个肠道均发生肠麻痹性梗阻。临床上以高度腹胀、肠鸣音消失为主要表现。肠麻痹可能是肠管对腹膜炎的一种反应。另外，炎症的直接作用，血管和循环的异常、低钠和低钾血症，肠壁神经丛的损害也是肠麻痹发生的重要促发因素。

7.腹水

胰腺炎时常有少量腹水，由胰腺和腹膜在炎症过程中液体渗出或漏出所致。淋巴管受阻塞或不畅可能也起作用。偶尔出现大量的顽固性腹水，多由于假性囊肿中液体外漏引起。胰性腹水中淀粉酶含量甚高，以此可以与其他原因的腹水区别。

8.胸膜炎

常见于严重病例，系腹腔内炎性渗出透过横膈微孔进入胸腔所引起的炎性反应。

9.电解质紊乱

胰腺炎时，机体处于代谢紊乱状态，可以发生电解质平衡失调，血清钠、镁、钾常降低。特别是血钙降低，约见于25%的病例，常低于2.25mmol/L（9mg/dl），如低于1.75mmol/L（7mg/dl）提示预后不良。血钙下降的原因是大量钙沉积于脂肪坏死区，同时胰高糖素分泌增加刺激，降钙素分泌，抑制了肾小管对钙的重吸收。

10.皮下瘀血斑

出血坏死型胰腺炎，因血性渗出物透过腹膜后渗入皮下，可在肋腹部形成蓝绿一棕色血斑，称为Grey-Turner征；如在脐周围出现蓝色斑，称为Cullen征。此两种征象无早期诊断价值；但有确诊意义。

（三）并发症

急性水肿型胰腺炎很少有并发症发生，而急性出血坏死型则常出现多种并发症。

1.局部并发症

（1）胰脓肿形成：出血坏死型胰腺炎起病2～3周以后，如继发细菌感染，于胰腺内及其周围可有脓肿形成。检查局部有包块，全身感染中毒症状。

（2）胰假性囊肿：系由胰液和坏死组织在胰腺本身或其周围被包裹而成。常发生于出血坏死型胰腺炎起病后3～4周，多位于胰体尾部。囊肿可累及邻近组织，引起相应的压迫症状，如黄疸、门脉高压、肠梗阻、肾盂积水等。囊肿穿破可造成胰源性腹水。

（3）胰性腹膜炎：含有活性胰酶的渗出物进入腹腔，可引起化学性腹膜炎。腹腔内出现渗出性腹水。如继发感染，则可引起细菌性腹膜炎。

（4）其他：胰局部炎症和纤维素性渗出可累及周围脏器，引起脾周围炎、脾梗阻、脾粘连、结肠粘连（常见为脾曲综合征）、小肠坏死出血及肾周围炎。

2.全身并发症

（1）败血症：常见于胰腺炎并发胰腺脓肿时，死亡率甚高。病原体大多数为革兰阴性杆菌，如大肠杆菌、产碱杆菌、产气杆菌、铜绿假单胞菌等。患者表现为持续高热，白细胞升高，以及明显的全身毒性症状。

（2）呼吸功能不全：因腹胀、腹痛，患者的膈运动受限，加之磷脂酶A和在该酶作用下生成的溶血卵磷脂对肺泡的损害，可发生肺炎、肺淤血、肺水肿、肺不张和肺梗死，患者出现呼吸困难，血氧饱和度降低，严重者发生急性呼吸窘迫综合征。

（3）心律失常和心功能不全：因有效血容量减少和心肌抑制因子的释放，导致心肌缺血和损害，临床上表现为心律失常和急性心衰。

（4）急性肾衰：出血坏死型胰腺炎晚期，可因休克、严重感染、电解质紊乱和播散性血管内凝血而发生急性肾衰。

（5）胰性脑病：出血坏死型胰腺炎时，大量活性蛋白水解酶、磷脂酶A进入脑内，损伤脑组织和血管，引起中枢神经系统损害综合征，称为胰性脑病。偶可引起脱髓鞘病变。患者可出现谵妄、意识模糊、昏迷、烦躁不安、抑郁、恐惧、妄想、幻觉、语言障碍、共济失调、震颤、反射亢进或消失及偏瘫等。脑电图可见异常。某些患者昏迷系并发糖尿病所致。

（6）消化道出血：可为上消化道或下消化道出血。上消化道出血主要为胃粘膜炎性糜烂或应激性溃疡，或因脾静脉阻塞引起食道静脉破裂。下消化道出血则由于结肠本身或结肠血管受累所致。近年来发现胰腺炎时可发生胃肠型微动脉瘤，瘤破裂后可引起大出血。

（7）糖尿病：约于5%～35%的患者在病程中出现糖尿病，常见于暴发性坏死型胰腺炎患者，系由B细胞遭到破坏，胰岛素分泌下降；a细胞受刺激，胰高糖素分泌增加所致。严重病例可发生糖尿病酮症酸中毒和糖尿病昏迷。

（8）慢性胰腺炎：重症胰腺炎病例可因胰腺泡大量破坏而并发胰外分泌功能不全，演变成慢性胰腺炎。

（9）猝死：见于极少数病例，由胰腺-心脏性反应所致。

（四）检查

实验室检查对胰腺炎的诊断具有决定性意义，一般对水肿型胰腺炎，检测血清淀粉酶和尿淀粉酶已足够，对出血坏死型胰腺炎，则需检查更多项目。

1.淀粉酶测定

血清淀粉酶常于起病后2～6h开始上升，12～24h达高峰。一般大于500U（somogyi）。轻者24～72h即可恢复正常，最迟不超过3～5d。如血清淀粉酶持续增高达1周以上，常提示有胰管阻塞或假性囊肿等并发症。病情严重度与淀粉酶升高程度之间并不一致，出血坏死型胰腺炎，因胰腺泡广泛破坏，血清淀粉酶值可正常甚至低于正常。若无肾功能不良，则尿淀粉酶常明显增高，一般在血清淀粉酶增高后2h开始增高，维持时间较长，在血清淀粉酶恢复正常后仍可增高。尿淀粉酶下降缓慢，为时可达1～2周，故适用于起病后较晚入院的患者。

胰淀粉酶分子量约55000D，易通过肾小球。急性胰腺炎时胰腺释放胰舒血管素，体内产生大量激肽类物质，引起肾小球通透性增加，肾脏对胰淀粉酶清除率增加，而对肌酐清除率无改变。故淀粉酶，肌酐清除率比率（cam／ccr）测定可提高急性胰腺炎的诊断特异性。正常人cam／ccr为1.5%～5.5%。平均为3.1±1.1%；急性胰腺炎为9.8±1.1%，胆总管结石时为3.2±0.3%。cam／ccr>5.5%即可诊断急性胰腺炎。

2.血清胰蛋白酶测定

应用放射免疫法测定，正常人及非胰病患者平均为400ng／ml。急性胰腺炎时增高10～40倍。因胰蛋白酶仅来自胰腺，故具特异性。

3.血清脂肪酶测定

血清脂肪酶正常范围为0.2～1.5U。急性胰腺炎时脂肪酶血中活性升高，常人于1.7U。该酶在病程中升高较晚，且持续时间较长，达7～10d，在淀粉酶恢复正常时，脂肪酶仍升高，故对起病后就诊较晚的急性胰腺炎病例有诊断价值。特别有助于与腮腺炎加以鉴别，后者无脂肪酶升高。

4.血清正铁白蛋白（MHA）测定

腹腔内出血后，红细胞破坏释放的血红蛋白经脂肪酸和弹性蛋门酶作用，转变为正铁血红蛋白。正铁血红蛋白与白蛋白结合形成MHA。出血坏死型胰腺炎起病12h后血中MHA即出现，而水肿型胰腺炎呈阴性，故可作该两型胰腺炎的鉴别。

5.血清电解质测定

急性胰腺炎时血钙通常不低于2.12mmol／L。血钙<1.75mmol／。仅见于重症胰腺炎患

者。低钙血症可持续至临床恢复后4周。如胰腺炎由高钙血症引起，则出现血钙升高。对任何胰腺炎发作期血钙正常的患者，在恢复期均应检查有无高钙血症存在。

6.其他

测定α_2巨球蛋白、α_1抗胰蛋白酶、磷脂酶A_2、C-反应蛋白、胰蛋白酶原激活肽及粒细胞弹性蛋白酶等均有助于鉴别轻、重型急性胰腺炎，并能帮助病情判断。

（五）护理

1.休息

发作期绝对卧床休息，或取屈膝侧卧位等舒适体位，避免衣服过紧，剧痛而辗转不安者要防止坠床，保证睡眠，保持安静。

2.输液

急性出血坏死型胰腺炎的抗休克和纠正酸碱平衡紊乱自入院始贯穿于整个病程中，护理上需经常、准确记录24h出入量，依据病情灵活调节补液速度，保证液体在规定的时间内输完，每日尿量应>500ml。必要时建立两条静脉通道。

3.饮食

饮食治疗是综合治疗中的重要环节。近来临床中发现，少数胰腺炎患者往往在有效的治疗后，因饮食不当而加重病情，甚至危及生命。采用分期饮食新法则取得较满意效果。胰腺炎的分期饮食分为禁食、胰腺炎Ⅰ号、胰腺炎Ⅱ号、胰腺炎Ⅲ号、低脂饮食五期。

（1）禁食：绝对禁食可使胰腺安静休息，胰腺分泌减少至最低限度。患者需限制饮水，口渴者可含漱或湿润口唇。此期患者需静脉补充足够液体及电解质。禁食适用于胰腺炎的急性期，一般患者2～3d，重症患者5～7d。

（2）胰腺炎Ⅰ号饮食：该饮食内不含脂肪和蛋白质。主要食物有米汤、果子水、藕粉、每日6餐，每次约100ml，每日热量约为1.4kJ（334卡），用于病情好转初期的试餐阶段。此期仍需给患者补充足够液体及电解质。Ⅰ号饮食适用于急性胰腺炎患者的康复初期，一般在病后5～7d。

（3）胰腺炎Ⅱ号饮食：该饮食内含少量蛋白质，但不含脂肪。主要食物有小豆汤、果子水、藕粉、龙须面和少量鸡蛋清，每日6餐，每次约200ml，每日热量约为1.84kJ。此期可给患者补充少量液体及电解质。Ⅱ号饮食适用于急性胰腺炎患者的康复中期（病后8～10d）及慢性胰腺炎患者。

（4）胰腺炎Ⅲ号饮食：该饮食内含有蛋白质和极少量脂类。主要食物有米粥、小豆汤龙须面、菜末、鸡蛋清和豆油（5～10g/d），每日5餐，每次约400ml，总热量约为4.5kJ。Ⅲ号饮食适用于急、慢性胰腺炎患者康复后期，一般在病后15d左右。

（5）低脂饮食：该饮食内含有蛋白质和少量脂肪（约30g），每日4～5餐，用于基本痊愈患者。

4.营养

急性胰腺炎时，机体处于高分解代谢状态，代谢率可高于正常水平的20%～25%，同时由于感染使大量血浆渗出。因此如无合理的营养支持，必将使患者的营养状况进一步恶化，降低机体抵抗力、延缓康复。

（1）全胃肠外营养（TPN）支持的护理：急性胰腺炎特别是急性出血坏死型胰腺炎患者的营养任务主要由TPN来承担。TPN具有使消化道休息，减少胰腺分泌，减轻疼痛，补充体内营养不良，刺激免疫机制，促进胰外漏自发愈合等优点。近来更有代谢调理学说认为通过营养支持供给机体所需的能源和氮源，同时使用药物或生物制剂调理体内代谢反应，可降低分解代谢，共同达到减少机体蛋白质的分解，保存器官结构和功能的目的。应用 TPN 时需严密监护，最初数日每 6h 检查血糖、尿糖，每 1～2d 检测血钾、钠、氯、钙、磷；定期检测肝、肾功能；准确记录 24h 出入量；经常巡视，保持输液速度恒定，不突然更换无糖溶液；每日或隔日检查导管、消毒插管处皮肤，更换无菌敷料，防止发生感染。一旦发生感染要立即拔管，尖端部分常规送细菌培养。TPN 支持一般经过 2 周左右的时间，逐渐过渡到肠道营养（EN）支持。

（2）EN 支持的护理：EN 即从空肠造口管中滴入要素饮食，混合奶、鱼汤、菜汤、果汁等多种营养。EN 护理上要求：①应用不能过早，一定待胃肠功能恢复、肛门排气后使用；②EN 开始前 3d，每 6h 监测尿糖 1 次，每日监测血糖、电解质、酸碱度、血红蛋白、肝功能，病情稳定后改为每周 2 次；③营养液浓度从 5% 开始渐增加到 25%，多以 20% 以下的浓度为宜。现配现用，4℃下保存；④营养液滴速由慢到快，从 40ml / h（15～20 滴 / min）逐渐增加到 100～120ml / h。由于小肠有规律性蠕动，当蠕动波近造瘘管时可使局部压力增高，甚至发生滴入液体逆流，因此在滴入过程中要随时调节滴速；⑤滴入空肠的溶液温度要恒定在 40℃左右，因肠管对温度非常敏感，故需将滴入管用温水槽或热水袋加温，如果应用不当很容易发生腹胀、恶心、呕吐、腹痛、腹泻等症状；⑥灌注时取半卧位，滴注时床头升高 45°，注意电解质补充，不足的部分可用温盐水代替。

（3）口服饮食的护理：经过 3～4 周的 EN 支持，此时患者进入恢复阶段，食欲增加，护理上要指导患者订好食谱，少吃多餐，食物要多样化，告诫患者切不可暴饮暴食增加胰腺负担，防止再次诱发急性胰腺炎。

5.胃肠减压

抽吸胃内容和胃内气体可减少胰腺分泌。防止呕吐。虽本疗法对轻一中度急性胰腺炎无明显疗效，但对并发麻痹性肠梗阻的严重病例，胃肠减压是不可缺少的治疗措施。减压同时可向胃管内间歇注入氢氧化铝凝胶等碱性药物中和胃酸，间接抑制胰腺分泌。腹痛基本缓解后即可停止胃肠减压。

6.药物治疗的护理

（1）镇痛解痉：予阿托品、654-2、普鲁苯辛、可待因、水杨酸、异丙嗪、度冷丁等及时对症处理减轻患者痛苦。据报道静滴硫酸镁有一定镇痛效果。禁单用吗啡止痛，因其可引起奥狄括约肌痉挛加重疼痛。抗胆碱能药亦不宜长期使用。

（2）预防感染：轻症急性水肿型胰腺炎通常无须使用抗生素。出血坏死型易并发感染，应使用足量有效抗生素。处理时应按医嘱正确使用抗生素，合理安排输注顺序，保证体内有效浓度，保持患者体表清洁，尤其应注意口腔及会阴部清洁，出汗多时应尽快擦干并及时更换衣、裤等。

（3）抑制胰腺分泌：抗胆碱能药物、制酸剂、H_2 受体拮抗剂、胰岛素与胰高糖素联合应用、生长抑素、降钙素、缩胆囊素受体拮抗剂（丙谷胺）等均有抑制胰腺分泌作用。使用时注意抗胆碱能药不能用于有肠麻痹者及老年人，H_2 受体拮抗剂可有皮肤过敏。

（4）抗胰酶药物：早期应用抗胰酶药物可防止向重型转化和缩短病程。常用药有 FOY（gabexate meslate）、micaclid、胞二磷胆碱、6-氨基己酸等。使用前二者时应控制速度，药液不可溢出血管外，注意测血压，观察有无皮疹发生。对有精神障碍者慎用胞二磷胆碱。

（5）胰酶替代治疗：慢性胰功能不全者需长期用胰浸膏。每餐前服用效佳。注意观察少数患者可出现过敏和叶酸水平下降。

7.心理护理

对急性发作患者应予以充分的安慰，帮助患者减轻或去除疼痛加重的因素。由于疼痛持续时间长，患者常有不安和郁闷而主诉增多，护理时应以耐心的态度对待患者的痛苦和不安情绪，耐心听取其诉说，尽量理解其心理状态。采用松弛疗法，皮肤刺激疗法等方法减轻疼痛。对禁食等各项治疗处理方法及重要意义向患者充分解释，关心、支持和照顾患者，使其情绪稳定、配合治疗，促进病情好转。

第四节 慢性胰腺炎护理

慢性胰腺炎是一种伴有胰实质进行性毁损的慢性炎症，我国以胆石症为常见原因，国外则以慢性酒精中毒为主要病因。慢性胰腺炎可伴急性发作，称为慢性复发性胰腺炎。由于本病临床表现缺乏特异性，可为腹痛、腹泻、消瘦、黄疸、腹部肿块、糖尿病等，易被误诊为消化性溃疡、慢性胃炎、胆道疾病、肠炎、消化不良、胃肠神经官能症等。本病虽发病率不高，但近年来有逐步增高的趋势。

（一）病因

慢性胰腺炎的发病因素与急性胰腺炎相似，主要有胆道系统疾病，酒精，腹部外伤，代谢和内分泌障碍，营养不良，高钙血症，高脂血症，血管病变，血色病，先天性遗传性疾病，肝脏疾病及免疫功能异常等。

（二）临床表现

慢性胰腺炎的症状繁多且无特异性。典型病例可出现五联症，即上腹疼痛、胰腺钙化、胰腺假性囊肿、糖尿病及脂肪泻。但是同时具备上述五联症的患者较少，临床上常以某一或某些症状为主要特征。

1.腹痛

腹痛为最常见症状，见于60%～100%的病例，疼痛常剧烈，并持续较长时间。一般呈钻痛或钝痛，绞痛少见。多局限于上腹部，放射至季肋下，半数以上病例放射至背部。疼痛发作的频度和持续时间不一，一般随着病变的进展，疼痛期逐渐延长，间歇期逐渐变短，最后整天腹痛。在无痛期，常有轻度上腹部持续隐痛或不适。

痛时患者取坐位，膝屈曲，压迫腹部可使疼痛部分缓解，躺下或进食则加重，（这种体位称为胰体位）。

2.体重减轻

是慢性胰腺炎常见的表现，约见于3/4以上病例。主要由于患者担心进食后疼痛而减少进食所致。少数患者因胰功能不全、消化吸收不良或糖尿病而有严重消瘦，经过补充营养及助消化剂后，体重减轻往往可暂时好转。

3.食欲减退

常有食欲欠佳，特别是厌油类或肉食。有时食后腹胀、恶心和呕吐。

4.吸收不良

吸收不良表现疾病后期，胰脏丧失90%以上的分泌能力，可引起脂肪泻。患者有腹泻，大便量多、带油滴、恶臭。由于脂肪吸收不良，临床上也可出现脂溶性维生素缺乏症状。碳水化合物的消化吸收一般不受影响。

5.黄疸

少数病例可出现明显黄疸（血清胆红素高达20mg/dl），由胰腺纤维化压迫胆总管所致，但更常见假性囊肿或肿瘤的压迫所致。

6.糖尿病症状

约2/3的慢性胰腺炎病例有葡萄糖耐量减低，半数有显性糖尿病，常出现于反复发作腹痛持续几年以后。当糖尿病出现时，一般均有某种程度的吸收不良存在。糖尿病症状一般较轻，易用胰岛素控制。偶可发生低血糖、糖尿病酸中毒、微血管病变和肾病变。

7.其他

少数病例腹部可扪及包块，易误诊为胰腺肿瘤。个别患者呈抑郁状态或有幻觉、定向力障碍等。

（三）并发症

慢性胰腺炎的并发症甚多，一些与胰腺炎有直接关系，另一些则可能是病因（如酒精）作用的后果。

1.假性囊肿

见于9%～48%的慢性胰腺炎患者。多数为单个囊肿。囊肿大小不一，表现多样。假性囊肿内胰液泄漏至腹腔，可引起胰性无痛性腹水，呈隐匿起病，腹水量甚大，内含高活性淀粉酶。

巨大假性囊肿，压迫胃肠道，可引起幽门或十二指肠近端狭窄，甚至压迫十二指肠空肠交接处和横结肠，引起不全性或完全性梗阻。假性囊肿破入邻近脏器可引起内瘘。囊肿内胰酶腐蚀囊肿壁内小血管可引起囊肿内出血，如腐蚀邻近大血管，可引起消化道出血或腹腔内出血。

2.胆道梗阻

约8%～55%的慢性胰腺炎患者发生胆总管的胰内段梗阻，临床上有无黄疸不定。有黄疸者中罕有需手术治疗者。

3.其他

酒精性慢性胰腺炎可合并存在酒精性肝硬化。慢性胰腺炎患者好发口腔、咽、肺、胃和结肠癌肿。

（四）实验室检查

1.血清和尿淀粉酶测定

慢性胰腺炎急性发作时血尿淀粉酶浓度和Cam／Ccr比值可一过性地增高。随着病变的进展和较多的胰实质毁损，在急性炎症发作时可不合并淀粉酶升高。测定血清胰型淀粉酶同工酶（Pam）可作为反映慢性胰腺炎时胰功能不全的试验。

2.葡萄糖耐量试验

可出现糖尿病曲线。有报告慢性胰腺炎患者中78.7%试验阳性。

3.胰腺外分泌功能试验

在慢性胰腺炎时约有80%～90%病例胰外分泌功能异常。

4.吸收功能试验

最简便的是做粪便脂肪和肌纤维检查。

5.血清转铁蛋白放射免疫测定

慢性胰腺炎血清转铁蛋白明显增高，特别对酒精性钙化性胰腺炎有特异价值。

（五）护理

1.休息

发作期绝对卧床休息，或取屈膝侧卧位等舒适体位，避免衣服过紧，剧痛而辗转不安者要防止坠床，保证睡眠，保持安静。

2.输液

急性出血坏死型胰腺炎的抗休克和纠正酸碱平衡紊乱自入院始贯穿于整个病程中，护理上需经常、准确记录24h出入量，依据病情灵活调节补液速度，保证液体在规定的时间内输完，每日尿量应>500ml。必要时建立两条静脉通道。

3.饮食

饮食治疗是综合治疗中的重要环节。近来临床中发现，少数胰腺炎患者往往在有效的治疗后，因饮食不当而加重病情，甚至危及生命。采用分期饮食新法则取得较满意效果。胰腺炎的分期饮食分为禁食、胰腺炎Ⅰ号、胰腺炎Ⅱ号、胰腺炎Ⅲ号、低脂饮食五期。

（1）禁食：绝对禁食可使胰腺安静休息，胰腺分泌减少至最低限度。患者需限制饮水，口渴者可含漱或湿润口唇。此期患者需静脉补充足够液体及电解质。禁食适用于胰腺炎的急性期，一般患者2~3d，重症患者5~7d。

（2）胰腺炎Ⅰ号饮食：该饮食内不含脂肪和蛋白质。主要食物有米汤、果子水、藕粉、每日6餐，每次约100ml，每日热量约为1.4kJ（334卡），用于病情好转初期的试餐阶段。此期仍需给患者补充足够液体及电解质。Ⅰ号饮食适用于急性胰腺炎患者的康复初期，一般在病后5~7d。

（3）胰腺炎Ⅱ号饮食：该饮食内含少量蛋白质，但不含脂肪。主要食物有小豆汤、果子水、藕粉、龙须面和少量鸡蛋清，每日6餐，每次约200ml，每日热量约为1.84kJ。此期可给患者补充少量液体及电解质。Ⅱ号饮食适用于急性胰腺炎患者的康复中期（病后8~10d）及慢性胰腺炎患者。

（4）胰腺炎Ⅲ号饮食：该饮食内含有蛋白质和极少量脂类。主要食物有米粥、小豆汤龙须面、菜末、鸡蛋清和豆油（5~10g/d），每日5餐，每次约400ml，总热量约为4.5kJ。Ⅲ号饮食适用于急、慢性胰腺炎患者康复后期，一般在病后15d左右。

（5）低脂饮食：该饮食内含有蛋白质和少量脂肪（约30g），每日4~5餐，用于基本痊愈患者。

4.营养

急性胰腺炎时，机体处于高分解代谢状态，代谢率可高于正常水平的20%~25%，同时由于感染使大量血浆渗出。因此如无合理的营养支持，必将使患者的营养状况进一步恶化，降低机体抵抗力、延缓康复。

（1）全胃肠外营养（TPN）支持的护理：急性胰腺炎特别是急性出血坏死型胰腺炎患者的营养任务主要由TPN来承担。TPN具有使消化道休息，减少胰腺分泌，减轻疼痛，补充体内营养不良，刺激免疫机制，促进胰外漏自发愈合等优点。近来更有代谢调理学说认为通过营养支持供给机体所需的能源和氮源，同时使用药物或生物制剂调理体内代谢反应，可降低分解代谢，共同达到减少机体蛋白质的分解，保存器官结构和功能的目的。应用TPN时需严密监护，最初数日每6h检查血糖、尿糖，每1~2d检测血钾、钠、氯、钙、磷；定期检测肝、肾功能；准确记录24h出入量；经常巡视，保持输液速度恒定，不突然更换无糖溶液；每日或隔日检查导管、消毒插管处皮肤，更换无菌敷料，防止发生感染。一旦发生感染要立即拔管，尖端部分常规送细菌培养。TPN支持一般经过2周左右的时间，逐渐过渡到肠道营养（EN）支持。

（2）EN支持的护理：EN即从空肠造口管中滴入要素饮食，混合奶、鱼汤、菜汤、果汁等多种营养。EN护理上要求：①应用不能过早，一定待胃肠功能恢复、肛门排气后使用；

②EN 开始前 3d，每 6h 监测尿糖 1 次，每日监测血糖、电解质、酸碱度、血红蛋白、肝功能，病情稳定后改为每周 2 次；③营养液浓度从 5% 开始渐增加到 25%，多以 20% 以下的浓度为宜。现配现用，4℃下保存；④营养液滴速由慢到快，从 40ml／h（15～20 滴／min）逐渐增加到 100～120ml／h。由于小肠有规律性蠕动，当蠕动波近造瘘管时可使局部压力增高，甚至发生滴入液体逆流，因此在滴入过程中要随时调节滴速；⑤滴入空肠的溶液温度要恒定在 40℃左右，因肠管对温度非常敏感，故需将滴入管用温水槽或热水袋加温，如果应用不当很容易发生腹胀、恶心、呕吐、腹痛、腹泻等症状；⑥灌注时取半卧位，滴注时床头升高 45°，注意电解质补充，不足的部分可用温盐水代替。

（3）口服饮食的护理：经过 3～4 周的 EN 支持，此时患者进入恢复阶段，食欲增加，护理上要指导患者订好食谱，少吃多餐，食物要多样化，告诫患者切不可暴饮暴食增加胰腺负担，防止再次诱发急性胰腺炎。

5.胃肠减压

抽吸胃内容和胃内气体可减少胰腺分泌。防止呕吐。虽本疗法对轻一中度急性胰腺炎无明显疗效，但对并发麻痹性肠梗阻的严重病例，胃肠减压是不可缺少的治疗措施。减压同时可向胃管内间歇注入氢氧化铝凝胶等碱性药物中和胃酸，间接抑制胰腺分泌。腹痛基本缓解后即可停止胃肠减压。

6.药物治疗的护理

（1）镇痛解痉：予阿托品、654-2、普鲁苯辛、可待因、水杨酸、异丙嗪、度冷丁等及时对症处理减轻患者痛苦。据报道静滴硫酸镁有一定镇痛效果。禁单用吗啡止痛，因其可引起奥狄括约肌痉挛加重疼痛。抗胆碱能药亦不宜长期使用。

（2）预防感染：轻症急性水肿型胰腺炎通常无须使用抗生素。出血坏死型易并发感染，应使用足量有效抗生素。处理时应按医嘱正确使用抗生素，合理安排输注顺序，保证体内有效浓度，保持患者体表清洁，尤其应注意口腔及会阴部清洁，出汗多时应尽快擦干并及时更换衣、裤等。

（3）抑制胰腺分泌：抗胆碱能药物、制酸剂、H_2 受体拮抗剂、胰岛素与胰高糖素联合应用、生长抑素、降钙素、缩胆囊素受体拮抗剂（丙谷胺）等均有抑制胰腺分泌作用。使用时注意抗胆碱能药不能用于有肠麻痹者及老年人，H_2 受体拮抗剂可有皮肤过敏。

（4）抗胰酶药物：早期应用抗胰酶药物可防止向重型转化和缩短病程。常用药有 FOY（gabexate meslate）、micaclid、胞二磷胆碱、6-氨基己酸等。使用前二者时应控制速度，药液不可溢出血管外，注意测血压，观察有无皮疹发生。对有精神障碍者慎用胞二磷胆碱。

（5）胰酶替代治疗：慢性胰功能不全者需长期用胰浸膏。每餐前服用效佳。注意观察少数患者可出现过敏和叶酸水平下降。

7.心理护理

对急性发作患者应予以充分的安慰，帮助患者减轻或去除疼痛加重的因素。由于疼痛持续时间长，患者常有不安和郁闷而主诉增多，护理时应以耐心的态度对待患者的痛苦和不安情绪，耐心听取其诉说，尽量理解其心理状态。采用松弛疗法，皮肤刺激疗法等方法减轻疼痛。对禁食等各项治疗处理方法及重要意义向患者充分解释，关心、支持和照顾患者，使其情绪稳定、配合治疗，促进病情好转。

第七章 泌尿系统疾病护理

泌尿系统由肾脏、输尿管、膀胱和尿道所构成，肾脏是体内重要的排泄器官，肾脏病变直接影响水电解质和酸碱平衡，并影响人体内环境的稳定。

第一节 肾盂肾炎护理

肾盂肾炎是由于微生物，大多数是细菌侵袭肾盂和肾实质引起的炎症病变。肾盂肾炎可分为急性和慢性，急性肾盂肾炎是指细菌入侵肾脏，引起急性间质性肾炎和肾小管细胞坏死。慢性肾盂肾炎是指慢性间质性肾炎改变的同时伴有肾盂、肾盏炎症、纤维化和变形或肾盏内有脓液。病变可累及一侧或两侧肾脏。临床表现主要有发冷发热，腰部酸痛，膀胱刺激症状，脓尿和菌尿等。

本病为一种常见病。根据我国普查统计，尿路感染的发生率占人口的0.91％。本病多见于女性，已婚女性尤以生育年龄（18～40岁）的已婚妇女为最多见，已婚：未婚为12.8：1。男女发病约1：8。

（一）病因及发病机制

1.致病菌

最常见细菌为革兰阴性杆菌，占90％以上，其中以大肠杆菌为多见，约占60％～80％。其次为变形杆菌，克雷白杆菌、产气杆菌和绿脓杆菌。约有5％～10％由革兰阳性细菌引起，其中主要是粪链球菌和葡萄球菌。大肠杆菌常见于首次发生的感染。绿脓杆菌常见于尿路器械检查后的感染。变形杆菌多见于伴有尿路结石者。金黄色葡萄球菌则常见于败血症等血源性感染。厌氧菌感染多发生于长期留置尿管者、肾移植及身体抵抗力极差的患者。

2.感染途径

（1）上行感染：为最主要的途径，约占95％细菌经尿道口上行至尿道、膀胱、输尿管直至肾盂引起感染。其依据为：①感染常见致病菌大都为肠道内平时寄生的菌群；②女性性交后即作膀胱穿刺尿培养，多能培养出与尿道口寄生相同的菌种；③反复感染者，其尿道口周围的细菌较对照组多，且经常存在，其菌株与引起感染者相同。

细菌进入膀胱后，约30％～50％可经输尿管上行引起肾盂肾炎，其机制可能与膀胱输尿管返流有关。此外亦可因某些致病菌的纤毛附着于尿路粘膜而上行至肾盂。致病菌上行至肾盂后，从肾盂通过肾乳头的Bellini管，沿着集合管上行。由于肾髓质血流供应较少，加上高渗和含氨浓度高，影响了吞噬细胞和补体的活力，杀菌能力较差，故细菌容易在肾髓质生长，造成感染。

（2）血行感染：致病菌可从机体任何部位感染灶经血流而播散到肾引起肾盂肾炎。此途径少见约占感染的3％。病变常为双侧。致病菌以金黄色葡萄球菌为多见。

（3）邻近器官感染：较罕见。阑尾脓肿、结肠憩室炎、腹腔或盆腔脓肿直接蔓延或经瘘管导致肾盂肾炎。

3.机体的防御功能和细菌的致病力

细菌引起的肾盂肾炎取决于机体的防御功能和细菌本身的致病力。

（1）病原菌的致病力：健康人尿道周围平时寄存的细菌以乳酸杆菌、表皮葡萄球菌、类白喉杆菌及类链球菌为主。在感染发生前，该处菌种以大肠杆菌和变形杆菌为主。细菌粘附于尿道上皮细胞表面的能力在肾盂肾炎初始感染的发病中起着重要作用。在无膀胱输尿管反流的情况下，纤毛粘附于尿路上皮细胞表面的甘露糖受体是细菌上行肾脏的重要机制。大肠杆菌在 pH 4 时对上皮细胞的粘附力最强，而在 pH<3 及 pH>8 时无粘附现象。

（2）机体的防御能力：主要有①周期排尿使细菌难于在尿路停留；②膀胱粘膜可分泌抑制致病菌的有机酸、IgG、IgA 等并通过吞噬细胞的作用来杀菌；③尿过分低张和高张均不利于细菌生长；④男性前列腺液具有抗革兰阴性肠道细菌的作用。

（3）免疫反应：在肾盂肾炎的病程中，常有体液免疫、细胞免疫和自身免疫反应参与。①体液免疫：病原菌入侵机体后可直接产生抗该种细菌抗原的抗体。此反应一方面利于病原菌的清除。另一方面可导致肾组织损害；②细胞免疫：肾盂肾炎时，细胞免疫功能减退而致肾感染发展；③自身免疫：细菌入侵肾脏后可直接破坏肾小管上皮，而死菌及其碎片可沉积在肾小管上皮表面通过自身免疫而损伤肾小管，细菌内毒素通过激活补体系统破坏肾小管上皮，导致肾盂肾炎和肾内瘢痕形成。

4.易感因素

（1）尿流不畅：①各种原因引起的尿路梗阻：如结石、肿瘤、尿道狭窄、前列腺肥大、泌尿系统先天畸形、神经性膀胱。尿路梗阻后引起尿流不畅，细菌不易被冲洗清除，而在尿流瘀积处大量繁殖；②妊娠：妊娠子宫压迫输尿管和孕酮分泌增加致输尿管平滑肌松弛，蠕动减慢。

（2）膀胱输尿管返流（指排尿时尿液从膀胱逆流至肾盂的异常现象）：正常无膀胱输尿管返流主要依赖于：①输尿管末端粘膜有活瓣作用；②输尿管斜行通过一段粘膜下隧道进入膀胱，当膀胱压力增加时，压迫粘膜下输尿管使其闭合；③输尿管自身自上而下蠕动；如膀胱内粘膜下输尿管过短或缺如，膀胱内输尿管管腔长度与直径的比例减少，膀胱内压增高或输尿管开口偏向外侧及形态异常均可引起反流。当反流存在时，则膀胱含菌尿液可进入肾盂引起感染。

（3）机体抵抗力降低：如糖尿病、肝硬化、各种疾病造成的营养不良，以及长期使用肾上腺皮质激素。

（4）女性性生活、月经期：尿道口与阴道肛门靠近；性交后易使尿道粘膜损伤。

（5）尿路器械的使用：①导尿，一次性导尿后持续性细菌尿的发生率为 4%；保留导尿，停留导管 1d，感染率约 50%，3~4d，则高达 90%；②膀胱镜检查和逆行肾盂造影。

（二）临床表现

1.急性肾盂肾炎

（1）尿路刺激症状：尿频、尿急、尿痛、尿液混浊、偶有血尿。

（2）全身症状：寒战、发热（体温可达 39~40℃）、头痛、呕吐、恶心或腹痛。血象增高，老年人或严重者出现败血症。

（3）局部体征：腰部或肋脊角压痛或叩痛。

2.慢性肾盂肾炎

（1）尿路刺激症状不明显，常为间歇性出现无症状细菌尿、尿频、排尿不适等下尿路症状，轻微地肋部或肋腹部不适或间歇性低热。

（2）慢性肾小管间质性损害表现：尿浓缩功能损害，不能排出高渗尿，夜尿增多；肾小管重吸收钠的能力差而致低钠血症；有部分患者可有高血压。

（三）实验室检查

1.尿细菌学检查

是诊断的关键手段。①尿细菌定性培养；②尿细菌定量培养。以中段尿或导尿方式取得尿液，培养菌落计数>10^5/ml 称为真性菌尿。若小于 10^4/ml 为阴性，介于 10^4~10^5/ml 应结合临床表现判断或重复检查；③尿沉渣涂片镜检，当菌尿大于 10^5/ml 时，用本法有 90％可找到细菌，并可确定是杆菌或球菌，以便于尽早选用抗生素。

尿细菌学检查因受诸多因素影响，屡见假阳性及假阴性结果，故在临床护理工作中应受到重视。常见假阳性结果的原因有：①中段尿收集时被白带或其它物品污染；②尿液标本在室温中放置超过 1h 后接种；③接种和检验技术上的错误。常见假阴性结果的原因有：①患者近 2 周内使用过抗菌药物；②尿液在膀胱内停留不足 6h，细菌没有足够的时间繁殖；③收集标本时，不慎将消毒液混入其中；④饮水过多，尿液内细菌数被稀释；⑤病灶与尿路不通；⑥讲究生长环境的细菌，如腐物寄生性葡萄球菌、L 型细菌，在常规培养基中不生长。

2.尿常规检查

以白细胞尿为主，可有脓细胞及白细胞管型（表示有活动性）。尿蛋白量微量至"＋"，24h 尿蛋白定量小于 2g，且为小分子蛋白尿。尿渗透压低（慢性肾盂肾炎时）。尿溶菌酶、$β_2$ 微球蛋白可增加。

3.尿细胞计数　现采用每小时尿白细胞排泄率，此法准确又简便，检出率可达 88.1％。正常人白细胞应<20 万/h，白细胞>30 万/h 为阳性，介于 20 万~30 万/h 者为可疑，应结合临床判断。作白细胞检查时必须注意：①尿标本必须清洁，留取尿液前，女性要清洁外阴；②尿液要新鲜送检，不宜在室温中放置超过 1h。以免白细胞被破坏使结果不准确；③变形杆菌、克雷白杆菌、绿脓杆菌所致的严重感染.因尿呈碱性，尿中白细胞易解体，可呈假阴性。④反复多次送检以提高准确率。

4.尿沉渣中抗体包裹细菌（ACB）

肾盂肾炎为肾实质感染，机体可产生抗体将致病菌包裹。此法目前被认为是间接定位诊断最佳方法。其敏感性>80％，特异性>90％。ACB 的阳性标准为>25％的细菌带有荧光或 200 个高倍镜下>2 个荧光细菌。

5.X 线静脉肾盂造影（IVP）

目的是了解尿路情况，有无结石、畸形或膀胱输尿管返流；确定慢性肾盂肾炎。后者可表现为肾盏扩张变钝、肾皮质变薄或瘢痕，肾影缩小。

（四）诊断要点

急性肾盂肾炎诊断依据全身表现、泌尿系症状、尿白细胞增多，尿细菌检查阳性即可确立。慢性肾盂肾炎诊断基本同急性肾盂肾炎，同时具有持续肾小管功能损害或造影发现肾盂肾盏变形、表面不平、大小不等。

（五）治疗原则

控制症状，消灭病原体，去除诱发因素，防止再发。

1.一般治疗

卧床休息，多饮水勤排尿，每日尿量>1500ml。发热时给予降温治疗。尿路刺激征明显者用解痉剂如阿托品、654-2，碱化尿液亦可减轻刺激征。

2.抗菌治疗

抗生素应用原则：①抗菌针对性强且效果好，不易产生耐药性；②药物在肾组织、尿液及血液中有较高浓度；③副作用小，对肾脏无损害；④口服易吸收。常用药物有：

（1）呋喃坦啶：本药在尿中浓度较高，对革兰阴性或阳性细菌均有效。用法：口服 50~150mg，每日 3~4 次。常见食欲减退、恶心、呕吐及周围神经炎等副作用。

（2）磺胺类：对一般球菌、杆菌均有效。本药在血中乙酰化率低，而尿中浓度较血中浓度高数十倍，抗菌作用强，极少发生抗药菌株，肾毒性低，还可分泌于阴道液中，抑制阴道前庭和尿道口周围的细菌，从而减少感染再发。此类药用于轻型肾盂肾炎和再发性、复发性肾盂肾炎的长期预防治疗。常用药物磺胺甲基异噁唑用法：首次 2g，以后 1.0g，每日 2 次。14d 为一疗程。用于预防性或长程治疗 0.5g，每晚一次。与碳酸氢钠合用可以增强疗效和防止磺胺结晶及血尿的发生。此药宜饭后服用，常见副作用：过敏、粒细胞减少。

（3）喹诺酮类：此类药具有广谱、低毒，可以口服等优点。常被用于对磺胺类过敏的患者。常用氟哌酸 0.2g，每日 3~4 次。氟嗪酸 0.1g，每日 3~4 次。

（4）氨基甙类：较为经典的抗尿路感染药，对革兰阴性菌效果佳，但肾毒性，耳毒性较其他类抗菌素大。常用药：庆大霉素 8 万 U，每日 2 次，肌肉注射。

（5）头孢菌素类：此类药颇多，作用强，抗菌谱广，适用于重症患者。亦可与其他类抗菌类合用。常用药：头孢噻肟、头孢唑肟、头孢三嗪（菌必治）、头孢哌酮（先锋必）。

（6）半合成广谱青霉素：1987 年 WHO 推荐为首选治疗绿脓杆菌感染的药物。常用氧哌嗪青霉素，40mg/kg，每 6h 静滴 1 次。

（六）护理

1. 观察要点

（1）对有尿路刺激症状的患者首先应做的是：①检查出微生物方面的病因；②确定感染部位和感染程度；③排除尿路器质和功能性病变，选做 IVP、B 超。

（2）对急性病症者应注意临床症状与用药间的关系。慢性病症者观察肾功能变化，注意发现并发症的症状和体征。

2. 护理措施

（1）劝告患者在急性病症期应卧床休息。尽量饮水，日饮水量>2000ml，以达到冲洗尿路，促进细菌及其分泌物排出，降低肾髓质及乳头部高渗性，不利于细菌繁殖的目的。

（2）充分认识本病的危害性。由于本病系青年已婚妇女的常见病，多发病，往往因治疗不及时或不正规而迁延数年或反复感染，给生活工作带来不便，其愈后约有 5%~10%转变为慢性肾衰。所以应加强患者医从性，按时定量服药，症状消失仍需服药 10d，直至 3 次中段尿培养阴性为止。反复感染者可采用长期小剂量治疗方案，服药时间为每晚 1 次一个抗菌剂量，持续 6 个月。

（3）指导患者正确留取尿培养标本。尿培养结果是指导用药判断疗效的重要依据，因受诸多因素影响常会出现假性结果（如前所述），故应在使用抗生素前留取清晨隔夜尿送检或以膀胱穿刺法取尿标本更为准确。

（4）密切观察药物作用及副作用。当使用一种抗菌药物。72h 后症状无明显改善血尿常规变化不大时应更换其他类抗菌药物。

（5）注意观察并发症。肾盂肾炎严重并发症主要有：①肾乳头坏死（尿中有脱落的乳头坏死组织或 IVP 发现环形征）；②肾周围脓肿（出现明显的单侧腰痛或压痛）；③感染性结石（由变形杆菌等分解尿素的杆菌所致，临床表现为急性肾绞痛、血尿）；④革兰阴性杆菌败血症（突然寒战、高热、甚至休克，长期留置导尿者易发生）。

（6）需长期留置尿管者应采取下列措施：①插导尿管时严格无菌操作；②使用无菌密闭的引流系统，减少各环节的开放更换次数；③采取尿标本时先进行碘酒、乙醇消毒，再以无菌空针抽吸尿液；④贮尿袋放置于膀胱水平以下并保持通畅的引流，一旦引流不通畅应及时更换；⑤患者一旦出现感染症状，立即给予全身使用抗生素，并更换导尿管，必要时考虑改变引流方式，如耻骨上膀胱造瘘引流术；⑥有条件时，患者置单人或双人房间。定期定时消毒室内环境，控制细菌数量，减少细菌密度。

3.健康教育

（1）养成多饮水、勤排尿的习惯，每2～3小时排尿1次，定量冲洗膀胱和尿道，避免细菌停留繁殖。这是最实用和有效的预防方法。

（2）注意个人卫生，尤其是阴部清洁，减少尿道口细菌群，特别是女性月经期、妊期和产褥期，女婴、老人也应注意。指导此类人员正确清洁的方法，如专盆专用，冷开水坐浴，从前向后清洁，必要时使用清洁剂，如肥皂、洁尔阴、1：5000高锰酸钾洗液等。专用盆定期消毒晒干。男性如包皮过长，应经常注意翻开清洁，择期行包皮切除术。

（3）尽量避免使用尿路器械或行器械检查，必须使用时要严格无菌操作。在尿路器械使用48h后，宜做尿培养，以观察有无尿感发生。在尿路器械使用之前已有细菌尿者，应先服抗菌药物以控制感染，以往有反复感染史或尿路异常者，在尿路器械检查前后48h宜服用抗生素。

（4）尿路感染发作较频繁的妇女，每晚服一个剂量的抗菌药预防或减少再发，一般选用复方新诺明1.0g或氟哌酸0.2g或呋喃坦啶0.1g中，任何一种口服，用至6个月至1年。与性生活有关的反复发作者，于性生活后宜即排尿，并按常用量服用一个剂量的抗菌药作预防，有关报告有效率达80%。

（5）积极治疗诱因：有糖尿病、盆腔炎、结石、前列腺炎的患者应同时治疗原发病。

第二节 慢性肾炎护理

慢性肾小球肾炎（CGN）系指各种病因引起的两侧肾脏弥漫性或局灶性炎症反应。其基本发病机理为免疫反应。主要病理改变随病因病程和类型不同而异，可表现为不同程度的膜性、局灶硬化、系膜增生和早期固缩肾。临床表现为起病隐匿，程度轻重不一，病程冗长，多有一个相当长的无症状尿异常期，然后出现高血压、水肿和肾功能减退，经历一个漫长的过程后，逐渐不停顿地破坏肾单位，出现贫血、视网膜病变，最终导致慢性肾功能衰竭。治疗以保护肾功能和防治影响肾功能恶化的各种因素。护理重点为饮食疗法，预防感染，提高患者对长期疗养的认识，作好生活指导。

（一）病因及发病机制

1.病因

（1）绝大多数CGN由其它原发性肾小球疾病直接迁延发展而成，例如IgA肾病，非IgA肾病、系膜增生性肾炎，局灶性肾小球硬化、膜增生性肾炎、膜性肾病等。其起病多因上呼吸道感染或其它感染，出现慢性肾炎症状。

（2）少数CGN由急性链球菌感染后肾炎演变而来。由于当时的急性肾炎不典型或患者忘记急性肾炎的既往史。据报导，大约10%本病患者有明确的急性肾炎既往史。

2.发病机制

慢性肾炎的发病机制系免疫介导的炎症反应。病变累及双侧肾脏的大部分肾小球，根据电镜和免疫荧光检查，发现慢性肾炎患者的肾小球内有免疫复合物和补体成分沉积，抗原经过激活补体系统使肾小球产生一系列炎症或变态反应。由于免疫复合物的电荷、分子量和沉积部位的不同，所引起的肾小球病变亦不完全相同。病程后期绝大部分肾小球被破坏时，可导致肾功能不全或尿毒症。关于CGN不停顿破坏肾单位的机制，目前已知的是：①根底疾病持续进行活动；②肾实质性高血压引起肾小动脉硬化；③肾小球血流动力学介导的肾小球硬化症。

3.病理改变

病理改变视病因、病程和类型不同而异。

（1）增生性：系膜增生性，膜增生性或半月体肾小球肾炎，以及局灶、节段性增生性肾小球肾炎。

（2）硬化性：局灶性或弥漫性肾小球硬化。

（3）膜性肾病。

以上病理改变至后期肾脏明显萎缩，肾小球大部分硬化，且有明显的肾小管损害和间质纤维化。

（二）临床表现

1.临床分型

为传统分型方法，目前较少应用，仅在未行肾穿刺者或无条件行肾穿刺时参考。大多数隐匿起病，病情进展缓慢。早期表现为尿蛋白增加，尿沉渣轻度异常，轻度高血压及水肿，甚者有轻微氮质血症。而在晚期，则表现为贫血、慢性肾功能衰竭。从早期至晚期，可经历数年至几十年不等。根据临床表现不同，可分为下述类型：

（1）普通型：较多见。①持续中等度的蛋白尿，定量在 1.5～2.5g/日；②尿沉渣异常，可见颗粒管型和离心尿红细胞>10 个/高倍视野；③轻中度水肿；④轻、中度高血压。

（2）高血压型：除具有普通型的表现外，以高血压为突出表现，舒张压常为中度以上升高，当舒张压超过 13.3kPa 以上时，会进一步加重肾血管痉挛、肾血流量下降、肾功能急骤变化。此型常伴有肾病眼底，眼底视网膜动脉细窄，迂曲和动、静脉交叉压迫现象及絮状渗出物或出血。此型易误诊为原发性高血压。

（3）肾病型：除具有普通型表现外，主要表现为肾病综合征。①大量蛋白尿，24 小时尿蛋白定量>3.5g；②低血浆蛋白症，血清白蛋白低于 3g/dl；③高度水肿，严重时可伴有浆膜腔（胸膜腔、腹膜腔）、积液；④部分患者有高脂血症。

（4）急性发作型：在病情相对稳定或持续进展过程中，由于细菌或病毒等感染或过劳等因素，经较短的潜伏期（1～3d），出现蛋白尿和尿沉渣异常的加重，肾功能恶化，经过一段时日后，常会自动地减轻，恢复至原来的情况。临床表现上有时颇似急性肾炎（蛋白尿、血尿、尿少、水肿、高血压、短暂肾功能损害和全身症状）。

2.病理分型

（1）增殖性肾炎：①病理改变：系膜细胞增殖，系膜区和肾小球血管袢有免疫球蛋白和补体沉积；②临床表现：尿蛋白、血压和肾功能改变的各种表现。对糖皮质激素治疗略有反应。10 年后发展为肾功能不全的约占 10%～15%。

（2）IgA 肾病：①病理改变：系膜细胞增殖，系膜区有 IgA 沉着；②临床表现：潜在期有镜下血尿，血清 IgA 有时增高。进行期可有镜下血尿，亦可出现肉眼血尿。80％患者出现蛋白尿和肾小球疾病的各种临床表现。

（3）膜性肾病：①病理改变：肾小球血管袢壁肥厚，肾小球基膜肥厚。肾小球血管袢有免疫球蛋白和补体沉着；②临床表现：尿蛋白多，反复出现水肿、低蛋白症，肾上腺皮质激素治疗无效。较少发展至肾功能不全。

（4）膜性增殖性肾炎：①系膜细胞增殖和肾小球血管袢肥厚，系膜细胞和基质增生伸入基膜内或其内侧。肾小球血管袢和系膜区有补体沉着；②临床表现：蛋白尿、血尿、血压升高、肾功能不全。肾上腺皮质激素治疗多无效。10年内80%患者发展为肾功能不全。

临床和病理分型不是绝对的，各类型之间可以相互转化。在有条件时，力求行肾穿刺，进行病理分型。病理分型科学、准确，对指导用药及估计预后意义重大。

（三）实验室检查

1.肾活检

为确定慢性肾小球肾炎病损的性质程度和病理类型，最好尽早适时作此项检查，以便指导用药及估计预后。

2.肾小球滤过功能测定

（1）血肌酐（Cr）和尿素氮（BUN）测定；（2）内生肌酐清除率；动态观察肾功能损害程度。

3.尿液检查

（1）尿常规：可见管型颗粒；持续性蛋白尿；尿中红细胞形态变形率>30%。

（2）尿蛋白：一般在1~3g/d，亦可>3.5g/d。肾小球性蛋白尿为中分子或中高分子蛋白尿，每日量常超过3g/d；而肾小管性蛋白尿为中低分子蛋白尿，量一般低于2g/d。

（四）诊断要点

病程较长，有不同程度的蛋白尿、血尿、高血压、贫血、肾功能损害，可按上述临床表现作出临床分型。肾组织活检则可明确病理类型。

（五）治疗原则

1.一般治疗

（1）饮食治疗：根据水肿及高血压情况决定对水和钠盐的限制，有肾功能不全时，限制蛋白质摄入，一般不超过0.5~0.75g/（kg·d）。肾病综合症较明显者，可增加优质蛋白质的摄入量，1.0~2.0g/（kg·d）。目前肾病饮食治疗多主张低蛋白饮食以延缓肾功能减退。没有肾衰的患者，不需限制钾的摄入。

（2）禁用肾毒性药物，如氨基甙类抗生素，二性霉素B。

（3）治疗预防感染，如上呼吸道感染，尿路感染等。

2.药物治疗

（1）血管紧张素转换酶抑制剂：此类药药理作用是：①抑制转换酶I的活性，减少血管紧张素II的生成，舒张小动脉。②抑制缓激肽的降解而产生血管扩张作用，并可排钠排水。③降低肾小球囊内压。④保护心脏。在一定程度上能延缓肾衰的发生。常用药物开搏通12.5~50mg，3/d。

（2）肾上腺皮质激素：作用机制是抑制免疫反应，作用于多个环节：①激素能使血循环内T淋巴细胞和和单核-巨噬细胞减少，这是由于"再分布"，分布的去向为骨髓、脾及淋巴组织；②激素能使淋巴和单核细胞功能降低，通过了T抑制细胞和T辅助细胞的调节，可影响B细胞的抗体生成；③大剂量激素可使免疫球蛋白的合成下降而分解增多，以致血免疫球蛋白水平轻度下降；④降低血补体水平；⑤激素虽然增加血循环中的白细胞数，但游集至炎症区者明显减少，此种抑制游集至炎症区的作用，亦见于单核-巨噬细胞及淋巴细胞。由于单核细胞向炎症区的趋化性减低，减少了肉芽肿的形成。常用药物强的松，泼尼松龙（有肝功能损害者）和甲基强的松龙。首始治疗阶段的剂量要足够大，成人用每日1mg/kg，每日激素量清晨顿服，以便符合皮质激素昼夜分泌节律性。有效病例服药8周后逐渐减量，每周减量为原先每日剂量的10%，成人一般为每周5mg。由大剂量撤减至小剂量后（成人约为每日0.5mg/kg，小儿为每日1mg/kg），将两日药量，隔日晨顿服，作较长期的持续治疗，12~18个月。在持续治疗期间，应监测激素不良反应，定期检查尿常规和肾功能。合并活动性感染、严重高血压、氮质血症的患者不宜激素治疗。

（3）细胞毒类药物：细胞毒类药物常与激素同时应用，其目的在于：①减少激素的用量和疗程，从而减轻激素的副作用；②经激素治疗不能缓解者或不能完全缓解者。此类药物主要是通过杀伤免疫细胞，阻止其繁殖而抑制免疫反应。繁殖旺盛细胞对本药特别敏感，能较快杀灭抗原敏感性小淋巴细胞，主要杀灭B细胞，还能抑制T细胞。主要用于经常复发的肾炎和激素依赖型者。主要药物有：环磷酰胺和苯r酸氮芥。前者临床应用较为广泛，其合理剂量是：每日2~3mg/kg，分两次口服或将2日剂量加入注射用生理盐水20ml内，隔日静脉注射，累积总剂量为150mg/kg。环磷酰胺常见副反应为：严重骨髓抑制、脱发、出血性膀胱炎、睾丸损害、发生恶性肿瘤。当周围血白细胞$\leq 3 \times 10^9$/L，应减量或停药。另外，对未发育的儿童使用时应慎重。苯丁酸氮芥用量每日0.2mg/kg，分2次服用，累积总剂量<10mg/kg。常见副反应为，白细胞减少，严重感染，胃肠道症状。一但出现，则减量或停药。

（4）抗凝药物和抑制血小板凝集药物：其目的是治疗和防止肾脏血栓形成和肾小球硬化，延缓肾功能衰竭发生。常用于顽固性且有高凝表现病例。如局灶性肾小球硬化，膜性肾小球肾炎。常用药物：肝素、潘生丁、阿司匹林。肝素50~100mg/d，溶于5%葡萄糖溶液作缓慢静脉滴注，10d 1个疗程。潘生丁50~75mg 3/d口服。使用时需注意血液学监测和出血倾向，一旦异常减量或停药。

（5）利尿剂：首选速尿，它的主要作用机制是抑制髓袢升支对氯和钠的重吸收，是治疗肾性水肿最强有力的利尿药。常用20mg2/d口服。无效时可递增至60~120mg/d。长期持续药物利尿作用大为减弱，故宜采用间歇用药，即用药7~10d，停药3~5d后再用。速尿的不良反应有：低钾血症，低氯性碱中毒、高尿酸血症、血浆容量减少和耳毒性。速尿是偏酸性化合物，在血中几乎全部与白蛋白结合而运输。当血清白蛋白低于20g/L时，没有与白蛋白结合的速尿就会不受限制地进入各种组织内，引起药物毒性，故在进行大剂量利尿疗法时，应静滴白蛋白，提高血浆胶体渗透压，减轻药物毒性。新近研究告知，在使用排钾强利尿剂时，不需常规补钾，只需劝告患者多食含钾丰富的食物，如蘑菇、马铃薯、冬笋、油菜、肉类、橙、桃、红枣等，以避免口服补钾所致小肠溃疡甚至小肠穿孔。

（6）中药治疗：可用大黄、雷公藤、冬虫夏草、保肾丸、益肾丸、清肾丸等中成药辅助治疗。

3.特殊治疗

对顽固的肾病型肾炎，可试用血浆置换疗法。

（六）护理

1.观察要点

（1）观察尿量和性质，体重变化。

（2）观察血压波动。

（3）观察肾功能不全，尿毒症症状和体征。

（4）观察并发症：心脏、感染、高血压脑病。

（5）观察药物疗效及反应。

（6）观察感染的前趋表现。

（7）观察饮食疗法执行情况。

（8）观察肾穿刺后并发症。

2.具体措施

（1）一般护理：慢性肾炎急性发作，血压高肾病综合征和并发心肾不全者需卧床休息，给予一级护理。每日测量血压、尿量、体重并作记录，如血压波动明显、体重增加应及时报告医师调整药物。病情稳定者可进行室内活动。

（2）病情观察：观察肾功能不全、尿毒症的症状与体征：进行性贫血，蛋白尿减少而其它症状未改变，血肌酐升高，内生肌酐清除率下降等。有下述情况会加速慢性肾炎进入肾功能不全：①逐渐加重的高血压；②饮食上未恰当控制好蛋白质摄入；③饮食中未注意磷摄入；④合并感染；⑤使用肾毒性药物。护士应指导患者避免上述诱因。

（3）观察并发症：慢性肾炎可有下列并发症①心脏并发症：心脏扩大，心律紊乱，严重致心力衰竭。由于高血压、动脉硬化、贫血等因素导致；②感染：以泌尿道、呼吸道感染为多见。因为尿中长期丢失蛋白，引起低蛋白血症，使机体抵抗力减低，易并发感染；③高血压脑病：表现为头痛、呕吐、抽搐，甚至昏迷。多因血压骤然升高所致。

（4）观察药物疗效及反应：慢性肾炎治疗药物较多，其中需主要观察的药物为肾上腺皮质激素和细胞毒类药物。①肾上腺皮质激素：有效表现在用药两周左右开始尿量增加、水肿消退、尿蛋白减少。常见反应有：并发或加重感染，神经精神症状（激动、失眠、精神病）、抑制生长发育、库欣样状态（向心性肥胖、满月脸、痤疮、多毛）、骨质疏松等。服药时间以清晨顿服为佳，其理由是：首先符合激素昼夜分泌节律性；其次减轻肾上腺皮质抑制从而减轻激素微减综合征；再次减少肾上腺皮质功能亢进的临床表现。故护士补服时亦应按排在上午进行。②细胞毒类药物：有效表现同肾上腺皮质激素。不良反应主要是骨髓抑制、脱发、出血性膀胱炎、静脉用药时外溢会引起局部组织坏死。在使用时护士应注意不宜在下午6时以后使用，以免其代谢产物停留在膀胱内时间过长而引起出血性膀胱炎。作静脉注射时先行引导注射，注射中经常抽回血确定在血管内后推药。一旦药液外溢立即用生理盐水行稀释注射或外敷金黄散。

（5）观察感染的前趋表现：体温变化、尿蛋白无原因增多常是潜在感染的前趋表现。慢性肾炎者常因低蛋白血症和应用激素及免疫抑制剂致抵抗力低下容易并发感染,或使潜在感染病灶（龋齿、注射结节、咽喉炎、毛囊炎等），已稳定的结核病灶活动播散，导致机体代谢亢进，代谢产物增加，使肾功能急剧恶化。因此护理人员应做好预防感染的工作，其具体措施有：①在大剂量激素或细胞毒类药物冲击治疗期间将患者置于洁净的单人病房内或反向隔离室中；②减少探视人员，特别是已有上呼吸道感染者；③预防呼吸道、消化道、泌尿道感染，定期空气消毒，外出带口罩，不吃生食，注意个人卫生，特别是会阴部每日清洁，有感染前驱表现时立即使用抗生素；④严格无菌操作，注意更换注射部位，避免注射难吸收药物如苯丙酸诺龙等。

（6）观察肾穿刺后并发症：肾穿刺检查对于慢性肾炎的诊断和治疗意义重大，亦是最常用检查之一，因其为创伤性检查，术前后观察护理甚为重要。

3.饮食护理

根据病情的不同阶段调整饮食。以高营养、高维生素、高钙、低磷、低脂易消化食物为原则。新近多主张低蛋白、低磷饮食，对于延缓肾功能减退很有作用。

（1）蛋白质：急性发作期或肾炎晚期（伴有氮质血症），限制蛋白质摄入，以减轻肾脏负担，每日需要量0.5～0.75g／kg，且以优质蛋白为主，如鱼、瘦肉、鸡、蛋等。忌食植物性蛋白，如豆制品、大豆、黄豆等。少食鸭、虾、蟹类食物，因此类食物中含磷较高，肾病综合征和服用大剂量肾上腺皮质激素且有效，尿量>1000ml／d，体重下降，可增加蛋白质摄入，每日需要量1～1.5g／kg。

（2）钠盐：水肿明显、心力衰竭、血压高时应限制钠盐摄入，同时含钠食物如用碱作成的馒头、烙饼、加碱的面条等均不宜吃。为解决患者咸味可用无盐酱油，但每日尿量需>1000ml，因无盐酱油中主要成分是钾盐。目前学者认为水肿患者可使用利尿剂消肿，而不必严格限制钠钾盐的摄入。

（3）水分：量出为入。

4.心理护理

慢性肾炎病程长，病情反复变化多样，绝大多数患者需作肾活检，故常有焦虑、烦闷，对治疗失去信心的表现，护士在患者住院期间应做好心理护理，教会患者自我观察，自我护理的方法，如尿蛋白测定（试纸法或醋酸滴定法）、血压测量、定时服药。使患者认识该病如认真对待，积极治疗，避免诱因，可拖延尿毒症出现时间至数十年。在缓解期内可从事轻松工作或做少量家务，以分散患者思想，消除顾虑，过较正常的生活。儿童患者在发作间歇期可上学，但应免休体育课。

5.健康教育

（1）遵守饮食疗法的规定，制定每周食谱。

（2）避免感染，不去空气混浊的公共场所，如电影院、餐馆、舞场等地，在抵抗力弱时外出带口罩。居住室经常通风，每周醋熏一次。被褥常晒勤洗。个人卫生每周彻底清洁一次。

（3）女患者应避孕，一但怀孕应与医师联系，决定处理方法。

（4）定期复查，每两周到医院检查一次血、尿常规、肾、肝功能。

（5）出现水肿、尿异常和体重迅速增加，应及时到医院就诊。

（6）不擅自用药，特别是对肾脏有损害的药物，如庆大霉素、二性霉素B、感冒通等。遇有上感可选择中药制剂或到肾脏专科门诊就诊。

第三节　慢性肾功能衰竭护理

慢性肾功能衰竭（CRF）是发生在各种慢性肾脏疾病基础上，由于肾单位严重受损，缓慢出现的肾功能减退至不可逆转的肾衰，其临床表现为肾功能异常，代谢产物潴留，水电解质和酸碱平衡失调，某些内分泌活性物质生成和灭活障碍，以致于不能维持机体内环境的稳定，而出现一系列严重的临床综合征。在治疗上，早期病例可采用保守疗法，及时解除可纠正因素，延缓病情进展。目前有不少学者致力于此阶段研究，寻找一套最佳方案。实践证明，早期保守治疗确能拖延尿毒症出现时间。晚期则以透析疗法和肾移植为主。随着科学技术的发展，透析疗法方案趋向个体化，患者透析周期缩短，透析时间短，透析效率高，明显延长生命。肾脏移植成功率大大提高，患者生存质量好。慢性肾衰预后仍较悲观，死因主要为各类并发症。

（一）分期

据肾有效滤过率和肾单位健存数量，结合临床症状和实验室检查，临床将慢性肾功能衰竭分为四期：

1.肾贮备能力丧失期

肾单位受损未达总数50%，（正常肾小球滤过率GFR约为120ml／min）此期的GFR减少至30～60ml／min。此时，肾贮备能力虽已丧失，但肾排泄代谢废物，调节水电解质和酸碱平衡的能力仍能维持机体内环境的稳定。因而临床上几乎无症状，血生化检查正常，血肌酐和尿素氮通常在正常范围的高值或轻微升高。

2.氮质血症期

肾单位受损50%～70%，GFR减少至25ml/min左右，肾维持机体内环境稳定的能力有一定程度障碍。常有氮质血症（血肌酐>177μmol/L，血尿素氮>7.7mmol/L），肾浓缩能力有轻度损害（夜尿和多尿），轻度贫血。由于临床上多无明显症状，常易被临床医生和患者所忽视。此期如机体出现某些额外负荷，如血容量不足、感染、尿路梗阻或使用肾毒性药物等，则迅速出现肾功能衰竭甚至尿毒症症状。待上述额外负荷纠正，症状可逆转，恢复原来比较稳定的状态。

3.肾功能衰竭期

肾单位减少75%～90%，GFR减少至10～15ml/min左右，肾功能已严重受损，不能完善地维持机体内环境的稳定，患者出现明显的氮质血症（血肌酐>442/μmol/L），肾浓缩和稀释功能显著障碍，出现等张尿。水电解质和酸碱平衡失调，表现为轻度或中度代谢性酸中毒，水钠潴留，低钙血症和高磷血症等。由于肾排钾能力尚可勉强维持平衡，此期一般不出现高钾血症。贫血明显，轻度胃肠道症状（如食欲减退、轻度恶心呕吐）和神经精神症状（如疲乏无力，注意力不集中，精神萎靡等）。此期多发展为尿毒症，时间则取决于有无额外负荷或治疗及时否。

4.尿毒症期

肾功能衰竭期进一步发展，残存的GFR<10～15ml/min，血肌酐>800/μmol/L。肾衰症状明显，体内多个系统均受累而出现相应的症状，尤以胃肠道、心血管和中枢神经系统症状为明显。常出现食欲缺乏，恶心呕吐，腹泻，口有尿臭味；心力衰竭，尿毒症性心包炎；神志不清，昏迷、抽搐。血肌酐、尿素氮显著升高，水、电解质失调严重，有明显的代谢性酸中毒，低钠血症和高钾血症，血钙降低血磷升高。如不及时行透析治疗，极易危及患者生命而致死亡。

（二）病因

1.肾小球疾病

慢性肾小球肾炎最为常见，占发病率第一位约65%，其它见于狼疮性肾炎，糖尿病性肾病，过敏性紫癜性肾炎和韦格内肉芽肿等。

2.肾小管-间质疾病

主要是慢性肾盂肾炎，占发病率第2位，约20%，其它见于尿酸肾病肾钙化。

3.血管疾病

急慢性高血压，非急进性高血压、下腔静脉及（或）双肾静脉血栓形成，肾多动脉炎等。

4.尿路梗阻

双肾结石、前列腺病变、膀胱输尿管反流。

5.遗传-家族性肾脏疾病

多囊肾、遗传性肾炎、尿路畸形。

由于医疗技术水平的提高，人均寿命的延长，狼疮性肾炎和糖尿病肾病引起的慢性肾衰在整个原发病中占有比较重要的地位。此外，血管性病变（如高血压病、硬皮病和血栓性微血管病变等）、遗传性肾脏病及肾毒性物质引起的慢性肾衰也已渐为人们所重视。

（三）发病机制

1.慢性进展的机制

许多慢性肾脏疾病即使原发病病因已解除但仍然有慢性进展。

（1）肾小球血液动力学改变：慢性肾功能衰竭时，由于大量肾单位破坏，而残余肾单位则出现过度灌注和过度滤过，进而导致肾小球硬化和残余肾单位的进一步破坏。据研究，当部分肾单位丧失功能后，残余肾单位和血液动力学、结构和通透性均发生变化。

（2）肾小球高灌注的影响：高血压可导致肾脏损害，全身高血压可通过代偿性肾脏入球小动脉的扩张，使小球内呈高压状态，形成高灌注，从而导致肾小球微血栓形成，微动脉瘤形成，系膜细胞扩张，内皮下透明物沉着。高灌注持续存在，易致蛋白尿持续，肾功能进行性恶化，肾小球塌陷、硬化。

（3）饮食对肾脏病进展的影响：高蛋白饮食可增加肾脏负荷，形成高滤过。有报告摄入过多脂肪酸可使肾功能恶化。摄入磷过多导致弥漫性肾钙化，促使肾功能恶化。

2.健存肾单位学说

慢性肾衰时部分肾单位完全丧失功能，而另一部分"残余"或"健存"肾单位则仍保持完整功能，这就是"健存肾单位学说"。肾实质损害造成肾功能衰竭时，大量肾单位破坏，而健存肾单位就必须增加工作量以维持体液及电解质平衡，因而出现代偿性肥大和滤过功能增强。实验研究表明，病侧肾小球滤过率（GFR）降低至35%，健侧肾小球 GFR 则增加11%。当肾小球滤过率下降到正常的25%～30%时，肾小球滤过磷减少，肾小管重吸收减少的程度已不能代偿，血磷升高。

3.矫枉失衡学说

该学说认为，某些引起毒性作用的体液因子，其浓度增多并非都是肾清除减少所致，而是肾小球滤过率降低时机体的一种平衡适应过程，或称"矫枉"过程，而在矫枉过程中又出现了新的失调。本学说的典型范例之一是慢性肾功能衰竭时体液内甲状旁腺素（PTH）水平升高，当肾小球滤过率下降时，尿磷排泄减少，出现高磷血症，机体PTH分泌增加以促进尿磷排泄，纠正高磷血症；但当肾小球滤过率进一步下降时，则再出现高磷血症，机体仍进一步增加PTH的分泌，如此循环的结果使血浆PTH水平不断增高，出现继发性甲状旁腺功能亢进，引起肾小管间质钙、磷乘积增多和进行性损害，因而引起肾单位的进一步破坏。之二是"利钠激素"升高。慢性肾功能衰竭时，血清和尿液内的利钠激素水平均升高，说明体内利钠激素水平升高的原因并非肾清除率降低，而是体内生成增多，后者正是机体适应性的一种表现。在肾小球滤过率下降，出现钠排泄减少倾向时，残余肾单位代偿性肥大和尿素蓄积的渗透性利尿作用已不能调节钠的平衡，机体利钠激素分泌增加，使钠排泄分数增高，近端小管钠重吸收减少，使钠代谢趋于相对平衡状态。由于利钠激素对 Na^+-K^+-ATP 酶有抑制作用。故其升高可使许多组织的细胞对钠和其它一些物质的主动运转发生障碍，造成心血管和神经等系统的损害。

4.尿毒症毒素学说

目前已知尿毒症患者体液内约有200多种物质的浓度比正常增高，现已知具有尿毒症毒性作用的物质约有20余种，按其分子量大小可分为小分子（分子量<500），中分子（分子量500～3000）和大分子（分子量>3000）等三类。

（1）小分子毒性物质：主要有尿素、肌酐、胍类及胺类。

（2）中分子毒性物质：大致有①高浓度正常代谢产物；②结构正常，浓度增高的激素；③细胞代谢紊乱产生的多肽；④细胞或细菌裂解产物。上述物质可引起周围神经病变，尿毒症脑病、红细胞生成抑制、胰岛素活性抑制、脂蛋白酶活性抑制、抗体生成抑制、血小板功能损害、细胞免疫功能低下，性功能障碍及外分泌腺萎缩。

（3）大分子毒性物质：正常肾（主要是近端小管）具有降解清除多种肽和小分子蛋白的作用，尿毒症时这种能力下降，使多肽类激素和某些小分子蛋白的血浆浓度升高。多肽类激素主要有甲状旁腺激素（PTH）、生长激素（GH）、促肾上腺皮质激素（ACTH）、胰高血糖素、胃泌素及胰岛素等，小分子蛋白类主要有核糖核酸酶、$β_2$-微球蛋白、$β_2$-糖蛋白、溶菌酶、维生素A结合蛋白等。上述二类物质可引起肾性骨病、皮肤瘙痒、周围神经病变、心肌损害、贫血、高脂血症及肾小管损害等。

（四）临床表现

主要表现为水、电解质和代谢紊乱，呈现多系统症状。

1. 水代谢障碍

当肾小球滤过率下降至50%时，患者尿浓缩能力下降，表现为多尿、夜尿增加，尿渗透压可在400mOsm／（kg·H_2O）以下。当肾功能继续恶化呈现氮质血症时，产生渗透性利尿，尿量可多至2000ml／d以上，比重固定在1.010，称等张尿。晚期尿毒症时，肾小球滤过率极度下降，尿量日趋减少，血尿素氮明显上升，患者有烦渴多饮，严重水潴留，部分患者可发生急性左心衰竭。

2. 电解质代谢紊乱

（1）钠代谢失调：GFR>25ml／min时，多数仍保持正常调节能力。若<25ml／min，调节能力下降，此时不限制钠摄入，极易发生钠潴留。但因此时排水能力下降大于排钠障碍，故常有稀释性低钠血症，其表现如淡漠、迟钝、乏力、肌痉挛、抽搐、严重时昏迷。

（2）钾代谢失调：慢性肾衰时，血钾水平大多维持在正常水平。这主要是由于肾远端小管和结肠在醛固酮等因素的作用下，增加了钾的排泄。随着肾衰的进展，GFR<5ml／min时，肾调节钾代谢的能力明显降低，再因组织释钾增加，比如感染、创伤、消化道出血、输库血、大剂量使用青霉素钾盐等，可发生高血钾。大部分高血钾患者无自觉症状，在做心电图和测电解质时发现。少部分患者可表现为疲乏无力，腱反射消失或减弱，心律紊乱。心电图检查示Q—T间期缩短，T波高尖对称，S波加深增大。S—T段压低等，严重者可发生室性心动过速，室颤而致猝死。低钾血症在慢性肾衰患者不常见，主要见于某些以肾小管-间质疾病为原发患者。低钾血症临床表现为倦怠无力，感觉异常、腹胀、严重者可发生弛缓性瘫痪，呼吸肌麻痹。

（3）钙磷镁代谢失调：慢性肾衰时，常可见血磷升高、血钙降低和肾性骨营养不良及血镁升高。①高磷血症：慢性肾衰时，肾排磷减少，导致磷酸盐潴留和高磷血症。血磷一般在1.5～2.5mmol/L。②低钙血症：血钙一般在1.75～2.25mmol／L之间，其原因有：磷的潴留、维生素D代谢的改变和PTH动员骨钙进入血液。低钙血症患者神经肌肉激惹性增高、酸中毒、皮肤瘙痒、阳痿、高脂血症及神经传导速度减慢。③尿毒症性骨营养不良症：骨代谢紊乱在肾功能衰竭早期即可出现，随着肾功能衰竭的进展而加重。其致病原因主要有：PTH产生过多，活性维生素D_3生成减少和慢性代谢性酸中毒。主要表现为软骨病（小儿为肾性佝偻病）、骨质疏松症、纤维性骨炎、骨质硬化症、软组织钙化等。④镁潴留：当GF、R降至<30ml/min时，尿镁排出减少，血镁升高。血镁升高>4mmol／L时，可出现嗜睡、昏迷、肌肉无力及皮肤激惹等症状。

3. 代谢性酸中毒

慢性肾衰时，酸中毒的产生主要是因为：①酸性代谢产物的潴留，如硫酸、磷酸及有机酸等，当GFR降至20ml／min时，酸性代谢产物从肾小球的滤过即显著减少而在体内潴留；②肾小管重吸收碳酸氢盐的能力显著降低；③肾小管泌氢功能受损；④肾小管制造氨的能力下降。轻度的代谢性酸中毒，临床上无明显症状。中度以上的酸中毒（二氧化碳总量<15mmol/L）才有较明显的症状，临床表现为呼吸加深加快，严重时辅助呼吸肌都参与呼吸运动，其他症状有食欲不振、腹痛、恶心呕吐、虚弱无力、头痛、躁动不安等；严重酸中毒者可出现神志障碍、昏迷、心肌收缩力减弱、心力衰竭、血管扩张、血压下降。酸中毒可致中枢神经系统代谢紊乱，意识障碍，呼吸中枢和血管运动中枢麻痹而危及患者生命，是尿毒症的常见死亡原因之一。

4.循环系统

主要包括尿毒症性心包炎、充血性心力衰竭、心肌病、高血压等；是尿毒症患者的重要死亡原因之一。

（1）尿毒症性心包炎：指尿毒症患者心包腔壁层和脏层上皮的纤维素性炎症，多出现于尿毒症的终末期，发生率约为12%～20%。临床表现以心前区痛疼最常见。体检可听到心包摩擦音。约15%～55%的心包炎患者伴有心包积液渗出，积液为黄色透明或血性。积液过多时出现心包填塞症状，表现为劳力性气促、阵发性夜间呼吸困难、端坐呼吸、体检可发现心音遥远，心脏浊音区扩大，脉压差减小，奇脉等，需紧急处理。

（2）充血性心力衰竭和尿毒症性心肌病：充血性心力衰竭是慢性肾衰十分常见而又严重的合并症之一，占慢性肾衰死亡原因的第2位。其主要原因为：水、钠潴留、高血压、冠状动脉硬化、动静脉瘘、心包填塞和缩窄、尿毒症性心肌病。临床表现为浮肿，血压升高，体重增加。体格检查可发现心跳加速，呼吸困难、双肺湿啰音、肝肿大或疼痛，颈静脉充盈、肝颈静脉回流征阳性。严重者可出现气促、不能平卧，急性肺水肿表现。M型和二维超声心动图检查可了解左心室的功能状态、瓣膜活动情况以及有无心包积液的存在。

（3）高血压：慢性肾衰最常见症状，发生率约占83%。有效、及时地控制血压可显著改善肾衰患者的预后。慢性肾衰的高血压是由于多种调节血压平衡的因素失调所致。其中最主要的原因是水、钠排泄障碍。部分患者为血浆肾素水平升高。高血压早期可无明显症状，晨起后头颈部疼痛是高血压的特征性表现。眼底检查可见动脉变细，动静脉交叉和眼底出血点。严重高血压者可发生高血压脑病、全身惊厥、眼底改变和视乳头水肿。

5.呼吸系统

尿毒症患者由于免疫功能低下，易受外界致病因素的影响，而发生支气管炎、支气管肺炎、间质性肺炎、胸膜炎、胸腔积液等表现。特别是肺部感染，是急、慢性肾衰的主要死亡原因之一。尿毒症肺是一种独特形式的肺部充血、水肿。患者不一定有全身体液容量过多，但却有特征性的心腔内压和肺楔压升高。其发生机制可能与尿毒症毒素致肺的毛细血管通透性增高有关，X线的特征是：肺门区呈中心性肺水肿，周围肺区正常，呈"蝴蝶状"分布。

6.消化系统

消化系统症状是尿毒症最早和最常见的表现，但大多数为非特异性的表现，包括食欲减退、恶心、呕吐等，尤以晨起为甚。上消化道出血是尿毒症患者的重要合并症，多表现为小量呕血或黑便。胃炎和十二指肠炎的发生率占10%～60%。

7.造血系统

常见有贫血、出血倾向、白细胞异常：（1）贫血：多为低增生性正常细胞正色素性贫血。发生机制主要有溶血和红细胞生成素减少及红细胞生成抑制；（2）出血倾向：主要表现为皮下瘀斑、紫癜、鼻衄，牙龈出血或结膜内出血。晚期可出现出血性心包炎，腹膜后、胃肠道和颅内出血，严重者危及患者生命。发生机制主要与血小板功能障碍，血小板与血管壁的反应有关；（3）白细胞异常：白细胞总数降低，中性粒细胞趋化性、吞噬和杀灭细菌能力减弱。

发生机制可能与酸中毒、营养不良氮质血症所致的体液高渗透压有关。

8.神经、肌肉系统

(1)中枢神经系统表现：早期为体倦乏力、易激惹、注意力不集中、记忆力减退、失眠、情感淡漠。晚期可出现发音困难、扑翼样震颤，甚至意识模糊，昏迷死亡。(2)周围神经病变表现：远端对称的感觉—运动神经病变。患者可诉肢体麻木，烧灼感，多发生于夜晚，运动后可缓解。(3)尿毒症肌病：主要表现为易于疲劳、肌无力和肌肉萎缩。体格检查可见肌力减退。维生素D的缺乏是肌病发生的主要原因。

9.内分泌系统

(1)甲状腺功能障碍：总T_4减少，游离T_4指数降低，其减少是由于T_4和甲状腺素结合蛋白（TBG）结合的损害。T_3和游离T_3指数降低，其原因可能是T_4向T_3转化减少。(2)性功能障碍：主要表现为阳萎和下丘脑-垂体-性腺轴的功能障碍。小儿则表现为性成熟期的延迟。

(五)实验室检查

1.血常规

血红蛋白在80g/L以下。

2.尿检查

尿比重低于1.018，多数固定在1.008～1.012之间；尿渗透浓度低于350mOsm/kg。尿蛋白定性+～++，尿白细胞增多提示合并泌尿系统感染。

3.血生化检查

内生肌酐清除率在30ml/min以下，血肌酐>180μmol/L，血尿素氮>7.0mmol/L。血钙低，血磷高；血pH值<7.35等。

4.肾脏B超检查

双肾缩小，轮廓不清，肾皮质回声增强，皮质髓质分界不清，肾窦回声减弱范围小，整肾结构层次极不清晰。

(六)诊断要点

诊断依据肾病病史，尿毒症临床表现和肾功能损害指标确立。确定诊断后，尽可能寻找病因和促使肾功能变化的诱发因素，如血容量不足或过多、高血压、高尿酸血症、感染、对肾脏有损害药物、蛋白质摄入过多以及肾后梗阻因素等。

(七)治疗要点

1.可逆性因素的治疗

(1)慢性肾衰原发病的可逆性：慢性肾衰的原发病有些是可以经积极治疗后得到逆转的，如狼疮性肾炎、结节性多动脉炎、过敏性血管炎、恶性高血压、肾结核、新近数月的尿路梗阻等。在行对症和透析治疗的同时，针对原发病进行相应治疗，可缓解尿毒症的发展。但病变已发展至固缩肾时，则无治疗意义。

(2)纠正加重肾衰的可逆因素：治疗感染；解除尿路梗阻；纠正有效血容量不足；治疗心力衰竭；防止使用肾毒性药物；控制严重高血压；纠正水、电解质和酸碱平衡紊乱；避免骤然过度的高蛋白饮食。

2.饮食治疗

现代饮食疗法对慢性肾衰的治疗作用已被大量实验研究和临床资料证实，其中尤以低蛋白饮食加用必需氨基酸疗法的治疗作用最引人注目，表7-1。

表7-1 慢性肾衰营养疗法的作用

缓解尿毒症症状	延长病程进展
①减轻氮质血症	①减轻肾小球高滤过及由此引起的肾小球硬化
②纠正电解质紊乱和代谢性酸中毒	②减轻肾组织钙磷沉淀，减轻肾小管代谢负荷
③减轻继发性甲状旁腺亢进	③减轻高脂血症对肾单位的损害，增加肾组织 PGI_2/TXB_2 的比例
④改善营养状况	④减少或减轻某些并发症（心衰、心包炎、消化道出血、骨病等）

（1）低蛋白低磷饮食：每日蛋白质摄入 0.5～0.6g/kg。当蛋白摄入量低于每日 0.5g/kg 时，应适当补充必需氨基酸，并保证足够热量摄入。

（2）必需氨基酸疗法：用量每日 0.1～0.2g/kg。

（3）a-酮酸疗法：a-酮酸是氨基酸的前体。通过转氨基或氨基化的作用，a-酮酸在体内可转变为相应的氨基酸。口服制剂为 6～12g/d[0.1～0.2g/（kg·d）]。

（4）尿毒症患者营养素供给量（表 7-2）。

表 7-2 尿毒症患者营养素供给量（日量）

营养成分	非透析患者	血透患者	腹透患者
蛋白质[g/（kg·d）]	0.4～0.6	1.0～1.2	1.2～1.5
热量[J/（kg·d）]	35	35	35
碳水化合物（%）	40	40	40
脂肪（%）	20～40	20～40	20～40
Ca^{2+}（mg）	1000	800	800
P（mg）	<500	<800	<800
维生素 B_1（mg）	10	5	5
维生素 B_6（mg）	10	10	10
维生素 C（mg）	10	50	50
叶酸（μg）	300～500	1	1

3.对症治疗

（1）高血压：①限制钠盐和水分摄入，一般日钠控制在 1.0g 左右，液体为尿量加 500ml；②利尿剂，如速尿 80～200mg/d；③选用 B 受体阻滞剂，血管紧张素转换酶抑制剂（开搏通 25mg 3/d）或钙通道阻滞剂（心痛定 10mg 3/d）；④加强透析。

（2）心力衰竭：其治疗方法同一般心力衰竭，但效果较差。主要治疗措施有：①限制水、钠摄入；②使用利尿剂；③洋地黄：负荷剂量为 0.7～1mg，维持量为 0.05～0.1mg/d；④血管扩张剂：苄胺唑啉或硝普钠；使用时密切观察血压变化，调整滴速；⑤加强透析。

（3）贫血：①使用促红细胞生长素：50～100U/kg，静脉或皮下注射；②输血：少量多次输新鲜血。

（4）纠正酸中毒：口服碳酸氢钠 1～2g，3/d。

（八）护理

1.观察要点

（1）观察尿量，体重，早期发现水潴留及脱水。

（2）观察贫血程度，有无出血倾向（消化道、皮肤、粘膜、咯血、脑出血）。

（3）观察血压波动情况。

（4）观察透析后并发症和瘘管使用情况。

（5）观察。肾功能，电解质变化。

（6）观察饮食疗法执行情况，随时调整饮食方案。

（7）观察心理活动和情绪波动，及时疏导不良情绪。

2.饮食管理

给优质低蛋白饮食，浮肿时限制盐和水的摄入量。摄入优质蛋白的原则见（表7-3）。

表7-3 内生肌酐清除率与优质蛋白摄入量的关系

内生肌酐清除率（ml/min）	优质蛋白摄入量（g/d）
20～40	40～45
10～20	30～40
5～10	30
<5	20～30

3.具体护理措施

（1）鼓励患者进食高生物价的食物，如鱼、肉、禽、蛋、奶酪等。

（2）限制植物蛋白的摄入，如米、面、豆制品，而代以麦淀粉、山芋、芋头、南瓜等。

（3）指导患者食谱，参见治疗节中饮食治疗。

（4）帮助和指导患者有关增进食欲的技巧：①更换不同质地和味道的流汁，如水果汁，奶油汤；②应用商品或家制高蛋白及高热卡的补充饮食，如浓缩牛奶，拌入各种调料，如香蕉糖浆、新鲜或冰冻水果；③饭前吸吮柠檬以刺激唾液分泌；④指导患者用香料改进食物的味道和香味（柠檬、薄荷、丁香、熏猪肉片等）；⑤鼓励与他人共餐，提供令人愉快的、舒畅的进餐气氛；⑥避免过甜、过油或油煎食物。

（5）避免摄入高钠食品如咸肉、泡菜、酱油等。对钠含量中等的食物如蛋类、牛乳、蕃茄汁及钠含量低的食物如水果、鸡、肝、新鲜蔬菜等可适量饮食。

（6）摄入含磷低的食物如无磷海鲜类。

4.心理护理

慢性肾衰患者常有焦虑、抑郁、悲伤等心理表现，护理人员应经常与患者交谈，了解他们的心理活动情况，并辅以其它措施，如①向患者介绍尿毒症的治疗进展，用幻灯、录相、图片等，鼓励患者战胜疾病；②加强治疗，减轻症状，提高生活质量；③鼓励长期透析患者参加社会活动，恢复力所能及的工作；④做好家属工作，给患者更多的家庭温暖；⑤做好单位领导协调工作，妥善解决医疗费用的来源，保证治疗不中断。

5.仔细监测液体出入量

（1）力求每天在同样时间，同样条件下测量患者体重；体重的波动是液体潴留的较准确指标：0.5kg=500ml；1kg=1000ml。每日波动在0.3～0.5kg。

（2）每日统计尿量，以尿量作为饮水量的参考值。每天允许的入量要分次给予，并将服药时的饮水量也计算在内,特别是无尿或少尿患者。已使用替代疗法的患者,更要强调量出为入的原则。为解决患者烦渴现象,可让患者以冰块代饮水。有肾移植条件的患者,不宜饮人参茶等滋补药液,可选择菊花茶、绿茶等饮品。

（3）每日测量血压,力求做到四定（定时间、定体位、定血压计、定肢体）。血压的变化也常提示体内液量的多少。容量负荷增加时血压升高明显,同时可伴有第3间隙积液或粘膜、肢体、皮肤疏松部位水肿。除给予降压治疗外,减少体内液量对于降血压、改善患者体征作用明显,临床常用利尿、增加透析次数或透析时加大超滤等方法。

6.注意监测肾功能变化和其他并发症

（1）慢性肾功能衰竭患者需每月检测尿素氮、肌酐、电解质,用以了解肾功能动态变化,及时调整治疗方案。

（2）及时发现并预防可能的并发症,如心衰、心律失常、出血、感染等。专科护士要重视血透后2～4h的观察,此时往往会出现脑出血或消化道出血,告诫患者透析后以卧床休息为主,6～8h后可自由活动。心衰、心律失常以夜间发作为多见,故护士应加强晚夜间巡视,心衰的发生常循序渐进,先为端坐呼吸,进而呼吸困难,咳泡沫痰,患者夜间不能平卧时要警惕心衰的发生,此时可给予吸氧,半卧体,双下肢下垂,口含扩血管药等措施,仍不能缓解者应加透一次。

7.注意观察药物治疗情况

（1）使用降压药、利尿药、强心药等要定时测血压,根据血压波动情况调整药量。（2）使用抗生素宜选择肾毒性小的品种,且剂量为正常用最的1/2。（3）使用促红细胞生长素时应注意经常更换注射部位,观察用药后反应。（4）选择血透治疗的患者,药物使用时间以透析结束后使用为宜。

第八章　血液和造血系统疾病护理

造血系统包括血液、骨髓、脾、淋巴结以及分散在全身各处的淋巴和单核-巨噬细胞组织。血液病是指原发于造血系统的疾病,或影响造血系统伴发血液异常改变的疾病。造血系统疾病常反映在外周血细胞成分、功能变化和（或）凝血机制的障碍。各种血细胞都具有其特殊功能,由于血细胞成分的变化,即有相应的功能紊乱。临床可表现为贫血、感染、出血和浸润。这四大临床表现为血液病一般共性的临床特征,但每个疾病由于其具体发病机制和性质的不同,其临床表现、诊断、治疗及护理的要求各异。由于边缘学科和基础医学的迅速发展和广泛应用,从而推动并加速了血液病学的发展,现代诊疗技术及护理技术的临床应用,给血液病患者的治疗与生存带来新的希望。

第一节　贫血护理

贫血是指外周血中单位容积内红细胞数量与血红蛋白量低于正常值的下限。世界卫生组织（WHO）诊断贫血的血红蛋白标准（按氰化高铁血红蛋白法测定值）为:成年男性低于130g/L,成年女性低于120g/L,孕妇低于110g/L。据国内各地调查资料表明,沿海和平原地区诊断贫血的血红蛋白标准为:成人男性低于120g/L,女性低于110g/L,孕妇低于100g/L。

贫血是一种临床综合征,不同性质的贫血,具有不同的病因;许多种疾病亦可伴有贫血,临床诊断贫血容易，但查明每个患者的贫血性质和原因，有时很复杂，因此，贫血的诊治一直是医界关注的问题之一。贫血在世界各地属常见病症，在发展中国家及血红蛋白病与葡萄糖-6-磷酸脱氢酶缺乏症的高发地区，贫血问题更为突出。在我国，贫血仍是临床医学中的一个重要问题，尤其是各种原因引起的缺铁性贫血较为普遍。

（一）病因与发病机制

贫血按不同的病因、发病机制和细胞形态学的特征进行分类。按病因和发病机制可分为造血不良、红细胞破坏过度及急、慢性失血三类。按形态学分类则可分为正常红细胞、大红细胞、单纯小红细胞和小红细胞低色素四型。

（二）共同临床表现

贫血的病理生理学基础是血红蛋白减少，血液携氧能力减低，全身组织和器官发生缺氧。贫血症状的有无及轻重，除原发疾病的性质外，主要的是取决于贫血的程度及其发生速度，同时也与患者年龄、有无其他心肺疾病以及心血管系统的代偿能力有关。

1.一般症状

皮肤苍白和面色无华，是由于皮内毛细血管缺血所致，这是贫血最常见和最显著的客观体征。疲倦、乏力、头晕耳鸣、记忆力减退、思想不集中等都是贫血早期和常见的症状。贫血严重时可有低热和基础代谢率增高。

2.呼吸道症状

稍活动或情绪激动后即有气急、呼吸费力和短促等，严重者出现呼吸困难。

3.循环系统症状

中度贫血患者有明显的循环系统代偿变化，表现为窦性心动过速、脉搏充实、脉压增宽，循环时间加速及心输出量增多。当血红蛋白低于60g／L，约30％患者有心电图改变，表现为低电压，ST段压低，T波平坦或倒置；严重时可有QT时间延长，心房颤动等。当血红蛋白低于30g／L以下或贫血进展较快的患者，有明显的全心扩大。最终可导致充血性心力衰竭。重度贫血患者可发生浮肿。

4.消化系统症状

食欲不振、恶心呕吐、腹胀，甚至腹泻。部分患者有明显的舌炎。

5.泌尿生殖系统症状

早期多尿，尿比重降低及酚红排泄减少，严重者出现蛋白尿。月经失调（闭经）和性欲减退也颇常见。

（三）各类贫血的特殊临床表现

1.缺铁性贫血

口角炎与舌炎，胃粘膜萎缩，胃酸缺乏等。皮肤干燥，毛发干枯易脱落，指甲扁平或凹陷。

2.溶血性贫血

可见黄疸、肝脾肿大等（除急性溶血症状外）。

3.巨幼红细胞贫血

有舌炎、舌痛、口腔粘膜溃疡、食欲不振、腹胀、腹泻或便秘，体重减轻和神经系统症状，如四肢麻木、软弱无力、共济失调、深部感觉减退等。

4.再生障碍性贫血

易并发感染和出血。表现为口腔粘膜、呼吸道感染，重者合并败血症，高热不退。皮肤瘀点、瘀斑、鼻衄、牙龈出血，重者消化道出血、咯血、尿血，甚至脑出血、昏迷。

根据患者的临床表现与血红蛋白量将贫血程度分为四度，见表8-1。

表8-1 患贫血程度的分度

贫血程度	血红蛋白（g/L）	临床表现
轻度	120～	无症状
中度	90～	体力劳动后心慌、气短
重度	60～	卧床休息心悸、气短
极重度	30以下	常合并有贫血性心脏病

（四）实验室检查

是对贫血定量的检测，并进一步确立贫血的性质。一般检查项目包括：红细胞指数、网织红细胞计数、周围血象和骨髓象等。

（五）护理

1.观察要点

（1）观察判断贫血程度，制定日常活动计划。

（2）评估患者营养状况，做好饮食护理。

（3）观察并发症的发生，积极预防感染和出血。

（4）观察药物疗效，指导药物治疗配合。

（5）观察心理状态，树立治疗信心。

2.评估贫血程度及症状

通过临床症状和体征的观察，结合实验室检查结果，对患者贫血的程度作出正确的判断，制定日常活动计划：

（1）轻度贫血（血红蛋白90～120g/L）者可从事正常工作，但应避免中、重体力劳动。

（2）中度贫血（血红蛋白60～90g/L）患者做到有计划的适量活动，可参加部分轻体力劳动，如轻家务活，生活基本自理。

（3）重度贫血（血红蛋白<60g/L）患者，以卧床休息为主，限制活动范围，防晕厥，避免情绪激动和公共场所活动，指导患者有效地活动。协助部分生活护理。

（4）极重度贫血（血红蛋白<30g/L）患者，绝对卧床休息，视呼吸状况给予间断吸氧或持续吸氧。做好生活护理。

3.饮食指导

（1）纠正偏食习惯，饮食规律适量，营养丰富易消化。

（2）高蛋白饮食，蛋白质摄入量>100g/d，多食瘦肉、禽蛋、鱼类、牛奶、豆制品等。

（3）富含维生素饮食，多食新鲜蔬菜、水果等，给予足够的热量，主食>300g/d，总热能约9.5～11MJ/d。

（4）含铁丰富的饮食。动物性铁的吸收率较高为10%～20%，植物性铁吸收率仅3%～4%。含铁量高的动物性食物有：动物内脏、瘦肉、鸡蛋黄等，含铁植物性食物有：大豆、麦芽、水果、绿叶菜、海带、木耳、香菇、玉米、芝麻等。

（5）低脂饮食：脂肪摄入量40～50g/d，采用蒸、煮、炖、氽、卤等用油量较少的烹调方法。

4.预防感染和出血

贫血患者抵抗力低，尤其再生障碍性贫血患者，血小板减少，毛细血管脆性增加，极易发生各种细菌或真菌感染和不同程度的出血症状，护理上应密切观察，积极预防。

（1）居室整洁，空气清新，定期紫外线消毒，限制探视，防止交叉感染。

（2）指导良好的个人卫生习惯，不用手抠鼻，不用牙签剔牙，不搔抓皮肤。经常温水擦浴，保持皮肤清洁。

（3）注意口腔卫生，有口腔溃疡、舌炎患者，做好口腔护理，嘱患者早晚刷牙，餐后漱口，1%碘甘油涂患处。

（4）肌注或静脉穿刺时严格消毒，注射毕延长压迫时间，防止出血和注射部位感染。保持大便通畅，便后坐浴，防止肛周感染。

（5）做好发热时护理，防止受凉感冒。

5.缺铁性贫血铁剂治疗

口服铁剂价廉方便，是治疗缺铁性贫血的有效药物。常用铁剂有硫酸亚铁（0.3～0.6g/d），10%枸橼酸铁铵（10ml，3次/d），富马酸铁（0.2g，3次/d）。口服铁剂时应注意：

（1）为减少胃肠反应，应予饭后服用，开始剂量不宜过大，0.2g，2～3次/d。

（2）为使铁剂更好吸收，同时服用维生素C 100mg，3次/d。禁忌饮用茶叶，避免与磷酸盐、碳酸盐以及牛奶同时服用，以免影响铁的吸收。

（3）嘱患者服用铁剂药物勿与牙齿接触，以防牙变黑。肠道内未吸收铁可使粪便发黑，应与上消化道出血相鉴别，并向患者解释说明。

（4）铁剂治疗时间应充分，需维持治疗3～6个月。一般口服铁剂4～5d，网织红细胞开始上升，7～12d达高峰至6%～16%，此后逐渐下降。同时，血红蛋白上升，平均每天升高1.5g/L。如铁剂治疗2～3周无效时，应注意查明原因。

（5）肌肉注射铁剂治疗时，应采用深部注射，经常更换注射部位，必要时局部热敷，以减轻疼痛，防止硬结形成。注射完毕留观15min，注意观察是否有铁剂过敏反应，表现为面色潮红、头昏、头痛、皮肤瘙痒、荨麻疹、胸闷不适，重者腹痛、恶心、呕吐、腹泻、眩晕、寒战及发热，甚至气促、胸前压迫感、心动过速、大汗等，可在注射后数分钟，也可在几小时后发生。一旦发生过敏反应，立即给予抗过敏、抗休克等急救措施。

6.丙酸睾丸酮治疗再生障碍性贫血

有蛋白同化作用的雄性激素睾丸酮制剂，能促进红细胞生成素的生成，具有刺激骨髓造血，促进红细胞增生的作用，是目前治疗再生障碍性贫血的主要药物之一。用药时应注意：

（1）采用长针头深部肌肉注射，经常更换注射部位。如局部发生硬结，应及早热敷、理疗，以免影响药物的吸收并防止感染。

（2）观察药物的副作用，如痤疮、毛发增多，女患者停经或男性化等。用药前向患者说明治疗目的及药物的副作用，以消除顾虑，取得配合。

（3）疗效观察：一般治疗时间为4～6个月，总有效率为50%左右。疗效出现缓慢，达到治疗目的后则作用持久。有效者网织红细胞增高，2个月左右血红蛋白量开始上升。若治疗6个月以上无网织红细胞升高趋势，则可能无效，应及时更换治疗方案。

7.心理护理

针对不同类型的贫血患者，做好必要的疏导和解释工作。如缺铁性贫血可以治愈，应使患者消除顾虑，配合治疗；溶血性贫血多数是先天性或遗传性疾病，不可能根治，只能控制症状，患者反复住院治疗，易产生急躁、厌烦情绪，护理上多与患者交谈，帮助其正确对待疾病，保持乐观情绪；急性再生障碍性贫血临床症状重，出血感染合并症多，故患者思想负担重，焦虑不安，情绪低落。应给予生活上关心体贴，精神上安慰支持，宣教新的治疗方法与技术，树立患者信心，使积极配合治疗。

8.其他

（1）保持良好的生活、卫生、饮食习惯和精神上的乐观。劳逸结合，适当营养，增强身体素质。

（2）严格掌握用药适应证，嘱患者勿乱用药，尤其应避免使用对骨髓造血系统有抑制作用的药物，如氯霉素、消炎镇痛药等。

（3）向患者说明贫血的原因及预防措施，避免诱发和加重贫血的各种因素，如阵发性睡眠性血红蛋白尿患者，忌食酸性食物和药物；葡萄糖6-磷酸脱氢酶缺乏者，忌食蚕豆和氧化性药物；对经常接触影响造血功能的有害物质人员，应加强劳动保护，定期查体，检查血象。

（4）按照医生制定的治疗方案，合理治疗服药，定期复查，早期发现并及时治疗合并症。

（5）对恶性贫血和胃切除后贫血的患者，说明需终身注射维生素 B_{12} 的原因，以取得配合。

（6）在传染病流行季节勿去公共场所，以防感染。一旦发生感染，要及时有效地治疗。

（7）积极防治寄生虫病和慢性出血性疾病，如溃疡病、痔疮出血、月经失血量过多等。

第二节 白血病护理

一、白血病

白血病是造血系统的恶性肿瘤。其特征为造血细胞（主要为白细胞）有数量和质量的异常增生，具有恶性肿瘤特征，故亦称"血癌"。病变主要累及骨髓、肝、脾、淋巴结，并浸润体内各脏器组织。疾病自然发展过程呈不可逆性，最终导致死亡。

（一）发病情况

我国白血病的发病率约在 3～4／10 万之间，已被列为我国十大高发恶性肿瘤之一。白血病的发病率在不同年龄组有一定的差别，一般来说，年龄曲线呈两个高峰，婴幼儿至 4 岁阶段是第一个高峰，以后则渐渐下降，至 10 岁时下降至最低点，20～29 岁之间则又趋上升。第二个高峰出现在 45 岁以后，至 55 岁到达顶点。在我国，急性白血病发病率较高，尤其在年轻人与儿童中不但占肿瘤发病率中的首位，而且其死亡率亦逐渐上升为该年龄组的前几位。

（二）分类

白血病分类的目的，是为了进一步认识不同类型白血病的性质，并分别作出诊断，拟订治疗方案，预测治疗效果。按白血病发病经过分为急性和慢性，按细胞形态又分若干亚型。1976 年法、美及英国血液病学者制定的 FAB 细胞形态学分类法已为世界各国所接受，即急性髓性白血病（AML）分为 M_1～M_7 个亚型：

M_1：急性粒细胞白血病未分化型

M_2：急性粒细胞白血病部分分化型

M_3：急性早幼粒细胞白血病

M_4：急性粒单核细胞白血病

M_5：急性单核细胞白血病

M_6：急性红白血病

M_7：急性巨核细胞性白血病

急性淋巴细胞白血病（ALL）分为 L_1、L_2、L_3 亚型。

（三）生存与预后

近20年来，由于对白血病的病因及发病机制进行了积极的研究，对疾病本质的认识有所提高，诊断及治疗方法亦有较多改进，故白血病的缓解率以及存活时间都有显著提高。儿童急性淋巴细胞白血病5年存活率已超过50%，甚至有治愈者。其他类型白血病的疗效也有不同程度的提高。白血病已不再是一种令人极为悲观的绝症，而是一种有可能根治的疾病。

（四）病因与发病机制

人类白血病的病因与发病机制比较复杂。目前认为可能是多方面因素相互作用的结果。

1. 病毒因素

目前已能从多种患有白血病的动物分离到RNA肿瘤病毒。实验证明C型RNA肿瘤病毒可能是人类白血病的病因之一。1980年成人T细胞白血病（ATLV）的发现，对病毒学说是有力的支持。

2. 物理因素

接触γ射线达到一定剂量后可使白血病的发病率增加。人体受电离辐射后可能会引起细胞核型克隆的畸变而导致单株性恶性增生发病。

3. 化学因素

能引起骨髓损伤的药物可导致白血病的发生。苯与甲苯与白血病的发病有一定的关系。氯霉素、保太松、六六六也有致白血病作用。烷化剂等细胞毒药物能诱发白血病。

4. 其他因素

关于家族性或遗传性的倾向则尚需作深入的调查，需排除有否相同的环境因素的可能。

（五）临床表现

急性白血病的基本病理改变为白血病细胞的增生与浸润，出血、组织营养不良和坏死，以及继发感染。临床表现与血液中正常细胞的减少及白血病细胞浸润有密切关系。

1. 起病可急骤或缓慢

急骤者常以高热、贫血、显著出血倾向及全身酸痛为主要症状；起病较缓慢者先有一段时间的进行性乏力、贫血、体重减轻，甚至局部疼痛，然后表现为上述急骤症状。

2. 发热

发热是白血病最常见的主要症状之一，于各病例中程度不同，热型也异。近年来认为感染是发热的主要原因。常见的感染是上呼吸道感染、肺炎、肠炎、肾盂肾炎、肛周炎、疖肿等。严重的感染有败血症、重症肺炎等，有时发热而找不到明显的感染灶。易有病毒感染，如流感、带状疱疹等，治疗过程中易并发真菌感染。易感染的原因为：①缺乏功能成熟的粒细胞；②白血病细胞广泛浸润与组织出血增加了细菌滋生的机会；③机体免疫力减退；④抗白血病药物进一步抑制白细胞和免疫力。

3. 出血

出血的程度轻重不一，部位可遍及全身，尤以急性早幼粒细胞白血病最为严重。早期以皮肤、口腔、鼻粘膜的出血较为多见，可为瘀点、瘀斑、鼻衄及齿龈出血、阴道出血等，严重时有消化道、呼吸道大出血和颅内出血，可以致命。出血的原因系由于：①血小板量和质的异常；②白血病细胞浸润血管壁；③凝血因子减少；④纤维蛋白溶解或弥漫性血管内凝血。

4.贫血

常见面色苍白，伴软弱、乏力、心悸、气急，头晕、头痛、耳鸣等。贫血为进行性，病情加重时多为中至重度贫血，但与出血程度不成比例。贫血主要由于：①幼红细胞的生成、增殖、分化受到异常增生的白血病细胞的干扰；②免疫性红细胞生成；③红细胞寿命缩短；④急性、慢性出血，脾功能亢进等。

5.淋巴结及肝、脾肿大

以急性淋巴细胞白血病较明显。多数系全身淋巴结肿大，少数仅表现为局部淋巴结（颌下、颈部、腋窝、腹股沟）肿大。一般呈轻至中度肿大，质地中等，无压痛，与周围组织无粘连。

6.骨和关节疼痛

白血病细胞浸润破坏骨皮质、骨膜和关节时可引起疼痛，以隐痛、酸痛为主。临床常见胸骨压痛，对诊断有意义。游走性关节疼痛较为常见，多为大关节，局部无红、肿、发热。

7.神经系统表现

由于化疗药物不易透过血脑屏障，白血病细胞浸润脑膜引起脑膜白血病，以急性淋巴细胞白血病多见。可有颅内压增高的症状，如头痛、恶心、呕吐、视乳头水肿等，而脊髓压迫会出现截瘫、大小便障碍等。

8.急性白血病的特殊表现

（1）牙龈增生：白血病细胞浸润使牙龈肿胀、糜烂、出血。在急性白血病时有所见，以急性粒单核细胞及急性单核细胞白血病显著，系由于单核细胞对皮肤和粘膜浸润的倾向较大之故。白血病性牙龈增生沿唇侧及舌侧很快发展，充血呈海绵状，质较松软，重者可将牙冠全部盖住。局部可坏死、出血，有不同程度的继发感染。口腔其他部位粘膜可有红斑、出血或溃疡。

（2）白细胞淤滞综合征：为内科急症，多见于AML，少见于ALL。外周血白细胞≥$100×10^9$/L可发生此综合征。如>$200×10^9$/L几乎均有小血管内白细胞壅滞。临床表现因脏器而异，主要发生于脑和肺。脑小血管白血病细胞淤滞患者很快出现眩晕、视力障碍、共济失调、搐搦、脑内出血、视网膜静脉扩张，视神经乳头水肿、谵妄、嗜睡、木僵、昏迷等。肺白血病细胞淤滞表现有呼吸急促、呼吸困难、发绀、心动过速。血气分析有明显低氧血症。急性早幼粒细胞白血病应用全反式维甲酸（ATRA）治疗过程中可出现白细胞增高，引起白细胞淤滞综合征。

（3）坏死性脓皮病：作为白血病患者对白血病细胞的一种特异性反应，PG可为首发表现，而于1年内发生急非淋或慢性粒细胞白血病。皮损单发或多发，先为小红斑，继之水泡，向心性扩展，边缘红色或紫色，有水泡，有痛感，多分布于下肢胫前，亦见于躯干、腹部，也可发生在注射或穿刺部位皮肤，容易继发感染，为细菌进入体内的重要途径。

（4）Sweet综合征（SS）：本病亦称急性热病性中性粒细胞增多性皮病，常与白血病同在或于白血病病程中出现，也是患者对白血病细胞的反应。临床表现有发热、疼痛性皮损，暗红色或棕红色，圆形或椭圆形或不规则隆起，红斑或结节，可有大泡及溃疡。多分布在颜面、颈、上肢，亦可累及下肢和口腔粘膜。且有系统症状，如发热、关节肌肉痛、结膜炎、虹膜炎、蛋白尿、血尿甚至肾功能衰竭、肝炎及肺浸润等。

（5）妊娠期白血病：急性白血病为妊娠期恶性肿瘤之一，比较少见，发生率约1/10

万。若不治疗容易引起流产、早产、死胎及孕妇死亡。急性早幼粒细胞白血病在生育期较多，故妊娠期白血病常为此型。

9.化疗期并发症

（1）急性肿瘤溶解综合征：ATLS 为对化疗较敏感的白血病细胞，或白细胞增多型白血病经化疗后大量白血病细胞破坏，释出其内容物，引起的核酸代谢亢进，特别是 ALL 容易发生。主要表现有高尿酸血症、高磷血症和低钙血症，高尿酸性肾病，以及出血倾向。

（2）高血氨综合征：常发生在强烈化疗后骨髓抑制、白细胞减少或有严重感染时。表现为不同程度眩晕、无力、呕吐、肌肉震颤、躁动、运动失调、换气过度、呼吸性碱中毒，进行性嗜睡，终而昏迷。

（3）维甲酸综合征：用全反式维甲酸（ATRA）治疗急性早幼粒细胞白血病，无论白细胞增高与否均可发生。表现为发热、呼吸困难、体重增加、下肢水肿、胸腔积液、胸片示肺间质浸润，可有肾功能减退，低血压、高胆红素血症，也可有心包积液和皮肤浸润等。

（4）高颅压综合征：ATRA 治疗过程中可出现头痛、畏光、呕吐、颈有抵抗，视神经乳头边缘模糊，视网膜水肿，脑脊液压力增高，潘氏试验阴性。减量或停药可缓解。

（六）实验室检查

1.血象

红细胞与血红蛋白均降低，贫血程度轻重不等，血红蛋白常低于 70g/L，红细胞计数低于 2.5×10^{12}/L。血小板计数早期可正常或轻度减少，晚期则明显减少，可低于 30×10^9/L，其功能也发生改变。白细胞计数一般在 $(2\sim20)\times10^9$/L 也可高达 100×10^9/L 甚至更多，提示预后多不良。分类中可出现大量原始及幼稚的白血病细胞。

2.骨髓象

骨髓象多呈增生活跃，明显活跃甚至极度活跃，少数可呈增生低下，见于 50 岁以上的急粒白血病患者。骨髓中主要为一种细胞系列的原始和幼稚（早幼粒）细胞的大量增生。按国际通用标准原始加幼稚（早幼粒）达到 50% 者诊断应确定。

3.急性白血病化疗期检查常规

急性白血病化疗期检查常规内容见表 8-2。

表 8-2　急性白血病患者化疗期间检查常规

①每周系统体检 1 次，包括血压、体重，注意口腔情况、肛周感染、睾丸；

②每周三次血常规检查。包括白细胞、血红蛋白、血小板与分类，白细胞、血小板过低患者须每日检查血象；

③化疗前与每疗程末各作一次骨髓检查，以后每 2 周检查 1 次，直至 CR；

④体温>38.5℃，2h 不退，则作血培养；持续不退则作骨髓培养；

⑤每月胸片 1 次；

⑥每同至少查血清生化 21 项（包括肝、肾、心脏指标、糖、某些电解质）1 次；

⑦应用对肾功能有损害药物时应每日查尿常规、记录尿量，隔日查血尿素氮；

⑧应用门冬酰胺酶时，测血浆纤维蛋白原，每周 1~2 次；

⑨多次输血患者测乙与丙型肝炎等抗原与抗体；

⑩查脑脊液、心电图，必要时咽拭子与痰培养。

当患者出现合并症时，还须作相应的常规检查与处理。

（七）护理

1.观察要点

（1）评估临床症状与体征，提供诊治依据，制定护理计划。

（2）观察生命体征变化，早期发现并发症，及时防治。

（3）观察化疗、放疗后反应，做好并发症的防护。

（4）定期观察血象、骨髓象变化，了解疗效和预后。

（5）观察患者心理反应和行为变化，评估患者对疾病的认知程度，给予宣教。

2.一般护理

（1）病室环境要求：病室清洁，阳光充足，空气清新。每日用消毒液擦拭环境、物品、地面，紫外线消毒空气1次，定时开窗通风，室内空气细菌总数不超过500个/m^3。病床间距符合要求，防止交叉感染。限制探视。

（2）休息：有发热、严重贫血及明显出血时应卧床休息，一级护理。

（3）饮食：给予高热量、高蛋白、高维生素、低脂肪、易消化饮食。化疗、放疗期给予清淡饮食。

3.发热护理

（1）观察24h体温变化，热型特点。

（2）及时物理降温或药物降温，勿用酒精擦浴。

（3）协助多饮水，出汗多时用干毛巾擦干全身，及时更衣，注意保暖，防止感冒，加强口腔护理。

（4）体温升高至39℃以上时，抽取血培养。

（5）合理、有效使用抗生素。

4.预防出血

（1）评估患者出血的症状和体征，制定护理措施。

（2）监测血小板计数，当血小板计数低于$50×10^9$/L时，实施全面预防措施。

（3）尽量避免肌肉、皮下注射，必须注射时，选择较细针头，注射毕延长压迫时间或局部冷敷5min。

（4）嘱患者不搔抓皮肤，不用手抠鼻，不用牙签剔牙，不穿过紧的衣服，使用软毛牙刷。

（5）静脉穿刺时，止血带不宜过紧，时间不宜过长。测血压时，袖带不要过度充气。

（6）防止外伤，特别是当患者高热、神志不清和虚弱时，注意防护。

（7）保持大便通畅，养成按时排便的习惯。

（8）当有粘膜出血时，给予冷敷或使用明胶海绵、止血纤维、凝血酶等止血药物。

（9）多部位广泛出血时，应考虑弥漫性血管内凝血的可能，尤其是急性早幼粒细胞白血病患者更易发生，应作相应临床与实验检测。

（10）静脉输注止血药物，必要时输注新鲜血小板悬液。

（11）避免使用影响血小板功能的药物，如阿司匹林或阿司匹林的制品、非甾醇类药物和抗凝药等。

（12）避免情绪过分激动和任何不良刺激。

（13）密切观察颅内出血，眼底出血是颅内出血的预兆，若患者有头痛、视力模糊，须警惕颅内出血的发生，注意瞳孔大小、有无颈项强直、意识障碍、偏瘫、昏迷等征象。此时多伴有血压升高，喷射性呕吐。一旦发生颅内出血，即予脱水、止血、肾上腺皮质激素、输注新鲜血小板悬液等措施。

5.预防感染

（1）评估患者感染的症状与体征，采取相应的预防护理措施。

（2）监测白细胞和中性粒细胞计数，当粒细胞绝对值低于 1.0×10^9/L 时，给予保护性隔离措施，预防外源性感染。

（3）遵医嘱，按时给予抗细菌、抗真菌、抗病毒药物，维持药物浓度，发挥其最大的药效。

（4）严格执行无菌技术操作，尤其加强留置静脉导管的护理。

（5）避免接触患有传染性疾病的人。

（6）指导患者保持个人卫生，如正确的洗手方法和良好的卫生习惯，经常温水洗浴，勤换内衣；早晚刷牙。饭后漱口；便后 1：5000 高锰酸钾或 1：2000 洗必泰坐浴 20min，女患者会阴护理每日 2 次，注意经期卫生。

（7）有口腔溃疡、牙龈糜烂、出血时，加强口腔护理每日 3 次，0.05%洗必泰与 4%碳酸氢钠交替含漱每日 4 次，1%碘甘油涂口腔患处每日 4 次。

6.化疗期护理

（1）卧床休息为主，协助生活护理。

（2）观察化疗药物的副作用，对症处理。

（3）积极预防感染、出血、静脉炎等。

（4）密切观察血象，粒细胞绝对值低于 0.5×10^9/L 时，应住隔离病房。

（5）预防高尿酸血症，于化疗前、化疗期预防性应用别嘌呤醇减少尿酸的形成，监测肾功能变化，观察有无恶心、呕吐、嗜睡、肾绞痛、痛风等症状，嘱患者多饮水，每日液量不少于 3000ml，碱化尿液，尿 pH7~8，准确记录 24h 出入量。

（6）使用抗癌灵（三氧化二砷）时，须严防外渗，防过敏，并定期查肝肾功能。

7.心理护理

当患者得知身患白血病时，往往在情绪上受到极大打击而不能自持，但是如不告知诊断则会使其无从配合，后果更坏。因此，在适当的时候，采用适当的方式向患者说明诊断是必要的；同时，介绍白血病的现代治疗进展，使其对治疗抱乐观态度。当病情危重恶化时，应采取保护性医疗制度，不应将疾病的全部真相告诉患者。当患者有某些异常行为或精神症状时，预防重于治疗。要细致观察患者有无异常行为，因为在精神急症发生的前几日往往已有异常行为的蛛丝马迹。精神急症包括：自杀的意念或行为，暴力或攻击行为，拒绝治疗，甚至扬言自动出院，狂躁或极度激动，幻觉与精神错乱、反应迟钝等。诊断时要除外颅内器质性病变和某些药物引起的精神症状。护士应作为患者的朋友，理解他们的悲痛，尊重他们的感受，与他们进行有效的沟通，在精神上给予支持，在生活上给予关心、照顾，使患者能够现实地面对生活，积极地配合治疗。

8.其他

（1）针对处于疾病不同时期的患者，直接或间接使患者对诊断、治疗计划和预后有所了解，教育患者正确对待疾病，接受各项治疗与护理。

（2）解释可能发生的并发症、出血和感染，使患者充分了解积极配合预防、治疗的必要性。

（3）介绍治疗白血病的信息和治疗后长期缓解的病例，以建立治疗信心。

（4）宣教良好的生活、卫生、饮食习惯，指导预防感染、出血的方法，做好自我保护。

（5）教育患者必须按照治疗计划坚持治疗，定期随访。

第三节 恶性淋巴瘤护理

（一）恶性淋巴瘤

淋巴瘤是一组原发于淋巴结或淋巴组织的恶性肿瘤，在我国的发病率约为3～4/10万，占肿瘤性疾病的3%～8%。根据病理组织细胞形态学特征的不同，以及起病方式、淋巴结外组织器官的涉及率、病程进展以及对治疗反应的不同，可将本病分为霍奇金病（HD）和非霍奇金淋巴瘤（NHL）两大类。本类疾病共同的临床特征为无痛性、进行性淋巴组织增生，尤以浅表淋巴结肿大为显著，常伴有肝脾肿大，晚期贫血，发热和恶病质表现。由于临床经过变化大，不经治疗，病变将继续发展，终至死亡。

近20年来，由于诊断和治疗方案的不断改进，早期HD患者90%可存活5年。对NHL的认识亦在不断深入，并已有治愈的报道。

1.病因与发病机制

淋巴瘤的病因迄今尚未阐明。多数认为淋巴瘤系多种因素相互作用，导致淋巴组织呈肿瘤性克隆扩增的结果。

（1）病毒病因学说：目前最受重视，与EB病毒有关。

（2）免疫异常：遗传性或后天获得性免疫缺陷伴发淋巴瘤者较正常人为多。

（3）炎症性疾病（主要指HD与结核病的相关性）。

（4）某些职业（苯接触者、橡胶工、木工等）、X线辐射、某些药物（免疫抑制剂）、某些疾病（脊髓灰白质炎、多发性硬化、进行性多灶性脑白质病等）和淋巴瘤的发生有关。

淋巴瘤的病理学特征为正常滤泡结构被大量异常淋巴细胞或组织细胞破坏，被膜周围组织有大量细胞浸润，被膜被破坏，并可侵犯邻近器官，而发生压迫等相应的症状。

2.临床表现

（1）淋巴结肿大：多为无痛性、进行性浅表淋巴结肿大（约占90%），颈部最多见（占60%～80%），其次为腋下（占6%～20%）、腹股沟（6%～12%），肿大的淋巴结质硬，相互间可粘连融合。深部淋巴结肿大，如腹腔、腹膜后及纵隔等部位，常给诊断带来困难。

（2）肝脾肿大：常见于晚期病例。肝脏严重累及者可发生黄疸、腹水，甚至肝功能衰竭而死亡。

（3）淋巴结肿大的压迫症状：肿大的纵隔淋巴结压迫食道，可引起吞咽困难；压迫上腔静脉引起上腔静脉综合征；压迫气管导致咳嗽、胸闷、呼吸困难、发绀等。腹腔淋巴结肿大压迫肠腔引起胀痛、恶心、呕吐等胃肠功能失调症状。腹膜后淋巴结肿大压迫输尿管引起肾盂积水，双侧积水会导致肾功能衰竭；硬膜外肿块导致脊髓压迫症状，有下肢软弱无力，大小便困难，甚至截瘫。上腔静脉、气管或脊髓被压迫均属内科急症，要及时诊断和治疗。

（4）淋巴结外器官侵犯：肺部侵犯较常见，可导致咳嗽、气促、胸闷、胸痛，呼吸衰竭。胸腔积液提示胸部已有广泛病变，是预后不良的征象。其他有胃肠道、骨骼、中枢神经系统等。

（5）全身症状：可有不规则、持续性或周期性发热，盗汗，食欲减退，体重减轻，力，皮肤搔痒等，也有咽部异物感、鼻塞、鼻衄、声音嘶哑和咽喉痛等。

（6）并发白血病：NHL晚期有时发生骨髓浸润，继而转化为白血病，称淋巴瘤性白血病，预后较差。

3.临床分期

根据诊断时病变范围，将HD分为四期，目的是判断HD的严重程度，以选择治疗方案和估计预后。见表 8-3 霍奇金病分期法。

表 8-3 霍奇金病分期法

期	描述
Ⅰ期	病变涉及单个淋巴结区
Ⅱ期	病变涉及横膈一侧 2 个或 2 个以上淋巴结区（Ⅱ）或伴有淋巴结外局部器官或组织涉及（ⅡE）
Ⅲ期	病变涉及横膈两侧淋巴结区（Ⅲ）或伴有脾涉及（ⅢS）或伴有淋巴结外局部器官或组织涉及（ⅢE）
Ⅳ期	弥漫性或播散性涉及 1 个或更多淋巴结外器官或组织，伴有或不伴有淋巴结涉及

4.分期的检查方法

为了确定分期需进行全面的体检，和实验室检查，具体检查方法见（表 8-4）。

表 8-4 霍奇金病临床分期检查方法

诊断检查	①适当的活检，应经血液病学专家鉴定； ②详细的病史，包括发热、盗汗、皮痒及体重减轻； ③全面的体格检查，包括淋巴结、咽淋巴环、肝、脾肿大及骨骼压痛； ④实验室检查，包括血常规及血小板计数、血沉、血清碱性磷酸酶，肝及肾功能； ⑤放射学检查：胸片（正位及侧位）、腹部 CT 扫描、双下肢淋巴管造影； ⑥骨髓象或活检。
必要时的检查	①全胸断层或胸部 CT 扫描； ②胃肠造影、静脉肾盂造影、超声波检查或下腔静脉造影； ③X 线检查骨骼疼痛或压痛区； ④肝活检； ⑤腹窥镜检查； ⑥剖腹探查和脾切除。
其他辅助检查	①全身 ^{67} 镓扫描； ②肝、脾扫描； ③骨扫描； ④有关免疫学检查。

（二）护理

1.观察要点

（1）观察患者肝、脾、淋巴结肿大程度及其出现的相应症状，协助诊断。

（2）监测体温变化，观察热型特点及伴随症状，做好发热期护理。

（3）观察患者有无发绀、呼吸困难等呼吸道受阻或压迫症状，及时救治。

（4）观察化疗、放疗后反应，做好并发症防护。

2.休息早期适当活动，晚期患者应卧床休息。

3.饮食护理　给予高热量、高蛋白、高维生素易消化饮食。

4.口腔护理经常 0.05％洗必泰漱口，预防溃疡与感染。

5.皮肤护理保持皮肤清洁，皮肤搔痒时勿用手抓，可用温水擦洗。

6.发热护理　高热时及时降温，协助多饮水，及时更衣，防受凉感冒。

7.检查护理　护士要了解各项检查的目的、意义和配合，协助患者完成检查，配合医生提高诊治水平。

8.其他

（1）淋巴瘤确诊后，使患者对诊断、治疗和预后有所了解，说明淋巴瘤早期治疗能够根治，即使中期，有计划、较长期的坚持治疗，也能长期缓解或治愈，教育患者接受和配合治疗。

（2）介绍治疗淋巴瘤的信息，消除患者顾虑，建立治疗信心。

（3）指导良好的生活、卫生、饮食习惯，积极预防感染。

（4）出院时教育患者，经化疗、放疗缓解后，仍需定期诱导、巩固治疗，长达 3～5 年之久，嘱患者按治疗计划坚持治疗，定期随访。淋巴瘤Ⅰ期患者局部放疗根治后，一般不需化疗维持巩固，只需定期随访观察。

第九章　内分泌代谢性疾病护理

内分泌系统是机体的两大调节系统之一，它和神经系统一起维持机体与周围环境及机体内环境的平衡，通过分泌高生理效能物质——激素来发挥功能。

内分泌腺及组织发生病变，可引起内分泌系统疾病，其他许多疾病也可以通过代谢紊乱而影响内分泌系统的功能和结构。由于激素的作用受到三方面的牵制，即腺体分泌的调节，腺体本身的分泌能力和靶细胞受体的功能，因此，内分泌的改变往往提示是三者之一发生了病理改变，应注意诊断、鉴别、护理观察及正确的实施医疗、护理措施。

第一节　糖尿病护理

糖尿病是一常见的代谢内分泌疾病，可分为原发性和继发性两类。原发者简称糖尿病。其基本病理生理改变为胰岛素分泌绝对或相对不足，从而引起糖、脂肪和蛋白质代谢紊乱。临床以血糖升高、糖耐量降低和尿糖以及多尿、多饮、多食和消瘦为特点。长期血糖控制不良可并发血管、神经、眼和肾脏等慢性并发症。急性并发症中以酮症酸中毒和高渗非酮性昏迷最多见和最严重。糖尿病的患病率在国内为 2％～3.6％。继发性糖尿病又称症状性糖尿病，大多继发于拮抗胰岛素的内分泌疾病。

（一）病因

本病病因至今未明，目前认为与下列因素有关。

1.遗传因素

遗传因素在糖尿病发病中的重要作用较为肯定，但遗传方式不清。糖尿病患者，尤其成年发病的糖尿病患者有明显的遗传因素已在家系调查中得到证实。同卵孪生子，一个发现糖尿病，另一个发病的机会就很大。

2.病毒感染

尤以柯萨奇病毒B、巨细胞病毒、心肌炎、脑膜炎病毒感染后,导致胰岛β细胞破坏致糖尿病。幼年型发病的糖尿病患者与病毒感染致胰岛功能减退关系更为密切。

3.自身免疫紊乱

糖尿病患者常发现同时并发其他自身免疫性疾病,如甲亢、慢性淋巴细胞性甲状腺炎等。此外,在部分糖尿病患者血清中可发现抗胰岛细胞的抗体。

4.胰高糖素过多

胰岛细胞分泌胰岛糖素,其分泌受胰岛素和生长激素抑制因子的抑制。糖尿病患者常发现胰高糖素水平增高,故认为糖尿病除有胰岛素相对或绝对不足外,还有胰高糖素的分泌增多。

5.其他因素

现公认的现代生活方式、摄入的热卡过高而体力活动减少导致肥胖、紧张的生活工作节奏、社会、精神等应激增加等都与糖尿病的发病有密切的关系。

（二）糖尿病的分类

1.I型糖尿病

其特征为起病较急,三多一少症状典型,有酮症倾向,体内胰岛素绝对缺乏,故必须用胰岛素治疗,多为幼年发病。多伴特异性免疫或自身免疫反应,血中抗胰岛细胞抗体阳性。

2.Ⅱ型糖尿病

多为成年起病,症状不典型,病情进展缓慢。对口服降糖药反应好,但后期可因胰岛β细胞功能衰竭而需胰岛素治疗。本型中有部分糖尿病患者幼年起病、肥胖、有明显遗传倾向,无须胰岛素治疗,称为幼年起病的成年型糖尿病（MODY）。Ⅱ型糖尿病中体重超过理想体重的20%为肥胖型,余为非肥胖型。

3.与营养失调有关的糖尿病（MROM,Ⅲ型）

近年来在热带、亚热带地区发现一些糖尿病患者表现为营养不良、消瘦；需要但不完全依赖胰岛素,对胰岛素的需要量大,且不敏感,但不易发生酮症。发病年龄在10～35岁,有些病例常伴有胰腺炎,提示糖尿病为胰源性,已发现长期食用一种高碳水化合物、低蛋白的木薯与砸型糖尿病有关。该型中至少存在二种典型情况：

（1）纤维结石性胰性糖尿病（FCPD）：小儿期有反复腹痛发作史,病理可见胰腺弥漫性纤维化及胰管的钙化。我国已有该型病例报道。

（2）蛋白缺乏性胰性糖尿病（PDPD）：该型无反复腹痛既往史,有胰岛素抵抗性但无胰管内钙化或胰管扩张。

4.其他类型（继发性糖尿病）

（1）因胰腺损伤、胰腺炎、肿瘤、外伤、手术等损伤了胰岛,引起糖尿病。

（2）内分泌疾病引起的糖尿病：如继发于库欣综合征、肢端肥大症、嗜铬细胞瘤、甲状腺功能亢进症等,升糖激素分泌过多。

（3）药物或化学物质损伤了胰岛β细胞引起糖尿病。

（4）胰岛素受体异常。

（5）某些遗传性综合征伴发的糖尿病。

（6）葡萄糖耐量异常：一般无自觉症状,多见于肥胖者。葡萄糖耐量显示血糖水平高于正常人,但低于糖尿病的诊断标准。有报道,对这部分人跟踪观察,其中50%最终转化为糖尿病。部分经控制饮食减轻体重,可使糖耐量恢复正常。

（7）妊娠期糖尿病（GDM）：指妊娠期发生的糖尿病或糖耐量异常。多数患者分娩后，糖耐量可恢复正常，约1/3患者以后可转化为真性糖尿病。

（三）临床表现

1.代谢紊乱综合征

（1）Ⅰ型糖尿病：以青少年多见，起病急，症状有口渴、多饮、多尿、多食、善饥、乏力，组织修复力和抵抗力降低，生长发育障碍等，易发生酮症酸中毒。

（2）Ⅱ型糖尿病：40岁以上，体型肥胖的患者多发。症状较轻，有些患者空腹血糖正常，仅进食后出现高血糖，尿糖阳性。部分患者饭后胰岛素分泌持续增加，3～5h后甚至引起低血糖。在急性应激情况下，患者亦可能发生酮症酸中毒。

2.糖尿病慢性病变

（1）心血管病变：大、中动脉硬化主要侵犯主动脉、冠状动脉、大脑动脉、肾动脉和肢体外周动脉，引起冠心病（心肌梗死）、脑血栓形成、肾动脉硬化、肢体动脉硬化等。患病年龄较轻，病情进展也较快。冠心病和脑血管意外的患病率较非糖尿病者高2～3倍，是近代糖尿病的主要死因。肢体外周动脉硬化常以下肢动脉病变为主，表现为下肢疼痛、感觉异常和间歇性跛行等症状，严重者可导致肢端坏疽，糖尿病者肢端坏疽的发生率约为正常人的70倍，我国少见。心脏微血管病变及心肌代谢紊乱，可导致心肌广泛损害，称为糖尿病性心肌病。其主要表现为心律失常、心力衰竭、猝死。

（2）糖尿病性肾病变：糖尿病史超过10年者合并肾脏病变较常见，主要表现在糖尿病性微血管病变，毛细血管间肾小球硬化症，肾动脉硬化和慢性肾盂肾炎。毛细血管间肾小球硬化症表现为蛋白尿、水肿、高血压，Ⅰ型糖尿病患者约40%死于肾功能衰竭。

（3）眼部病变：糖尿病患者眼部表现较多，血糖增高可使晶体和眼液（房水和玻璃体）中葡萄糖浓度也相应增高，临床表现为视觉模糊、调节功能减低、近视、玻璃体混浊和白内障。最常见的是糖尿病视网膜病变。糖尿病病史超过10～15年，半数以上患者出现这些并发症，并可有小静脉扩张、水肿、渗出、微血管病变，严重背可导致失明。

（4）神经病变：最常见的是周围神经病变，病程在10年以上者90%以上均出现。临床表现为对称性长袜型感觉异常，轻者为对称性麻木、触觉过敏、蚁行感。典型症状是针刺样或烧灼样疼痛，卧床休息时明显，活动时可稍减轻，以致患者不能安宁，触觉和疼觉在晚期减退是患者肢端易受创伤的原因。亦可有运动神经受累，肌张力低下、肌力减弱、肌萎缩等晚期运动神经损害的表现。自主神经损害表现为体位性低血压、瞳孔小而不规则、光反射消失、泌汗异常、心动过速、胃肠功能失调、胃张力降低、胃内容物滞留、便秘与腹泻交替、排尿异常、尿潴留、尿失禁、性功能减退、阳萎等。

（5）皮肤及其他病变：皮肤感染极为常见，如疖、痈、毛囊炎。真菌感染多见于足部感染，阴道炎、肛门周围脓肿。

（四）实验室检查

（1）空腹尿糖、餐后2h尿糖阳性。

（2）空腹血糖>7mmol/L，餐后2h血糖>11.1mmol/L。

（3）血糖、尿糖检查不能确定糖尿病诊断时，可作口服葡萄糖耐量试验，如糖耐量减低，又能排除非糖尿病所致的糖耐量降低的因素，则有助于糖尿病的诊断。

（4）血浆胰岛素水平：胰岛素依赖型者，空腹胰岛素水平低于正常值。

（五）护理观察要点

1.病情判断

糖尿病患者入院后首先要明确患者是属于哪一型的，是Ⅰ型还是Ⅱ型。病情的轻重、有无并发症，包括急性和慢性并发症。对予合并急性并发症如糖尿病酮症酸中毒，高渗非酮性昏迷等应迅速抢救，做好给氧、输液、定时检测血糖、血气分析、血电解质及尿糖、尿酮体等检查准备。

2.胰岛素相对或绝对不足所致代谢紊乱症群观察

（1）葡萄糖利用障碍：由于肝糖原合成降低，分解加速，糖异生增加，临床出现明显高血糖和尿糖，口渴、多饮、多尿，善饥多食症状加剧。

（2）蛋白质分解代谢加速，导致负氮平衡，患者表现为体重下降、乏力，组织修复和抵抗力降低，儿童则出现发育障碍、延迟。

（3）脂肪动用增加，血游离脂肪酸浓度增高，酮体的生成超过组织排泄速度，可发展为酮症及酮症酸中毒。脂肪代谢紊乱可导致动脉粥样硬化，影响眼底动脉、脑动脉、冠状动脉、肾动脉及下肢动脉，发生相应的病变如心肌梗死、脑血栓形成、肾动脉硬化、肢端坏死等。

3.其他糖尿病慢性病变观察

神经系统症状、视力障碍、皮肤变化，有无创伤、感染等。

4.生化检验

尿糖、血糖、糖化血红蛋白、血脂、肝功能、肾功能、血电解质、血气分析等。

5.糖尿病酮症酸中毒观察

（1）诱因：常见的是感染、胰岛素中断或减量过多、饮食不当、外伤、手术、分娩、情绪压力、过度疲劳等，对胰岛素的需要量增加。

（2）症状：烦渴、多尿、消瘦、软弱加重，逐渐出现恶心、呕吐、脱水，甚至少尿、肌肉疼痛、痉挛。亦可有不明原因的腹部疼痛，中枢神经系统有头痛、嗜睡，甚至昏迷。

（3）体征：①有脱水征：皮肤干燥，缺乏弹性、眼球下陷；②库司毛耳呼吸：呼吸深快和节律不整，呼气有酮味（烂苹果味）；③循环衰竭表现：脉细速、四肢厥冷、血压下降甚至休克；④各种反射迟钝、消失、嗜睡甚至昏迷。

（4）实验室改变：血糖显著升高>16.7mmol／L，血酮增高，二氧化碳结合力降低、尿糖及尿酮体呈强阳性反应，血白细胞增高。酸中毒失代偿期血 pH<7.35，动脉 HCO_3^- 低于15mmol／L，剩余碱负值增大，血 K^+、Na^+、Cl^- 降低。

6.低血糖观察

（1）常见原因：糖尿患者过多使用胰岛素，口服降糖药物，进食减少，或活动量增加而未增加食物的摄入。

（2）症状：头晕、眼花、饥饿感、软弱无力、颤抖、出冷汗、心悸、脉快、严重者出现精神、神经症状甚至昏迷。

（3）体征：面色苍白、四肢湿冷、心率加快、初期血压上升后期下降，共济失调，定向障碍甚至昏迷。

（4）实验室改变：血糖<2.78mmol／L。

7.高渗非酮性糖尿病昏迷的观察

（1）诱因：最常见于老年糖尿病患者，常突然发作。感染、急性胃肠炎、胰腺炎、脑血管意外、严重肾脏疾患、血液透析治疗、手术及服用加重糖尿病的某些药物：如可的松、免疫抑制剂、噻嗪类利尿剂，在病程早期因误诊而输入葡萄糖液、口服大量糖水、牛奶，诱发或促使病情发展恶化，出现高渗非酮性糖尿病昏迷。

（2）症状：多尿、多饮、发热、食欲减退、恶心、失水、嗜睡、幻觉、上肢震颤、最后陷入昏迷。

（3）体征：失水及休克体征。

（4）实验室改变：高血糖>33.0mmol／L、高血浆渗透压>330mmol／L，高钠血症>155mmol／L，和氮质血症，血酮、尿酮阴性或轻度增高。

（六）检查护理

1.血糖关于血糖的监测

目前国内大多地区一直用静脉抽取血浆（或离心取血清）测血糖，这对于病情轻，血糖控制满意者，只需数周观察一次血糖者仍是目前常用方法。但这种方法不可能自我监测。近年来袖珍式快速毛细血管血糖计的应用日渐趋普遍，用这种方法就可能由患者自己操作，进行监测。这种测定仪器体积较小，可随身携带，取手指血或耳垂血，只需一滴血，滴在血糖试纸条的有试剂部分，袖珍血糖计的种类很多，从操作来说大致可分二类，一类是要抹去血液的，另一类则不必抹去血液。约 1min 左右即可得到血糖结果。血糖监测的频度应该根据病情而定。袖珍血糖计只要操作正确，即可反映血糖水平，但操作不符合要求，如对于要抹去血液的血糖计，如血液抹得不干净、血量不足、计时不准确等可造成误差。国外医院内设有专门的 DM 教员，由高级护师担任，指导患者正确的使用方法、如何校正血糖计、更换电池等。

（1）空腹血糖：一般指过夜空腹 8h 以上，于晨 6~8 时采血测得的血糖。反映了无糖负荷时体内的基础血糖水平。测定结果可受到前 1d 晚餐进食量及成份、夜间睡眠情况、情绪变化等因素的影响。故于测试前晚应避免进食过量或含油脂过高的食物，在保证睡眠及情绪稳定时检测。一般从肘静脉取血，止血带压迫时间不宜过长，应在几秒内抽出血液，以免血糖数值不准确。采血后立即送检。正常人空腹血糖为 3.8~6.1mmol／L，如空腹血糖大于 7mmol／L，提示胰岛分泌能力减少 3／4。

（2）餐后 2h 血糖：指进餐后 2h 所采取的血糖。有标准餐或随意餐 2 种进餐方式。标准餐是指按统一规定的碳水化合物含量所进的饮食，如 100g 或 75g 葡萄糖或馒头 100g 等；随意餐多指患者平时常规早餐，包括早餐前、后常规服用的药物，为平常治疗效果的 1 个观察指标。均反映了定量糖负荷后机体的耐受情况。正常人餐后 2h 血糖应小于 7mmol／L。

（3）即刻血糖：根据病情观察需要所选择的时间采血测定血糖，反映了所要观察时的血糖水平。

（4）口服葡萄糖耐量试验（OGTT）：观察空腹及葡萄糖负荷后各时点血糖的动态变化，了解机体对葡萄糖的利用和耐受情况，是诊断糖尿病和糖耐量低减的重要检查。①方法：空腹过夜 8h 以上，于晨 6~8 时抽血测定空腹血糖，抽血后即饮用含 75g 葡萄糖的溶液（75g 葡萄糖溶于 250~300ml，20~30℃的温开水中，3~5min 内饮完），于饮糖水后 1h、2h 分别采血测定血糖；②判断标准：成人服 75g 葡萄糖后 2h 血糖≥11.1mmol／L 可诊断为糖尿病。血糖在 7~11.1mmol／L 之间为葡萄糖耐量低减（IGT）。

要熟知本试验方法，并注意以下影响因素：①饮食因素：试验前 3d 要求饮食中含糖量每日不少于 150g；②剧烈体力活动：在服糖前剧烈体力活动可使血糖升高，服糖后剧烈活动可致低血糖反应；③精神因素：情绪剧烈变化可使血糖升高；④药物因素影响：如避孕药、心得安等应在试验前 3d 停药。此外，采血时间要准确，要及时观察患者的反应。

（5）馒头餐试验：原理同 OGTT。本试验主要是对已明确诊断的糖尿病患者，须了解其对定量糖负荷后的耐受程度时选用。也可适用于不适应口服葡萄糖液的患者。准备 100g

的馒头一个，其中含碳化合物的量约等于75g葡萄糖；抽取空腹血后食用，10min内吃完，从吃第1口开始计算时间，分别是于食后1h、2h采血测定血糖。结果判断同OGTT。

2.尿糖

检查尿糖是诊断糖尿病最简单的方法，正常人每天仅有极少量葡萄糖从尿中排出（小于100mg/d），一般检测方法不能测出。如果每日尿中排糖量大于150mg，则可测出。但除葡萄糖外，果糖、乳糖或尿中一些还原性物质（如吗啡、水杨酸类、水化氯醛、氨基比林、尿酸等）都可发生尿糖阳性。尿糖含量的多少除反映血糖水平外，还受到肾糖阈的影响，故对尿糖结果的判定要综合分析。下面是临床常用的尿糖测定的方法。

（1）定性测定：为较粗糙的尿糖测定方法，依尿糖含量的高低，分为5个等级（表9-1）。因检测方便，易于为患者接受。常用班氏试剂检测法：试管内滴班氏试剂20滴加尿液2滴煮沸冷却，观察尿液的颜色以判断结果。近年来尿糖试纸亦广泛应用，为患者提供了方便。根据临床需要，常用以下几种测定形式。

表9-1 尿糖定性结果

颜色	定性	定量（g/dl）
蓝色	0	0
绿色	+	<0.5
黄色	++	0.5~1
橘红	+++	1~2
砖红	++++	>2

（2）随机尿糖测定：常做为粗筛检查。随机留取尿液测定尿糖，其结果反映测定前末次排尿后至测定时这一段时间所排尿中的含糖量。

（3）次尿糖测定：也称即刻尿糖测定。方法是准备测定前先将膀胱内原有尿液排尽，适量（200ml）饮水，30min后再留尿测定尿糖，此结果反映了测定当时尿中含糖量，常作为了解餐前血糖水平的间接指标。常用于新入院或首次使用胰岛素的患者、糖尿病酮症酸中毒患者抢救时，可根据三餐前及睡前四次尿糖定性结果，推测患者即时血糖水平，以利随时调整胰岛素的用量。

（4）分段尿糖测定：将1d（24h）按3餐进食，睡眠分为4个阶段，测定每个阶段尿中的排糖情况及尿量，间接了解机体在3餐进餐后及夜间空腹状态下的血糖变化情况，作为调整饮食及治疗药物用量的观察指标。方法为按四段时间分别收集各阶段时间内的全部尿液，测量各段尿量并记录，分别留取四段尿标本10ml测定尿糖。第1段：早餐后至午餐前（上午7~11时）；第2段：午餐后至晚餐前（上午11时~下午5时）；第3段：晚餐后至睡前（下午5时~晚上10时）；第4段：入睡后至次日早餐前（晚上10时~次日上午7时）。

（5）尿糖定量测定：指单位时间内排出尿糖的定量测定。通常计算24h尿的排糖量。此项检查是对糖尿患者病情及治疗效果观察的一个重要指标。方法如下：留取24h全部尿液收集于一个储尿器内，测量总量并记录，留取10ml送检，余尿弃之。或从已留取的四段尿标本中用滴管依各段尿量按比例（50ml取1滴）吸取尿液，混匀送检即可。经葡萄糖氧化酶法测定每100ml尿液中含糖量，结果乘以全天尿量（ml数），再除以100，即为检查日24h排糖总量。

（七）饮食治疗护理

饮食治疗是糖尿病治疗中最基本的措施。通过饮食控制，减轻胰岛β细胞负担，以求恢复或部分恢复胰岛的分泌功能，对于年老肥胖者饮食治疗常常是主要或单一的治疗方法。

1.饮食细算法

（1）计算出患者的理想体重：

身高（cm）－105=kg体重

（2）饮食总热卡的估计：根据理想体重和工作性质，估计每日所需总热量。

儿童、孕妇、乳母、营养不良及消瘦者、伴有消耗性疾病者应酌情增加；肥胖者酌减，使患者体重逐渐下降到正常体重的±5%左右。

（3）食物中糖、蛋白质、脂肪的分配比例：蛋白质按成人每日每千克体重（1～1.5）×10^{-3}kg计算，脂肪世约每日每千克体重（0.6～1）×10^{-3}kg，从总热量中减去蛋白质和脂肪所供热量，余则为糖所提供的热量。总括来说：糖类约占饮食总热量的50%～60%，蛋白质约占12%～15%，脂肪约占30%。但近来有实验证明，在总热卡不变的情况下，增加糖供热卡的比例，即糖类占热卡的60%～65%，对糖尿病的控制有利。此外，在糖类食物中，以高纤维碳水化合物更为有利。

（4）热卡分布：三餐热量分布约1/5、2/5、2/5或1/3、1/3、1/3，亦可按饮食习惯和病情予以调整，如可以分为四餐等。

2.饮食粗算法

（1）肥胖患者，每日主食4～6两（200～300g），副食中蛋白质约30～60g，脂肪25g。

（2）体重在正常范围者：轻体力劳动每日主食250～400g，重体力劳动，每日主食400～500g。

3.注意事项

（1）首先向患者阐明饮食治疗的目的和要求，使患者自觉遵守医嘱按规定进食。

（2）应严格定时进食，对于使用胰岛素治疗的患者，尤应注意。如因故不能进食，餐前应暂停注射胰岛素，注射胰岛素后，要定时进食。

（3）除三餐主食外，糖尿患者不宜食用糖和糕点甜食。水果含糖量多，病情控制不好时应禁止食用；病情控制较好，可少量食用。医护人员应劝说患者亲友不送其它食物，并要检查每次进餐情况，核对数量是否符合要求，患者是否按量进食。

（4）患者需甜食时，一般食用糖精或木糖醇或其它代糖品。

（5）控制饮食的关键在于控制总热量。在治疗开始，患者会因饮食控制而出现易饥的感觉，此时可增加蔬菜，豆制品等副食。在蔬菜中碳水化合物含量少于5%的有南瓜、青蒜、小白菜、油菜、菠菜、西红柿、冬瓜、黄瓜、芹菜、大白菜、茄子、卷心菜、茭白、韭菜、丝瓜、倭瓜等。豆制品含碳水化合物为1%～3%的有豆浆，豆腐，含4%～6%的有豆腐干等均可食用。

（6）在总热量不变的原则下，凡增加一种食物应同时相应减去其它食物，以保证平衡。指导患者熟悉并灵活掌握食品热量交换表。

（7）定期测量体重，一般每周1次。定期监测血糖、尿糖变化，观察饮食控制效果。

（8）当患者腹泻或饮食锐减时，要警惕腹泻诱发的糖尿病急性并发症，同时也应注意有无电解质失衡，必要时给予输液以免过度脱水。

（八）运动疗法护理

1.运动的目的

运动能促进血循环中的葡萄糖与游离脂肪酸的利用，降低血糖、甘油三酯，增加人体对胰岛素的敏感性，使胰岛素与受体的结合率增加。尤其对肥胖的糖尿病患者，运动既可减轻体重，降低血压，又能改善机体的异常代谢状况，改善血液循环与肌肉张力，增强体力，同时还能减轻患者的压力和紧张性。

2.运动方式

最好做有氧运动，如散步、跑步、骑自行车、做广播操、游泳、爬山、打太极拳、打羽毛球、滑冰、划船等。其中步行安全简便，容易坚持，可作为首选的锻炼方式。如步行30min约消耗能量0.4J，如每天坚持步行30min，1年内可减轻体重4kg。骑自行车每小时消耗1.2J，游泳每小时消耗1.2J，跳舞每小时消耗1.21J，球类活动每小时消耗1.6～2.0J。

3.运动时间的选择

Ⅱ型患者运动时肌肉利用葡萄糖增多、血糖明显下降，但不易出现低血糖。因此，Ⅱ型患者什么时候进行运动无严格限制。Ⅰ型患者在餐后0.5～1.5h

运动较为合适，可使血糖下降。

4.注意事项

（1）在运动前，首先请医生评估糖尿病的控制情况，有无增殖性视网膜病变、肾病和心血管病变。有微血管病变的糖尿病患者，在运动时最大心率应限制在同年龄正常人最大心率的80%～85%，血压升高不要超过26.6／13.8kPa，晚期病变者，应限于快步走路或轻体力活动。

（2）采用适中的运动量，逐渐增加，循序渐进。

（3）不在胰岛素作用高峰时间运动，以免发生低血糖。

（4）运动肢体注射胰岛素，可使胰岛素吸收加快，应予注意。

（5）注意运动诱发的迟发性低血糖，可在运动停止后数小时发生。

（6）制定运动计划，持之以恒，不要随便中断，但要避免过度运动，反而使病情加重。

（九）口服降糖药物治疗护理

口服降糖药主要有磺脲类和双胍类，是治疗大多数Ⅱ型的有效药物。

1.磺脲类

包括D860、优降糖、达美康、美吡哒、克糖利、糖适平等。

（1）作用机制：主要是刺激胰岛β细胞释放胰岛素，还可以减少肝糖原输出，增加周围组织对糖的利用。

（2）适应证与禁忌证：只适用于胰岛β细胞有分泌胰岛素功能者。①Ⅱ型的轻、中度患者；②单纯饮食治疗无效的Ⅱ型；③Ⅰ型和重度糖尿病、有酮症史或出现严重的并发症以及肝、肾疾患和对磺脲类药物过敏者均不宜使用。

（3）服药观察事项：①磺脲类药物，尤其是优降糖，用药剂量过大时，可发生低血糖反应，甚至低血糖昏迷，如果患者伴有肝、肾功能不全或同时服用一些可以延长磺脲类药物作用时间的药物，如心得安、苯妥英钠、水杨酸制剂等都可能促进低血糖反应出现；②胃肠道反应，如恶心、厌食、腹泻等。出现这些副作用时，服用制酸剂可以使症状减轻；③出现较少的副作用如过敏反应，表现为皮肤红斑、荨麻疹；④发生粒细胞减少，血小板减少、全血细胞减少和溶血性贫血。这些症状常出现在用药6～8周后，出现这些症状或副作用时，应及时停药和予以相应处理。

2.双胍类

常用药物有降糖片（二甲双胍）。降糖灵现已少用。

（1）作用机制：双胍类降糖药可增加外周组织对葡萄糖的利用，减少糖原异生，使肝糖原输出下降，也可通过抑制肠道吸收葡萄糖、氨基酸、脂肪、胆固醇来发挥作用。

（2）适应证：①主要用于治疗Ⅱ型中经饮食控制失败者；②肥胖需减重但又难控制饮食者；③Ⅰ型用胰岛素后血糖不稳定者可加服降糖片；④已试用磺脲类药物或已加用运动治疗失效时。

（3）禁忌证：①凡肝肾功能不好、低血容量等用此药物易濡发乳酸性酸中毒；②Ⅰ型糖尿病者不能单用此药；③有严重糖尿病并发症。

（4）服药观察事项：服用本药易发生胃肠道反应，因有效剂量与发生副作用剂量很接近，常见胃肠症状有厌食、恶心、呕吐、腹胀、腹泻等；多发生在用药 1~2d 内，易致体重下降，故消瘦者慎用。双胍类药物可抑制维生素 B_{12} 吸收，导致维生素 B_{12} 缺乏；可引起乳酸性酸中毒；长期服用可致嗜睡、头昏、倦怠、乏力。

（十）胰岛素治疗护理

胰岛素能加速糖利用，抑制糖原异生以降低血糖，并改善脂肪和蛋白质代谢，目前使用的胰岛素制剂是从家畜（牛、猪）或鱼的胰腺制取，现已有人工基因重组合成的人胰岛素，也常用，如诺和灵、优泌林等。因胰岛素是一种蛋白质，口服后易被消化酶破坏而失效，故需用注射法给药。

1.适应证

①Ⅰ型患者。②重型消瘦型；③糖尿病急性并发症或有严重心、肾、眼

并发症的糖尿病；④饮食控制或口服降糖药不能控制病情时；⑤外科大手术前后；⑥妊娠期、分娩期。

2.制剂类型

可分为速（短）效、中效和长效三种。三种均可经皮下或肌肉注射，而仅短效胰岛素可作静脉注射用。

3.注意事项

（1）胰岛素的保存：长效及中效胰岛素在 5℃可放置 3 年效价不变，而普通胰岛素（RI）在 5℃放置 3 个月后效价稍减。一般而言，中效及长效胰岛素比 RI 稳定。胰岛素在使用时放在室温中 1 个月效价不会改变。胰岛素不能冰冻，温度太低可使胰岛素变性。在使用前应注意观察，如发现有异样或结成小粒的情况应弃之不用。

（2）注射胰岛素剂量需准确，用 1ml 注射器抽吸。要注意剂量换算，有的胰岛素 1ml 内含 40U，也有含 80、100U 的，必须分清，注意不要把 U 误认为 ml。

（3）使用时注意胰岛素的有效期，一般各种胰岛素出厂后有效期多为 1~2 年，过期胰岛素影响效价。

（4）用具和消毒：1ml 玻璃注射器及针头用高压蒸气消毒最理想，在家庭中可采用 75% 乙醇浸泡法，每周用水煮沸 15min。现多采用一次性注射器、笔式胰岛素注射器等。

（5）混合胰岛素的抽吸：普通胰岛素（RI）和鱼精蛋白锌胰岛素（PZI）同时注射时要先抽 RI 后抽 PZI 并充分混匀，因为 RI 是酸性，其溶液不含酸碱缓冲液，而 PZI 则含缓冲液，若先抽 PZI 则可能使 RI 因 pH 改变而变性，反之，如果把小量 RI 混至 PZI 中，因 PZI 有缓冲液，对 pH 的影响不大。另外 RI 与 PZI 混合后，在混合液中 RI 的含量减少，而 PZI 含量增加，这是因为 PZI 里面所含鱼精蛋白锌只有一部分和胰岛素结合，一部分没有结合，当 RI 与其混合后，没有结合的一部分能和加入的 RI 结合，使其变成 PZI。大约 1U 可结合 0.5U，也有人认为可以结合 1U。

（6）注射部位的选择与轮替：胰岛素采用皮下注射法，宜选择皮肤疏松部位，如上臂

三角肌、臀大肌、股部、腹部等，若患者自己注射以股部和腹部最方便。注射部位要有计划地轮替进行（左肩→右肩→左股→右股→左臀→右臀→腹部→左肩），针眼之间应间隔1.5～2cm，1周内不要在同一部位注射2次。以免形成局部硬结，影响药物的吸收及疗效。

（7）经常运动的部位会造成胰岛素吸收太快，应避免注射。吸收速度依注射部位而定，如普通胰岛素（RI）注射于三角肌后吸收速度快于大腿前侧，大腿、腹部注射又快于臀部。

（8）餐前15～30min注射胰岛素，严格要求患者按时就餐，注射时间与进餐时间要密切配合好，防止低血糖反应的发生。

（9）各种原因引起的食欲减退、进食量少或因胃肠道疾病呕吐、腹泻、而未及时减少胰岛素用量，都可引起低血糖，因此注射前要注意患者的病情变化，询问进食情况，如有异常，及时报告医师做相应处理。

（10）如从动物胰岛素改换成人胰岛素，则应减少剂量，大约减少1/4剂量。

4.副反应观察

（1）低血糖反应：是最常见副反应，其反应有饥饿、头晕、软弱、心悸、出汗、脉速等，重者晕厥、昏迷、癫痫等，轻者进食饼干、糖水，重者静注50％的葡萄糖20～40ml。

（2）过敏反应：极少数人有，如荨麻疹、血管神经性水肿、紫癜等。可用抗组织胺类药物，重者需调换胰岛素剂型，或采用脱敏疗法。

（3）胰岛素性浮肿：多发生在糖尿病控制不良、糖代谢显著失调经胰岛素治疗迅速得到控制时出现。表现为下肢轻度浮肿直至全身性浮肿，可自然消退。处理方法主要给患者低盐饮食、限制水的摄入，必要时给予利尿剂。

（4）局部反应：注射部位红肿、发痒、硬结、皮下脂肪萎缩等，多见于小儿与青年。预防可采用高纯度胰岛素制剂，注射部位轮替、胰岛素深部注射法。

（十一）慢性并发症的护理

1.感染的预防护理

糖尿病患者因三大代谢紊乱，机体抵抗力下降，易发生各种感染，因此，需采取以下护理措施：

（1）加强皮肤护理：因高血糖及维生素B代谢紊乱，可致皮肤干燥、发痒；在酮症酸中毒时酮体自汗腺排出可刺激皮肤而致瘙痒。故须勤沐浴，以减轻刺痒，避免因皮肤抓伤而引起感染，皮肤干燥者可涂擦羊毛脂保护。

（2）女患者因尿糖刺激，外阴常瘙痒，必须每晚用温水清洗，尿后可用4％硼酸液冲洗。

（3）对皮肤感觉障碍者，应避免任何刺激。避免用热水袋保暖，防止烫伤。

（4）每晚用温水泡脚，水温不宜过热，防止烫伤。穿宽松柔软鞋袜，修剪趾甲勿损伤皮肤，以免发生感染，形成糖尿病足。

（5）保持口腔卫生，坚持早晚刷牙，饭后漱口，酮症酸中毒患者口腔有烂苹果味，必须加强口腔护理。

（6）嘱患者预防呼吸系统感染，及时增减衣服，注意保暖，已有感染时，应及时治疗，预防并发肺炎。

（7）根据细菌感染的病变部位，进行针对性观察护理。如泌尿道感染时，要注意有无排尿困难、尿少、尿频、尿痛等症状，注意尿标本的收集，保持外阴部清洁；皮肤化脓感染时进行清洁换药。

2.糖尿病肾脏病变护理

除积极控制高血糖外，主要是限制患者活动，给予低盐高蛋白饮食，对应用激素的患者，注意观察用药效果和副作用。一旦出现肾衰，则需限制蛋白。由于肾功能衰竭，胰岛素灭活减弱，一些应用胰岛素治疗的患者，常因胰岛素未能及时调整而产生低血糖反应，甚至低血糖昏迷。

3.神经病变的护理

（1）密切观察病情，及早控制高血糖，以减轻或预防神经病变。

（2）对于因周围神经损害而剧烈疼痛者除用止痛剂及大量维生素 B_1 外，要进行局部按摩和理疗，以改善血液循环。对于那些痛觉异常过敏，不能接触皮肤，甚至接触被服亦难忍受者，要注意室内保暖，用支撑架支撑被褥，以避免接触引起的剧痛，并注意安慰患者，解除其烦恼。教会患者每天检查足部，预防糖尿病足的发生。

（3）如出现五更泻或膀胱收缩无力等自主神经症状，要注意勤换内裤、被褥，做好肛周清洁护理，防止损伤肛周皮肤。

（4）对膀胱收缩无力者，鼓励患者定时自行解小便和按压下腹部尽量排出残余尿。并要训练患者白天每2～3小时排尿一次，以弥补排尿感缺乏造成的不足。尿潴留明显须导尿时应严格无菌技术操作，采用闭式引流，每日用1：5000呋喃西林液冲洗膀胱，病情允许时尽早拔尿管。

（5）颅神经损害者，依不同病变部位采取不同的措施，如面神经损害影响眼睛不能闭合时，应注意保护眼睛，定期涂眼膏、戴眼罩。第Ⅸ、Ⅹ对颅神经损害进食困难者，应鼻饲流质饮食、维持营养，并防止吸入性肺炎、口腔炎及化脓性腮腺炎的发生。

4.糖尿病足的护理

（1）原因：因糖尿病引起神经功能缺损及循环障碍，引起下肢及足部缺血、疼痛、麻木、感觉异常。40岁以上糖尿病患者或糖尿病病史10年以上者，糖尿病足的发病率明显增高。

（2）糖尿病足的危险信号：①吸烟者，因为吸烟可使循环障碍加重；②末梢神经感觉丧失及末梢动脉搏动减弱或消失者；③足的畸形如高足弓爪形趾者；④有足部溃疡或截肢史者。

（3）护理措施：①每日查足部是否有水泡、裂口、擦伤以及其他异常改变。如发现有皮肤发红、肿胀或脓肿等感染征象时，应立即到医院治疗；②每日晚上用温水（低于40℃）及软皂洗足，用柔软而吸水性强的毛巾，轻柔地将脚擦干。然后用羊毛脂或植物油涂抹并按摩足部皮肤，以保护皮肤的柔软性，防止干燥；③如为汗脚者，可放少许滑石粉于趾间、鞋里及袜中；④勿赤足行走，以免足部受伤；⑤严禁用强烈的消毒药物如碘酒等，避免使用侵蚀性药物抹擦鸡眼和胼胝；⑥为防止烫伤足，禁用热水袋、电热毯及其他热源温暖足部。可通过多穿袜子、穿护脚套等保暖。但不要有松紧带，以免妨碍血循环；⑦足部变形者应选择质地柔软、透气性好，鞋头宽大的运动鞋或软底布鞋；⑧每日做小腿和足部运动，以改善血循环；⑨若趾甲干脆，可用1%的硼砂温水浸泡半小时，以软化趾甲；⑩指导患者每天检查并按摩双脚，注意足部皮肤颜色、完整性、表面温度及感染征象等。

（十二）急性并发症抢救护理

1.酮症酸中毒的护理

（1）按糖尿病及昏迷护理常规。

（2）密切观察T、P、R、BP、神志以及全身症状，尤其要注意呼吸的气味，深度和频度的改变。

（3）留好标本提供诊治依据：尽快留取好血糖、钾、钠、氯、CO_2结合力、肾功能、动脉血气分析、尿酮体等标本，及时送检。切勿在输液肢体抽取血标本，以免影响化验结果。

（4）患者入院后立即建立两条静脉通道，一条通道用以输入胰岛素，另一条通道主要用于大量补液及输入抗生素和碱性液体、电解质，以维持水电解质及酸碱平衡。

（5）采用小剂量胰岛素疗法，按胰岛素4～10U／h，如24u胰岛素加入1000ml生理盐水中静滴，调整好输液速度250ml／h，70滴／分钟左右，最好使用输液泵调节。

（6）禁食待神志清醒后改为糖尿病半流或普食。

（7）做好基础护理，预防皮肤、口腔、肺部及泌尿系感染等并发症。

2.低血糖的护理

（1）首先了解胰岛素治疗情况，根据低血糖临床表现作出正确判断（与低血糖昏迷鉴别）。

（2）立即测定血糖浓度。

（3）休息与补糖：低血糖发作时卧床休息，轻者食用少量馒头、饼干等食物，重者（血糖低于2.7mmol／L）立即口服或静注50％葡萄糖40～60ml。

（4）心理护理：对神志清楚者，给予精神安慰，嘱其勿紧张，主动配合治疗。

3.高渗非酮性昏迷的护理

（1）按糖尿病及昏迷护理常规。

（2）严密观察患者神志、精神、体温、脉搏、呼吸、血压、瞳孔等变化。

（3）入院后立即采集血糖、乳酸、CO_2结合力、血pH、K^+、Na^+、Cl^-及血、尿渗透压标本送检，并注意观察其结果，及时提供诊断治疗依据。

（4）立即建立静脉通道，做好补液护理，补液内容应依据所测得的血生化指标参数，正确选择输液种类。无血压下降者遵医嘱静脉滴注低渗盐水（0.45％～0.6％），输入时速度宜慢，慎防发生静脉内溶血及血压下降，注意观察血压、血钠、血糖情况。小剂量应用胰岛素，在血糖稳步下降的同时，严密观察患者有无低血糖的症状，一旦发现及时与医师联系进行处理。补钾时，注意液体勿渗出血管外，以免血管周围组织坏死。

（5）按昏迷护理常规，做好基础护理。

第二节 甲状腺功能亢进症护理

甲状腺功能亢进症（简称甲亢）是由多种病因引起的甲状腺激素分泌过多的常见内分泌病。多发生于女性，发病年龄以20～40岁女性为最多，临床以弥漫性甲状腺肿大、神经兴奋性增高、高代谢综合征和突眼为特征。

（一）病因

甲状腺功能亢进症的病因及发病机制目前得到公认的主要与以下因素有关：

1.自身免疫性疾病

已发现多种甲状腺自身抗体，包括有刺激性抗体和破坏性抗体，其中最重要的抗体是TSH受体抗体（TRAb）。TRAb在本病患者血清阳性检出率约90％左右。该抗体具有加强甲状腺细胞功能的作用。

2.遗传因素

可见同一家族中多人患病，甚至连续几代有患病。同卵双胞胎日后患病率高达50％。书病患者家族成员患病率明显高于普通人群。有研究表明本病有明显的易感基因存在。

3.精神因素可能是本病的重要诱发因素。

（二）临床表现

1.高代谢症群

怕热、多汗、体重下降、疲乏无力、皮肤温暖湿润、可有低热（体温<38℃），碳水化合物、蛋白质及脂肪代谢异常。

2.神经系统

神经过敏、烦躁多虑、多言多动、失眠、多梦、思想不集中。少数患者表现为寡言抑郁、神情淡漠、舌平伸及手举细震颤、腱反射活跃、反射时间缩短。

3.心血管系统

心悸及心动过速，常达 100～120／min，休息与睡眠时心率仍快，收缩压增高，舒张压降低，脉压差增大，严重者发生甲亢性心脏病：①心律失常，最常见的是心房纤颤；②心肌肥厚或心脏扩大；③心力衰竭。

4.消化系统

食欲亢进，大便次数增多或腹泻，肝脏受损，重者出现黄疸，少数患者（以老年人多见）表现厌食，病程长者表现为恶液质。

5.运动系统

慢性甲亢性肌病、急性甲亢性肌病、甲亢性周期性四肢麻痹、骨质稀疏。

6.生殖系统

女性月经紊乱或闭经、不孕，男性性功能减退、乳房发育、阳萎及不育。

7.内分泌系统

可以影响许多内分泌腺体，其中垂体-性腺异常和垂体-肾上腺异常较明显。前者表现性功能和性激素异常，后者表现色素轻度沉着和血 ACTH 及皮质醇异常。

8.造血系统

部分患者伴有贫血，其原因主要是铁利用障碍和维生素 B_{12} 缺乏。部分者有白细胞和血小板减少，其原因可能是自身免疫破坏。

9.甲状腺肿大

甲状腺肿大常呈弥漫性，质较柔软、光滑，少数为结节性肿大，质较硬，可触及震颤和血管杂音（表9-2）。

表9-2 甲状腺肿大临床分度

分度	体征
Ⅰ	甲状腺触诊可发现肿大，但视诊不明显
Ⅱ	视诊即可发现肿大
Ⅲ	甲状腺明显肿大，其外界超过胸锁乳突肌外缘

10.突眼多为双侧性

（1）非浸润性突眼（称良性突眼）：主要由于交感神经兴奋性增高影响眼睑和睑外肌，突眼度小于18mm，可出现下列眼征：①凝视征：睑裂增宽，呈凝视或惊恐状；②瞬目减少征：瞬目少；③上睑挛缩征：睑挛缩，而下视时，上睑不能随眼球同时下降，致使上方巩膜外露；④辐凑无能征：双眼球内聚力减弱。

（2）浸润性突眼（称恶性突眼）：突眼度常大于19mm，患者有畏光、流泪、复视、视力模糊、结膜充血水肿、灼痛、刺痛、角膜暴露，易发生溃疡，重者可失明。

（三）实验室检查

1.反映甲状腺激素水平的检查

（1）血清TT_3（总T_3）、TT_4（总T_4）测定：95%～98%的甲亢患者TT_3、TT_4增高，以TT3增高更为明显。少数患者只有TT_3增高，TT_4则在正常范围。

（2）血清FT_3（游离T_3）、FT_4（游离T_4）测定：FT_3、FT_4是有生物活性的部分。诊断优于TT_3、TT_4测定。

（3）基础代谢率测定：>+15%。

2.反映垂体-甲状腺轴功能的检查

（1）血TSH测定：血中甲状腺激素水平增高可以抑制垂体TSH的分泌，因此，甲亢患者血清TSH水平降低。

（2）甲状腺片抑制试验有助于诊断。

3.鉴别甲亢类型的检查

（1）甲状腺吸^{131}I率：摄取率增高、高峰前移，且不被甲状腺激素抑制试验所抑制。

（2）甲状腺微粒体抗体（TMAb），甲状腺球蛋白抗体（TGAb）：桥本甲状腺炎伴甲亢患者TGAb、TMAb可以明显增高。

（3）甲状腺扫描：对伴有结节的甲亢患者有一定的鉴别诊断价值。

（四）护理观察要点

1.病情判断

以下情况出现提示病情严重。

（1）甲亢患者在感染或其它诱因下，可能会诱发甲亢危象，在甲亢危象前，临床常有一些征兆：①出现精神意识的异常，突然表现为烦躁或嗜睡；②体温增高超过39℃；③出现恶心，呕吐或腹泻等胃肠道症状；④心率在原有基础上增加至120／min以上，应密切观察，警惕甲亢危象的发生。

（2）甲亢患者合并有甲亢性心脏病，提示病情严重，表现为心律失常、心动过速或出现心衰。

（3）患者合并甲亢性肌病，其中危害最大的是急性甲亢肌病，严重者可因呼吸肌受累致死。

（4）恶性突眼患者有眼内异物感、怕光流泪、灼痛、充血水肿常因不能闭合导致失明，会给患者带来很大痛苦，在护理工作中要细心照料。

2.对一般甲亢患者观察要点

（1）体温、脉搏、心率（律）、呼吸改变。

（2）每日饮水量、食欲与进食量、尿量及液体量出入平衡情况。

（3）出汗、皮肤状况、大便次数、有无腹泻、脱水症状。

（4）体重变化，

（5）突眼症状改变。

（6）甲状腺肿大情况。

（7）精神、神经、肌肉症状：失眠、情绪不安、神经质、指震颤、肌无力、肌力消失等改变。

（五）具体护理措施

1.一般护理

（1）休息：①因患者常有乏力、易疲劳等症状，故需有充分的休息、避免疲劳，且休息可使机体代谢率降低；②重症甲亢及甲亢合并心功能不全、心律紊乱，低钾血症等必须卧床休息；③病区要保持安静，室温稍低、色调和谐，避免患者精神刺激或过度兴奋，使患者得到充分休息和睡眠。

（2）为满足机体代谢亢进的需要，给予高热量、高蛋白、高维生素饮食，并多给饮料以补充出汗等所丢失的水份，忌饮浓茶、咖啡等兴奋性饮料，禁用刺激性食物。

（3）由于代谢亢进、产热过多、皮肤潮热多汗，应加强皮肤护理。定期沐浴，勤更换内衣，尤其对多汗者要注意观察，在高热盛暑期，更要防止中暑。

2.心理护理

（1）甲亢是与神经、精神因素有关的内分泌系统心身疾病，必须注意对躯体治疗的同时进行精神治疗。

（2）患者常有神经过敏、多虑、易激动、失眠、思想不集中、烦躁易怒，严重时可抑郁或躁狂等，任何不良刺激均可使症状加重，故医护人员应耐心、温和、体贴，建立良好的护患关系，解除患者焦虑和紧张心理，增强治愈疾病的信心。

（3）指导患者自我调节，采取自我催眠、放松训练、自我暗示等方法来恢复已丧失平衡的心身调节能力，必要时辅以镇静、安眠药。同时医护人员给予精神疏导、心理支持等综合措施，促进甲亢患者早日康复。

（六）检查护理

1.基础代谢率测定（BMR）护理

①测试前晚必须睡眠充足，过度紧张、易醒、失眠者可服用小剂量镇静剂；②试验前晚8时起禁食，要求测试安排在清晨初醒卧床安静状态下测脉率与脉压，采用公式：BMR：（脉率＋脉压）－111进行计算。可做为治疗效果的评估。

2.摄^{131}I率测定护理

甲状腺具有摄取和浓集血液中无机碘作为甲状腺激素合成的原料，一般摄碘高低与甲状腺激素合成和释放功能相平行，临床由此了解甲状腺功能。

（1）方法：检查前日晚餐后不再进食，检查日空腹8：00服^{131}I 2微居里，服后2、4、24h测定其摄^{131}I放射活性值，然后计算^{131}I率。

（2）临床意义：正常人2h摄^{131}I率<15％，4h<25％，24h<45％，摄碘高峰在24h，甲亢患者摄碘率增高，高峰前移。

（3）注意事项：作此试验前，必须禁用下列食物和药品：①含碘较高的海产食品，如鱼虾、海带、紫菜；含碘中药，如海藻、昆布等，应停服1个月以上；②碘剂、溴剂及其它卤族药物，亦应停用1个月以上；③甲状腺制剂（甲状腺干片）应停服1个月；④硫脲类药物，应停用2周；⑤如用含碘造影剂，至少3个月后才进行此项检查。

3.甲状腺片（或T3）抑制试验

护理正常人口服甲状腺制剂可抑制垂体前叶分泌TSH，因而使摄碘率下降。甲亢患者因下丘脑-垂体-甲状腺轴功能紊乱，服甲状腺制剂后，摄碘率不被抑制。亦可用于估计甲亢患者经药物长期治疗结束后，其复发的可能性。

（1）方法：①服药前1d做^{131}I摄取率测定；②口服甲状腺制剂，如甲状腺干片40mg，每日3次，共服2周；或T_3 20／μg，每日3次，共服7d；③服药后再作^{131}I摄取率测定。

（2）临床意义：单纯性甲状腺肿和正常人131I抑制率大于50％，甲亢患者抑制率小于50％。

（3）注意事项：①一般注意事项同摄^{131}I试验；②老年人或冠心病者不宜作此试验；

③服甲状腺制剂过程中要注意观察药物反应,如有明显高代谢副作用应停止进行。

4.血 T_4(甲状腺素)和 T_3(三碘甲腺原氨酸)测定

二者均为甲状腺激素,T_3、T_4测定是目前反映甲状腺功能比较敏感而又简便的方法,检查结果不受血中碘浓度的影响。由于 T_3、T_4 与血中球蛋白结合,故球蛋白高低对测定结果有影响。一般 TT_3、TT_4、FT_3、FT_4、TSH 共五项指标,采静脉血 4ml 送检即可,不受饮食影响。

（七）治疗护理

甲亢发病机制未完全明确,虽有少部病例可自行缓解,但多数病例呈进行性发展,如不及时治疗可诱发甲亢危象和其它并发症。治疗目的是:切除、破坏甲状腺组织或抑制甲状腺激素的合成和分泌,使循环中甲状腺激素维持在生理水平;控制高代谢症状,防治并发症。常用治疗方法有药物治疗、手术次全切除甲状腺、放射性碘治疗三种方法。

1.抗甲状腺药物

常用硫脲类衍生物如他巴唑、甲基(或丙基)硫氧嘧啶。主要作用是阻碍甲状腺激素的合成,对已合成的甲状腺激素不起作用。适用于病情较轻、甲状腺肿大不明显、甲状腺无结节的患者。用药剂量按病情轻重区别对待,治疗过程常分三个阶段:

（1）症状控制阶段:此期约需 2～3 个月。

（2）减量阶段:症状基本消失,心率 80／min 左右,体重增加,T_3、T_4 接近正常,即转为减量期,此期一般用原药量的 2／3 量,约需服药 3～6 个月。

（3）维持阶段:一般用原量的 1／3 量以下,常需 6～12 个月。

（4）用药观察:药物治疗副反应常有:①白细胞减少,甚至粒细胞缺乏,多发生于用药 3～8 周,故需每周复查白细胞 1 次,如 $WBC<4\times10^9／L$ 需加升白细胞药,如 $WBC<3\times10^9／L$,应立即停药,如有咽痛、发烧等应立即报告医师,必要时应予以保护性隔离,防止感染,并用升白细胞药;②药物疹:可给抗组织胺药物,无效可更换抗甲状腺药物;③突眼症状可能加重;④部分患者可出现肝功能损害。

2.心得安

为β受体阻滞剂,对拟交感胺和甲状腺激素相互作用所致自主神经不稳定和高代谢症状的控制均有帮助,可改善心悸、多汗、震颤等症状,为治疗甲亢的常用辅助药。有支气管哮喘史者禁用此药。

3.甲状腺制剂

甲亢患者应用此类药物,主要是为了稳定下丘脑-垂体-甲状腺轴的功能,防止或治疗药物性甲状腺功能减退,控制突眼症状。

4.手术治疗

（1）适应证:①明显甲状腺肿大;②结节性甲状腺肿大;③药物治疗复发,或药物过敏;④无放射性碘治疗条件、又不能用药治疗。

（2）禁忌证:恶性突眼、青春期、老年心脏病、未经药物充分准备。

（3）术后护理:密切观察有否并发症发生,观察有无局部出血、伤口感染、喉上或喉返神经损伤,甲状旁腺受损出现低钙性抽搐或甲亢危象等。

5.放射性同位素碘治疗

（1）适应证:①中度的弥漫性甲亢年龄 30 岁以上;②抗甲状腺药物治疗无效或不能坚持用药;③有心脏病和肝肾疾病不宜手术治疗者。

（2）禁忌证:①妊娠、哺乳期;②年龄 30 岁以下;③WBC 计数低于 $3\times10^9／L$ 者。

（3）护理要点：①服 ^{131}I 后不宜用手按压甲状腺，要注意观察服药后反应，警惕可能发生的甲亢危象症状；②服药后 2h 勿吃固体食物，以防呕吐而丧失 ^{131}I；③鼓励患者多饮水（2000～3000ml/日）至少 2～3d，以稀释尿液，排出体外；④服药后 24h 内避免咳嗽及吐痰，以免 ^{131}I 流失；⑤服 ^{131}I 后一般要 3～4 周才见效，此期应卧床休息，如高代谢症状明显者，宜加用心得安，不宜加抗甲状腺药物；⑥部分患者可暂时出现放射治疗反应，如头昏、乏力、恶心、食欲不振等，一般很快消除；⑦如在治疗后（3～6 个月）出现甲减症状，给予甲状腺激素替代治疗。

（八）并发症护理

1.甲亢合并突眼

（1）对严重突眼者应加强思想工作，多关心体贴，帮助其树立治疗的信心，避免烦躁焦虑。

（2）配合全身治疗，给予低盐饮食，限制进水量。

（3）加强眼部护理，对于眼睑不能闭合者必须注意保护角膜和结膜，经常点眼药，防止干燥、外伤及感染，外出戴墨镜或用眼罩以避免强光、风沙及灰尘的刺激。睡眠时头部抬高，以减轻眼部肿胀，涂抗生素眼膏，并戴眼罩。结膜发生充血水肿时，用 0.5% 醋酸考的松滴眼，并加用冷敷。

（4）突眼异常严重者，应配合医师做好手术前准备，作眶内减压术，球后注射透明质酸酶，以溶解眶内组织的粘多糖类，减低眶内压力。

2.甲亢性肌病

甲亢性肌病是患者常有的症状，常表现为肌无力、轻度肌萎缩、周期性麻痹。重症肌无力和急性甲亢肌病。要注意在甲亢肌病患者中观察病情，尤其是重症肌无力或急性甲亢肌病患者，有时病情发展迅速出现呼吸肌麻痹、一旦发现，要立即通知医师，并注意保持呼吸道通畅，及时清除口腔内分泌物，给氧，必要时行气管切开。

对吞咽困难及失语者，要注意解除思想顾虑，给予流质或半流质饮食，维持必要的营养素、热量供应，可采用鼻饲或静脉高营养。

3.甲亢危象

甲亢危象是甲亢患者的致命并发症，来势凶猛，死亡率高。其诱因主要为感染、外科手术或术前准备不充足、应激、药物治疗不充分或间断等，导致大量甲状腺激素释放入血液中，引起机体反应和代谢率极度增高所致。其治疗原则是迅速降低血中甲状腺激素的浓度，控制感染，降温等对症处理。其护理要点为：

（1）严密观察病情变化，注意血压、脉搏、呼吸、心率的改变、观察神志、精神状态、腹泻、呕吐、脱水状况的改善情况。

（2）安静：嘱患者绝对卧床休息，安排在光线较暗的单人房间内。加强精神护理，解除患者精神紧张，患者处于兴奋状态，烦躁不安时可适当给予镇静剂，如安定 5～10mg。

（3）迅速进行物理降温：头戴冰帽、大血管处放置冰袋、必要时可采用人工冬眠。

（4）备好各种抢救药品、器材。

（5）建立静脉给药途径，按医嘱应用下列药物：①丙基硫氧嘧啶 600mg（或他巴唑 60mg）口服，以抑制甲状腺激素合成。不能口服者可鼻饲灌入；②碘化钠 0.5～1g 加入 10% 葡萄糖液内静滴，以阻止甲状腺激素释放入血，亦可用卢戈液 30～60 滴口服；③降低周围组织对甲状腺激素的反应：常用心得安 20mg，4h 1 次。或肌注利血平 1mg，每日 2 次；④拮抗甲状腺激素，应用氢化考的松 200～300mg 静脉滴入。

（6）给予高热量饮食，鼓励患者多饮水，饮水量每日不少于 2000～3000ml，昏迷者给予鼻饲饮食。注意水电平衡。有感染者应用有效抗生素。

（7）呼吸困难、发绀者给予半卧位、吸氧（2～4L/min）。

（8）对谵妄、躁动者注意安全护理，可用床挡，防止坠床。

（9）昏迷者防止吸入性肺炎，防止各种并发症。

第三节　皮质醇增多症护理

皮质醇增多症又称库欣（Cushing）综合征，是由于多种原因使肾上腺皮质分泌过蹙的糖皮质激素所引起的综合征。主要表现为向心性肥胖、多血质貌、皮肤紫纹、高血压等。女性多于男性，成人多于儿童。

（一）病因

肾上腺皮质通常是在 ACTH 作用下分泌皮质醇，当皮质醇超过生理水平时，就反馈抑制 ACTH 的释放。本病的发生表明皮质醇或 ACTH 分泌调节失衡；或肾上腺无需 ACTH 作用就能自行分泌皮质醇；或是皮质醇对 ACTH 分泌不能发挥正常的抑制作用。

1.原发性肾上腺皮质病变——原发于肾上腺的肿瘤

其中皮质腺瘤约占 20%，皮质腺癌约占 5%，其生长与分泌不受 ACTH 控制。

2.垂体瘤或下丘脑-垂体功能紊乱

继发于下丘脑-垂体病者可引起肾上腺皮质增生称生型皮质醇增多症或库欣病（约占 70%）。

3.异源 ACTH 综合征

由垂体以外的癌瘤产生类 ACTH 活性物质，少数可能产生类促肾上腺皮质激素释放因子（CRF）样物质，刺激肾上腺皮质增生，分泌过多的皮质类固醇。多见于肺燕麦细胞癌（约占 50%），其次是胸腺癌与胰腺癌（约占 10%）。

4.医源性糖皮质激素增多症

由于长期大量应用糖皮质激素治疗所致。

（二）临床表现

1.体型改变

因脂肪代谢障碍造成头、颈、躯干肥胖，即水牛背；尤其是面部，由于两侧颊部脂肪堆积，造成脸部轮廓呈圆型，即满月脸；嘴唇前突微开，前齿外露，多血质面容，四肢消瘦为临床诊断提供线索。

2.蛋白质分解过多

表现皮肤变薄，真皮弹力纤维断裂出现紫纹、肌肉消瘦、乏力、骨质疏松，容易发生骨折。

3.水钠潴留

患者表现高血压、足踝部水肿。

4.性腺功能障碍

表现多毛、痤疮、女性月经减少或停经或出现胡须、喉结增大等，男性可出现性欲减退、阴茎缩小、睾丸变软等。

5.抵抗力降低

患者易发生霉菌及细菌感染，甚至出现菌血症、败血症。

6.精神障碍

患者常有不同程度的情绪变化，如烦躁、失眠、个别患者可发生偏狂。

（三）检查

1.生化检查

（1）尿 17-羟皮质类固醇（17-OHCS）>20mg／24h。

（2）小剂量地塞米松抑制试验不能被抑制。

（3）尿游离皮质醇>110μg／24h。

（4）血浆皮质醇增高，节律消失。

（5）低血钾性碱中毒。

2.肾上腺病变部位检查

腹膜后充气造影、肾上腺同位素扫描、B超或CT扫描等。

3.蝶鞍部位检查

X线蝶鞍正侧位片或断层，CT、扫描，如发现蝶鞍扩大，骨质破坏，说明垂体有占位性病变。

（四）护理

1.观察要点

（1）病情判断：皮质醇增多的临床表现如前所述，但由于病因不同，可有不同表现，应仔细观察，以提供临床诊断依据。肾上腺肿瘤所致的库欣氏综合征没有色素沉着，而垂体性库欣病和异源ACTH综合征由于血浆ACTH高，皮肤色素加深，且以异源ACTH综合征更为明显。肾上腺恶性肿瘤多见于儿童，并且多有性征改变。异源ACTH综合征由恶性肿瘤所致，消瘦、水肿明显，并且有严重低血钾性碱中毒。

（2）观察体型异常状态的改变。

（3）观察心率、有无高血压及心脑缺血表现。

（4）观察有无发热等各种感染症状。

（5）观察皮肤、肌肉、骨骼状态：皮肤干燥、皮下出血、痤疮、创伤化脓、四肢末梢发绀、水肿、多毛、肌力低下、乏力、疲劳感，骨质疏松与病理性骨折等。

（6）观察尿量、尿液性状改变：有无血尿、蛋白尿、尿糖。

（7）观察有无失眠、烦躁不安、抑郁、兴奋、精神异常等表现。

（8）有无电解质紊乱和糖尿病等症状。

（9）有无月经异常、性功能改变等。

2.检查的护理

皮质醇增多症的确诊、病理分类及定位诊断依赖于实验室检查。有没有皮质醇增多症存在，是什么原因引起，在做治疗之前，都需要检查清楚。

（1）筛选试验：检查有无肾上腺皮质分泌的异常，方法有：①24h尿17-OHCS、17-KS、游离皮质醇测定；②血浆皮质醇测定；③皮质醇分泌节律检查：正常皮质醇分泌呈昼夜节律性改变。清晨高，午夜低。检查时可分别于8：00、16：00、24：00抽血测皮质醇。皮质醇增多症患者不但分泌量改变，而且节律消失，下午血皮质醇浓度等于或高于清晨血皮质醇浓度。皮质醇节律消失是该病的早期表现；④小剂量地塞米松抑制试验：（服地塞米松0.5mg，6h 1次，共48h）皮质醇增多症者不受小剂量地塞米松抑制。

（2）定性试验：为了进一步鉴别肾上腺皮质为增生或肿瘤、可行大剂量地塞米松抑制试验。将地塞米松增加至2mg，方法同小剂量法。对肾上腺皮质增生者至少可抑制50％以上，而肾上腺肿瘤或异源 ACTH 综合征呈阴性结果。

（3）其他头颅、胸、肾的 X 线照片、CT、MRI 检查、血生化指标等。

在这些检查中，除了保证方法和收集标本正确外，试验药物的服用时间、剂量的准确是试验成败的关键，护士一定要按量、按时投送药物并看患者服下全部药物，如有呕吐，要补足剂量。

3.预防感染

（1）患者由于全身抵抗力下降，易引起细菌或真菌感染，但感染症状不明显。因此，对患者的日常生活要进行卫生指导。

（2）早期发现感染症状，如出现咽痛、发热以及尿路感染等症状，及时报告医师，及时处理。

4.观察精神症状、防止发生意外

（1）患者多表现为精神不安、抑郁状态、失眠或兴奋状态。失眠往往是精神症状的早期表现，应予重视。护理人员需特别注意抑郁状态之后企图自杀者，患者身边不宜放置危险物品。

（2）患者情绪不稳定时，避免讲刺激性的言语，要耐心倾听其谈话。

（3）要理解患者由于肥胖等原因引起容貌、体态的变化而产生的苦闷，多给予解释、安慰。

5.饮食护理

（1）给予高蛋白、高维生素、低钠、高钾饮食。

（2）患者每餐进食不宜过多或过少，宜均匀进餐，指导患者采用正确摄取营养平衡的饮食。

（3）并发糖尿病者，应按糖尿病饮食要求限制主食摄入量。

6.防止外伤、骨折

（1）患者容易发生肋骨、脊柱自发性骨折，如有骨质疏松、肌力低下，容易挫伤、骨折，应关心患者日常生活活动的安全，防止受伤。

（2）本病患者皮肤菲薄，易发生皮下瘀斑，注射、抽血后按压针眼时间宜长，嘱患者要穿着柔软的睡衣，不要系紧腰带；勿用力搓澡、防止碰伤。

（3）嘱患者在疲劳、倦怠时，不要勉强参加劳动，活动范围与运动量也应有所限制。指导患者遵守日常生活制度。

7.治疗护理

（1）病因治疗：对已查明的垂体或肾上腺腺瘤或腺癌给予手术和（或）放射治疗，去除病因。异位分泌 ACTH 的肿瘤亦争取定位，行手术和（或）放射治疗。

（2）抑制糖皮质激素合成的药物：适用于①存在严重代谢紊乱（低血钾、高血糖、骨质疏松）患者作术前准备。②对不能手术治疗的异位分泌 ACTH 肿瘤患者行姑息性治疗。服药剂量宜由小至大，注意药物副作用，多于饭后服用，以减少胃肠道反应。

（3）并发症的预防与护理：皮质醇增多症如果不予治疗，患者可于数年内死于感染、高血压或自杀，所以对于本病应争取早期诊断、早期治疗，防止并发症、预防感染和外伤，控制高血压及糖尿病；更应注意精神护理，防止自杀。

8.心理护理

（1）绝大多数患者呈向心性肥胖、满月脸、水牛背等特殊状态改变，心理上不愿承受这一现实，医护人员切勿当面议论其外表。

（2）手术是治疗本病的重要手段，患者往往对手术有顾虑而焦躁不安、情绪低落、不思饮食，有的患者因手术费用高，担心预后等也可引起情绪的改变，针对以上心理状态，医护人员应向其讲解手术治疗的效果、手术成功事例及术前注意事项，以消除其顾虑，树立战胜疾病的信心。

第四节 尿崩症

尿崩症是由于抗利尿激素缺乏，或肾远曲小管对抗利尿激素敏感性降低，致肾小管重吸收水的功能障碍，从而引起多尿、烦渴、多饮与尿比重低的一种疾病。以中枢尿崩症（或神经源性尿崩症）最常见。本病是由于下丘脑-神经垂体部位的病变所致（部分病例无明显诱因）。该病可发生于任何年龄，但以青少年多见。分为特发性和继发性两种类型，前者病因不明，后者多为下丘脑-神经垂体部位的病变所引起。常见病因有下丘脑和垂体的肿瘤、颅脑外伤、手术、颅内感染、浸润性病变等。

一、临床表现

（一）主要症状

1.尿量增多

尿量 5～10 升/24 小时，最多可达 18 升，夜尿多。

2.尿比重降低

常在 1.005 以下，尿色淡如清水。

3.烦渴多饮

喜冷饮，一般摄入水量约等于排出水量。

4.中枢系统症状

肿瘤、颅脑外伤及手术累及口渴中枢时，除头痛、视力改变、嗜睡等症状外，也可出现谵妄、痉挛、呕吐等。

5.意识不清

严重失水未及时补充，可出现意识不清，血浆渗透压与血清钠浓度明显升高，甚至死亡。

（二）辅助检查

1.尿液检查

尿量多在 4 升/天以上；尿比重多小于或等于 1.005；尿渗透浓度（压）小于 300 mmol/L。

2.血渗透浓度（压）

血浆渗透浓度可高于 300 mol/L（正常参考值为 280～295 mol/L）。

3.禁水-加压素试验

是最常见的有助于诊断垂体性尿崩症的功能试验（见本节护理部分）。

4.影像学检查

因肿瘤、浸润性疾病所致尿崩症宜摄头颅平片、CT、磁共振成像检查等。

二、治疗原则

（一）激素替代治疗

补充抗利尿激素制剂，如鞣酸加压素油剂（长效尿崩停），每毫升加压素 5 单位，从 0.1 毫升开始肌内注射，后逐渐增大剂量，作用可维持 2～5 天，甚或 10 天。1-脱氨基-8-右旋精氨酸加压素每次 5～10 μg，鼻腔喷雾或滴入，2 次/天。

（二）口服抗利尿药物

已发现氢氯噻嗪（双氢克尿塞）、氯磺丙脲、卡马西平、弥凝片等药物用于尿崩症病人可有不同程度抗利尿作用，但存在个体差异。可联合两种药物同时服用，以增强疗效，可交替使用，并注意药物不良反应。

（三）病因治疗

因肿瘤引起者，宜酌情选择手术或放射治疗。

三、护理

（一）一般护理

1.保证休息时间

患者夜间多尿，白天容易疲倦，要注意保持安静环境，有利于患者休息。

2.心理护理

由于尿量增多，烦渴多饮，影响休息、工作，患者多有紧张情绪，焦虑、睡眠差、烦躁不安，应向其介绍疾病有关知识，给予安慰鼓励，生活上给予照顾，使之保持心情舒畅，积极地配合检查治疗。

3.供水要及时

对于多尿、多饮者，应根据病人的需要备好足够的温开水，防止脱水。

4.记出入量

每天准确记录尿量、饮水量，测体重，并仔细观察尿色、比重及电解质、血渗透压情况。

5.防止脱水

注意观察有无脱水症状，一旦发现及时报告医师尽早补液。

6.防止便秘

有便秘者，尽早预防，按医嘱可口服缓泻剂、开塞露塞肛或采用热敷腹部、灌肠等措施，保持大便通畅。

7.给予易消化饮食

进食易消化、少刺激、营养丰富、含水多的膳食。

8.保持皮肤、黏膜的清洁

防止感染。

9.观察药物疗效及不良引发

（1）鞣酸加压素（油剂）注射前须加温并充分摇匀，行深部肌内注射。注射后观察疗效及不良反应，特别注意有无头痛、血压升高、腹痛等水中毒表现。

（2）治疗部分性垂体尿崩症，给予双氢克尿塞时忌饮咖啡；应用卡马西平时注意观察有无白细胞减少、肝损害、嗜睡、眩晕、皮疹等不良反应。

（二）观察要点

（1）观察病人尿量、尿比重、饮水量和体重，观察24小时出入量是否平衡，对入量明显少于出量者，要每日称体重。

（2）观察病人有无体重及血压下降、心率加快、头痛、恶心、呕吐、烦躁、胸闷、神志模糊、虚脱、昏迷等脱水症状及高渗综合征。

（3）观察饮食情况，有无食欲不振、便秘、发热、睡眠不佳、皮肤干燥等症状。

（4）观察血渗透压、血清钠、钾的变化。

（三）禁水-加压素试验方法与护理

1.方法

试验前测体重、血压、尿量、尿比重、尿渗透压。以后每小时排尿，测尿量、尿比重、尿渗透压、体重、血压等，至尿量无变化，尿比重及渗透压持续两次不再上升为止。抽血测定血浆渗透压，并皮下注射抗利尿激素 5 单位，每小时再收集尿量，测尿比重、尿渗透浓度 1～2 次。一般禁水需 8～12 小时以上。

2.护理

行禁水加压素试验时，应严密观察体重、血压、神志等变化。当有极度口渴、烦躁不安、血压下降、体重减轻 3 千克以上时，应终止试验，立即遵医嘱肌内注射垂体后叶素 5 单位，嘱患者缓慢饮水，以防水中毒。

（四）家庭护理

（1）由于尿多，多饮，所以要嘱患者在身边备足温开水。

（2）帮助患者了解疾病知识，保持乐观情绪，增强治疗疾病信心。

（3）指导患者正确记录尿量、饮水量及体重的变化。

（4）严格遵医嘱服药，不擅自停药或增加药的剂量。

（5）保持皮肤清洁卫生，注意休息，避免劳累，适当进行体格锻炼。

（6）门诊定期随访。

第十章　神经系统疾病护理

神经系统是人体结构中主要的系统之一，它的功能是调节全身器官的活动以保持机体的统一与完整，也就是整合作用。神经系统在体内起着管理、支配和调整其他系统各器官的功能，从而统一整体活动，使之适应客观环境的作用。

第一节　意识障碍护理

意识，最简单的定义是机体处于觉醒状态，对自身及周围环境能感知并能作出正确反应。它包括意识清晰度和意识内容两个方面。意识清晰度有赖于脑干网状结构上行激活系统的功能；意识内容（思维、知觉、情感、记忆、注意、智能）则取决于大脑皮质的功能。因而，凡导致脑干网状结构上行激活系统或广泛的大脑皮质损害的各种原因，均能引起意识障碍。严重的意识障碍称为昏迷，是临床常见急诊之一，约占急诊患者的 3%～10%，必须迅速作出正确诊断，及时采取相应急救措施与护理，才可能使患者转危为安。

（一）机制

正常情况下，大脑皮质兴奋性总是维持在最适宜的水平，它有赖上升性网状抑制系统（ARIS）与皮质-网状结构的环路不断加以整合调节。

意识结构的活动也受体内理化因素的影响。如缺氧可直接抑制脑干网状结构上升性网状激活系统（ARAS），酸中毒对网状结构神经元突触后递质去甲肾上腺素敏感性降低，严重肝病时代谢产物苯乙醇胺和去甲新福林，可与去甲肾上腺素竞争，阻断 ARAS 的正常传递。此外，肾上腺素、血液酸碱度、血糖水平等均能反射性地或直接作用于 ARAS 而导致意识障碍。鉴于多突触系统的特点，其传递过程易为多种药物所阻断而引起意识障碍。

（二）病因

意识障碍的病因按病变部位不同而分为以下两大类。

1.颅内病变

大脑半球广泛性损害或脑干病变累及 ARAS 均能引起昏迷,其共同特点是:①具有神经系统局灶性定位体征;②常伴有颅内压增高征。如脑广泛性病变(脑炎、脑膜炎、脑挫裂伤、蛛网膜下腔出血等)因广泛性脑水肿而颅内压增高;脑神经元弥漫性变性、缺失所致相应精神神经症状及体征。脑局部病变(肿瘤、炎症、血管病变等)多引起进行性颅内压增高、脑中线结构损害或移位,合并脑疝、继发脑干损害而出现相应神经系统局灶性定位体征。

2.全身性疾病

包括严重感染(如肺炎、伤寒)、代谢性疾病(如低血糖、高血糖酮症)、内分泌障碍(如甲状腺、垂体疾患)、中毒(如 CO 中毒、药物中毒、尿毒症、肝昏迷等)等引起脑细胞代谢障碍所致,统称代谢性脑病,其共同特点是:①脑部病变弥漫性、非特异性,一般无明显持久的神经定位体征;②大多数无颅内压增高征;③常有脑外器官或系统性疾病的病史、体征和实验室检查结果。

(三)临床分型

1.意识清晰度降低

(1)嗜睡:能被声音、疼痛或光线等刺激唤醒,并能以言语或运动作出适当的反应。

(2)昏睡:仅在被强烈刺激时方有短暂的醒觉,言语和运动反应少。

(3)浅昏迷:对声、光刺激无反应,仅对疼痛等强烈刺激有运动反应。不语、自发运动少,脑干生理反射如瞳孔对光反应、角膜反射、压眶反射等存在或减弱,生命体征平稳。

(4)深昏迷:对外界一切刺激均无反应,脑干生理反射消失,四肢松弛,腱反射消失,尿便失禁,生命体征不稳定。

(5)不可逆昏迷:也称为"脑死亡",为深昏迷进一步发展所致。患者自主呼吸消失,心电图异常,脑电图呈电静息,脑干诱发电位消失,经颅多普勒超声不能显示脑血流。单光子发射 CT 检测脑血流量每分钟小于 10ml / 100g 脑组织。病程超过 12h。

目前国际上通用 Glasgow 评定标准对昏迷程度进行评估。此标准包括睁眼动作(分 4 级)、言语反应(分 5 级)和运动反应(分 6 级)三项内容,最低 3 分,最高 15 分。累积达 14 分以上为正常,7 分以下为昏迷,3 分以下则提示预后十分严重(表 10-1)。

表 10-1　Glasgow 昏迷评定标准

睁眼反应	计分
自动睁眼	4
呼吸睁眼	3
刺痛睁眼	2
不能睁眼	1

言语反应	计分
回答正确	5
回答错误	4
答非所问	3
只能发音	2
不能言语	1

运动反应	计分

按嘱动作	6
刺痛定位	5
刺痛躲避	4
刺痛屈肢	3
刺痛伸肢	2
不能运动	1

2.意识内容障碍

（1）意识混浊：患者对周围环境接触不佳，对自己认识能力减退，注意、定向、思维、记忆、理解等能力均下降，言语不连贯。

（2）谵妄：在意识混浊基础上，并有丰富的幻觉，表情恐怖，行为躁动。

3.特殊类型的意识障碍

（1）去大脑皮质状态：为大脑皮质弥漫性损害所致。表现为意识：内容的丧失，对自身和周围环境毫无理解。对外界刺激无适当的反应，常有去皮质强直的表现。由于脑干网状上行激活系统和丘脑功能尚保留，故常睁眼若视，眼睑开闭而貌似"清醒"，存在觉醒和睡眠周期。

（2）无动性缄默：为脑干网状上行激活系统不完全性损害所致。虽大脑皮质无器质性损害，但得不到来自网状上行激活系统足够的兴奋冲动，表现缄默不语、不动，觉醒状态降低，意识内容缺失，貌似昏迷，但保留睁闭眼、对疼痛刺激的躲避反应及觉醒和睡眠周期。临床上难与去皮质状态区别，但两者的病理基础完全不同。

（3）持续性自主神经状态：上述两种状态（去皮质状态和无动性缄默）病期延长达3个月以上者，即称为持续性自主神经状态或称"植物人状态"。

（四）昏迷的鉴别诊断

昏迷应注意与貌似意识丧失而实质上并非昏迷的以下状态相鉴别。

1.闭锁综合征

原发于桥脑腹侧的局限性病变所致。因累及两侧皮质脊髓束和三叉神经以下的皮质脑干束，使患者除能睁闭眼和眼球垂直运动外，全部运动功能丧失。但脑干网状上行激活系统保持完整，故意识清醒，可用仅存的睁闭眼及眼球运动来表达其意识。故非昏迷，也有异于无动性缄默和去皮质状态。

2.意识范围缩窄

常见于癔病或强烈心因性反应后，除与心因创伤有关内容外，其它被抑制，进不了其意识范围。表现卧床不语，双目紧闭，对针刺无反应，但翻睑可见其眼球转动，并有明显情感流露，生命体征平稳。

3.紧张性木僵

常见于精神分裂症，表现不动、不语、不食、不排尿便，甚至不吞咽唾液，任其溢出口外，对刺激也无反应，貌似无动性缄默，实质上并无意识障碍。夜深人静时轻声细语。弱刺激，有时可得到适当的反应。

（五）急救与处理

对昏迷患者，当务之急是迅速采取措施，积极抢救以挽救生命。同时尽快查明病因，针对治疗。尚应重视防治各种严重并发症。

1.病因治疗

对药物中毒者应立即洗胃、输液以加速毒物排泄，同时应有针对性的予以药物治疗。如以解磷啶和阿托品对抗有机磷中毒；以中枢兴奋剂对抗安眠镇静类药物中毒。对颅内或全身感染者应静脉输入敏感的抗生素。对低血糖性昏迷反应立即静注高渗葡萄糖；高血糖性昏迷则以胰岛素纠正。肝昏迷者宜用谷氨酸等药物。对颅内占位性病变者，在药物降低颅压前提下，应尽快手术减压或根除病灶。

2.一般急救措施

应取平卧位，避免搬动。注意保持呼吸道通畅，定时翻身拍背，勤吸痰，超声雾化湿润呼吸道，必要时气管切开，辅以机械呼吸，持续低流量给氧。积极防治呼吸道感染，酌情选用抗生素。严密观察体温、脉搏、呼吸、血压等生命体征。发病2d内禁食，给予静脉补液，控制日入量<3000ml，以免加重脑水肿。尔后鼻饲流汁。定期检测血电解质含量，防止水、电解质失衡。空腹血糖增高和（或）尿糖阳性者，应限制葡萄糖的输入，必要时用胰岛素控制血糖。若有肢体抽搐者应用安定10～20mg静注，必要时0.5～1h后可重复使用。对心动过速者应减慢输液速度，必要时静注西地兰0.2～0.4mg，以防出现心衰。发现呼吸异常应静脉给予洛贝林、可拉明等呼吸中枢兴奋剂。对血压降低或已发生休克者应积极进行抗休克治疗。加强昏迷护理、防治泌尿道感染及褥疮；防止肌肉萎缩或关节挛缩等并发症。

3.消除脑水肿

常用20%甘露醇250ml快速静滴，每日2～4次，或10%甘油500ml静滴，每日1～2次。可同时用速尿40mg静滴，每日2～4次，以加强脱水。人体白蛋白能增加胶体渗透压，有利于消除脑水肿，可酌情选用。皮质激素可加强脱水，常用地塞米松10mg静滴，每日1～2次。脱水期间应注意补充血容量，防止肾功能衰竭。

4.恢复脑功能

促进脑细胞功能恢复的药物有胞二磷胆碱、ATP、辅酶A、脑活素（Cerebrolysin）、γ-氨基酸等，可酌情选用。中枢神经苏醒剂如氯酯醒、克孕育迷等有助于意识恢复，低温能降低脑细胞代谢，减少其耗氧量，增强脑组织对缺氧的耐受力，减轻脑水肿，有助于大脑皮质功能的恢复。常用冬眠合剂（含氯丙嗪、非那根、度冷丁或喜得镇等药），并辅以冰袋头部降温；治疗中注意观察心率、血压等变化。中药安宫牛黄丸也有促醒开窍功效，可研化后鼻饲给药。

（六）观察要点

1.生命体征

（1）呼吸：呼吸深而慢，同时脉搏有力、血压增高者为颅内压增高的表现。不同水平的脑结构损害可出现各种特殊的呼吸形式，潮式呼吸常为大脑、间脑受损；中枢过度性换气为中脑受损；叹息样呼吸为桥脑受损；失调性呼吸即呼吸深浅及节律完全不规则为延髓受损；有时可见到呼吸形式的一系列改变从潮式呼吸→中枢性过度换气→喘息式呼吸→失调性呼吸，提示脑干功能自首端向尾端逐渐发生障碍。糖尿病酸中毒患者的气息带有烂苹果味，呼吸深大；球毒症时有尿臭味，肝昏迷时有氨味。粘液性水肿、镇静安眠药中毒、慢性肺部疾病伴二氧化碳潴留可出现换气不足的情况。

（2）脉搏：颅内压增高的患者出现缓脉、脉搏加快可见于脑干出血、继发感染、癫痫发作或者大量呕吐、脱水过度或中毒性休克引起的周围循环衰竭。

（3）体温：正常饥体的产热与散热在大脑皮质、间脑、延髓及下丘脑体温调节中枢的控制下处于动态平衡，体温维持在37℃左右，当体温调节中枢受到病原体、毒素、内分泌紊乱等侵害时，体温即发生变化。体温升高见于继发感染、癫痫持续状态、中枢性高热。高热无汗应考虑抗胆碱能药物中毒，在夏季可能为中暑。如体温下降，则可能为休克、低血糖、巴比妥类中毒或丘脑下部体温调节中枢病变以及临终期。

（4）血压：升高多见于原有高血压及颅内压增高时，在糖尿病昏迷、血容量不足、安眠药中毒、肾上腺皮质功能减退时血压常降低。

2.颅神经

（1）瞳孔：注意瞳孔大小、形态、两侧是否对称以及对光反射情况。针尖样瞳孔常见于桥脑出血、吗啡及有机磷中毒、巴比妥类中毒。尿毒症患者的瞳孔也常缩小。一侧瞳孔缩小伴同侧眼裂小，眼球内陷及同侧颜面无汗为颈交感神经麻痹综合征。双侧瞳孔散大而对光反射存在见于CO中毒或阿托品中毒，对光反射消失常提示中脑病变。发生天幕疝时，病灶侧瞳孔常散大、固定并出现对光反射消失。

（2）眼球运动：一侧大脑半球有广泛的损害时，患者双眼常偏向病灶侧，一侧桥脑受损时，则双眼偏向病灶对侧即瘫肢侧，如双眼球出现向上凝视，为中脑四叠体刺激症状。下脑干病变，可有眼球浮动现象。脑干广泛严重损害时，眼球运动完全丧失而固定在正中位。

（3）角膜反射：双侧减弱或消失，反映昏迷程度，一侧消失常提示该侧有偏瘫。

（4）面神经：可分别重压双眶上切迹，从露齿反应观察有无一侧中枢性面瘫，或叩击面颊、鼻翼旁等处，观察双侧口角收缩程度是否一致。在深昏迷中则不能判断。

3.体位和运动功能

去大脑强直提示上位脑干的受损，可见于中脑梗死或出血、低血糖症或脑缺氧。去皮质状态见于大脑广泛弥漫性损害。偏瘫下肢常外旋，有落下沉重感，无摸索或抓被等自发动作，在疼痛刺激后也不能活动。

4.反射和病理反射

两侧腱反射的不对称或一侧出现病理反射，均为脑局限性病变的定位征。浅反射由减退到消失而同时深反射由亢进至消失均提示昏迷程度的加重。

5.皮肤

缺氧时常表现为发绀，以口唇、指趾端和耳垂最为明显。一氧化碳中毒时皮肤呈樱桃红色；垂体功能减退及粘液性水肿患者常出现毛发稀疏，皮肤带土色；肾上腺皮质功能减退症有皮肤色素沉着；低血糖症，休克时皮肤多汗；糖尿病高渗性昏迷、尿毒症、抗胆碱药中毒时则皮肤干燥无汗。

6.脑膜刺激征

脑膜炎、脑膜脑炎、蛛网膜下腔出血可出现脑膜刺激征，如颈项强直，Kerning征和布匿辛斯基征阳性。

7.痰

有慢阻肺疾病的患者，开始时痰多且多粘稠，有臭味时常提示厌氧菌感染，而一些并发肺部感染者，常在原发病出现几天后才发生，同时伴有体温升高。

8.二便

注意有无大小便失禁或潴留。小便次数多，每次小便量少，尿混浊常提示尿路感染，黑便常提示上消化道应激性溃疡。

（七）护理措施

1.维持呼吸道通畅

（1）患者取平卧位，头偏向一侧或取侧卧位，使呕吐物自口角流出，防止误吸入肺部引起感染。舌后坠者，可用舌钳拉出舌头，出现呕吐时应注意及时吸引，有假牙者应取出。

（2）出现呼吸节律、频率改变时，给予不同的对症处理，出现中枢性进展换气时，可用湿纱布盖敷鼻腔，防止气体大量进出，勿使用呼吸兴奋剂。出现潮式呼吸、叹息样呼吸或失调性呼吸时，给予呼吸兴奋剂，同时准备好气管插管或气管切开的物品。

2.加强病情的动态观察

根据病情定时测量血压、脉搏及体温。病情处于危急状态时应有专人护理，动态观察随时掌握病情变化，以便及时给予相应处理。出现血压增高，脉搏缓慢有力等颅内高压症表现而行甘露醇脱水治疗时，应快速滴注，在20～30min内滴完250ml，必要时可行加压滴注。因甘露醇对血管、组织有一定的刺激性，应避免外漏。多次滴注甘露醇应复查肾功及电解质。体温增高时行冰袋、酒精擦浴等物理降温，必要时行药物降温甚至冬眠疗法。意识逐渐清醒时，吞咽、咳嗽反射、听觉、痛觉及视力等均可恢复，言语功能、随意运动及近记忆力等亦逐渐恢复，意识障碍程度逐渐减轻。

3.癫痫大发作或其他痉挛发作时护理

解开患者衣领，轻压四肢关节处，以防脱臼，上下齿间置软垫以免舌、唇被咬破，痉挛期停止后，昏睡时应严加看护，装上床栏，以免坠床或躁动时受伤。呼吸不能及时恢复者可行人工呼吸及给氧。有大小便失禁者及时处理，恢复期注意瞳孔的改变。患者出现不安

或精神异常兴奋时，给予对症处理。

4.保持大小便通畅

有尿失禁或尿潴留者，给予留置导尿，应定时夹放导尿管，维持膀胱一定的张力及节律，利于今后膀胱功能的恢复。集尿袋应每天更换1～2次。当膀胱出现节律性收缩。尿液从导尿管旁冲出时，应测量残余尿量，若残余尿量在100ml左右则不再保留尿管，若任200ml以上则应继续留置导尿管。做好外阴护理，防止尿路感染，定期复查尿常规。昏迷患者可因肛门括约肌松弛而出现大便失禁。括约肌长期松弛，结肠蠕动减弱可出现便秘。便秘时给予缓泻剂或清洁灌肠。如脑出血、颅内压增高患者，应保持大便通畅，避免用力排便，引起颅内压迅速增高，再度出血等危险。

5.并发症的预防

（1）行气管插管或行气管切开者.吸氧时应严格无菌操作，要定时给予翻身、拍背、帮助痰液的引流。如有呕吐时，应使患者头偏向一侧，同时注意吸引，防止吸入性肺炎或痰液潴留引起感染，加重原发病的程度。

（2）加强全身皮肤护理，尤其应注意口腔、外阴、臀部及指甲的护理，防止继发感染。经常保持皮肤干燥，切忌臀部浸泡于尿液中，要勤换尿布。意识障碍患者失去基本生活自理能力，皮肤血循环和营养障碍易发生褥疮。近年来使用气垫床对防止褥疮起到了很大作用。意识障碍，尤其伴瘫痪肢体皮肤营养失调，禁用热水袋，防烫伤的发生。若于隆起处出现局部红肿、硬块者，可用50％乙醇、硫柳汞醇等擦拭，并局部涂3.5％普鲁卡因环封，如出现破溃应用红外线照射保持创面的干燥，每天做好褥疮换药。有时也用普通消毒碘剂，数小时局部涂擦一次，既能杀菌又可促进表皮的角化，对于褥疮的预防和护理治疗，有肯定的疗效。

（3）防止肢体的挛缩和畸形：瘫痪患者平卧时，要置瘫痪肢体于功能位，下肢的髋、膝部置于外展和伸直位置，上肢肘部屈曲，前臂略旋前。鼓励患者本人早期活动患肢，指导家属被动活动患者的肢体，再给予肌肉按摩，防止肌肉废用性萎缩。减轻盖被对足部的压力，经常被动支撑脚底，或用木块支撑脚底使踝关节成90°，防止足下垂的发生。针灸、理疗、体疗可促进肢体功能的早日恢复。

（4）口、鼻腔、眼睛的护理：严重意识障碍患者吞咽反射迟钝或消失，口、鼻腔分泌

物积聚，易致继发性细菌或真菌感染，故应加强口腔护理，观察口腔有无溃疡或真菌感染，一旦发现口腔疾患，及时对症涂药处理。张口呼吸者，可用两层生理盐水湿纱布盖于口和鼻部，以湿润自口、鼻腔吸入的空气，避免呼吸道干燥。口唇部可涂甘油或液体石蜡，以防干裂。伴眼睑闭合不全者，应加强眼部护理，以防因角膜外露、干燥和异物刺激而发生结膜炎和角膜溃疡。每日用1%硼酸水洗眼1～2次并用生理盐水湿纱布覆盖眼部或用眼罩保护。

（5）增加营养：一日以上不能进食者，除非有禁忌证，均应给予鼻饲饮食。给予饮食时应注意少量多餐，食物不能过冷或过热，推注时速度不能过快。药物也可经磨碎后注入。平时应保持胃管的通畅，定时观察回抽液的性状，以便早期发现上消化道出血等应激反应，并给予适当的处理。

（6）行深静脉穿刺时，注意局部穿刺区的护理，并保持导管的通畅。出现畏寒、发热时，除考虑其它方面的感染外，应注意静脉导管引起的感染。做好导管接头处的消毒，防止导管的堵塞。

（7）定期检查患者大便，观察有无潜血反应，以了解有无胃肠道并发症。

（8）注意水、电解质平衡，必要时记24h出入量。一般成人液体摄入量24h为2500ml，尿量为1500ml，若发现异常情况，应及时分析病因，迅速处理，同时通过检测血电解质，动脉血气等，适当控制输液成分及速度。

6.精神护理及康复指导

（1）颅内疾病引起意识障碍患者的康复指导：许多患者康复后仍留有肢体偏瘫或语言障碍等，应继续予以生活照料，预防褥疮及肺部感染的发生，同时教育患者加强肢体的主动运动及语言训练，可适当配合针灸、理疗等。保证营养摄入，饮食有规律，宜少食多餐，勿暴饮暴食，勿吃辛辣、兴奋、刺激性的食物。脑出血患者，注意随访血压，服用适宜的降压药；稳定情绪，避免悲伤或激动；保持排便通畅，必要时应用轻泻药，以免用力排便使颅压增高而再次发生脑出血。凡发现有头痛、呕吐和抽搐发作时，应及时就诊。

（2）全身性疾病引起意识障碍患者的康复指导：肝昏迷后症状缓解患者，应鼓励其树立治病的信心，教导其注意保暖，勿受凉，预防继发感染，禁用巴比妥类损害肝脏的药物。对肾功能衰竭引起意识障碍恢复的患者，应指导患者保持乐观，树立治疗信心，适当卧床休息，饮食以高热量、优质低蛋白、高维生素的原则。须作腹膜透析的患者，应使其明确治疗的目的，教会其家属腹膜透析的方法。

（3）行为障碍者的康复指导：帮助患者分析和认识病态，促进自知力的恢复。给予患者各方面的心理咨询，指导其劳逸结合，激发积极情绪，治疗原发病，认真服药。

第二节 瘫痪护理

肌肉的肌力减低，随意运动功能减弱或消失称为瘫痪。自发出随意运动冲动的大脑皮层运动区至效应器（骨骼肌），传导通路上任何部位的病变都可引起瘫痪。临床上常按病变发生的不同部位，将瘫痪分为肌源性，下运动神经元性和上运动神经元性三种类型。

按瘫痪轻重可将瘫痪分为完全性瘫痪和不完全性瘫痪。前者肌力完全丧失，肢体随意运动消失。后者肌力呈某种程度减低，随意运动未完全消失。

为了判断瘫痪的程度，临床将肌力分为0～5级。0级：完全瘫痪；1级：可见或仅在触摸中感到肌肉轻微收缩，不能牵动关节产生肢体运动；2级：肢体能在床上水平移动，但不能抬起；3级：肢体能克服地心引力，可以抬离床面，作主动运动；4级：肢体能做抵抗力的运动；5级：肌力正常。一般情况下，瘫痪的轻重可反映运动神经系统或随意肌的病损程度。

（一）性质及原因

1.上运动神经元性瘫痪

锥体系统的神经细胞或神经纤维病损时，受其支配的运动单位发生瘫痪称为上运动神经元性瘫痪（又称中枢性痉挛性瘫痪）。锥体束起自大脑皮质中央前回的大锥体细胞，其轴索聚集成束经放射冠、内囊、大脑脚下行，一部分纤维在脑干终止于对侧或同侧的颅神经运动核，称皮质脑干束。其余的大部分（75%～90%）在延髓下端交叉至对侧脊髓侧索，终止于脊髓前角细胞，称皮质脊髓侧束，主要支配脊髓前角的α-细胞。锥体束任何一部分受损都可产生上运动神经元瘫痪。常见疾病有：①脊髓病变：如急性脊髓炎，脊髓蛛网膜炎，脊椎转移瘤和原发性肿瘤，脊髓外伤，原发性侧索硬化及脊髓血管性疾病等。脊柱骨折，脊柱结核，硬脊膜外脓肿等压迫脊髓致使受损，也可引起上运动神经元瘫痪；②脑干病变：如脑干肿瘤，脑干脑炎，脑桥出血，脑干梗塞等；③大脑病变：如血管性疾病短暂性脑缺血发作，颈内动脉系血栓形成，脑栓塞、脑出血等；脑肿瘤，脑炎及各种颅内肿瘤；脱髓鞘疾病、变性病、颅脑外伤及中毒性疾病等。

由于锥体束病变时对前角细胞的抑制作用减弱或消失，而出现前角细胞的释放现象，其临床特征为：瘫痪肢体肌张力增高，腱反射亢进，出现病理反射，肌肉萎缩不明显或仅有废用性萎缩。

2.下运动神经元性瘫痪

下运动神经元起于脊髓前角或颅神经运动核，经过前根及周围神经（含颅神经及脊神经），支配骨骼肌运动。下运动神经元及其轴突受损时发生的瘫痪，称为下运动神经元瘫痪（又称周围性或弛缓性瘫痪）。常见疾病有：①脑干病变：运动神经元病或延髓空洞症所致的进行性延髓麻痹；②脊髓前角病变：急性脊髓灰质炎，进行性脊肌萎缩症；③前根病变：吉扬-巴勒综合征（急性感染性多发性神经根神经炎）；④周围神经病变：如臂丛神经损伤，臂丛神经炎，单神经病变，多发性神经炎、颅神经病变（如面神经麻痹）等。

下运动神经元性瘫痪的临床特征为：瘫痪肢体肌张力降低，腱反射减弱或消失，无病理反射，肌肉萎缩明显，可有相应的感觉障碍区，常有肌纤维颤动与肌束颤动（束颤）。

3.肌源性瘫痪

肌源性瘫痪是指肌纤维本身病变影响肌肉收缩，从而引起不等程度的瘫痪。属突触后膜病变的有重症肌无力；与肌膜功能失调有关的是周期性瘫痪，多属低钾性；肌纤维本身全面性病变致瘫痪的有肌营养不良症，多发性肌炎，先天性良性肌病，药物性肌病与代谢性肌病等。

肌源性瘫痪具有下运动神经元性瘫痪的特征，但肌肉萎缩或肌肉无力多在肢体的近端，通常呈对称性分布，并不出现束颤，一般无感觉障碍。

（二）类型及定位

瘫痪分为偏瘫，截瘫，四肢瘫和单瘫等，其中偏瘫还包括有交叉性瘫。临床上常根据瘫痪的类型及属性，推断病变的部位，确定病变的性质。

1.偏瘫

一侧的面肌及上下肢瘫痪为偏瘫。多为对侧内囊至大脑皮层运动区受损的表现。若内囊部病灶较大，同时累及内囊后肢与视放射，则伴瘫侧偏身感觉障碍与偏盲，为典型三偏征，有高度定位意义，多见于脑血管意外，其次为该区的肿瘤，炎症或脑外伤等。病损侧颅神经损害和对侧肢体瘫痪同时存在时称为交叉性偏瘫,为脑干病变引起。偏瘫以面部及上肢为重者,主要损害皮质在运动区下半路(大脑中动脉支配区),偏瘫以下肢重同时伴括约肌功能不全时,主要损害皮质在运动区上半部与旁中央小叶(大脑前动脉支配区)。

2.截瘫

由脊髓横贯性损害引起的瘫痪称为截瘫。多见于脊柱外伤,脊髓肿瘤,脊髓炎,脊髓出血与血栓形成,脊髓空洞症等疾病。病变损及两侧皮质脊髓束,表现痉挛性瘫痪,而脊髓休克时为弛缓瘫,且常伴有传导束型感觉障碍与括约肌功能不全。两侧 $L_1 \sim S_2$ 节段病损时,引起两下肢弛缓性瘫。可见于脊髓灰质炎,马尾神经根炎,肿瘤,椎间盘突出压迫马尾神经等。低钾性周围性瘫痪早期,有时只有两下肢不全瘫,类似截瘫表现。

高位颈髓病变可引起四肢上运动神经元性瘫痪。常见病因可以是外伤,肿瘤,炎症等。急性感染性多发性神经根炎,急性上升性脊髓等引起的四肢瘫,具有下运动神经元性瘫痪特征,有的可合并感觉障碍。重症肌无力,多发性肌炎,周期性瘫痪,药物性肌病等引起的四肢瘫,除具有肌源性瘫痪特征外,四肢随意肌受累程度常不等同,在疾病某一时期以下肢(或上肢)重于上肢(下肢),瘫痪多累及肢体近端,两侧大多(或大致)对称。

3.单瘫

一个肢体或肢体的某一部分瘫痪称为单瘫。多见于周围神经病变、如桡、正中、尺、股、坐骨、胫、腓或臂丛神经病损;神经根病变,如马尾神经根炎,肿瘤等;脊髓前角病变,脊髓前角灰质炎等。其瘫肌分布符合周围神经、脊神经根或脊髓节段支配规律。除脊髓前角病变外,常伴有相应的感觉障碍。此外,大脑皮层内侧(大脑前 A 支配区)的病损,可出现一侧下肢的上运动神经元性瘫痪。

(三)常见疾病特点

1.动脉硬化性脑梗死

多发生在老年人,起病较急,以单瘫,偏瘫或交叉性偏瘫多见。一般不伴有昏迷或仅有轻度意识障碍,症状常在发病后几小时或 1~2d 内达高峰,大多数发生在安静状态或睡眠中,少数发生在运动和情绪激动后。颅内高压症状通常较轻。有的起病前可有头痛,头晕,一侧肢体麻木或无力,讲话欠流利等前驱症状。常有脑动脉粥样硬化和其他器官的动脉硬化,以及伴有高血压,糖尿病等。脑脊液清晰,压力不高。头颅 CT 示密度影正常。

2.脑出血

大多数患者既往有高血压及动脉硬化病史,中老年患病率较高。常在用力或兴奋状态下骤然发生偏瘫,遂即昏迷。发病时血压增高,常伴有明显的颅内高压症状如头痛、呕吐等,可有大小便失禁。脑脊液压力增高且多为血性、头颅 CT 示高密度影。

3.脑肿瘤

生长于大脑皮层中央前、后回的肿瘤多可引起病灶对侧肢体轻瘫,单瘫及锥体束征。一般为慢性起病,进展缓慢,早期多以头痛为主诉,病程中可有短时间的假性缓解期。随着病情的发展,颅内压增高症状逐渐明显,常可出现局限性癫痫发作。X 光平片与造影检查,放射性同位素脑扫描,CT 或 MRI 等检查可以帮助确诊。

4.急性脊髓炎

一般发病急剧,迅速出现横贯性脊髓损害的三大特征即截瘫,损害平面以下感觉减退或缺失,大小便潴留或失禁。可伴有发热等急性感染症状和咽痛等上呼吸道症状,急性期多表现为脊髓休克。脑脊液中蛋白含量和细胞数轻度增加,椎管腔阻塞试验阴性。

5.脊髓空洞症

发病缓慢，病程绵长。病变主要在脊髓后角及前连合，故有典型的分离性感觉障碍.即痛，温觉缺失，深感觉与触觉多无改变，伴有营养障碍表现，晚期病变可波及脊髓前角及锥体束，出现不同程度的运动障碍，肌肉萎缩，锥体束征阳性。

6.急性脊髓灰质炎

多见于小儿，高热消退后迅速出现肢体瘫痪，呈弛缓性，瘫痪程度不一致，分布不对称，以单肢受累多见，近侧端肌群尤为明显，肌肉萎缩在早期即可出现，瘫痪肌肉多有压痛及触痛，因主要侵犯脊髓前角细胞，一般无感觉减退或丧失，括约肌功能障碍也较少见或程度较轻，早期脑脊液检查细胞数在（10～300）×10^6／L。以中性为主，72h后以淋巴为主，蛋白质轻度增高。

7.急性感染性多发性神经根神经炎（Guillain—Barre综合征）

是神经系统的自身免疫性疾病。临床表现为急性、对称性、弛缓性肢体瘫痪，腱反射消失，肌肉萎缩以及手套袜套样感觉障碍。发病前1～3周内往往有发热病史，有神经根的疼痛，多见于颈、肩和／或腰骶段，约半数患者以此为首发症状。检查可发现神经根牵扯痛，瘫痪以肢体远端明显。可伴有颅神经麻痹，第3～12对颅神经皆可受累，尤以双侧面神经损害多见。脑脊液检查呈蛋白-细胞分离现象，即多数病例脑脊液蛋白含量增高而细胞数不高。此种现象一般在病后一周出现，第3周蛋白含量最高，以后又逐渐下降。约有1／3～1／4病例由于呼吸肌麻痹和延髓球麻痹，在病后第3～12日出现呼吸困难。

8.多发性神经炎

病因很多，共同特征为肢体远端对称性弛缓性瘫痪，手套袜套样感觉障碍和自主神经功能障碍。发病初期患者指（趾）无力，运动不灵活，逐渐发展至手部及足部活动困难。检查呈下运动神经元瘫痪特点。感觉异常包括蚁走感、针刺感、触电感等，并有刺痛或灼痛。检查可见四肢末端深、浅感觉障碍，呈手套，袜套样分布，少数有痛觉过敏。自主神经功能障碍表现为患处皮肤菲薄或粗糙，脱屑，患肢苍白或轻度发绀，触之冷或较热，皮肤汗闭或多汗，指甲失去光泽，易断裂等。

9.重症肌无力

一般起病隐匿，进展缓慢，主要症状为各组肌群的易疲劳性与无力状态。常于每日清晨或休息后减轻，午后或过劳后加重（晨轻暮重），不出现肌萎缩及感觉障碍。新斯的明试验有助于诊断。

10.周期性麻痹

病史中有短时性周期性发作的肢体瘫痪史，瘫痪多在睡眠或清晨发生，发作时瘫痪肢体的肌肉松弛，肌张力降低，腱反射消失。发作后逐渐恢复，大部分病例于发作时血清钾含量降低，心电图有典型的低血钾改变，服用氯化钾有效。

11.进行性肌营养不良征

儿童多见。主要特点为缓慢发生的进行性四肢肌肉无力及萎缩。多从近端开始，两侧对称，由于萎缩肌肉的特征性分布而表现翼状肩胛及"鸭步"，肌肉萎缩常与假性肥大并存，腱反射减弱或消失，通常无感觉障碍，必要时行生化，电生理及肌肉病理检查帮助确诊。

12.癔病性瘫痪

为功能性瘫痪，瘫痪的类型不一，其发生多有明显的精神因素，瘫痪的性质既非上运动神经元性，也非下运动神经元性，感觉缺失区与神经解剖特点不相吻合。患者易接受暗示，症状可因暗示而加重或减轻。患者多为女性，既往多有类似发作史。

（四）护理

1. 护理重点

(1) 保持患肢呈功能位,防止关节挛缩变形,肌肉萎缩。系统进行患肢运动和功能训练,逐步恢复生活自理,提高生活质量。

(2) 预防肺炎,褥疮及尿路感染等并发症。

2. 观察要点

(1) 生命体征的变化。发病急性期,定时观察意识、瞳孔、呼吸、血压、脉搏、体温等。

(2) 瘫痪的分布及其程度、有无伴随症状。

(3) 日常生活活动能力。

3. 一般护理

(1) 心理护理:瘫痪患者重者终日卧床,轻者肢体活动障碍,截瘫患者还常有大小便潴留或失禁,生活不能自理,精神苦闷,悲观失望。护理人员对患者要特别耐心,关心体贴,尽量做到细致、周到,及时热情地满足患者的合理要求。同时要注意情绪变化,有针对性地安慰,鼓励患者解除思想顾虑,树立战胜疾病的信心,密切配合治疗和康复训练。

(2) 饮食营养:由于长期卧床和精神忧虑,常引起食欲不振,胃肠功能低下,患者身体逐渐消瘦,抵抗力降低,易发生并发症。因此需保证营养摄入,给予高热量、高蛋白、高维生素、富含纤维素饮食,对进食困难者,给予鼻饲,以维持液体,热量和电解质平衡。

(3) 病室环境:由于长期卧床,应把患者安置在环境清洁、干燥、通风、空气新鲜、阳光充足的病室。室外要有树木、花草,以供患者观赏。截瘫者应选用木板床,于床中间靠下部,即相应于患者臀部开一漏洞,以便于放置便器。偏瘫者宜选用海绵床、气垫床,被褥宜轻软。

4. 预防并发症护理

(1) 加强皮肤护理,防治褥疮:瘫痪病员因长期卧床,局部受压,血循环障碍,局部皮肤潮湿不洁,特别在大小便,汗液浸泡的情况下,极易发生褥疮,所以要加强皮肤护理,防止褥疮发生。对床上活动困难者,要每隔2h协助翻身1次,定时用温水洗敷受压部位,用气垫床、水垫床、海绵垫、羊皮质料的护跟、护肘等减轻压力及摩擦力。为增强皮肤抵抗力,可采用安息香酸酊及2.5%碘酒每2～4h涂抹压迹皮肤处1次,以促进局部组织脱水,保持干燥,消散瘀血,硬结。

(2) 加强大小便护理,防治尿路感染或便秘:某些瘫痪患者,因膀胱括约肌功能障碍,而不能自主排尿,常有尿潴留现象,需协助排尿。可在腹部自上而下地压迫膀胱使尿液排出或用流水冲洗会阴部,以及采取叩击耻骨联合处等方法诱导排尿。必要时进行导尿及留置尿管,后者每4h开放1次,酌情用0.002%高锰酸钾液清洗外阴及尿道口每日1～2次,或0.1%新洁尔灭酊清洁消毒尿道口及导尿管每日2次,5～7d更换尿管1次,更换尿管时,中间应间断1h,以利尿道粘膜修复。冲洗和更换尿管时,应严格遵守无菌操作,以防感染,要教会患者自己作膀胱按摩,促进形成自主膀胱,恢复排尿功能。此外,还应注意预防尿路感染或泌尿系结石,嘱患者多饮水,以利稀释尿液冲洗尿道。并经常活动健侧肢体,以减少轻骨骼脱钙。定时抬高床头,有利于结石排出。

由于患者长期卧床,肠蠕动减慢,常可出现便秘,对此除合理调节饮食外,必要时可每晚服液体石蜡或番泻叶,青宁丸等缓泻药物,以利排便。便秘超过2～3d者,可行0.1%～0.2%肥皂水灌肠,长颈开塞露纳肛通便,如有坚硬粪块阻塞时,应行人工排便。

(3) 加强呼吸道护理,防治肺部并发症:保持室内空气流通,冬季注意保暖,夏季避免直接吹风，防止感冒。鼓励患者多咳嗽或改变体位、叩背促排痰。定时给予雾化吸入，保持呼吸道适宜湿度，促进气道粘膜血液循环，稀释痰液。气管分泌物多且难以咯出时，可给予吸引；造成气道堵塞、呼吸困难时，应给予气管插管或气管切开，及时吸引排痰，以防发生坠积性肺炎。

5.瘫痪肢体的康复护理

功能锻炼进行康复护理、功能锻炼，就是要动员患者主动地、积极地参加锻炼，而不是仅仅等待治疗和照顾。可以调动病员自身的积极因素，与残疾作斗争，从而消除消极悲观情绪，建立积极乐观的情绪。通过功能锻炼改善运动功能的作用机制有以下几点：①在疾病恢复早期实行功能锻炼，能使各类运动神经元反复有冲动发放及传导，有可能防止其萎缩变性，促进神经纤维再生，以利神经系统功能恢复；②可促进神经系统功能代偿。当神经系统中一部分受到不可恢复的损害时，神经系统中保持完好的部分可改变或发展其功能，以补偿部分丧失的功能，即为代偿作用。神经系统的代偿功能需反复训练才能得到较好的发展。主要代偿方式有中枢性代偿及周围性代偿。中枢性代偿通过运动中枢的功能调整，使一定的运动中枢在反复训练下逐渐调整其功能，形成新的运动定势，建立新的协调运动，如截瘫者用腹背肌带动下肢步行。代偿还可通过形成新的神经通路完成，经过系统训练，降低突触传导阻力，有可能在病灶周围网样神经突触联系中形成新的传导通路，就像血管局部阻塞后形成侧支循环一样。周围性代偿，通过瘫痪肌肉中尚有功能的肌纤维锻炼而增粗，使肌力有所增加。同时，这些有功能的运动神经末梢可能增加其分支，以支配失神经的肌肉纤维，使其恢复功能。

（1）早期康复护理：脑卒中或外伤发生后经临床处理，病情稳定即应开始康复护理，蛛网膜下腔出血宜在2周后无再次出血征象时开始。早期康复的目的是维持各系统器官生理功能，减轻肌萎缩、关节挛缩畸形、骨脱钙等废用性变化，其康复措施主要是：①体位：平卧时应将患肢维持于功能位，如肩外展50°，内旋15°，前屈40°，腕适当背伸，指半屈，手保持空心握拳姿势；髋、膝伸或微屈，踝关节保持直角位置，可用支架式夹板防止足下垂及内外旋转并需定时翻身及改变体位。只要48h内神经损害不再进展，即可在床上靠坐或坐椅子；②按摩和被动活动：截瘫经临床处置后，可在发病1周后，开始患肢的按摩与被动活动。保持瘫痪肢体各关节，各方面的活动范围，牵伸瘫肌的拮抗肌及痉挛肌肉，以机械刺激引起反射性收缩，促进血液循环，可以有效防止关节挛缩强直。被动活动幅度要大，动作须轻柔，避免过度牵拉松弛的关节。特别注意患肢肩关节的外展，外旋活动，防止肩关节挛缩疼痛；③床上保健操，包括健侧肢体轻松的主动运动及呼吸练习；④患肢的主动运动：患肢出现主动运动后，应开始作助力及主动运动练习。肌力为0~1级时，作试图引起主动肌肉收缩的练习，在适当的姿势体位下进行。有时也采用感应电刺激肌肉引起适度强直性收缩，对防止肌萎缩有效。肌力为2级时，可作水平面上的即排除重力影响下的主动运动，或在水浴内运动，利用浮力减轻重力负荷。也可作助力运动，即主动与被动结合的运动助力宜小，避免用被动运动代替助力运动。此时也常用肌电反馈训练。肌力达3级时，以主动运动为主。肌力达4级时，应作抗阻运动。可由他人给予人工阻力，或以自身体重作阻力。当患肢髋、膝伸展肌力达3级时，在全身情况许可时可开始练习起床活动。

（2）恢复期康复：脑血栓形成后2周，脑出血，蛛网膜下腔出血或脑外伤术后1个月，骨科情况允许脊柱适当运动及负重时开始。其目的主要在促进运动功能的恢复及功能代偿，逐步恢复生活自理，行动及工作能力。

（3）偏瘫的锻炼方法：

①医疗体育：指利用特殊方式的运动作用于肌肉骨骼系统、神经系统、心血管系统、呼

吸系统及新陈代谢,调整、恢复或加强各系统器官的基本功能,促进代偿功能的发展。此期要进行系统的细致的患肢功能锻炼;对于主动运动未出现的肢体,首先要诱发及加强主动运动,在出现肌痉挛及共同运动时,要作控制共同运动、发展个别肌肉运动及调节肌张力的练习;在恢复个别肌肉随意运动控制时,则要进行恢复运动协调练习。为此除了被动、助力、主动抗阻等运动外,要系统地选用本体促进法、肌电反馈训练及放松肌肉的训练方法。

②作业疗法:指组织及指导患者从事有目的的,有实用价值的活动锻炼,以促进机体功能康复的方法。包括穿衣、洗漱、进食、起居、室内移动、用厕等日常生活活动训练及适当的手工操作训练。其目的在于在器官功能受损的条件下,尽可能恢复生活活动能力,对外界的适应能力。行走训练:先作坐位、坐位起立及站立平衡练习,作自床到轮椅或椅子转移的练习,然后练习两腿轮流负重及原地踏步,再练习迈步行走。重度瘫痪者在扶持下进行,轻度瘫痪者以健侧手持手杖进行。步行练习要平稳放松,注意尽量维持良好姿势,纠正不良步态,同时避免精神紧张及疲劳加重动作失调。熟练掌握后,在不同反馈的条件下也可对肌肉进行随意控制,达到功能改善。肌电反馈主要用以增加肌力,改善肌肉紧张度,解除痉挛及协调训练。

偏瘫时应加强胫前肌肉活动,以改善步态,加强三角肌.冈上肌活动以防治肩关节半脱位。

(4)截瘫的锻炼方法:①行动训练:依次进行床上,椅上及站立,行走练习。床上运动:上肢支撑力量和耐力练习,如俯卧撑,用小型倒立架或短腋杖作坐位撑起及移动身体练习,目的在于稳定脊柱和加强对骨盆的控制以利起床行动和带动下肢步行。床上翻身,挪动身体和坐起练习,扩大在床上活动自由度;②椅上运动:练习坐稳,坐久,进而做坐位运动平衡及坐位站起练习,可抓住扶手使身体前倾同时带动两膝被动伸直,再撑起上身,或用固定物顶住双膝撑起上身;③站立练习:带支架或夹板在平行杆或学步车内站立,练习站、立位平衡,稳定,向左右腿移动重心,进而以腹背肌操纵骨盆提起一腿作原地踏步,然后在学步车或平行杆内步行;④步行练习:先持双拐进行站立练习,锻炼轮流提起一拐或一腿,进而练习踏步及迈步行走。要求上身正直,步伐稳定,姿势良好,然后逐渐锻炼速度和耐力,常用步法有三点步,即双拐同时或轮流向前一步,提起双腿摆动到双拐后方。熟练时也可摆歪双拐前方,以扩大步幅。此步法适用于不能用腹背肌控制骨盆的较高位截瘫患者。四点步:即左拐、右腿、右拐、左腿依次向前一步,反复进行。熟练时可使左拐与右腿,右拐与左腿同时移动以加快步速。此法较省力,适用于腹背肌力较好的低位截瘫患者;⑤轮椅的练习:包括操纵轮椅的练习及上下轮椅的练习;⑥作业疗法:在坐位或轮椅上进行。

第三节 痴呆护理

痴呆是指智能活动在达到相当水平后再出现的进行性衰退。系由于大脑器质性病变或全身疾病所致的获得性智能损害综合征。

严重痴呆是一种认知功能障碍,是智能,记忆力和人格的全面损害。一般还包括处理日常生活能力,原先已掌握的感觉运动技能运用能力和社会技能使用能力,以及语言,文学和交流情感反应的控制能力的损害。有的患者还可以出现行为障碍。但是,痴呆患者不出现意识障碍。

(一)临床表现

痴呆的早期表现主要是思维的敏捷性与创造力方面的轻度减退,不能完成复杂的精神运动工作（如驾驶），工作的压力容易造成疲劳与焦虑，而且要从这些精神状态中恢复过来所需的时间延长。患者在言语方面表现为措辞困难，言语不周，继之言语明显减少，可能表现沉默。由于分析和领会能力的减退，判断常会发生错误，特别是在比较陌生的环境中。患者不能设计或制订计划，对于需要进行推理与判断的活动往往回避或拖延。经常由于分析和判断能力衰退而引起家人注意。

随着病程进展，痴呆的症状逐渐明显，其典型表现主要有以下几个方面。

1.记忆障碍

不能回忆不久前发生的事情，经常会遗失东西，忘记东西放在何处，忘记赴约，忘记片刻前与别人谈话的内容，均提示近记忆力损害。学习新事物能力也大为降低。有些患者用加强笔记的方法以弥补缺陷，但也收效甚微。到后期，远期记忆也逐渐减退。严重的记忆减退可造成定向障碍，常发生外出迷路走失。

2.思维和判断力障碍

患者开始时不能掌握技术上或一般学识上新发展要点，其后对原有的认识也模糊不清。如果未发生特殊语言障碍，在长时期内言语功能似乎完整，但在谈话中可以发现对抽象名词的概念已经含糊。至后期，一般常识也呈现衰退。说话时常重复一个音节，模仿言语，赘语，最后丧失所有的语言能力。

3.性格改变

大多数患者呈现原有性格特点的病态演变。性格开朗者趋向浮夸，谨慎者变得退缩，勤俭者成为吝啬。少数患者呈现和原有性格相反的现象。一般说，兴趣和社会活动范围趋向缩小。

4.情感障碍

轻度忧郁比较多见，常表现为呆滞、退缩，不胜任感，有一些模糊的躯体不适感觉。相反，情绪也可能高涨，表现为一种盲目的欣快感。有些患者易受激惹，可有发作性暴怒和冲动行为。

当疾病更进一步发展时，患者精神淡漠，行动呆滞，衣着不洁，不能履行日常简单的家务与自理生活。患者可能会重复一些陈旧的，熟悉的语句，而思维活动实际上很贫乏，错构与虚构越来越显著。最严重者，长期卧床，丧失言语和行动的能力，甚至陷入昏睡和昏迷。

此外，患弥散性脑变性的患者也可能发生一些神经症状和体征，可以涉及语言和其他复杂功能的障碍较为多见，包括不同程度的失语失认，失用，空间定向障碍，身体影像障碍等。

（二）造成痴呆的疾病

可以导致痴呆的疾病很多，约70余种，一般分为三组：即单独以痴呆作为突出症状的疾病，伴有其他神经征象的痴呆综合征和具有痴呆征象的全身疾病。

1.以痴呆作为突出症状的疾病

（1）弥漫性大脑萎缩症（Alzhcimer病）。

（2）脑叶萎缩症（Pick病）。

（3）老年性痴呆。

2.伴有其他神经系统征象的痴呆综合征

（1）变性疾病：包括慢性进行性舞蹈病，肝豆状核变性，皮质-纹状体-脊髓变性等。

（2）血管性疾病：脑动脉硬化性痴呆（多发性脑梗死痴呆）；颈内动脉闭塞性痴呆，基底动脉硬化。

（3）脑瘤：额叶、颞叶，胼胝体和第3脑室肿瘤最常引起精神障碍与行为异常。记忆障碍和性格改变可以是额叶肿瘤的突出症状。

（4）脑损伤：包括脑外伤性痴呆和慢性硬膜下血肿。

（5）颅内炎症：在一些细菌性、结核性以及真菌性脑膜脑炎的恢复阶段，可存在性格改变、记忆障碍、以及轻重中度的智能衰退。

（6）脱髓鞘性疾病与脂肪代谢障碍：①弥漫性硬化与脑白质营养不良；②多发性硬化。③家族性黑矇性痴呆及其他类脂质沉积病。

（7）营养性疾病：①出血性脑灰质炎，见于维生素B_1缺乏，尤其是长期酗酒者；②维生素B_{12}缺乏。

（8）其他：如脑缺氧后遗症，正常颅压性脑积水。

3.具有痴呆征象的全身性疾病

（1）代谢性疾病：①慢性肝脏疾病；②尿毒症；③粘液性水肿；④糖尿病。

（2）中毒性疾病：如长期大量服用巴比妥，溴化物，副醛及其他镇静药物，以及铅、汞、锰、三硫化碳中毒。

（三）痴呆的判定

痴呆的判定包括两个方面，首先必须确定有无痴呆存在，其次是判断造成痴呆的原因。

1.确定痴呆的存在

大部分痴呆患者在智能损害的表现方面非常相似。在疾病早期发现轻度的智能衰退时，或在疾病的过程中判定痴呆的不同程度，可从以下两方面入手，及时，客观地确认痴呆临床表现的存在。

（1）必须仔细全面地了解病史，特别注意对比患者过去的工作能力与目前的功能状态。由于患者本身所能提供的资料不一定全面，应该向患者家属询问病史，特别是关于以下几方面的改变：情感，衣着和个人卫生，记忆，性格、言语和活动的多少，工作效率，以及判断能力。熟悉掌握常见于痴呆患者的认识障碍的临床表现形式，对明确痴呆判定非常重要。

（2）精神评定量表的运用：痴呆是一种症状群，目前尚无特异的生物学检查方法，为了尽可能客观地建立痴呆的诊断，根据国内外研究趋向，常采用以下临床评定量表，以便能较客观地全面地反映出患者实际痴呆的程度：①智能状态检查表：包括简易智力状态检查（MMSE），Blessed痴呆量表（BDS）和长谷川痴呆量表（HDS）；②日常生活和社会能力评定：包括日常生活，能力量表（ADL）和Pfeffer功能活动调查表（POD）；③神经心理测验：包括以检查记忆和学习能力为主的Fuld物体记忆测验（FOM），检查语言功能的快速词汇测验（RVR），评定注意力或即刻记忆的数字广泛测验（DS），以及检查构造和图形识别功能的"积木测验"（BD）等；④长谷川痴呆量表（HDS），常被用作诊断痴呆的依据之一。

2.痴呆的病因判断

大脑的各种疾病都有可能引起痴呆，痴呆的临床表现本身不能说明其病因。主要依靠发病年龄，家族病史，病程演变方式，伴发的神经征象，以及各种辅助检查资料来明确诊断。首先要考虑的应是各种可以进行有效治疗的疾病，例如颅内肿瘤，慢性硬膜下血肿，正常颅压脑积水，维生素缺乏，粘液性水肿等。因为这些疾病的早期诊断和及时治疗可以终止痴呆的进展。通过病史，体检及实验室检查排除其他疾病（如脑肿瘤，脑外伤，多发性脑梗死，假性痴呆等）后，应考虑为原发性早老痴呆，即Alzheimer病。

以下辅助检查有助于痴呆的原因判断。CT扫描，磁共振成像（MRI），脑血管造影检查，同位素脑扫描，脑电图，脑脊液检查，血液梅毒检查，电解质及内分泌学检查等。

（四）护理

大部分痴呆患者在智能损害的表现方面非常相似,而老年性痴呆为痴呆中发病率较高的疾病。随着人口老龄化,患病率有增高趋势,且由于目前尚无有效的抗痴呆药物,故对该病患者给予合理收容管理,提供正确护理措施,是目前所能采取的康复手段。

1. 护理重点

(1) 尽量帮助患者适应环境及日常生活,降低适应困难程度。

(2) 合理有效处理精神病性行为症状,保障患者生命安全。

(3) 帮助其自理日常生活而不要包办一切,以防智力行为进一步退化。

2. 观察要点

(1) 观察其远记忆力,近记忆力及定向障碍程度。

(2) 观察患者情感表现,有无行为异常,如攻击性行为;不停踱步与不宁;大叫大嚷,骂人;无目的闲荡和走失;幻觉妄想等。

(3) 有无失语,失认,错认,运用不能等。

(4) 有无言语障碍,大小便自控困难等。

3. 护理措施

(1) 对患者的家庭成员及照顾人员进行宣传教育,使其了解痴呆患者的认知障碍,行为障碍的表现形式,及正确处理措施,使他们不致认为痴呆患者所出现的精神行为症状是故意捣乱,或充满敌意的,而对患者采取强制、粗暴、报复手段、保障患者的基本人权。

(2) 错认明显的患者,常不能认识自己家门和家庭环境,有时连镜中自己的形象也认不清,而表现出紧张恐惧。故居室应光线明亮,墙壁色彩柔和,布置简单,室内不宜设置电视机和镜子等物。

(3) 对有语言表达与接受能力障碍的患者,谈话时要热情,温柔,讲述语言要尽量简单,缓慢,或给他们观看一些非语言性标记,信号,如用太阳,和月亮的绘画,配合手势,表示起床,睡觉的时间到了等,并要求其作出是与非的回答或示意。并告知家属,在与患者谈话时,看上去好象不合作或不理睬的反应,是由于领会困难所致,应予理解。

(4) 有记忆障碍的患者,常随便拿用别人物品,或自己物品找不到时,就认为有人偷他的东西,以及已用过餐,仍坚持认为未用餐而纠缠的表现。为了减少这些麻烦,可根据他们的认识水平,给他们一张简单明了的生活作息表,经常提醒他们,并在放物品处,做些容易辨认的标记。若患者有视觉及空间失认现象,为防止其辨别不清环境,应在餐厅、病房、卫生间,台阶等处设置醒目的标志。患者若无慢性尿、便失禁,则应定时督促其排便,使之养成定时入厕的习惯。

(5) 对妄想的患者,不管他们能接受多少,都应作正面的抚慰保证,而不能与之争辩。还可转移其注意力,因他们有记忆障碍,一旦注意转移到其他事项时,则不再纠缠于原有的妄想内容。患者若有自杀或攻击行为,应予特殊管制和隔离措施,以保障患者及他人的生命安全。

(6) 患者如有闲荡,迷路走失行为,要给其带上姓名,地址牌,并注意门窗安全,防止患者外出走失或发生意外。在护理院中,工作人员应集中注意那些跟随他人乱转乱窜的患者的管理,要了解这些患者的情绪需求,而不应乱用约束。

(7) 指导帮助家属填写好患者行为日志,日志内容包括特殊行为症状发生的时间,持续长短及发生当时的情境。这种日志有助于照顾人员掌握情况和及时处理,也有助于家属认识到他们的行为态度影响的重要性。

(8) 预防并发症:因老年患者抵抗力较差,故应定时开窗通风、组织体育锻炼,保证及时加减衣服、被褥，合理安排照顾饮食，保证营养水份，定时洗澡更衣，翻晒被垫，防止呼吸道、泌尿道及皮肤感染。对于卧床不起，大小便失禁患者，要注意防止褥疮。

第四节　急性脑血管病的护理

各种脑部血管病损，主要是动脉系统的破裂或闭塞，导致的脑出血，蛛网膜下腔出血或脑梗死，造成急骤发展的脑局部血液循环和功能障碍，称为急性脑血管病或脑血管意外，即脑卒中或中风。随着人民平均寿命的延长，老龄人的增多，急性脑血管病因其四高（高发病率，高病死率，高致残率，高复发率）已与恶性肿瘤并列为老年人主要死亡原因，极大地危害着人类的健康，它已列为当代卫生工作中重点防治的一种疾病。

（一）缺血性脑血管病

1.短暂脑缺血发作（TIA）

系指脑血管病所致一过性脑功能障碍。症状突起又迅速消失，一般持续数分钟至数十分钟，并在24小时内缓解，不留任何后遗症。一般认为TIA是中风的重要危险因素和报警信号，须引起高度重视。

（1）病因和发情机制：TIA是一种多病因的综合征。其主要病因是主动脉-颅脑动脉系统的动脉粥样硬化。①微栓子学说：微栓子主要来自颈内动脉分叉处的动脉粥样硬化斑块，也可来自心脏及其发出的大血管。TIA发作时，可于眼底动脉中见到呈微黄或白色的微小栓子。②盗血现象：常见于椎动脉系统TIA。当无名动脉或锁骨下动脉在其发出椎动脉之前，管腔狭窄或闭塞，该侧上肢动脉压力降到使其内血液经该侧椎动脉倒流入同侧锁骨下动脉（锁骨下动脉盗血）。该侧上肢活动时，分流增加，从而发生椎基动脉缺血。多见于无脉症患者。③其他疾病如颈动脉过长或外伤、颈椎病、颅内动脉炎、血压过低、血粘度增加、血高凝状态等可能与TIA的发生有关。

（2）临床表现：本病好发于中年以后，男比女多两倍。发作突然，症状常在1分钟内即达高峰，一般持续时间不超过15分钟，个别达2小时。发作停止后神经症状完全消失，但有反复发作的趋势。临床上常将TIA分为颈动脉系统和椎基动脉系统两类。①颈动脉系统TIA：最常见的症状为对侧一上肢或一下肢无力，单肢或一侧上下肢麻木，感觉异常。主侧半球受累可产生感觉性或运动性失语。一侧视力丧失为颈内动脉系统TIA所特有，发作时，在眼底可见到动脉栓子。颈部可闻及杂音。②椎基动脉系统TIA：最常见症状为眩晕，伴发视野缺损和复视。可以发生言语不清，一侧肢体共济失调，双眼视物模糊，声嘶、呃逆和呕吐。一过性颅神经麻痹伴对侧肢体瘫痪或感觉障碍为椎基动脉TIA的典型表现。

2.脑梗死

由于血管狭窄或闭塞、血供不足而使相应的局部脑组织缺血坏死称为脑梗死。临床上较常见的有以下类型：脑动脉血栓形成性脑梗死、栓塞性脑梗死和脑腔隙梗死。

（1）脑血栓形成：当脑动脉管壁发生血栓，使管腔变狭，致其供血区的血液供应受阻或中断，脑组织缺氧软化和坏死，称为脑血栓，是发病率最高的一种缺血性中风，占全部中风患者的70%~80%。患者多有高血压、高血脂、糖尿病等病史。最常见是脑动脉粥样硬化，其次是各种脑动脉炎，血液粘度增高。

一般发生于老年人，常在休息或睡眠中发生，意识障碍较少见。脑脊液压力升高，常规生化检查正常，头颅CT见低密度梗死区。按病程可分为以下临床类型：①可逆性脑缺血发作：如患者缺血症状持续超过24h，常已有梗死存在，但尚未导致不可逆的神经功能损害，或因侧支循环代偿及时且完善，或因血栓不牢固而随即溶解，或因伴发的血管痉挛和脑水肿解除消退，患者的症状在三周以内完全缓解而不留后遗症，称为可逆性缺血性神经功能缺失（RIND）。②进展型：血栓逐渐发展，脑缺血，水肿的范围继续扩大，症状由轻变重，直到出现对侧完全性偏瘫和意识障碍。③暴发型：症状出现快。如颈内动脉或大脑中动脉主干等较大动脉的急性血栓形成，可立即发生广泛的脑缺血水肿，而引起对侧弛缓性偏瘫，常伴意识障碍或很快转入昏迷。

颈动脉系统脑血栓的共同点是一侧大脑半球受累，出现对侧中枢性偏瘫、面瘫和舌瘫，对侧感觉减退。

椎基动脉系统脑血栓的共同特点是脑干和小脑受累，出现交叉性瘫痪，多数颅神经麻痹，交叉性感觉障碍和共济失调等症状。

（2）脑腔隙梗死：系指大脑半球深部的深穿通动脉，如豆纹动脉、椎-基底动脉深穿支，在脑动脉分支等病变继发闭塞或微栓子栓塞致小梗死灶，一般直径2cm以下。

最主要是高血压性小动脉硬化，管壁呈纤维素样坏死和脂肪透明变性。病变常见于大脑深部，如基底节、内囊、丘脑、桥脑基部或侧脑室体旁区。

因腔隙梗死发生的部位不同，临床上可表现为多种综合征。①纯运动性：突起一侧面、臂、眼肌无力，无感觉障碍，病灶多在内囊、桥脑基部。②纯感觉性：突起一侧面、臂、腿部感觉减退，病灶多在脑腹核区。③感觉运动型：突起一侧面、臂、腿部肌无力、偏身感觉异常，病灶在内囊。④构音障碍——手笨拙综合征：突起构音不清，吞咽发呛，常为右侧中枢性面舌肌轻瘫，动作笨拙，病灶在桥脑。⑤共济失调性轻偏瘫：突起下肢的轻偏瘫，伴同侧肢体共济失调，病灶在放射冠或桥脑。

（3）脑栓塞：是指来自身体各部的栓子，通过颈动脉或椎动脉，阻塞脑血管，使其供血区缺血、坏死，发生脑梗死和脑功能障碍，又称栓塞性脑梗死。

根据栓子的来源可分为：①心源性栓子（60%~80%），常见于风湿性心脏病、感染性心内膜炎、心肌梗死等。②心外源性栓子：如感染性栓子、空气栓子、转移癌栓、寄生虫栓、羊水等。栓塞部位以大脑中动脉最常见。

临床特征是：①起病急骤，在各类中风中，以脑栓塞发病最快最突然。常无任何前驱脑症状，多数症状迅速达顶峰（稳定型中风），偶有呈阶梯式进展加重者（进展型中风）；②多有心脏病史或肺部手术、骨折、分娩等病史；③脑部症状：多数表现为大脑中动脉闭塞症状，为突起偏瘫、失语、偏盲，局限性癫痫发作，或偏身感觉障碍等；④脑脊液压力升高，CT可见低密度梗塞区或脑水肿和脑占位效应；⑤后遗症：康复后的患者多留有不同程度的运动、言语、智能障碍等后遗症。

（二）出血性脑血管病

1.脑出血

是指发于脑实质内的出血，多发生于大脑半球，少数发生于桥脑和丘脑。多数患者有高血压和脑动脉硬化的病史。是死亡率和致残率极高的一种常见病。

（1）病因：高血压与脑动脉硬化同时存在，相互促进，构成脑出血最主要的病因，称为高血压动脉硬化性脑出血。其他病因少见，如脑先天性动静脉畸形或动脉瘤破裂，脑动脉炎性管壁坏死，脑瘤出血，血液病并发脑内出血，抗凝药物诱发等。

（2）临床表现：好发于55岁以上中老年人，男女相近。大多有高血压、头昏、头痛病史。常在情绪激动，活动用力时突然起病，早期患者自觉恶心、呕吐、头痛，继之出现偏瘫、意识障碍、抽搐、大小便失禁、呼吸抑制。按出血部位将其分为：①内囊—基底节区出血：

最为常见。急性期约3～4周，血压明显升高，收缩压达24kPa以上。患者意识不清或昏迷鼾睡，瞳孔缩小或不等，双眼凝视病灶侧。压迫眶上神经或针刺皮肤时，可见一侧面下部及上、下肢少动或无反应。若病灶侧瞳孔散大，血压波动，呼吸不规则或暂停，提示有脑疝形成，脑干受累，生命体征紊乱。如出血量多并破溃入脑室，刺激第3脑室的下丘脑时，可引起胃肠道的应激性溃疡，有的长期昏迷不醒或呈去大脑皮质状态，迁延时日，最终死于肺炎，褥疮感染等并发症和慢性消耗。②桥脑出血：一侧少量的桥脑出血，症状可类似内囊出血，表现为昏迷、偏瘫。但多数出血累及桥脑双侧，病情危重，除深度昏迷，还呈现中枢性高热，双瞳针尖般缩小和四肢瘫痪三种特征性体征，预后多不良，常在1～2d内死亡。③小脑出血：轻型者常诉突起枕部头痛、眩晕，有频繁呕吐，而无瘫痪。重症小脑出血在起病早期可见上述症状和体征，常因血肿增大或破入第4脑室，引起急性枕骨大孔疝，患者很快昏迷，呼吸不规则或突然停止，导致死亡，但如能及时明确诊断，手术清除血肿，常能转危为安。

多数患者有腑脊液压力增高和血性脑脊液，CT早期可见出血部位的高密度区和脑室的占位效应。

2.蛛网膜下腔出血（SAH）

是指颅内血管破裂，血液直接流入蛛网膜下腔所致。

（1）病因：多由于先天性脑动脉瘤、脑动静脉畸形、脑动脉粥样硬化等所致。

（2）临床表现：多发生于青、壮年。大部分没有前驱症状。突然出现剧烈的头痛（典型表现为枕部及颈项部疼痛并伴有腰痛），恶心、呕吐，一过性意识障碍或精神症状，重者可迅速进入昏迷状态，甚至死亡。

诊断主要依靠临床表现和腰椎穿刺检查，如突然发病，剧烈头痛，呕吐，伴颈项强直和克尼格（Kerning）征，腰椎穿刺见脑脊液压力明显增高和均匀血性脑脊液。即可诊断为SAH。

（三）缺血性脑血管病治疗

1.治疗原则

（1）必须保持体液和电解质平衡。

（2）必须保持呼吸道通畅。吸氧。

（3）保持合适的血压。发生低血压时，使用低分子右旋糖酐：等扩容剂使血压恢复并保持正常。在急性期紧急降血压可引起危险的血压骤降和脑血流量降低。当舒张压≥16kPa或确诊有高血压病时才考虑谨慎使用降压药。

（4）避免血糖增高。高血糖使梗死灶扩大，最好经口或鼻饲以维持营养，避免大量静脉输注葡萄糖液。

（5）有反复癫痫发作时，应用苯妥英钠。

2.短暂脑缺血发作的治疗

1/3的颈动脉TIA患者在发病后，一至数年内可发生脑梗死，而椎动脉TIA发生脑梗死的较少。对有一次以上发作TIA的患者，特别是伴有多种中风危险因素者，应积极进行治疗。

（1）抗血小板聚集：阿司匹林可抑制氧化酶，抑制血小板内花生四烯酸转化为血栓素A_2，后者促进血小板聚集，血管收缩。最佳剂量意见不一，一般每日口服0.05～0.3g，有溃疡病者，需用肠溶片剂，有出血倾向者，改服潘生丁25～50mg，每日3次。

（2）改善脑循环：可选用作用于血管平滑肌，增进脑血流量的药物。钙离子拮抗剂，尼莫地平20mg口服，每日2～3次，伴有耳鸣、眩晕者服用甲胺乙吡啶（培他啶）。如经治疗仍有多次发作，可采用抗凝剂，稀释和扩充血容量，体外反搏，手术治疗（颈动脉内膜剥离术，颈内外血管吻合术）等。

3.脑梗死的治疗

（1）脑血栓：①扩充血容量和血液稀释疗法，常用低分子右旋糖酐。②急性期不宜应用血管扩张剂：因有可能促进脑水肿，脑内盗血和降低血压，而产生不良影响。③溶栓治疗：主张早期应用，须在神经元死亡之前给药，即在发病 6～12h 内给药，使闭塞的脑血管再通。④抗凝治疗：如阿司匹林、潘生丁等。⑤钙离子拮抗剂：尼莫地平早期服用，临床观察有一定效果。⑥自由基清除剂。梗死区自由基过度积累，易破坏细胞膜，临床上使用的维生素 E、甘露醇、维生素 C、地塞米松等有清除自由基的作用，从而保护细胞膜，限制脑梗死区的扩展。⑦高压氧治疗已被应用于脑血栓的早期和恢复期治疗。⑧人工辅助循环：如体外反搏应用于早期和恢复期的缺血性中风，可提高心输出量，促进侧支循环，降低血粘度。⑨根据病因与阻塞部位选用颈动脉内膜切除术，颅内-颅外动脉吻合术。

（2）脑腔隙梗死：由于腔隙梗死大都是终末出血阻塞引起，一旦梗死已形成，没有侧支循环。药物作用不大，故重在预防，控制高血压，必要时服用小剂量阿司匹林。

（3）脑栓死：①脑部病变：主要是改善微循环，减少脑栓塞范围，扩张血管，防止血小板聚集等，基本同脑血栓治疗；②抗凝治疗：目的在于预防新的血栓形成，杜绝栓子来源，防止停留在脑血管壁栓子或脑血管壁血栓继续扩大，以防止脑梗死范围扩大。药物有肝素和双香豆素。③手术治疗：如栓子来源于颈内动脉粥样硬化斑块可做内膜切除术。来自心脏者可做矫正心脏缺陷手术。

（四）出血性脑血管病的治疗

1.脑出血

脑出血的急救，旨在稳定出血侧引起的急性脑功能紊乱，积极地维持生命功能以及预防并发症。

（1）一般处理：①保持安静，绝对卧床休息。头部抬高30°，以减轻脑水肿，避免不必要的搬动。②保持呼吸道通畅，防止脑缺氧加重。持续吸氧，意识障碍者，应取侧卧位，头部抬高及时吸痰，必要时做气管插管或气管切开。③保持营养和水电解质平衡：记 24h 出入量，静脉补液量控制在 1500～2000ml／24h，48 小时意识障碍好转可进流汁，必要时予静脉高营养等支持。定期检查电解质。④重视基础护理，防各种并发症的发生。

（2）控制脑水肿，降低颅内压：①抬高头部：为控制颅内压（ICP）增高，应常规采用 20°～30°头高位；②高渗脱水剂：如甘露醇、甘油、高渗盐水、高渗葡萄糖；③纠正水电解质紊乱：各种病因及脑水肿本身均可引起水电解质平衡紊乱。若处理不当，则可加重脑水肿，适当限制液体入量对预防和治疗脑水肿非常重要。同时要避免补液过多或过快，以防止脑水肿加重；④利尿剂：如速尿、双氢克尿塞；⑤肾上腺皮质激素：地塞米松。

（3）脑出血患者控制高血压要慎重，根据平时的血压水平，选用适当药物。常用利血平，0.25～1mg 肌肉注射，6～12h 可重复 1 次。使接近并维持在 22～18／13～12kPa。

（4）手术治疗：经以上内科处理，病情未稳定、好转，或有脑疝形成的趋势，应把握时机进行外科手术，清除血肿。

2.蛛网膜下腔出血（SAH）的治疗

（1）一般治疗：①急性期，要绝对卧床 4 周；②避免用力和情绪激动造成颅内压和血压升高；③保持大便通畅；④保持安静，头痛，烦躁时予止痛镇静剂。

（2）高血压的治疗：降压宜缓慢，可用利血平口服或肌注。要求血压逐渐降至出血前原有水平。

（3）止血药物的应用：6-氨基己酸、抗血纤溶芳酸。

（4）蛛网膜下腔出血后脑血管痉挛（CVS）的预防及治疗：①利血平0.1mg／次，皮下注射，每日3次；②钙通道阻滞剂：尼莫地平既能预防CVS，也能解除CVS。

（五）护理观察要点

急性脑血管病情较急，且伴有不同程度的后遗症，因此，细致的病情观察，及时抢救治疗及时恢复功能，是治疗脑血管病的关键，也是护理工作的重点。尽力抢救生命，早期发现恶化的症状，注意康复治疗。

1.意识的观察

意识的改变往往能提示病情的轻重。首先应了解刚发病时的意识状态，是清醒、嗜睡朦胧、还是昏迷。定时呼唤患者，观察昏迷程度的变化，是由深转浅，还是由浅入深。注意昏迷时间的长短。一般脑梗死出现意识障碍的较少见，但大面积脑梗死可出现意识障碍，甚至因颅内压增高出现脑疝而死亡。因此意识的观察相当重要。

2.生命体征的观察

（1）体温：昏迷或偏瘫患者定时测腋下体温。注意体温的改变，如体温低，四肢厥冷，说明有休克的可能。如有高热应考虑感染性或中枢性高热，中枢性高热是丘脑下部受损所致，特点为无感染依据，不伴有寒战，躯干温度虽高，但四肢温度不高，缺乏汗液分泌。感染性发热，在2～3d后继发感染时出现。

（2）脉搏：注意脉搏的速率、节律、强弱及紧张度。脉率增快或减弱时要及时报告医生。缓脉是颅内压增高的表现，需及时处理。脉搏的强弱决定于动脉的充盈度和脉压的大小，脉强有血压升高可能。脉细弱，有循环衰竭趋势。

（3）呼吸：观察呼吸的频率、节律和深浅，有无鼾音、双呼吸、叹息样呼吸等。呼吸变化的可能原因有：①感染：最常见的是肺炎；②桥脑、中脑受损时，可出现中枢性过度呼吸，呼吸可快至70～80／min。呼吸慢可能为颅内压升高。颅内压升高可导致脑疝而使呼吸突然停止，应提高警惕。呼吸不规则或出现叹息样呼吸、潮式呼吸，说明病情危重。

（4）血压：血压可反映颅内和血管运动中枢的情况，急性颅内压增高时，常引起血压增高。其特点是收缩压明显增高，而舒张压不增高或增高不明显。血压增高的机制可能是延脑受压缺血引起血管舒缩中枢之调节而使血压增高，以改善延脑的缺血及缺氧状态，因此及时控制血压使之维持在适当水平是很重要的。血压过高可使脑出血患者再度出血，血压过低，会引起脑供血不足，使脑血栓形成患者加重脑部病变。

3.眼球位置及瞳孔的观察

（1）观察眼球的位置是否位于中线，有无下列异常情况：①外斜视：指病变侧之眼球向外偏视，此为受动眼神经支配的内直肌麻痹所致。②内斜视：指病变侧之眼球向内偏视，此为受外展神经支配的外直肌麻痹所致。③眼球分离：指双侧眼球均向外斜视，证明脑干有病变。④垂直性凝视麻痹：指一侧眼球向上，另一侧向下，常见于后颅窝的病变，主要是四叠体受损。⑤水平性凝视麻痹：凝视中枢受损而引起凝视麻痹，两眼向一侧偏视。向左偏视为向右凝视麻痹，向右偏视为向左凝视麻痹。

（2）观察瞳孔：观察瞳孔是否等大、等圆，对光反射是否存在，敏感还是迟钝，对确定损害的部位和程度有帮助。瞳孔一大一小，说明有颅内压增高的可能，或可能是霍纳氏综合征。若两侧瞳孔缩小呈针尖样，为桥脑出血的特征。脑缺氧时瞳孔可扩大，如果持续扩大，提示预后不良。

4.癫痫的观察

脑血管疾病继发癫痫绝大多数呈大发作或局限性发作，亦可为混合型发作。脑出血引起的大发作多见于脑实质出血所造成的额顶部蛛网膜下腔积血。脑梗死组大发作多见于双侧或多个动脉闭塞。

观察要点：

（1）抽搐的首发部位。

（2）抽搐持续的时间，次数及间隔时间。

（3）发作时瞳孔对光反应是否存在。

（4）是否有大小便失禁，咬破唇舌等。

（5）是否有去大脑强直伴抽搐。

以上各项对分析病因和定位均有重要的意义。

5.肢体瘫痪的观察

观察瘫痪的时间，部位和瘫痪的情况是发作性还是进行性。发作性即瘫痪反复发作，要立即采取措施；进行性则瘫痪逐渐加重，说明病情变化。

6.并发症的观察

（1）脑疝：急性脑血管病的患者，不同程度地存在脑水肿，当颅内占位病变或弥散性脑水肿引起颅内压不断增高，使脑组织的某一部位移位。受到挤压，并被挤入附近的硬脑膜裂隙或枕骨大孔中，发生嵌顿，压迫部位脑组织，颅神经及血管，而产生一系列紧急的临床综合征，称为脑疝，它是急性脑血管病常见的并发症，脑疝危及生命，往往导致死亡。

颞叶疝：由于一侧脑水肿较重造成颅内压增高不均衡，使颅内压较高一侧的脑组织向压力较低的对侧推移，致幕上的海马沟回挤入小脑幕裂孔而形成。其临床表现：①常出现烦躁不安、剧烈头痛、呕吐、血压升高、呼吸深快等前驱症状，随而意识模糊而逐渐进入昏迷。②出现同侧瞳孔缩小，而后病侧瞳孔扩大，对光反应减弱以至消失，两侧瞳孔不等大是诊断颞叶疝的可靠依据。③多有同侧肢体瘫痪。④去大脑强直：表现阵发性或持续性四肢伸直性强直。⑤体温可上升到40℃以上，而到晚期体温下降。⑥代偿性的呼吸加快变深，脉搏加快，血压升高，借此改善脑的血液循环。

枕骨大孔疝：各种原因引起的颅内压增高，特别是后颅凹的占位病变，可使小脑下方的扁桃体向下移位，推入枕骨大孔及椎管内而形成。表现为：①双侧瞳孔先缩小，继而散大，对光反应消失，眼球固定；②呼吸抑制，表现为呼吸缓慢，不规则，发展迅速可突然呼吸停止；③血压短暂上升后逐渐下降，脉搏变细快，最后循环衰竭；④可出现双侧锥体束征，由于小脑受损，肌张力和深反射均消失。

（2）脑-心综合征：急性脑血管病时，脑血液循环障碍对心肌的影响可引起心脏活动的改变。其临床表现为：期前收缩，窦性心动过缓或窦性心动过速。P—R间期延长，房室分离；以及游走性节律。P波明显，S—T段延长。

（3）中枢性胃、十二指肠损害：是急性脑血管病的一种严重的并发症，表现为呕血、便血或两者兼有，消化道出血多发生在出血性脑血管病后6～10d，主要与丘脑、丘脑下部直接受损有关。脑血管病患者如意识障碍加重、体温持续升高，心率快，血压降低，眼球浮动或震颤，上腹饱胀，频繁呃逆，肠蠕动增加，烦躁不安，则说明病变累及丘脑及脑干，提示有消化道出血的可能，应尽早插胃管，吸取胃液，观察胃内容物颜色或作潜血试验。

（4）癫痫：脑血管病并发癫痫可能是脑动脉突然闭塞或破裂出血，引起急性脑缺氧，缺血，水肿，使皮质神经元大量异常放电的结果，癫痫发作多在脑血管病急性期，以病后1日内发生率最高，可仅仅发作一次或几次，也可呈频繁发作或呈持续状态。

（5）急性肾功能衰竭：急性脑血管病发病时，由于血循环衰竭，使肾脏进一步缺血，在原肾功能不良情况下易并发急性肾功能衰竭。

（6）肺部感染：当丘脑下部或脑干受损使内脏自主神经功能紊乱，早期出现严重肺水肿、瘀血、肺及气管内瘀积大量分泌物，细菌易在其中繁殖而引起肺炎。意识障碍的患者，咳嗽反射消失，口咽及气管内分泌物或吸入物不能充分排出，易发生吸入性肺炎。要保持口腔清洁，及时吸出口腔及气管内分泌物。注意观察体温的变化，必要时根据医嘱应用抗生素。

（7）急性肺水肿：尸检表明，急性脑血管病并发肺水肿的发生率高达70%，这种肺水肿可能是由于颅内压增高，脑缺氧使下丘脑功能受损所致。临床上表现出呼吸困难，烦躁不安，面色苍白，口唇发绀，脉搏快，出汗，咯出或从口鼻涌出大量有色或粉红色泡沫痰。两侧肺听诊布满哮鸣音，细的湿啰音或大、小水泡音。

（8）感染性发热：多见于有意识障碍的脑血管病患者。感染常发生在呼吸道、泌尿道、口腔以及皮肤等。多在脑血管病发病数日后体温逐渐升高，呼吸，心率增快，白细胞总数及中性粒细胞增高，热型多不规则。

（9）中枢热：当丘脑下部体温调节中枢受损时可引起发热。临床常见脑室出血或严重脑出血破入脑室后数小时，体温可迅速升高，达39~40℃以上，持续不退，深昏迷，去脑强直，阵挛性或强直性抽搐，无汗，肢端低凉，多在1~2d内死亡。另一种为持续时间较长的中枢性低热，患者意识不清，阵发性大汗，血压不稳，呼吸不规则，血糖升高，瞳孔大小多变，体温多在37~38℃之间。人工冬眠治疗效果较好。

（10）吸收热：出血性脑血管病发病后，由于红细胞溶解吸收引起的发热即为吸收热。多在病后3~10d出现，体温在38℃左右。

（11）脱水热：由于大量使用脱水剂或水分补给不足，血浆渗透压明显升高，脑组织严重脱水，使体温调节中枢受损引起发热。临床表现：有水、电解质失衡病史、意识障碍逐渐加重，皮肤干燥，尿量少而比重高，红细胞压积增大。

（12）高渗性昏迷：不论缺血性或出血性脑血管病。急性期均可有糖耐量低下，血糖增高，早期表现有情感淡漠，反应迟钝，进行性嗜睡，可以发病1d~2周后进入昏迷状态。晚期表现为少尿甚至无尿，皮肤粘膜干燥，血压下降，可出现40℃以上的中枢性高热，常伴心悸，心动过速，呼吸加快等。

（六）休息一般护理

1.安静卧床休息

尽量减少探视和不必要的搬动，以降低脑代谢，减少脑需氧量。急性期绝对卧床4周，床头抬高25°~30°，以减轻脑水肿。

2.禁食

发病48h内禁食，以静脉输液维持营养或鼻饲（如混合奶）。入液量每天保证2000~3000ml，热量每日6275~12552kJ，以维持营养及水、电解质和酸碱平衡。

（七）吸氧及呼吸护理

急性脑血管病患者存在不同程度的脑缺氧。缺氧可使脑组织受损，因此氧吸入是很重要的措施。氧气流量以2~4L/min为宜。

意识障碍严重者多伴有呼吸功能障碍，故应准备吸痰用具，必要时施行气管插管，气管切开或装用人工呼吸机。

患者有恶心、呕吐时，要注意防止呕吐物堵塞呼吸道并预防因误吸而引起肺部并发症，尽力利用体位引流，拍背和吸痰等除去患者气管内的分泌物。

（八）褥疮防治

1.产生褥疮的因素

（1）体内因素：①神经休克：神经系统突然发生病变可使受损处的神经细胞和神经纤维的活动功能受到抑制或消失。使该神经支配的组织的活力和抵抗力降低，受压时容易发生褥疮。②血管运动功能的丧失或减弱：神经系统损害可致血管的收缩及扩张调节功能消失或减弱。往往会在扩张血管时引起瘀血，收缩血管时引起缺血，因此可使瘫痪部位循环功能受到损害。特别是皮肤，表现为苍白、发绀、发凉及水肿。③感觉减退或消失：神经系统病变而致感觉减退或丧失的患者，常可被热水袋烫伤而无痛觉，有时可因气圈嘴或便盆边压迫而引起创伤。

（2）体外因素：①压迫：压迫能引起局部皮肤及深部组织之循环阻塞，没有血液供应的皮肤即行坏死，因而发生褥疮。②摩擦：由于神经系统病变引起的神经调节的紊乱，以致其支配的肌肉，血管营养缺乏，在此情况下，皮肤的抵抗力减弱，即使有轻微的摩擦也能擦伤皮肤。

2.褥疮的预防

翻身，一般2h翻身1次。翻身时注意：①血压偏低时减少翻身次数，以免血压突然下降，翻身时动作更要轻；②翻身前要吸痰或擦净口腔内分泌物，防止体位改变后痰液倒流。翻身后要检查鼻管，尿管，输液管等是否脱出；③切忌推或拉拽患者，因为这样会造成皮肤的摩擦，以致擦伤皮肤，翻身时要将患者身体抬起来挪动位置；④护士的指甲要剪短，避免翻身时掐伤患者皮肤；⑤更换体位后要仔细观察受压部位的情况，有无将发生褥疮的迹象。骨骼隆起处用软垫防压，垫好瘫痪手足，保持功能位置，使瘫痪手臂外展，瘫痪足背屈，肘部稍弯曲，手掌轻握拳；⑥已形成破损处，予安尔碘消毒，红外线照射2／d，或褥疮膏外用。

（九）药物治疗的护理

1.脱水剂

（1）20％甘露醇250ml静脉滴注，一般要求在15～20min滴完。滴注后20～30min颅内压开始下降，1～1.5h作用最强，维持5～8h。

（2）有心血管疾病的老年人，特别是疑有心力衰竭者滴速不能太快，否则可使血容量增高而引起心力衰竭。

（3）注意观察尿量及肾功情况，防急性肾功能衰竭的发生。定期检测电解质，注意水电平衡。

（4）勤巡视病房，防止液体渗出，造成组织坏死。

（5）甘露醇遇冷易结晶，如有结晶必须加热溶化，否则易发生过敏反应。

2.抗凝治疗

（1）定期检查凝血酶原时间和活动度、凝血时间。静脉取血时，扎止血带时间不宜太长。

（2）肌注拔针后按压2～3min，以免引起皮下血肿，肌注肝素时，针头要细，注射要深。

（3）密切观察血压变化，经常观察皮肤及结膜有无出血点、大小便的颜色，定期送大小便常规检查，必要时做大便潜血检查。

（4）抗凝剂剂量要准确.须严格遵守校对制度，切不可多服，以免造成患者出血。

（5）注意做好保护措施。预防跌碰出血。测血压时袖带紧束，时间不要太久。

3.抗血小板聚集剂 注意观察阿司匹林的副作用，如胃部刺激症状、凝血障碍、消化道出血，出血时间延长等，有溃疡病史慎用。

（十）言语障碍的康复护理

失语是脑卒中后的常见症状，其发生率占脑器质性病引起失语症的91.4%，目前无特殊药物专一作用于语言中枢，特殊的功能训练是重要措施。

1.影响语言功能康复的机制和因素

语言障碍的康复机制在于起病后1~3周时，由于脑部血液供应的再流通和病灶周围水肿的消失，使语言功能在2个月至1年之间恢复。语言功能的恢复有赖于同侧或对侧大脑功能代偿和低级功能再形成。影响因素包括以下几个方面：①年龄，患者越年轻，恢复的可能性越大，可能与年轻人大脑功能可供调动的潜能较高有关；②智力和文化水平：病前患者的智力和文化水平高者能获得较好的康复效果；③病灶范围：范围越大，愈后越差；④社会环境：即亲人和同志的态度，是不可忽视的动力；⑤发病至治疗时间在6个月以内者优于6个月以上者，建议在2个月内开始矫正训练疗效更佳；⑥惯用手：左利手者较右利手者恢复好，因左利手者较多能力是属于双侧大脑功能，有更多潜力可供调用。

2.运动性失语

是指患者的构音器官活动无障碍，能理解他人的语言，但不能用语言将自己的逻辑思维表达出来，所以也称表达性失语。患者完全不能讲话称完全性失语，训练时应先从学发音开始，在训练时，说话最好与视觉刺激结合起来，如说"喝"字时与看茶杯结合起来，或以看图识字方法，说与看图结合起来，这样做收效较快。不完全性失语，依其程度能说出一些单字、词组、句子或说话不流利，患者常有词汇贫乏，重复语言及讲话缓慢，对此类患者的语言训练比完全性失语者容易，要耐心的教他们学会更多的词汇和锻炼语言肌肉的运用技巧，练习舌的灵活性及反复叙述阅读的故事。

3.感觉性失语

指患者有说话能力，但不懂别人的话意和自己的话意，因而患者的讲话内容是混乱或割裂的，经常是答非所问，无法进行正确交谈。对于这种失语的训练是：

（1）视觉逻辑法：如给患者端上饭，放好勺，并告诉患者"吃饭"，患者虽不理解"吃饭"，但从逻辑上他明白你是让他吃饭，如此反复使语言与视觉结合，促使语言功能恢复。

（2）手势法：如说让患者"洗脸"，患者不理解，但"洗脸"与训练者用毛巾示意抹脸的手势结合起来，患者很快就理解，会主动接毛巾抹脸。

4.混合性失语

患者既听不懂又不会说，训练时应将说、视、听结合起来，如让患者吃饭，既要说"吃饭"，让患者听，又要指着准备好的饭，并作出手势示意，让患者看，如此反复讲述。

第十一章　外科疾病护理总论

第一节　外科疾病的基本护理

一、忧虑

（一）病因

与不了解疾病过程、治疗方法、术前准备、术后配合等因素有关。

（二）目标

（1）近期目标：熟悉疾病有关知识，主动配合术前准备和术后护理。（2）远期目标：安全渡过手术治疗期。

（三）护理措施

1．对患者进行卫生宣教

（1）介绍有关疾病的治疗常识，即与疾病有关的医疗和护理知识。手术及麻醉前后如何配合，及营养知识等。（2）必要时请康复患者谈体会。（3）介绍治疗和护理的目的和意义，如术前防止呼吸道感染的意义，戒烟的重要性，引流管的作用及注意事项，有效咳嗽和深呼吸运动与开胸术后康复的关系，术后早期活动的意义，化疗、放疗的注意事项，合理进食的重要性等。

2．指导患者主动配合治疗和护理措施

（1）讲述不正确执行医嘱、护嘱及有关措施的弊病。（2）指出患者已存在的，不利于康复的行为和可能造成的不良后果，如自行拔出胃管、乱进食等。（3）指导、督促、检查患者正确执行有关措施，如术前练习有效咳嗽，深呼吸运动，床上排大小便，必要时与患者共同制定术后活动计划，让患者主动参与康复护理。

二、焦虑、恐惧

（一）病因

与害怕癌症、顾虑手术、自身家庭作用减弱或丧失、环境改变、不能接受创伤、失去应付能力、患者角色强化等因素有关。

（二）预期目标

（1）近期目标：较冷静地思考目前存在的健康问题，情绪反应有所减轻。（2）远期目标：接受现实，客观地正视存在的健康问题，对生活充满信心。

（三）护理措施

在分析产生情绪反应原因的基础上，有的放矢的实施护理。

1．帮助患者减轻情绪反应

（1）对于害怕癌症、顾虑手术的患者，护士应详细介绍术前准备，如各种检查及意义，呼吸道准备的要求，手术及恢复过程的感觉，患者应如何配合等；介绍科室技术力量，进行现身说法教育；介绍目前治疗肿瘤的新技术及进展情况，以帮助其树立信心，介绍情绪与疾病的关系以及保持乐观的重要性。

（2）组织患者进行适当的活动，分散患者的注意力，解除肌紧张，如安排娱乐活动、户外散步等。

（3）让患者做力所能及的工作，进行自护教育，如自己洗脸、整理床铺，了解自我预防保健知识，有计划的进行锻炼，这样可使患者看到健康进步状况，增加自信心。

（4）消除对患者产生干扰的因素，如解决失眠、营养等问题。

2．为患者提供舒适环境

（1）帮助患者尽快熟悉新环境。

（2）多与患者交谈，语言简练，讲明道理，用科学的、熟练的、安全的技术护理患者。

（3）尊敬患者、富于同情心，护士要意识到自己的情绪反应，避免与患者的情绪反应相互起负作用。

（4）减少对患者感觉的刺激。如：保持环境的安静、减少噪声、夜间灯光、疼痛等刺激，限制患者与其他有情绪反应的患者或家属接触，避免恶性刺激。

3．帮助患者减少或消除其不良的情绪

（1）询问患者，如："你害怕手术吗?""你思想总是集中不起来吗?"等等，以判断护士的估计是否正确。（2）确定患者的一般应付机制，可以通过交谈，如："当你感到生气时通常怎么办?""当你受到打击时如何应付?"等，对于患者正确的回答应予支持。（3）患者有抑郁、自杀企图、退缩时，及时给予疏导宣泄，并采取相应措施以防意外。

4．尽可能解决因患者住院而带来的家庭问题

（1）了解患者家属情况，其家庭作用、住院后家庭存在的主要问题。（2）与家庭的关键人物取得联系，帮助其解决有关问题，如子女的教育，赡养老人，经济等问题。（3）让家庭成员及时与患者联系，带给患者关心的好消息。

5．帮助患者正确估计目前病情，消除患者存在的不愿接受疾病事实或患者角色强化等不良心理状态。

三、疼痛

（一）病因

与外伤或手术、感染、空腔脏器梗阻、循环障碍、癌细胞浸润、瘤体增大、心理因素有关。

（二）预期目标

（1）近期目标：疼痛减轻或缓解，烦躁转为平静或入睡。（2）远期目标：原发病好转或治愈，疼痛消失。

（三）护理措施

1．估计患者疼痛状况

包括疼痛性质、部位、规律、以及激发和缓解疼痛的因素、伴随症状、体征及心理反应，作好记录，协助诊断和寻求减轻、缓解疼痛的对应措施。

2．减少或限制增加疼痛的因素。

3．改变易使疼痛发生、发展的生活习惯。

4．疼痛较轻时，指导并帮助患者转移注意力和实施松弛疗法。

5．物理方法

运用冷敷、热敷、止痛膏等皮肤刺激疗法，亦可采用舒筋活络方法，如针灸、推拿、拔火罐等。

6．合理使用止痛剂

注意观察、预防、处理药物的不良反应。

7．交流

注意倾听患者对疼痛的述说，解释疼痛原因，可能情况下告知疼痛维持的时间，给予心理安慰。

8．在止痛剂起作用的最佳时间内（一般肌注 30min 后，口服 1h 后），安排所需的活动，如治疗、翻身、进食、咳嗽、下床走动等。癌症患者在给予止痛剂后安排休息和睡眠。

9．晚期癌肿疼痛缓解措施。

（1）保持病室整洁安静、设施完善，有一定娱乐设备，可调节生活情趣。

（2）保持患者体位舒适，要经常改换体位，支持疼痛部位，并适当用镇静剂、针灸、按摩、中药等方法缓解疼痛，给予患者真诚的同情和安慰。

（3）采用放疗、化疗使癌体缩小，注意不良反应的临床表现，一旦发现应及时处理。合并溃疡和感染者，局部按时冲洗换药，保持引流通畅，并配合抗生素治疗。

（4）药物镇痛，一般先用口服镇痛剂，如阿司匹林、可待因等，剧烈疼痛可用度冷丁、强痛定、吗啡等，切不可强调"成瘾"而拖延给药时间。掌握疼痛规律，发作前半h左右给药，止痛效果更佳。

（5）以上止痛效果不佳者，可选择施行神经封闭，脊髓后侧神经根切断术，硬膜外插管注入小量吗啡、度冷丁等可取得较理想的止痛效果。

四、失眠

（一）病因

与环境陌生、生活习惯改变、角色改变、对疾病或手术担忧、疼痛等因素有关。

（二）预期目标

1．近期目标：熟悉和理解病房管理制度，尽快适应环境和进入患者角色。

2．远期目标：自然入睡，每天能维持6~8h睡眠。

（三）护理措施

（1）详细介绍病房管理制度和病区环境，尽量减少或限制环境中干扰睡眠的因素。（2）指导患者白天增加活动，限制白天睡眠时间，增加与患者交往的时间。（3）尽量使患者住院的睡眠规律与日常生活习惯相符。（4）提供晚间护理，记录患者入睡时间和睡眠状态。（5）如有创伤、伤口疼痛，可调整体位或抬高肢体，必要时用药物缓解疼痛和镇静。（6）减少睡眠的潜在损伤因素，如加床栏、经常观察导管的通畅情况，解除患者恐惧。（7）向患者和家属解释干扰睡眠的因素和可采取的避免方法，如病情许可，教给患者适当的锻炼方法，帮助患者寻找缓解病状的措施。

五、水钠代谢紊乱

（一）病因

水钠代谢紊乱（高渗性脱水、等渗性脱水、低渗性脱水）与禁食、昏迷、高热、大汗、呕吐腹泻、肠梗阻、腹膜炎、严重挤压伤、肾功能障碍等因素有关。

（二）预期目标

（1）近期目标：生命体征、意识状态、皮肤黏膜状况等有所改善。（2）远期目标：原发病好转或治愈，脉搏、血压稳定，尿量>30ml/h，神志清楚，情绪稳定等。

（三）护理措施

（1）建立观察记录表，监测生命体征、意识状态、尿量、尿比重，观察口腔黏膜、皮肤弹性、血管再充盈时间，记录出入水量。

（2）按医嘱及时送检血标本，重视电解质、血红蛋白和红细胞压积等化验结果。

（3）建立通畅的补液途径，必要时备好中心静脉压装置，定时测定中心静脉压。

（4）根据病情和医嘱，调整静脉输液速度和种类，注意事项如下：

①遵守补液原则，先盐后糖，先晶后胶，先快后慢，见尿补钾。补液一般顺序为：电解质液→葡萄糖液→碱性液→钾→胶体。②估计当天补液量，即生理需要量、已损失量及额外损失量等。随时观察补液效果和调整补液速度。③当血钠>147mmol/L、尿比重达1.030时，应迅速输入5%葡萄糖与等渗性盐水各1/2。④当血钠<135mmol/L，在大量补充钠盐时，要防止输入Cl^-过多，可将盐水总量的1/3改为碳酸氢钠或乳酸钠溶液。嘱患者安静卧床休息，给予安慰，解除恐惧心理，如血压、意识状态及生化指标变化较大，或水中毒症状，应及时报告医师处理。

六、钾代谢紊乱（低钾血症、高钾血症）

（一）病因

因创伤、感染、胰瘘、肠瘘、代谢性酸、碱中毒、肾功能障碍等因素所致。

（二）预期目标

（1）预期目标：血钾逐渐接近正常水平，心电图无异常，精神好转。（2）远期目标：血钾稳定在3.5~5.5mmol/L，意识状态、脉搏、血压、尿量、心电图等正常，原发病好转或治愈。

（三）护理措施

（1）参阅体液失衡护理措施。

（2）严密监测心率和心律，必要时心电监护。

（3）严密观察肌张力、意识及感觉的变化，记录每h尿量，以及原发病病情的变化。

（4）血钾浓度降低的患者，应及时补钾，严格把握补钾的注意事项如下：

①见尿补钾，每h尿量30ml以上。②输入钾浓度不超过0.3%。③补钾总量每天6~8g，特殊情况下每天可达12g，应在心电监护下补钾。④输入速度要慢，成人每min不超过80滴。

（5）血钾浓度增高患者应及时采取降低血钾浓度措施，严防心跳骤停。

①立即停止输入钾盐，禁食水果，牛奶等含钾较多的食物。②积极协助治疗，严格执行医嘱。

a 心电图改变严重，一般用10%葡萄糖酸钙20~30ml加等量5%葡萄糖从静脉缓慢注入，以钙离子对抗钾离子对心肌的抑制作用。b 输入碱性溶液，碱化细胞外液，增加肾小管排钾，并使钾离子向细胞内转移以降低血钾浓度。c 静脉注射高渗葡萄糖和胰岛素，促使钾向细胞内转移。d 急性肾功能衰竭患者血钾增高，往往需要透析疗法。

七、酸碱代谢紊乱（代谢性酸中毒、代谢性碱中毒）

（一）病因

与休克、循环衰竭、高钾血症、低钾血症、胰瘘、胆瘘、肠瘘、幽门梗阻、肾功能衰竭、补碱过量过速等因素有关。

（二）预期目标

（1）近期目标：动脉血气分析指标逐步接近正常，呼吸、循环等症状好转。

（2）远期目标：原发病好转或治愈，生命体征稳定，动脉血气分析指标正常，即pH7.35~7.45，HCO_3^- 24mmol/L，PaO_2 80mmHg，$PaCO_2$ 40mmHg。

（三）护理措施

（1）参阅水钠代谢失衡护理措施。

（2）观察呼吸频率、节律、深浅、气味的变化，注意皮肤有无潮红或发绀。

（3）代谢性酸中毒患者，严重者配合医师应用碱性溶液治疗，常用碱性溶液如下：

①）4%~5%碳酸氢钠溶液，成人用量在200ml左右，可一次性给予，如用量较大时应分次给予。首先可先给计算量的1/3~1/2，以后根据情况再次进行补充。②1.2%乳酸钠，计算量在100ml左右者可1次给予，如量较大，则需分次给予，乳酸钠通常在使用时用5%葡萄糖溶液稀释6倍后在静脉滴注。③3.6%三羟甲基氨基甲烷（THAM），注意切勿溢出血管外而造成组织坏死。

（4）代谢性碱中毒患者，一般补给等渗盐水和钾盐就可纠正，严重者则需给氯化铵，使用氯化铵治疗前应检查患者的肝、心功能，如有肝功能不良或右心衰竭者禁用。

（5）严格监测治疗中动脉血气分析指标的动态变化，防止纠酸或纠碱过度，导致病情恶化。

八、组织灌注量不足

（一）病因

与大量失血、失液、严重创伤、败血症、麻醉、神经受损等致有效循环血量锐减有关。

（二）预期目标

（1）近期目标：脉搏、血压、尿量及休克症状好转，血氧含量增高，血乳酸值下降。

（2）远期目标：原发病好转或治愈，生命体征稳定，即脉搏<100次/min，血压>83/60.1mmHg，脉压≥30mmHg，尿量>30ml/h，神志清楚，情绪稳定，四肢温暖。

（三）护理措施

1．基本护理

迅速转送重症病房，设专人护理。要注意心理护理，减轻患者精神压力，消除紧张情绪，保持安静。切忌忙乱和急躁。

2．一般护理措施

（1）患者取平卧位或仰卧中凹位（下肢和躯干各抬高20°～30°）。

（2）保持呼吸道通畅，持续氧吸入。

（3）体温维持正常。高热采用物理降温，体温不升者应保暖。寒冷或高温过高均对休克不利。

（4）若昏迷、气管切开者，应对症作好常规护理。注意防止皮肤破损。

3．生命体征监护

严密观察病情动态变化，建立观察记录表，详细记录。生命体征每15～30min测量1次，若有恶化趋势，立即报告医生处理；记录出入水量。观察项目如下：

（1）脉搏、血压：注意脉搏的速率、强度和节律，以及脉压差大小的变化。

（2）意识状态：早期兴奋烦躁，休克期表情淡漠、反应迟钝等。

（3）皮肤色泽与肢端温度：若皮肤由苍白→紫绀→皮下瘀血或肢端由湿冷→冰冷等均系病情恶化。

（4）体温：休克时大多偏低，但感染性休克可有高热，体温突然升高至40℃以上或骤降至常温以下均为危险之兆。

（5）呼吸：注意频率和节律，凡大于每min30次，低于每min8次，均为病情危重。如有进行性呼吸困难，严重缺氧，吸氧后并无改善，血氧分压不断降低，应考虑呼吸窘迫综合征的可能，协助医师行正压人工呼吸，加强给氧等措施。

（6）尿量：留置导尿管，记录每h尿量和测定尿比重。若尿量每h少于30ml，比重增加，示血容量不足或肾血管收缩。

（7）中心静脉压：维持在4.9～111.77mmH$_2$O，如低于4.9mmH$_2$O，参照脉搏、血压指标指导输液速度和输液量，估计心功能。

（8）心电图：对疑有心功能不全或钾代谢紊乱患者应经常监测。

（9）血气分析：需将注射器用肝素处理后采取动脉血样，及时送检，观察其结果。

（10）其他：血钾、非蛋白氮、肌酐、乳酸及凝血机制等化验结果检查，均要注意正确采取标本，及时送检，观察结果并通知医师。

4．调整输液量和输液速度

（1）快速建立两条静脉输液通路，一条选择大静脉（大隐静脉或头臂静脉）作静脉切开或中心静脉插管，供快速输液和中心静脉压、测定；另一条选表浅静脉，均匀而缓慢地滴入血管活性药物或其他需要控制滴速的药物。

（2）快速输液要注意有无咳嗽及血性泡沫样痰，警惕肺水肿及心衰。

（3）有呼吸困难及严重缺氧者，可适当给呼吸兴奋剂，并立即报告医师。

（4）抗休克时输液药物繁多，要注意配伍禁忌、药液浓度及滴速，按时按量准确输入。

（5）每24h总结1次出入水量，保持适量液体输入，纠正体液失衡。

（6）抢救休克时，常有大量的临时口头医嘱。执行前后应及时查对，避免差错，用后记录。

5．使用血管活性药物的注意事项

（1）严格遵守血管活性药的用药原则、查对制度、用药方法。

（2）用药前测定脉搏、血压、慢滴速开始，初时5～10min测定1次，依据脉搏、血压的医嘱标准调整滴速，稳定后测定时间可延长。

（3）禁忌滴速时快时慢使血压骤升骤降。

（4）严防血管收缩剂外渗致组织坏死。

（5）严密观察微循环改善情况。

6．长期输液患者

每24h更换输液器一次，注意保护血管，选择血管时宜先难后易，先下后上。

7．特殊患者

烦躁不安或神志不清患者，输液肢体宜用夹板固定．并应衬好软垫，松紧适度，同时备床栏，以防患者坠床跌伤。

九、感染

（一）病因

与创伤、手术、免疫功能下降、体腔与外界相通、营养不良、意识障碍等因素有关。

（二）预期目标

（1）近期目标：感染的危险因素减少或减弱，抗感染能力增强。（2）远期目标：患者抗感染能力明显提高，无感染现象发生。

（三）护理措施

（1）对患者所存在的病理生理和治疗上引起感染的危险因素进行预测和防护。（2）根据病情及医嘱进行必要的细菌培养、白细胞计数监测，并及时报告。（3）及时观察分泌物、排泄物的性状，以观察有无感染迹象。（4）监测体温、脉搏、水电解质平衡的改变状况。（5）在实施侵入性治疗操作时，应严格执行无菌技术操作，切断感染源。（6）保护患者，尽量减少接触来访者，必要时采取隔离措施，保持房间空气清洁。（7）对卧床、活动受限及手术后患者要经常为其翻身，指导深呼吸和有效咳嗽，并提供皮肤、口腔护理。（8）对患者进行必要的清洁卫生及消毒隔离知识教育。

十、局部感染恶化

（一）病因

与局部处理方法不当、抗生素应用不当、机体抵抗力下降等因素有关。

（二）预期目标

（1）近期目标：疼痛减轻，体温逐渐下降至正常值。（2）远期目标：炎症局限化或吸收，体温和白细胞指标恢复正常。

（三）护理措施

1．正确处理局部感染病灶

（1）抬高患肢并制动，有利于减轻疼痛、消除肿胀、炎症局限、减轻感染扩散和毒素吸收。

（2）应用鱼石脂软膏、金黄散、硫磺镁等外用药敷于患处。

（3）配合物理疗法，如冷敷、热敷、红外线照射等改善血液循环，增加局部抵抗力。

（4）已形成脓肿切开引流，按时换药，选择恰当引流条，保持引流畅通，直至痊愈。

2．合理使用抗生素

合理使用抗生素以控制致病菌发展，根据感染致病菌培养和抗生素敏感实验结果，选用敏感有效的抗生素，要足量给予，但不宜过大。严密观察用药后体温和白细胞数的变化，及局部疼痛的动态变化。若用药后3～5天无明显效果，通知医师考虑更换药物。

3．对症处理

必要时卧床休息，高热患者可用物理降温，指导高营养易消化的饮食，预防体液失衡，加强褥疮护理和口腔护理等。

十一、体温过高（40℃～41℃）

（一）病因

与全身化脓性感染（毒血症、败血症、脓血症）有关。

（二）预期目标

（1）近期目标：体温下降，生命体征稳定。（1）远期目标：体温正常，白细胞数正常。

（三）护理措施

（1）观察患者体温变化，每天4～6次。必要时随时测量。（2）观察伴随的症状、体征和白细胞数的变化。（3）调节室内温、湿度，使患者舒适。（4）体温超过39℃，给予物理降温，如醇浴、冷敷等，并观察反应，30min后复测体温。（5）遵医嘱合理使用药物降温，应注意患者出汗情况，防止虚脱、受凉。（6）能饮水者，鼓励患者多饮水，必要时遵医嘱行静脉补液，以利排除毒素和维持体液平衡。（7）卧床休息，寒战时注意保暖。（8）加强营养，给予清洁、高维生素、易于消化的饮食。

十二、全身化脓性感染（毒血症、败血症、脓毒血症）

（一）病因

与严重的软组织感染、大面积烧伤感染、开放性骨折感染、急性弥漫性腹膜炎、胆道感染等扩散有关。

（二）预期目标

（1）近期目标：体温和白细胞数下降，呼吸、脉搏、血压、尿量等逐渐恢复正常。（2）远期目标：原发病好转或治愈，生命体征稳定，白细胞计数及分类恢复正常。

（三）护理措施

（1）密切观察病情变化，对败血症，脓毒血症症状严重者须安排专人护理，定时测生命体征、尿量及意识状态，须注意有无精神症状、黄疸、肝及肾功能障碍、体液紊乱等，作好记录。

（2）正确使用抗生素，要求足量和联合使用抗生素治疗，注意血培养结果，根据细菌种类和药物敏感试验结果选择抗生素。应用时保持静脉输入通畅。按医嘱和用药要求，准量准时给药，注意用药效果。

（3）彻底清除局部感染病灶，积极治疗原发疾病。

（4）加强支持疗法，指导高营养易消化饮食，病情严重时应少量多次输入新鲜血或静脉高营养，严格执行无菌技术操作。

（5）高热患者应做好皮肤护理和口腔护理，预防褥疮和口腔糜烂发生。

(6) 正确留取标本，如血标本应在寒战高热期或没有使用抗生素前留取，正确留取血生化标本、尿标本等。

(7) 凡发现中毒性休克前兆。请参阅本章"组织灌注不足"的护理措施。

(8) 高温患者降温方法如下：①用夹层冰帽或冰袋置头部、腋下、腹股沟等处②用4℃等渗盐水100ml灌肠。③一般降温至38.5℃即可，可配合室内通风或药物降温法（按医嘱执行）。

十三、有窒息的危险

(一) 病因

与破伤风致喉头、呼吸肌持续性痉挛、分泌物堵塞呼吸道等因素有关。

(二) 预期目标

(1) 近期目标：保持呼吸道通畅，无其他损伤。(2) 远期目标：破伤风治愈，呼吸道健康。

(三) 护理措施

(1) 密切观察患者的呼吸，保持呼吸道通畅，随时警惕窒息的发生。(2) 床旁备好吸痰器、氧气、人工呼吸机和气管切开包，若患者抽搐频繁，呼吸肌痉挛或口腔分泌物不易吸出时，及时与医生联系作气管切开。(3) 如果突然发生喉头痉挛窒息，可立即将备用的16号针头刺入环甲膜，使空气进入气管，然后再作气管切开。(4) 在疑有反胃、呕吐、误吸时，应放低床头，并应用直接喉镜吸出分泌物或作紧急气管内插管，然后进行人工呼吸并给氧。(5) 防止因剧烈的强直性的痉挛发生新的创伤，在清除口腔分泌物时，要给患者垫上牙垫以免咬伤舌肌和将吸痰管咬断。(6) 对气管切开后的患者，应经常抽吸分泌物，按时清洁消毒套管。注意无菌技术，防止加重感染。(7) 加强口腔护理，预防腮腺炎。

第二节　围手术期患者一般护理

外科围手术期护理是指术前、术中及术后对患者的护理。因手术创伤及麻醉的刺激，可导致机体代谢紊乱及功能障碍，增加了手术的危险性。因此，做好围手术期的准备和护理，有益于增强患者对手术的耐受力，减少并发症，对患者术后早日康复有重要意义。

一、手术前的护理

(一) 护理目标

1. 纠正可能增加手术危险的心理与生理问题。
2. 给予术前卫生知识教育，以利配合手术，减少手术并发症。
3. 减少潜在手术耐受力下降的危险。
4. 指导有利于康复的运动。

(二) 护理措施

1. 心理方面

(1) 手术是外科治疗的重要手段，大多数患者术前都有不同程度的不良心理反应。不同的健康史可有不同的心理状态。应鼓励患者与近亲属表达他们对手术治疗的担心及疑虑，取得患者及近亲属的密切配合。以便给患者必要的心理支持及安抚，消除不良情绪。

(2) 详细介绍手术方式和手术后面临的问题。介绍手术治疗本身的重要意义以及与疾病治疗的相关资料，指导患者术中及术后如何配合治疗。但也需注意防止患者因获取太多资料所造成过度焦虑的可能性。不宜向患者说明的情况应实施保护性医疗措施，可按卫生部有关规定执行。

（3）解释所有护理活动及护理处置可能造成的不适。如解释设置各种引流管、氧气管、胃肠减压管、导尿管等应用的目的与必要性。

（4）对面临大手术时介绍患者认识相同手术成功康复的患者，或介绍有关的卫生教育手册，视听教材，消除患者的不良心理反应。调动患者的主观能动性，增强治疗的信心。

2.生理方面

指导和示范各种运动以利康复。

（1）深呼吸运动：有利于预防肺炎和肺不张。

（2）咳嗽运动：在深呼吸运动之前做咳嗽运动，以利刺激咳嗽反射。咳嗽前双手交叉连结，紧按伤口，或以折叠毛巾压在伤口上，可固定伤口。

（3）翻身运动：有助于预防深静脉血栓形成和呼吸道问题的出现。

（4）肢体运动：若病情合适，早期下床活动，可促进血液循环，增加肺通气量，促进肠蠕动和膀胱功能的恢复，预防和减少术后并发症。

3.术前准备

（1）皮肤准备：根据手术方式决定皮肤准备范围。皮肤准备是预防切口感染的重要措施之一，重点是清洁手术野的皮肤。近年来研究证明，术前1d剃除毛发与不剃除毛发的皮肤准备前者的外科切口感染率高于后者，若切口周围毛发在不影响手术操作时可不必剃除。必须剃除毛发者可在术前1h进行或使用脱毛剂。

（2）胃肠道准备：术前晚午夜后禁食，以免术中呕吐引起窒息或吸入性肺炎。肠道手术患者于术前2~3d清洁肠道，给缓泻剂和灌肠，并口服肠道抑菌药物，以预防术时粪便污染腹腔。胃肠道手术患者术前当日晨给于鼻胃管留置，必要时胃管灌洗以去除胃内残留物。

（3）促进休息和睡眠：保障患者安静、舒适的休息环境。必要时，给予患者镇静、安眠药。

（4）其他准备：术前戒烟>2周。大手术前教会患者在床上大、小便。了解患者的全身情况，能否胜任手术。注意有无潜在性的健康问题，成年女性是否有月经来潮等。了解有关辅助检查资料的完整性、及时性和准确性，若有异常或疑问应尽快向医生反映，以免影响手术顺利进行，减少手术危险性和并发症的发生。

4.健康教育

（1）完整的卫生知识教育，去除可能增加的手术危险性与心理障碍问题。针对每名患者的心理状态，提供个体化的心理支持和健康教育。介绍手术的目的、方式，可能发生的问题及预后，尽可能地取得患者及家属的支持和配合。以提高患者对手术的承受力，保证手术得以顺利进行。

（2）合理的营养支持：对手术创伤后的组织修复十分重要。尽可能改善机体的代谢功能，纠正营养不良状况、贫血、低蛋白血症、水、电解质和酸碱平衡紊乱和必要的抗生素使用。以增强机体对手术创伤的耐受力，促进伤口愈合。

（3）指导和示范各种有利于患者的运动，并保证足够的时间和适当的运动量，促进早日康复，减少并发症。

二、手术后的护理

（一）护理目标

1.维持身体各系统的正常功能。

2.减轻疼痛和不适。

3.预防术后并发症。

4.出院前后卫生教育。

（二）护理措施

1.了解患者术中情况，麻醉方法及术式，病情中有无特殊情况，以便制定术后护理措施时参考。

2.促进适当的休息，安静舒适的环境：衣服宽松，床单平整；背部按摩；给止痛剂；伤口敷料保持干燥、舒适；呕吐时头偏向一侧，必要时给止吐剂。

3.提供患者和家属适当的个体化的心理支持，患者身心改变能随时调整适应之。

4.观察患者血压、脉搏、呼吸、体质有无异常变化。

5.维持呼吸道的通畅：鼓励患者深呼吸、咳嗽。咳嗽时用双手固定伤口，以减少因咳嗽所致伤口疼痛及裂开。适当背部叩击，以助痰液排出及肺部气体交换。同时观察痰液的颜色、性质与数量。

6.维持正常肾功能：患者通常于术后8h内排尿，若排尿困难时，可采用听流水声、手握冰块或按摩膀胱，女性会阴冲洗，男性站立床边排尿等方法予以诱导排尿。并给予隐秘环境，以利情绪放松。诱导排尿无效时给予导尿。

7.维持液体和电解质平衡：记录并评估出入液量的平衡，防止液体过量导致充血性心衰及肺水肿；注意患者血压、尿量是否正常；适时静脉输注及保持适当的速度；注意患者伤口引流，胃管引流，呕吐、腹泻、高热或大汗导致体液流失过多引起脱水和电解质异常。

8.维持适当的营养与排泄功能：有鼻胃管者接引流袋，以便减压，注意通畅，必要时抽吸；禁食患者用棉棒湿润嘴唇，并静脉补充营养；禁食患者若术后第2天或第3天仍无肠蠕动，可给予甘油灌肠；肠蠕动恢复后给予饮食指导，一般顺序为清流质饮食—流质饮食—半流饮食—普通饮食。

9.促进伤口愈合：按无菌技术换药；观察敷料渗出情况及伤口有无感染；维持引流管通畅，并记录引流量，颜色与性质。

10.促进患者早期运动和下床，早期运动可增加肺活量，改善血循环，减少肺部感染，促进膀胱和肠道功能恢复，减少深静脉血栓形成，促进伤口愈合。减少并发症，加速康复，缩短住院日数及花费。鼓励并协助做床上关节运动。病情允许时尽早下床活动。

11.辨认并预防术后并发症，如休克、出血、肺部感染及泌尿系感染、腹气胀、尿潴留、肠粘连、肠梗阻、肾衰、伤口感染深静脉血栓形成、肺栓塞等。

三、手术室的护理

手术室护理工作是医院护理工作的重要组成部分，手术室是患者手术治疗和抢救的场所。其特点是无菌要求严格、专业技术性强，必须具备科学管理能力、熟练的技术和严谨的工作作风等方面的能力才能完成所担当的任务。

（一）一般规划与制度

1.参观制度：参观者需经院部批准、护士长同意方能进入指定手术间参观，遵守室内一切规章制度。

2.接送患者制度：用平车接送，注意安全，危重患者由医生陪同。接送者应看清楚手术通知单，必须做到八查对，核对患者姓名、性别、年龄、床号、手术时间、手术名称、手术部位、手术间。入手术室前清点随带物品，术后护送时要注意输血、输液及各种管道的通畅，交清带回的物品。

3.标本管理制度：专人负责清点、登记，认真做到四查四对制。

四查：查标本固定液，查标本，查瓶盖，查标签。

四对：对姓名，对床号，对住院号，对标本名称。

4.安全手术制度

（1）按手术通知单接患者，入手术室巡回护士第二次核对，要求患者说出他的姓名、手术名称，有无药物过敏史，无误后开始麻醉和手术。

（2）搬运患者时动作轻巧，术中放置体位应符合人体各部位生理功能，术中用约束带固定肢体，固定时防损伤。

（3）定期检查和维修平车，安全运输患者。

（4）器械护士准备手术包前，应检查器械附件的完整，使用性能良好，才能打包灭菌。

（5）术中需用药物要严格执行三查七对，及时记录于麻醉单上，安瓿留至手术结束后才能丢弃。

（6）安全使用高频电刀或氩气凝血综合电刀，电极板平坦接触良好，术中手控刀使用时注意按钮的保护，防止意外切割伤，冲洗时勿使患者躯体广泛潮湿造成导电致伤。

（7）术中所需用物必须实行清点二人三遍法，认真记录签名，数量符合无误时才能关闭切口。增添物品及时登记，掉下手术台的物品要仔细保存在固定处。深部手术需放置引流条时，应填写在麻醉单上，带回病房。与病房医生交班清楚，取出时应与原单数量符合无误。

（8）接连手术时，必须将上一台手术后丢弃的物品全部清理出手术室，清洁消毒后才能接受第2名患者入室。

（9）各无菌包上揭下的灭菌指示带及包内指标卡要粘贴在物品登记单上保存备查。

（10）氧气远离其他易燃物品。

（11）专人专职保养维修室内电器设备。

（二）手术室消毒灭菌规则

1.各种物品、器械、消毒灭菌方法见第2章无菌技术。

2.加强消毒加强手术床、体位架、器械托盘台等每日用消毒液清洗消毒。

3.终末清洁消毒每周终末清洁消毒1次（包括地面、墙、物体表面及空气消毒）。

4.无菌物品的制作存放原则

（1）无菌物品存放室应通风干燥，存放橱必须离地15～25cm，距天花板50cm，离墙5～10cm。

（2）必须按消毒日顺序放置于无菌室柜内，以防混淆。

（3）无菌包标准：包布4层，包外用化学指示胶带、包内用化学指示剂（卡）、注明物品名称、有效期，包件大小按灭菌器的种类区别要求在20cm×20cm×15cm、30cm×30cm×40cm不等。

（4）灭菌有效期为2周，梅雨季节及夏季为1周，已开启的无菌包、盒、罐的有效时间不得超过24h。

（5）无菌持物钳容器内放1～2把持物钳，持物钳每日更换，也可用干燥无消毒液浸泡的持物钳和容器，每台手术更换1套。使用中容器上有罩，使用时绝对保持无菌。

5.感染手术的术后处理规则

（1）应安排于污染手术室施行手术或在室外挂隔离标志，由室外专门人员供应所需物品。

（2）手术完毕，被服类及参加手术人员脱去污染手术衣裤、鞋，才能外出。经空气消毒后再分类处理。

（3）使用一次性敷料，术后焚化，一般敷料用消毒液浸泡后处理。

（4）器械先消毒处理后才能清洗。

（5）室内空气按空气消毒法处理。

（6）凡梭（状芽胞杆）菌（破伤风、气性坏疽）感染时，①空气按最高浓度的甲醛重复密闭，消毒24h，培养阴性后，再做常规处理后启用。②使用一次性被服，术后焚化。③器械用双倍浓度消毒剂浸泡60min→煮沸20min→常规处理。

（三）手术配合

1. 器械护士的配合

（1）器械护士的职责：准备手术器械，密切配合术者共同完成手术。要求做到：严格的无菌观念和高度责任感。了解病情及术者的习惯准备特殊器械和用品。熟知手术器械的使用，积极配合手术完成。

（2）器械护士的手术配合

①术前15min洗手、穿衣、戴手套、铺无菌台，做好各种器械物品的准备，清点核实后登记，手术结束前及术毕再清点一次，确保无误，通知主刀医生。

②严格遵守无菌操作原则。随时注意手术进展，思想集中，反应敏捷，主动、及时、准确传递手术必须品。

③保持手术野、器械台整洁、干燥。污染器械及时丢弃或药液浸泡。

④保留任何切除组织标本及时交巡回护士保管登记送病理检查。

⑤协助伤口包扎及置放引流物。

⑥清洁归放器械物品及手术间的整理。

2.巡回护士的配合

（1）巡回护士的职责：创造良好的手术条件，做好护理计划。确保患者舒适、安全、防止意外发生。保证无菌技术的实施和器械物品的及时供应并与术者、麻醉师密切配合完成手术。

（2）巡回护士的手术配合

①术前检查所需手术用品的齐全和完好。

②核查接受手术患者无误后再查对皮试、血型、皮肤准备，所带药品、物品等。

③协助术者穿衣，调节室温、灯光、供氧、吸氧等使各种设备处于安全工作状态。

④根据手术及麻醉要求安置体位，恰当固定。电刀电极板要置于肌肉丰满处。

⑤坚守岗位，供应并及时补充手术用品。保证输血、输液通畅，主动配合抢救。

⑥防止异物残留体腔必须做到二人三清点制度，术前、术中关闭体腔前清点手术物品，伤口缝合后再清点1次。

⑦监督无菌操作，并及时纠正。保持手术间整洁。

⑧协助包扎伤口，清点携带物品，整理手术间。

⑨术中调换手术室巡回护士时，需现场交班，并相互登记签名。

第三节　水、电解质和酸碱平衡失调患者护理

人们把不断变化的大自然环境，称为机体的外环境；而把细胞周围的体液（血液、淋巴液和组织液等），称为机体的内环境。内环境是指体液的容量、电解质成分、酸碱度、营养物质、代谢废物、渗透压和温度等。其中体液的容量、电解质浓度和相互比例、渗透压和

酸碱度是维持机体内环境稳定的四项基本内容。前三项属于水和电解质平衡问题，而最后一项是酸碱平衡问题。与这两种平衡紧密相连的是水和四种重要的电解质，即钠和钾两种主要的阳离子与氯和碳酸氢根两种重要的阴离子。内环境稳定性的破坏就导致疾病的发生。这种内环境的稳定性是生物在长时间发生发展过程中遗传获得的。外科患者尤其是严重创伤烧伤患者常可发生水电酸碱失调，如果失去警惕，缺乏认识，不及时处理不仅会加重原发疾病，而且严重的水电酸碱失调也会导致患者的死亡。临床上对水电酸碱失调的纠正和处理，实质上就是为了维护机体内环境稳定，使机体代谢和一切生命活动得以正常进行。

生命起源于水，生命活动离不开水。正常成人的体液量男性约占体重的60%，女性约占体重的55%，总体液量在个体之间存在着相当大差异，这主要取决于体内脂肪的含量，因为脂肪含水较少之故。因此一般来讲，一个非肥胖的男性，他比肥胖的女性能耐受更多体液的丢失而对身体不至产生显著影响。新生儿的总体液约占体重的77%，一般在4年之内降至成人的正常水平，在青春期以前总体液无性别差异。总之，总体液的个体差异是明显的，主要是受体质肥胖、性别和年龄的影响。水在维持血容量、参与生化反应、运输物质和调节体温等方面起着重要作用。电解质在维持渗透压、维持神经肌肉及心肌兴奋性等方面均发挥着重要作用。电解质和酸碱平衡之间也是相互关连和相互影响的。一切代谢反应和生命活动均需要在相对恒定的水、电解质和酸碱的环境中方能正常进行。

一、水、电解质的平衡失调

水和电解质平衡失调是指水和电解质的缺少或过多，并可有比例失调。而且同时还可能有渗透压的改变。

（一）水代谢失调

1.脱水

（1）分类和原因：脱水往往伴有盐的丧失，但由于两者丧失的比例不等，所以脱水可有三种类别，即等渗性脱水、高渗性脱水和低渗性脱水。排尿、胃肠道失液等引起的细胞外液直接丢失，是等渗性失液，引起等渗性脱水。中枢神经系统疾病、意识障碍、生活不能自理、吞咽困难等原因引起的饮水不足，甚至停饮。渗透性利尿或尿崩症中排尿过多，出汗过多等原因引起失水过多。造成体内缺水，形成细胞外液高渗性失液，是高渗性脱水。在发生等渗性脱水时，若单纯或主要补充水，就可能使等渗性脱水转变为低渗性脱水。

（2）诊断：面临脱水患者首先要明确脱水的程度和性质。临床上一般将脱水的程度分为轻中重三度，概括地说，轻度脱水表现为口渴、尿少等一般性的表现；中度脱水则开始出现诸如心率增快和体位性低血压等循环系统容量不足的临床表现；重度脱水则在容量不足的基础上出现精神神经系统的表现。

当然，不同性质的脱水其临床表现还可以有不同的演变。低渗性脱水时，由于细胞外液呈低渗（低张），水分还要进一步向胞内转移，使细胞外液量进一步下降，因此相应的临床表现可以更为严重，诸如脉搏更快，血压下降，皮肤弹性极差，血液浓缩更为明显等。高渗性脱水时则相反，由于细胞外液呈高渗（高张），水分可以向细胞外转移，使细胞外液量获得一定的补偿，因此相应的临床表现就比较轻微。等渗性脱水，因为不引起水分在胞内胞外的转移，其临床症状和体征一般均介于低渗性脱水与高渗性脱水这两者之间。

脱水性质的判断，除了根据病史和病因的分析，以及有关临床表现外，简易可靠的方法是立即抽取血生化指标。血钠正常者为等渗性脱水，血钠偏低者为低渗性脱水，血钠偏高者为高渗性脱水。

（3）治疗原则：除了病因治疗外，脱水的治疗主要是液体治疗。等渗性脱水应补充含盐溶液；低渗性脱水除补盐溶液外，必要时还要补高渗盐溶液；高渗性脱水应补不含盐的葡萄糖溶液。在一时不能明确脱水性质时，可暂按等渗性脱水治疗。低渗性脱水和高渗性脱水的治疗将在低钠血症和高钠血症中详细讨论，严重脱水的治疗实质上已涉及到休克治疗的问题，这些均不在此赘述。

2.水过多

（1）水中毒：正常的机体有能力排除过多的水分。当肾功能不全和神经内分泌调节异常时，如急性肾功能衰竭、心功能不全、休克、抗利尿激素分泌增多、肾上腺皮质功能不全等。经口或静脉补充过多的水分得不到排出，就可以扩大和稀释细胞外液，形成低血清钠和低血渗。细胞外液低渗可导致细胞水肿。体内水分过多使细胞外和细胞内液都扩大，严重者，可因脑水肿和肺水肿而死亡。

①诊断：临床表现为头痛。食欲不振，恶心呕吐，腹胀腹泻。抽搐，癫痫。淡漠、激动、精神错乱、昏迷。体重突然增加。

实验室检查：红细胞计数、血红蛋白、血球压积减少和降低。血清钠（<120mmol／L）和血渗降低。尿量根据肾功变化，可以先多后少，甚至尿闭，尿比重低。

②治疗：轻症者只需限制水分，使用溶质性利尿剂；重症者可以：a.静脉缓慢滴注3%～5%氯化钠，成人剂量不得超过400ml（即20g氯化钠），目的是提高血钠和血渗，以缓解脑水肿，而不是立即纠正低血清钠；2.使用肾上腺皮质激素，改善脑水肿和肺水肿；③急性肾功能衰竭者，给予透析。

（2）水和钠过多（输液过多综合征）

①病因：多为在心、肝和肾功能衰竭时未能注意限制补充含钠溶液，造成水和钠在体内潴留过多。特别是疾病或创伤引起的第三间隙大量积液进入回收的阶段，则更易发生。体内缺钠，过多过快补充时也可以发生。由于排钠受限，钠的潴留超过水。细胞外液容量扩大，含钠量增高，使细胞外液的渗透压上升。形成细胞内水分向细胞外转移。

②实验室检查：血液稀释、红细胞计数，血红蛋白测定和血球压积降低；血钠可

以正常或增高；血中尿素氮和肌酐，取决于血浆稀释和肾脏功能；尿量、尿渗和尿钠等取决于肾脏功能。

③诊断：临床表现为：循环负担加重，心音强，脉搏洪大、血压升高、脉压加大，用力时呼吸短促。颈静脉可见怒张，中心静脉压增高；呼吸负担加重，肺底有湿罗音、可见双吸气；周围组织有凹陷性水肿，并可有体腔积液；体重增加；呕吐和腹泻。

④治疗：限制补液。应停止补钠，按基础需水量控制给水；给洋地黄以辅助心脏功能；用肾袢利尿剂，以利水和钠的排出；应用抗醛固酮药物以助排钠。

治疗中宜严格掌握液体出入，密切观察体内改变，以便掌握治疗。

（二）钠代谢失调

1.低钠血症

低钠血症可以有缺钠性低钠血症、稀释性低钠血症和无症状性低钠血症三种类型。严重的稀释性低钠血症就是上述的水中毒。所谓无症状性低钠血症，又称消耗病性低钠血症。其发生机制不甚明了。可能因各种慢性消耗性疾病使细胞内蛋白质分解过多，胞内渗透压下降，细胞外液中的含水量增加所致。临床上不仅较为少见，且临床表现也不明显。我们讨论的低钠血症主要是指缺钠性低钠血症。

（1）病因：仅饮食中限制钠，如无体外失钠，一般不致引起严重缺钠。临床上常见的缺钠原因有：

①胃肠道消化液的丧失：这是临床上最常见的低钠血症的原因。各种消化液的钠离子浓度，除胃液略低外，其他各种消化液均与血浆钠含量甚为接近。如腹泻、呕吐，胃、肠、胆道等造瘘以及胃肠吸引术都可丢失大量消化液而发生缺钠。

②大量出汗和大面积烧伤：汗液中氯化钠含量约0.25%，高温重体力劳动，每日可出汗数升至十数升之多，所失钠量相当于生理盐水1~4L。高热患者大量出汗，如仅补充水分而不补充由汗中丢失的电解质，即可发生缺钠。大面积烧伤后大量的细胞外液不仅可从创面向体外丢失，而且还可通过通透性增加的微血管向第3间隙转移，导致钠的丢失。同样大量抽放腹水的患者也可失钠。

③肾性失钠：由于创伤休克，或长期氨基糖甙类抗生素的使用，使肾小管蒙受缺血缺氧及抗生素等的损害，对钠离子的重吸收功能障碍，则钠可大量由尿中排出。这种由肾小管功能障碍而引起的缺钠，临床上可用FEna（肾脏滤过钠排出系数）的计算予以监测。此外肾上腺皮质功能不全及大量利尿剂的使用也可引起低钠血症。

④病细胞综合征（Sick cell syndrome）：严重创伤或烧伤后由于能量代谢的障碍，细胞膜钾钠泵功能也因此而发生障碍，引起钠离子向胞内转移。

（2）临床表现：低钠血症（血钠低于135mmol/L）的临床表现经常是含糊（vague）和非特异性（nonspecific）。按失钠程度可分为三度：轻度缺钠、中度缺钠和重度缺钠。临床表现有倦怠、无神、淡漠、甚至出现恶心、呕吐、脉搏细弱，更重者可出现血压下降、木僵昏迷。尿钠随着病情的加重，可以出现尿钠下降甚至缺如。总的来说，均呈现抑制性表现。而精神神经系统及胃肠道症状尤为多见，可能与细胞外液低渗引起细胞水肿（cellswelling）有关。

（3）治疗原则：除了注意病因治疗和限制不含盐的溶液的继续输注外，钠的补充显然是十分必要的。对机体钠缺失量的估计，可以根据临床缺钠程度，或按体重丢失情况来推算。应用最广的方法是按血清钠的变化进行推算。即：

钠缺乏量（mmol）=[正常血清钠mmol/L－患者血清钠mmol/L]×体重（kg）×0.6。按水电酸碱失调处理原则先补该计算值的1/2。换算成氯化钠克数（1g氯化钠相当于17mmol的钠离子），并进而换算成等渗盐溶液予以补充。重度缺钠者，可适量应用3%或5%氯化钠溶液补充治疗。也有人认为，在补钠的同时可适当选用利尿剂，利尿排水。

2.高钠血症

高钠血症可以有纯水丢失型（高渗性脱水）、盐中毒型（摄盐过多）和低渗液体丢失型三种高钠血症类型，而以高渗性脱水型最多见，是本节讨论的重点。

（1）病因

①水分补充不足。如高渗性脱水中所述，由于饮水不足，或排出过多均可引起高钠血症。

②渗透性利尿：在外科创伤患者渗透性利尿也是常见的原因之一。由于创伤应激、高渗饮食和超高代谢等因素均可使血糖和血尿素氮升高，引起利尿，导致血钠的升高。

③全身性严重感染：面临高钠血症的患者，如上所述首先考虑到的原因是水分的不足。在外科患者尤其是创（烧）伤的患者，还应警惕有全身性严重感染的存在。临床资料提示，全身性严重感染往往可引起顽固性难治性高钠血症。严重感染也可引起高代谢和应激性高血糖等一系列变化，使水分大量丢失，而引起高钠血症。此外由于钠盐摄入过多（如临床上过量输入碳酸氢钠），及在创（烧）伤休克大量含盐溶液复苏回吸收时，机体可交换总钠（total exchnrtgeable sodium）增加，也可引起高钠血症。

（2）临床表现：高钠血症（血钠高于150mmol/L）的临床表现与低钠血症的抑制表

现相反，呈现一系列兴奋表现。在神经精神系列方面，可以表现为烦躁、谵妄、恍惚、肌张力增高、惊厥、昏睡甚至死亡。由于高渗状态对血容量的影响，常可有心音增强、脉速而洪，有时可出现血压偏高。

（3）治疗原则：除了病因治疗外治疗的重点应该是补充水分，辅加应用排钠型利尿剂，水不足数可考虑下列公式予以计算：

不足数（L）=体重×0.6×$\left(1-\dfrac{\text{正常血钠}（mmol/L）}{\text{实际血钠}}\right)$ 先补计算量的1/2。水分选用5%葡萄糖溶液为佳，尽量不用注射用水，以防溶血。

公式推导：假设患者机体总钠量没有变化，则：

现有总体液量×实际血钠＝正常体液量×正常血钠

现有总体液量＝正常体液量×正常血钠÷实际血钠

不足体液量（L）＝正常体液量－现有总体液量＝（体重×0.6）－（体重×0.6）×$\dfrac{\text{正常血钠}}{\text{实际血钠}}$＝体重×0.6×$\left(1-\dfrac{\text{正常血钠}}{\text{实际血钠}}\right)$

此外，可适当应用速尿等排钠型利尿剂。必须指出，在高钠血症的治疗中不宜纠正过快，以免脑细胞由于抗皱缩而产生的新的渗透分子，在胞内发挥高张效应而出现脑水肿（等张性水中毒）。因此理想的血钠下降速率以10mmol/（L·d）为佳。若血钠>180mmol/L，单靠静脉输液常难奏效，应立即行透析治疗。

（三）钾代谢失调

1.低钾血症

（1）病因：临床上常见低钾血症的发病因素，归纳起来可分为二大类：钾缺失，包括钾的摄入量不足和排出量增加；钾在体内的分布异常。

①钾缺失：摄入不足：长期禁食或厌食的患者单给静脉补液而未注意补钾者，摄入不足，而肾脏又不能限制排钾，易致缺钾；丢失过多。胃肠丢失：如呕吐、腹泻和胃肠道减压吸引等。泌尿道丢失：如手术、外伤、感染等应激和肾上腺皮质增生或肿瘤，使肾上腺皮质功能亢进，肾上腺皮质激素具有对远端肾小管潴钠排钾的影响，利尿剂尤其是肾袢利尿剂的使用，也可以促发钾的丢失过多而产生低钾血症。此外皮肤的大量出汗和创面的大量渗液也可丢钾。

②钾在体内的分布异常：静脉输注葡萄糖和胰岛素，使钾转向细胞内；碱中毒时，钾也向细胞内转移，这些均可引起低钾血症。此外尚有家族性低钾血症性周期性麻痹。

（2）临床表现：低钾血症（血钾低于3.5mmol/L）在临床上呈现一系列的抑制表现。如精神状态常有疲倦和淡漠，重者可昏睡。骨骼肌软弱无力，肌张力减低，腱反射减弱，重者可出现呼吸困难和发绀。平滑肌张力减低可表现有厌食、恶心呕吐、腹胀和肠麻痹。心功能障碍时可使血压下降，重者心脏扩大，甚至出现心搏骤停。心电图可显示T波变平，进而倒置，甚至出现U波，QRS综合波可增宽。

（3）治疗原则：低血钾症的治疗应补给钾盐。严重低血钾，特别是已呈现心律紊乱者，应积极补钾。然而，补钾不能操之过急。因钾主要存在于细胞内。体内缺钾量难以估计，补充的钾需要时间与细胞内浓度平衡。再者补充过快，血清钾迅速上升，达9mmol/L以上时，可使心脏在收缩期停搏。

一般缺钾可经口补充。常口服氯化钾，但剂量大时，易致消化道刺激，引起呕吐和腹泻，更加重钾的丢失。枸橼酸钾或磷酸钾对胃肠的刺激较小，适于补钾用。枸橼酸根为体内碱贮备的前身，低血清钾常伴有碱中毒，故应慎用，否则会加重碱中毒。缺钾的同时伴有缺磷者，宜选用磷酸钾。

静脉补钾多用氯化钾，浓度过高易致化学性静脉炎，且易致血钾上升过快的危险。一般以每升体液中含钾 40mmol 为妥。滴注速度以控制的入量为每小时 10mmol 为宜。加速补充也不宜超过每小时 20mmol。特别情况，需要大些剂量或较快速度补钾时，应有心电图监护，以保证安全。有的患者每日补充氯化钾量可达 10～12g。治疗中宜定时测定血清钾，并测定心电图。

为安全起见应强调，在静脉补钾时，氯化钾必须加入液体中，按要求的浓度和速度输注；不得直接作静脉推注。少尿或尿闭者，不得补钾。

在血清钾降低的同时，还可能存在血清钙、镁和无机磷等降低。低钾血症的特点常可以掩盖低钙血症的临床表现，故在低钾血症时应重视查血清钙。低镁血症和低钾血症在临床表现和心电图变化方面均较相近，当有低钾血症经大量补钾病情不见明显好转者，应考虑有镁缺乏的可能给予补镁，有条件者应注意测血清镁。在低钾血症的同时伴血清磷降低，如上所述，可以补磷酸钾。

2.高钾血症

（1）病因

①排钾障碍：如醛固酮缺乏症，肾小管对醛固酮不起反应，影响远端肾小管分泌钾的功能；长期应用安体舒通类潴钾利尿剂；严重脱水；肾功衰竭。

②钾自细胞内向细胞外转移：如急性酸中毒、创伤后病细胞综合征、血管内溶血、横纹肌分解症、组织损伤坏死，家族性高钾血症性周期麻痹、高渗状态。

③摄入增多。

④假性高钾血症：如血小板增多症、白细胞增多症、溶血和在止血带下或伸握拳中抽取静脉血。

（2）临床表现

①神经肌肉系统软弱、感觉异常、四肢麻痹和上行性瘫痪。

②初起可有心传导增快，待血清钾高达 8mmol／L 时则传导受阻。出现猝死性心律紊乱，血压下降，发绀和体温降低。

③心电图示 T 波高尖、QT 间期变短、P 波和 QRS 综合波变宽。传导减慢，P 波消失，QRS 波和 T 波共成正磁波。可有完全性传导阻滞、室性心动过速、心室扑动、心室颤动、心跳骤停。

（3）治疗原则

①停止钾盐的摄入和补充。除停用钾盐外，其他含钾盐的药物也应停用，并禁食高钾饮食。

②给予足量的热卡。以防机体糖原和蛋白质的过度分解。

③钙剂的使用。静脉推注或滴注 10％葡萄糖酸钙，以期在数分钟内发挥作用，拮抗钾离子对心肌的影响，是急救治疗的重要措施。

④碱性药物的使用。静脉投用 5％碳酸氢钠或 11.2％乳酸钠，通过纠正酸中毒，促进钾离子向胞内转移及由肾脏排出。

⑤葡萄糖和胰岛素的联合使用。在葡萄糖合成糖原时，将钾离子带入胞内。

⑥蛋白合成剂的使用。在促进蛋白合成的过程中，降低血钾。常用的蛋白合成剂有苯丙酸诺龙和丙酸睾丸素等。

⑦增加排出。肾功尚可时，可用糖皮质激素和利尿剂。口服或直肠灌注离子交换树脂使钾自肠道排出。每克聚苯乙烯磺酸钠离子交换树脂可帮助排钾 1mmol。但该法临床上已很

少使用。一般患者经上述处理多能奏效，若血钾仍高於7mmol／L者可透析治疗。

（四）钙的代谢失调

1.低钙血症

（1）病因：低蛋白血症、甲状旁腺功能减低，维生素D缺乏症、高磷酸盐血症、镁缺乏症、新生儿低钙血症、骨质疏松等。

（2）临床表现：临床表现为手足搐搦、肌肉抽搐、喉鸣、Chvostek征、Trousseau征、癫痫样发作、锥体外系征、情绪不定、精神不安。颅内压增高时，有视神经乳头水肿、脱水、皮干、白内障、角膜炎、心电图示QT间期延长，ST段延长。

（3）实验室检查：示血清钙降低。血清钙

的正常值为2.2～2.6mmol／L。

（4）治疗

①有症状者：应静脉补钙，每min输入量不得超过50mg（1.25mmol）。未经复查血清钙，剂量不得超过29°可用10％葡萄糖酸钙10ml（含钙90mg）或10％氯化钙10ml（含钙360mg）。后者对组织有严重刺激性，应用时应注意。

②无症状者：可口服钙和维生素D_2。葡萄糖钙片每g含钙90mg。乳酸钙300mg，含钙60mg。碳酸钙625mg，含钙250mg。每日口服钙可达1000mg。维生素D_2，每日剂量400～800U。

2.高钙血症

（1）病因：高蛋白血症、原发性甲状旁腺功能亢进（甲状旁腺腺瘤），维生素D中毒，对维生素D的敏感度增高、甲状腺功能亢进。

（2）临床表现：临床表现为软弱无力，活动减少，厌食、腹痛、恶心、呕吐、便秘、心电图示ST段缩短。X线示软组织钙化、尿路结石。

（3）治疗：凡血清钙高达3.5～

3.75mmol／L（即14～15mg％），不论有无症状，均应立即按急诊治疗。

①促进排钙：静脉输注0.45％氯化钠（血钠较高者，可用等渗葡萄糖水），每天5～12L，加用氯化钾，并用速尿40～80mg，每4～6h 1次；静脉给等渗碳酸氢钠（每L含38.9g），9h内输3L，与钙形成复合物排出；用EDTA与钙鳌合；④用硫酸纤维素在肠道内与钙结合；透析疗法。

②增加骨钙结合，用降钙素，每日100MRCU，同时口服或静脉补给无机磷。

③其他可给肾上腺皮质激素、消炎痛和争光霉素，甲状腺机能亢进的高钙血症，用心得安等。

（五）镁的代谢失调

1.低镁血症

（1）病因：摄入减少，长期禁食，肾排出增多和胃肠道丢失增多等。

（2）临床表现：临床表现为肌纤维自发性收缩、手足搐搦、全身强直、震颤、chvostek、Trousseau征。但腱反射正常或降低。心电图呈室性和室上性心律不齐。易与低钾血症和低钙血症共同存在。

（3）治疗原则

①重症者：可以先自静脉缓慢注射10％硫酸镁30ml（硫酸镁每g含镁4mm01）。并每4h口服镁盐。

②轻症者：口服镁盐0.125～0.25mmol／kg。静脉用药有10％，25％或50％硫酸镁。

口服用药为氧化镁、醋酸镁、枸橼酸镁或氯化镁。小儿静脉补镁易致血压下降，应予以注意。

2.高镁血症

（1）病因：为肾功能衰竭、阿狄森病和低温等。

（2）临床表现：临床表现为中枢和周围性肌肉神经传导受阻，腱反射消失。呼吸麻痹、困倦、昏迷、低血压。心电图示 QT、间期延长。

（3）治疗原则

①停用含镁药物：病情严重者给 10％葡萄糖酸钙 10ml。

②慢性病情可用速尿加速排出。肾功能衰竭者可考虑透1.析。

二、酸碱平衡失调

根据原因的不同，酸和碱的平衡失调作为单纯型的平衡失调共有四种。另外，病情复杂时，尚可有两种以上的紊乱同时存在的混合型酸碱平衡失调。

（一）单纯型酸碱平衡失调

1.代谢性酸中毒

（1）病因

①氢离子过多：如口服或输入酸过多（盐酸、乳酸等），代谢产酸增多（乳酸、酮酸等）。

②氢离子排出减少：肾脏功能不全，排出氢离子的功能障碍（如氨分泌不全、肾小管上皮细胞不能利用泵排出氢离子、碳酸酐酶的阻抑、醛固酮的缺乏或使用醛固酮对抗剂）。

③碱丢失：经胃肠道丢失（如腹泻、瘘、输尿管小肠吻合术后），经肾排出过多（肾功能衰竭、碳酸酐酶阻抑）。

（2）诊断

①临床表现：酸中毒较轻时无特殊表现。由于 H+比较不易通过血脑屏障，因而，呼吸代偿出现相对较慢。乳酸酸中毒时，因脑组织参与乳酸的产生，使中枢化学感受器直接受刺激，呼吸代偿出现较早。表现通气增强，呼吸深而有力。

酸中毒加重，周围血管扩张，口唇樱红。可有软弱无力、恶心呕吐、精神恍惚、头痛、躁动、昏迷。血 pH 低于 7.1 时，可致心血管功能衰竭。

②血气分析：SB<22mmol／L；AB<22mmol／L，除非伴有其他原因引起的原发性呼吸性酸中毒；BE<-3mmol／L，缺碱超过 2mmol／L；PCO_2<4.66kPa 慢性代谢性酸中毒有呼吸代偿时，或 4.66～6.00kPa（35～45mmHg）急性代谢性酸中毒无呼吸代偿时，或>6.00kPa（>45mmHg）伴有其他原因引起的呼吸性酸中毒；pH<7.35 无呼吸代偿，但可伴有呼吸性酸中毒，或 7.35～7.45 有呼吸代偿或>7.45 仅在伴有其他原因引起的碱中毒时。

③血清电解质测定：根据血清电解质推算阴离子间隙（AG），以助病因诊断。

代谢性酸中毒伴 AG 增大（正常氯血症性酸中毒）：酮酸中毒、乳酸酸中毒、β羟丁酸酸中毒、尿毒症酸中毒、非酮性高渗性高糖性昏迷、服毒（水杨酸、甲醇、乙烯丙二醇、副醛）。

代谢性酸中毒伴 AG 减小（高氯血症性酸中毒）：肾小管性酸中毒（包括醛固酮缺乏症性酸中毒）、尿毒症性酸中毒（早期）、呼吸性碱中毒后的酸中毒，肠道丢失碳酸氢盐、碳酸酐酶抑制剂（醋氮酰氨、磺胺咪隆）。输尿管乙状结肠造瘘、稀释性酸中毒、用含氯的酸（盐酸、氯化铵、精氨酸盐酸盐、赖氨酸盐酸盐）、给不含氯的酸伴有好的肾廓清作用（硫酸、磷酸、含碳氨基酸）、使用阴离子交换树脂、某些酮酸中毒、氢离子转移到细胞外引起的酸中毒。

（3）治疗：轻度和中度者只需作病因治疗。重症者，当动脉血 pH 低于 7.1 时，才应补充碱性药物。

①碱性药物的选择：a.5%碳酸氢钠，它可直接提供HCO_3^-，中和酸作用快。但形成的CO_2有赖於完善的呼吸功能方能排出。此外，它含有钠离子，易引起水潴留。所以高钠血症及限制水的患者不宜使用；b.11.2%乳酸钠，它必须通过产生$NaHCO_3$而间接地发挥作用。同时产生的乳酸又必须在氧供充足，肝肾功能良好时才能进一步代谢和排出。同样它对限水的患者也是不适宜使用的；c.7.28%THAM（三羧甲基氨基甲烷），它的特点是分子量小，不含钠，对代谢性酸中毒和呼吸性酸中毒均有作用。但是局部刺激性大，对呼吸有抑制作用是其缺点，使用时必须注意。

②碱性药物的用量：严格的讲无精确的计算公式可以遵循。为临床应用方便起见，我们按血气分析中SB测定值，列出以下计算式，供临床参考：（24mmol／L－SB测定值mmol／L）×体重（kg）×0.2×1.66＝所需5%碳酸氢钠毫升数。先补给计算量的1／2。

由于碱性药物的疗效受多种因素的影响，诸如原发疾病和机体代偿能力等，所以要不断复查，不断估计，不断纠正，不能操之过急。在酸中毒的治疗过程中可能会伴有低钾和低钙，要注意钾和钙的补充。

2.代谢性碱中毒

（1）病因：与氯化物有关者：胃肠道变化（呕吐、胃管吸引，失氯性腹泻、绒毛腺瘤性结肠病）利尿治疗、高碳酸血症之后，应用青霉素或羧苄青霉素。

与氯化物无关者：肾上腺功能紊乱（醛固酮增多症、库欣综合征），外源性类固醇（糖皮质类固醇、盐皮质类固醇、甘草）、使用碱性药物。

（2）诊断

①临床表现多不明显，发展缓慢逐步呈现口周和四肢麻木、抽搐、或神经肌肉应激性增强。严重者可表现为意识模糊、谵妄、木僵、昏迷、甚至死亡。为氧解离曲线左移，组织缺氧，特别是脑部血管收缩，脑组织缺氧。

②血气分析：SB>26mmol／L；AB>26mmol／L：除非并发其他原因引起的原发性呼吸性酸中毒；BE>+3mmol；PCO_2>6kPa有呼吸代偿，和／或并发原发性呼吸性酸中毒，或>4.66～6kPa未有呼吸代偿或并发呼吸性酸中毒，或<4.66kPa只有并发呼吸性碱中毒，即混合型：呼吸性代谢性碱中毒；pH>7.45无呼吸代偿，可并发呼吸性碱中毒，或7.35～7.45完全呼吸代偿，未并发原发性的呼吸紊乱；pH<7.35只有并发原发性的呼吸性酸中毒。

除非代谢性碱中毒特别严重，一般PCO_2多不致超过7.33kPa。

（3）治疗：以病因性治疗为根本，减低细胞外液中的HCO_3^-补氯促肾排HCO_3^-宜补氯化钠；可补氯化钾，补氯之外尚适应代谢性碱中毒缺钾之需；化学缓冲和透析；有充血性心力衰竭时，可用碳酸酐酶抑制剂。

近年已有用盐酸纠正代谢性中毒的经验。按公式推算出剩余碱总量作为盐酸补给量。

剩余碱总量＝剩余碱（mmol／L）×0.3（L／kg）×体重（kg）

使用盐酸前，输注中和补充后30min应作动脉血气分析，测血清和尿中电解质，查血红蛋白。盐酸补给量最多为公式推算量的2／3。每次测定，验证疗效，并安排进一步补充量。

3.呼吸性酸中毒

（1）病因：为通气不足；如①呼吸中枢抑制（麻醉、镇静、延脑肿瘤、脑膜炎）；②呼吸神经和肌肉缺陷（脊髓前灰白质炎、格林巴里综合征、重症肌无力、低钾血症或高钾血症性麻痹）；③胸廓运动障碍（融合性椎体炎、脊柱后侧弯症、扁平胸、气胸）；④气道阻塞（异物,喉头水肿,误服);⑤肺部疾患(慢性支气管哮喘,严重间质性肺疾患)。

(2)诊断

①临床表现:主要为缺氧。随着PCO_2不断增高,会呈现二氧化碳对中枢的抑制和使脑血管扩张,颅内压增高的表现。如瞌睡、不安、颤抖;头痛,视神经乳头水肿;待PCO_2升高到80mmHg时,则呈现木僵和昏迷。

②血气分析:PCO_2升高;pH降低。HCO_3^-产生快,但总量受限。即使PCO_2可急剧升到80~90mmHg,HCO_3^-也不会超过31~32mmol/L。如超过32mmol/L表明同时伴有代谢性碱中毒。若低于正常则示有代谢性酸中毒存在。

慢性呼吸性酸中毒的缓冲作用超过急性者。一般要在持续6~12h以后,肾脏才能保住HCO_3^-主要通过排出NH_4Cl来完成,故可以导致低氯血症。

(3)治疗:病因治疗是关键,以解决通气不足和缺氧为主。

①药物治疗:一般常不易解除通气。在已有昏迷和心律不齐者,可用0.3mol/L三-羧甲基氨基甲烷,既可增加HCO_3^-,又可降低PCO_2。

②一般不用碳酸氢钠,因对脑部pH作用不大。

③给氧疗法较为重要。要观察血气,保证PO_2上升达预期水平,且使HCO_3^-又不致过高。给氧后脉率每min下降10次,说明呼吸靠低氧推动,应警惕给氧引起的呼吸抑制。

4.呼吸性碱中毒

(1)病因:为呼吸中枢受刺激、人工辅助呼吸过度和主动加强通气,造成通气过度。如缺氧、碱性和利尿药物摄入过多、中枢神经系统紊乱、心理性过度通气、呼吸反射性刺激、代谢性酸中毒突然恢复等。

(2)诊断

①临床表现:气闷、眩晕、神经过敏、肢体和口周感觉异常。抽搐、意识改变。为PCO_2降低引起脑血管收缩血流减少和游离钙减低所致。二氧化碳的排出会抵制通气,使病程发展带有自限性。

②实验室检查

血气分析:pH升高,代偿后可正常。PCO_2降低。可能是呼吸性碱中毒的原因。HCO_3^-降低,属代偿,一般不致低于15mmol/L。

血清钾降低和血清氯升高,为呼吸性碱中毒的特点。

(3)治疗:使气道生理死腔增大。可采用简便方法,对口罩呼吸等。

(二)混合型酸碱平衡失调

1.两种平衡失调同时存在的可能:呼吸性酸中毒合并代谢性酸中毒;呼吸性碱中毒合并代谢性碱中毒;呼吸性碱中毒合并代谢性酸中毒;呼吸性酸中毒合并代谢性碱中毒;代谢性酸中毒合并代谢性碱中毒。

呼吸性酸中毒和呼吸性碱中毒同时发生的可能性不存在。

2.诊断原则:重视血气分析作为诊断依据。必须结合紊乱的原因,发展程度、代偿机能和I临床表现进行综合分析,最后作出诊断。

3.治疗原则

(1)当紊乱对血pH值产生同向影响,先治任何一方都会使pH值改善。

(2)若紊乱对血pH的影响正好抵消,则仅针对一方治疗,将会显示另一方的紊乱。

(3)当代谢性酸中毒和代谢性碱中毒同时存在,pH变化较大时,应先治疗为主的紊乱。

三、液体治疗

液体治疗是维护水、电解质和酸碱平衡的根本保证。必须重视掌握有关基础理论知识，结合临床实际情况作出的正确诊断，安排液体治疗。

（一）水、电解质和酸碱平衡失调的临床分析

根据临床资料（包括病史、体格检查、化验结果等有关情况），逐一分析以下问题：①有无水盐代谢紊乱？即考虑体液有无过少或过多的问题。②有无渗透性的改变？即考虑体液是高渗性的还是低渗性的。③有无酸碱代谢紊乱？即是否有酸碱平衡失调的问题。④是否有钾、镁、钙和磷等代谢紊乱。

（二）液体治疗方案的拟定

一般可按以下简易公式考虑：

当天补液量＝当天基础需要量＋已丢失量的一半＋当天额外丢失量

1.当天基础需要量：成人补液量为2000～2500ml。其中应补给等渗电解质溶液500ml，其余可补以5%或10%葡萄糖液。

2.已丢失量：根据病史，体格检查和有关记录，按是否有呕吐、腹泻、消化道吸收或瘘、胸水、腹水、组织肿胀和创面渗出等，结合体重，分析水盐代谢的紊乱的体征和有关化验结果，全面考虑所丢失体液的量和质。从而得出应补给液体的质和量。

由于估计所得结果带有相对性，加以液体治疗中，要通过体液间隙之间的平衡，因而不能按预测结果一次补完。而是在补液的第1天，先补给已丢失量的一半。按治疗反应和逐日预测，在后续的数日（一般2～3d）内补给余量。

3.当天额外丢失量：常难以作到确切估计，需在治疗中和观察中逐步调整。

（1）胃肠道失液：按所失液体性质补给。

（2）创面渗液：补给等渗平衡盐液，或以等渗盐水和等渗碱性溶液按2∶1补给。失液多者可适当补给血浆或人体白蛋白。

（3）出汗：一般量约为500～1000ml，可补给葡萄糖溶液和等渗盐水，比例为3～4∶1，大汗淋漓时，约失液1000～1500ml，可按等渗葡萄糖溶液和等渗盐水1～2∶1补给。

（4）气管切开后，失水约500～700ml，可用5%或10%葡萄糖溶液补给。

（5）其他：高热时，指体温超过38℃以上，每升高1℃，应增补5%或10%葡萄糖液200～250ml。

（三）外科手术和创伤补液治疗

1.禁食期补液：短暂禁食，仅1～2餐，不必为此补液。禁食1d以上者，可按基础水分需要量补给。禁食3d以上者，应注意补钾，可用10%氯化钾30～40ml加入液体中静脉滴注。长期禁食者还应考虑适当补镁，可用硫酸镁1g加入液体中静脉滴注。

2.手术前中后和创伤后的液体治疗

（1）手术前补液：一般择期性手术，中心型手术不需要作静脉补液。大型手术，可于手术日清晨开始补液。对全身情况较差的患者和需要行急诊手术的患者，均应在术前治疗和手术准备过程中，对存在着的水、电解质和酸碱平衡的紊乱给予治疗和纠正。对抢救性急诊手术，如大出血等需要紧急止血抢救生命的手术，则不能因液体治疗问题而耽误手术时机。

（2）手术中补液：大手术中，失血，渗出和水分蒸发等问题，均应作及时治疗，如在胸腹联合切口下行肝叶切除术，直肠癌腹会阴联合切除术，大面积Ⅲ度烧伤焦痂切除植皮术。对术前存在水、电解质和酸碱紊乱的患者和急诊手术挽救生命的患者，不仅对术中失液作治疗，而且应对术前存在的问题，给予继续调整和纠正。

（3）创伤后和手术后的液体治疗：由于创伤和手术应激，抗利尿激素和醛固酮分泌增

多形成水和钠的潴留。临床上可有尿量偏少和低血清钠（水分潴留、分解代谢增强中内生水增多，钠向细胞内与骨内转移），因而，液体治疗不宜过分积极。术后若无额外丢失，如胃肠吸引和造瘘，则手术 1~2d 只需每日补给 5%或 10%葡萄糖液 1000~1500ml，等渗平衡盐溶液或等渗盐水 500ml。手术后，液体治疗的时间，视手术大小，全身情况而定。少则 1~2d，多则 5~7d，如果是复杂的小肠瘘和大面积烧伤可与全身治疗结合，延续很久。

（四）液体治疗安排顺序

根据病情轻重缓急和体液紊乱的情况进行合理安排。可以参照如下顺序（具体实施中，可以交错安排或齐头并进），①维护血容量；②维持胶体渗透压；③调整酸碱平衡；④保持总渗透压；⑤补充失钾；⑥补给钠、钾和氯等电解质；⑦保证供给热量。

（五）控制输液速度

一般成人补液，以维持尿量在每小时 50ml 左右为妥。补液速度大致在每分钟 60~100 滴，即每小时 250~400ml。估计时可以每 min 的滴数乘以 4 即得每小时的毫升数。特殊情况应另行掌握，如休克和大面积严重烧伤早期等患者，如需要大量快速补液，有时开始 1h 的输入量可达 1000ml 以上。甚至可以采用加压输液。遇有心、肺和肾功能障碍者，应严格控制补液速度和容量，以防液体超负荷，引起心肺功能衰竭。

（六）液体治疗途径

一般采用周围表浅静脉。以穿刺补液为主，必要时通过静脉切开插管补液。大量补液常需两根通道同时进行。必要时可以利用近心端大静脉，甚至中心静脉插管补液。后者不仅便于灌注大量液体，还便于测定中心静脉压，对心肺功能较差者，防止补液不足，特别是防止液体负荷，具有重要意义。

第四节 外科感染患者护理

外科感染是指需要外科治疗的感染，包括创伤、手术、烧伤等并发的感染，约占所有外科疾病的 30%~50%。

外科感染通常分为非特异性和特异性两大类。①非特异性感染又称化脓性感染如疖、痈、急性阑尾炎等，具有化脓性炎症的共同特征：红、肿、热、痛和功能障碍较为常见；②特异性感染由特异性致病菌所致，如破伤风、气性坏疽等，较少见。

外科感染的一般特点是：①少数在感染早期为单一病菌所致，多数为几种细菌所致的混合感染；②多有显著的局部症状和体征；③感染常集中于局部，病理演变最终形成瘢痕组织，导致患病部位功能障碍。

一、病因与发病机制

外科感染是由病原体所致，有细菌、病毒、真菌、衣原体、原虫等致病微生物，其中以细菌最为多见，约>90%，以 G-杆菌为主，约占 60%，G+菌约占 40%。常见有：葡萄球菌、链球菌、大肠埃希菌（大肠杆菌）、变形菌、铜绿假单胞菌（绿脓杆菌）等。

由于抗生素的广泛应用，外科感染的主要致病菌不断发生变化，细菌耐药与滥用抗生素有关。耐药性金黄色葡萄球菌感染等仍属严重问题，但由 G－杆菌引起的感染更成为另一个严重问题。此外，随着厌氧菌培养技术的提高，厌氧菌及其与需氧菌共同引起的混合感染受到越来越多的关注。真菌感染逐渐增加，尤其是免疫力低下、器官移植或长时间使用大量抗生素的危重患者。

二、临床表现

（一）局部症状：红、肿、热、痛和功能障碍。

1.感染部位

最常见的化脓性感染，特点是局限在某处且多有明显的局部症状。波动感是诊断浅部脓肿的主要体征。

2.感染时间

外科感染按时间可分为急性感染，指病程3周的感染；慢性感染，指2个月的感染；3周至2个月之间为亚急性感染。此分类并非恒定不变，如急性骨髓炎处理不当可转为慢性，而慢性阑尾炎亦可急性发作等。评估感染时间是为正确及时的处理提供依据。

（二）全身征象：表现不一，发热是感染最常见和较重的症状之一。常伴有白细胞计数增高和核左移，且头痛、腰背痛、精神不振、焦虑不安、乏力、纳差、出汗脱水以至意识障碍甚至幻觉等一系列全身不适症状。严重感染可出现代谢紊乱、营养不良、贫血等，甚至发生感染性休克。

据以上各项表现及细菌学检验，可以确认外科感染的病因，即致病菌的具体种类。给予局部和全身治疗及系统化整体护理。

感染发生以后的病程演变，可以受到下列因素的影响：①致病菌的毒力、数目和特点。②年龄，婴幼儿与老年人易感性增加。③营养，充分的营养，尤其是蛋白质和维生素是有利因素。④受累组织特点，蜂窝组织、肺、胸膜腔、腹膜腔、关节等部位的感染易于扩散。⑤慢性疾病，糖尿病、动脉硬化、肝肾慢性疾病、免疫缺陷性疾病等患者。⑥接受激素、化疗和放疗期间。⑦经济地位和社会环境。⑧情绪和心理等。

三、护理

（一）护理目标

1.恢复正常体温。

2.疼痛减轻。

3.日常生活得到照顾。

4.维持水、电解质平衡。

5.了解自身疾病的初步知识，能自我保健和配合治疗。

6.避免并发症的发生。

（二）护理措施

1.解除焦虑、恐惧心理因素，增强战胜疾病的信心。

2.使患者安静，有高热者给物理降温。

3.给抗生素，观察药物不良反应。

4.全身性症状的观察。

5.局部热敷，早期可冷敷，以减轻疼痛、促进炎症吸收。

6.局部制动和固定，抬高患肢，保持良好的静脉和淋巴回流，减轻肿胀。

7.脓肿局限后，协助医生进行切开排脓等外科处置。

8.换药时注意伤口病理变化，保持局部清洁。

9.做血培养和创面分泌物培养等检验。

10.理疗，紫外线照射等可杀灭病菌、促进肉芽生长，适当日光浴亦有效。

11.观察功能障碍。协助患者肢体运动和定时翻身运动等。

12.体温过高的可采用药物降温如阿司匹林等，或物理降温如温水擦浴、酒精擦浴、冰敷等。

（三）健康教育

1.加强社会环境和个人卫生文明教育，大力提倡爱国卫生运动和精神文明教育。

2.合理使用预防性抗感染药物，对一般较轻的外伤和较局限性感染，一般可不用抗菌药物，对较严重的创伤可预防性使用抗菌药物。

3.做好劳动保护，预防或及时正确处理创伤，一旦发生创伤后，应及时和正确地施行清创术，大力宣传一些基本的医疗卫生常识，对于小的创伤，自己亦能在现场正确处理，可有效预防感染的进一步加重。

4.强化医院感染的管理和预防。医护人员在进行各种操作过程中应严格无菌技术，遵守无菌原则，以减少医源性交叉感染。

5.勿滥用解热药物。发热是一种防御反应，外界降温将干扰机体的适应性和调节机制，能导致发冷，血压下降，增加患者不适，但高热时则应适当给予物理降温，以防体温过高引起全身，尤其是对大脑组织和功能的严重影响。

四、全身化脓性感染的护理

外科全身性感染一般指脓毒症和菌血症。脓毒症是有全身性炎症反应表现，如体温、循环、呼吸等明显改变的外科感染的统称。菌血症是脓毒症中的一种，即血培养检查出病原菌。但其不限于以往一过性菌血症的概念，如拔牙、内镜检查时血液在短时间内出现细菌。目前多指临床有明显感染症状的菌血症。

（一）病因

导致全身性外科感染的原因是致病菌数量多，毒力强和（或）机体抗感染能力低下。主要常发于严重创伤后的感染和各种化脓性感染。如大面积烧伤创面感染，开放性骨折合并感染，急性弥漫性腹膜炎，急性梗阻性化脓性胆管炎等，但还有一些潜在的感染途径值得注意。

（二）临床表现

1.全身性化脓性感染征象

（1）有趋于恶化的局部化脓性感染病灶；（2）起病急、全身症状迅速恶化、寒战后高热>40℃；（3）伴有头痛、头晕、恶心、呕吐、腹胀、腹泻、神志淡漠、烦躁不安、谵妄甚至昏迷；（4）苍白、肢冷、大汗；脉搏细弱、呼吸困难、肝脾肿大，可出现黄疸、皮下出血征；（5）有水电解质失衡、酸中毒和肝、肾功能损害表现，如尿中可查见蛋白、酮体和管型；（6）白细胞计数高达（20~30）×10^9/L，核左移，有中毒性颗粒出现；（7）血压逐渐下降，进入感染性休克。

2.真菌性脓毒症

常见致病菌是白色念珠菌。寒颤高热后全身情况迅速恶化，神志淡漠、嗜睡，血压下降，易发休克。多有消化道出血和类白血病反应。血、尿中可检出真菌。眼底镜检可发现视网膜小圆形突起。

（三）护理

1.护理目标

（1）原发病灶得到及时处理。

（2）保持生命体征的稳定。

（3）观察重要脏器的功能。

（4）营养状况得到改善。

（5）并发症得到防治。

2.护理措施

（1）一般护理：脓毒症患者病情危重，变化复杂，应严密观察病情，定时测量体温、脉搏、呼吸和血压；注意神志变化和有无内脏损害的表现，尤其应该警惕发生感染性休克及多器官功能不全综合征。患者体质衰弱，一般卧床不起，要适当的营养支持、对症处理和生活护理，预防并发症。可给予少量多次输新鲜血液或血浆，维持水、电解质与酸碱平衡，必要时应用血浆白蛋白等。生活不能自理者，应帮助患者喂水、喂食，并做好口腔卫生护理。对于已发生感染性休克的患者按休克护理处理。

（2）应用抗生素：在对全身化脓性感染患者的治疗中，抗生素十分重要。必须确保及时给药。半衰期短的药物要现配现用，以避免降低药物效价。如需抽血做血培养及抗生素敏感试验者，最好在寒颤时抽血，阳性率较高。切勿在静脉滴注抗生素时抽血，否则培养可能假阴性。采取标本时，应注意无菌操作，防止污染。

（3）局部护理：对脓毒症患者寒颤后，应注意有无新的转移性脓肿出现。经常询问患者身上有无局限性疼痛和压痛区域，如发现新病灶，要及时进行切开引流。术后注意伤口换药并保持引流通畅。

3.健康教育

（1）大力宣传，普及卫生常识，发生创伤后能正确及时处理。

（2）加强劳动保护，安全生产，避免严重损伤的发生。

（3）加强体育锻炼，增强体质，增加机体免疫力。

（4）加强医院感染管理，防止医源性感染发生。

（5）出院后短期内注意休息，劳逸结合，合理膳食，适当营养。

五、特异性感染护理

（一）破伤风

破伤风是由破伤风梭菌侵入人体所致的一种特异性感染，是由细菌外毒素引发的局部和全身性肌强直、痉挛和抽搐为特征的一种毒血症。

1.病因

破伤风梭菌革兰染色阳性，厌氧，其芽胞状态抵抗力极强，煮沸≥1h或高压灭菌才能致殒，它广泛存在于土壤、粪便和结肠内。细菌和毒素不能侵入正常皮肤和黏膜，但可通过接触或媒体侵入开放性伤口，特别是深而窄、坏死组织多、混有需氧菌感染的伤口，其缺氧环境有利于破伤风梭菌的生长。泥土污染的伤口，土中的氯化钙能使组织坏死，也利于此菌的繁殖。

2.临床表现

破伤风潜伏期为1d至数年之久，平均潜伏期为6～10d，多数患者发病时，身体上的伤口或感染灶可能早已愈合。

（1）有可能感染破伤风的患者，若出现头痛、不安、咬肌酸胀等前驱症状，应高度警惕并立即报告。前驱期一般持续12～24h。

（2）咀嚼不便、张口困难、进而牙关紧闭是最初出现的特殊征象。因最先受累的颞肌、咬肌等咀嚼肌痉挛所致。

（3）典型征象是"苦笑"面容。表现为一种特殊的面部歪曲咧嘴样痉挛性面容。

（4）随后颈项肌、背腹肌、四肢肌、膈肌和肋间肌依次受累，因背部肌力大于腹部肌力，全身强直性痉挛发作时，患者出现颈项僵硬、强直和头部后仰。腰部前凸，背部过伸的"角弓反张"强迫性体位。四肢肌痉挛表现为屈膝、弯肘，半握拳状。呼吸肌痉挛可导致呼吸停止。发作时还伴有发绀、呼吸急促、口吐白沫、流涎、磨牙、大汗淋漓。间歇期仍有肌痛、肌张力高。病后 1 周内发作频繁，第 2 周后减缓，一般持续 3～4 周。

（5）患者神智始终清醒，即使是在全身性痉挛大发作时亦然。

（6）强烈的肌痉挛，可致骨折、尿潴留、呼吸停止、窒息，还可引发肺部感染、酸中毒、循环衰竭等严重并发症，导致死亡，应加强防治。

（7）局部破伤风，少数患者仅表现为病变局部的肌肉持续性痉挛。持续数周至数月预后较好。

（8）破伤风应依据典型临床特点及早作出诊断。目前尚无特殊辅助诊断方法。

3.护理

（1）预防

①正确处理伤口：及时而彻底地施行清创术。对于污染严重的伤口，特别是战伤，要切除一切坏死和无活力的组织，清除异物，敞开伤口，充分引流，不予缝合，分娩时要严格消毒。

②自动免疫：破伤风类毒素预防注射。小儿应施行"白、百、破"三联疫苗注射。伤后，凡<10 年已行免疫注射者，仅需注射类毒素 0.5ml；>10 年或伤口污染严重者，在注射类毒素 0.5ml4h 后，应肌注人体破伤风免疫球蛋白 250～500U。

③被动免疫：适用于未进行过破伤风类毒素预防注射的开放性损伤伤员及施行伤口已愈的陈旧异物取除术的伤员。

被动免疫法：牛或马血清精制的破伤风抗毒素（TAT）为异种蛋白制剂，可致过敏反应，在体内仅能存留 6d。应询问过敏史，并做皮内过敏试验。肌内注射剂量为 1500～3000U。过敏者行脱敏法注射。

人体破伤风免疫球蛋白（TIG）：是待推广使用的理想制品，无过敏反应，人体存留时间 4～5 周，效能大于 TAT10 倍以上，肌内注射剂量 250～500U。

④正规清创：伤口应及时彻底清创，污染严重的伤口清创后延期缝合。一切创口均应用 1：1 000 高锰酸钾、3％过氧化氢及甲硝唑液清洗。

（2）护理目标

①患者抽搐次数减少、程度减轻、痛苦减轻。

②能得到机体需要的能量供应，营养状况得到改善。

③密切观察并控制体温。

④患者自理改善。

⑤患者呼吸道通畅。

⑥抽搐时不发生坠床。

⑦预防感染。

（3）护理措施

①一般护理：患者住隔离病室，减少一切刺激，保持安静。室内光线宜均匀柔和，避免强光照射。各种动作包括走路、说话都要轻巧、低声。治疗、护理、操作等尽量集中，可在使用镇静剂后 30min 内进行，以免经常刺激打扰患者，而增加抽搐。

患者生活多不能自理，需加强基础护理，如口腔护理、预防褥疮护理等。注意心理护理，多作安慰和鼓励，以减轻患者焦虑和恐惧。重症患者需专人护理，密切观察病情。加强安全措施，防止意外，必要时用床栏防止患者坠地。抽搐发作时用牙垫避免舌咬伤。

室内应执行接触隔离制度。密切接触患者时须穿隔离衣，所有器械及敷料均需专用，使用以后，器械要用 1％过氧乙酸溶液浸泡 10min，清洗后高压蒸气灭菌。敷料应焚毁，严格防止医院内交叉感染。

②创口处理：协助医生施行清创术。彻底清除坏死组织及异物，用3%过氧化氢溶液或1：5000高锰酸钾溶液冲洗和湿敷。伤口完全敞开，并充分引流。

③注射破伤风抗毒素：作用为中和血液中的游离毒素。一般首次剂量用2万～5万U加入5%葡萄糖液500～1000ml内静脉缓慢滴注，以后每日1万～2万u做肌内注射或静脉滴注，共用3～6d。或用人体破伤风免疫球蛋白，一般只需深部肌内注射1次，剂量为3000～6000U。

④镇静、解痉

病情较轻者，可使用一般镇静剂，减少对刺激的敏感性。选用：①地西泮10mg静脉注射，3～4/d；②苯巴比妥钠0.1～0.2g，肌内注射；③10%水合氯醛20～40ml直肠灌注，3/d。

病情较重者，可用氯丙嗪100mg、哌替啶（度冷丁）50mg、异丙嗪50mg加入5%葡萄糖溶液250ml内静脉滴注，2～3/d。用药过程中应严密观察呼吸和血压。

抽搐频繁者，用上述药物仍不能控制痉挛时，可使用硫喷妥钠和肌肉松弛剂，但必须在气管切开及控制呼吸的条件下使用。

⑤保持呼吸道通畅：对病情较重者，应早做气管切开，以利排除呼吸道分泌物，维持良好的通气功能，预防或减少肺部并发症的发生。气管切开后应经常抽吸分泌物，按时清洁、消毒套管，吸入雾化气体和定期滴入抗生素溶液。

⑥应用抗生素青霉素：既可抑制破伤风梭菌，又能控制其他需氧菌感染。常用剂量为80万～100万U，肌内注射，每4～6h1次。

⑦支持疗法：因患者不断痉挛抽搐，对能量消耗甚大，故需补充营养，给予高热量、高蛋白、高维生素的饮食，维持水、电解质与酸碱平衡，必要时输血或血浆。患者不能进食者，可用鼻饲或给胃肠外营养支持。

(4) 健康教育

①不可忽视对小伤口如木刺、锈钉刺伤的及时清创，深部感染如化脓性中耳炎等的正确处理和伤后破伤风预防注射。不洁的分娩也可诱发新生儿破伤风及产后破伤风等。

②定期接受破伤风预防注射。

③出院后指导对于伤口未完全愈合的，出院后应继续换药治疗直至伤口完全闭合，预防再次污染。

④加强营养，增加高蛋白，高维生素食物的摄入，改善营养状态，提高机体耐受力。

⑤疾病本身知识的教育，树立患者战胜疾病的信心。

⑥适当进行户外活动，加强机体功能的恢复。

⑦定期门诊或家庭病房随访，及时解决患者在康复期中出现的心理问题和治疗问题。

(二) 气性坏疽

气性坏疽是由梭（状芽胞杆）菌引起的一种严重的以肌组织坏死为特征的特异性感染。

1.病因与发病机制

梭菌属革兰阳性厌氧菌，其中以产气荚膜诺梭菌（梭菌最为多见，又名水肿梭菌）、腐败梭菌、溶组织梭菌等。致病菌只能在缺氧环境中生存，芽胞抵抗力甚强。它广泛存在于泥土和粪便中，偶尔进入伤口，但不一定致病。气性坏疽发病，较致病菌本身更为重要的是人体抵抗力和伤口条件。多见于严重创伤性休克及有大量深层肌组织坏死和异物存留、或开放性骨折并发血管损伤缺血、或使用止血带时间过长的伤口，因局部的缺氧环境，使细菌大量繁殖而致病。

2.临床表现

（1）对严重开放性创伤，尤其是臀部、股部等大面积伤，应严密观察伤处有无压迫感、沉重感，此为发病前重要的前驱征象。

（2）典型征象为伤员自感伤口"胀裂样"剧痛，难以忍受，一般止痛剂不能缓解。伤口处苍白、发亮、触痛。若伤口无明显红、热炎症征象，更应重视。

（3）伤处迅速恶化呈紫红色甚至黑色，按压有捻发感，出现水疱。伤口内肌肉暗红或土灰色，犹如熟肉状。轻缓挤压，可见有气泡逸出并有稀薄的血性液体流出。

（4）伤员极度虚弱、高热、冷汗、烦躁、头痛头晕、呕吐、进行性衰竭。严重者，迅速进入休克，发生黄疸、谵妄、昏迷死亡。

（5）脓液涂片，可见大量革兰阳性菌。伤口部位 X 线摄片可见肌间隙充气征或局部捻发音，均为气性坏疽的重要临床征象。

3.护理

（1）预防：彻底清创是预防创伤后气性坏疽最可靠的方法。对开放性损伤，特别是泥土污染较重和软组织挫伤严重者，都应及时施行清创术，清除异物和失活组织。污染严重的伤口或战伤伤口，可用 3％过氧化氢溶液或 1：5000 高锰酸钾溶液冲洗和湿敷，并敞开引流，不作缝合。清创前，给予大剂量的青霉素，对于预防气性坏疽有较好的作用。

（2）护理目标

①疼痛程度减轻。

②能得到机体需要的能量供给，营养状况得到改善。

③生命体征平稳。

④患者自理改善。

⑤恐惧减轻或消失。

⑥不发生双重感染。

（3）护理措施

①隔离：患者应住隔离病室，一切用品都要严格隔离消毒，患者的敷料应予焚烧。

②重症监护

③疼痛护理：a.对严重创伤伤员，尤其是伤口已红肿，而肿痛严重者应予严密监测，特别是突然发作的伤口剧痛；b.记录疼痛特点与相关发作情况；c.给止痛剂，剧痛时应给麻醉止痛剂；d.对清创或截肢者，应经常变换体位，减轻因外部压力和肢体疲劳引起的疼痛；e.伤口愈合过程，应对伤肢施以理疗、按摩和功能锻炼，以尽可能恢复功能；f.给止痛剂的间歇期，应用非药物方法，如谈话、文娱活动、精神放松等技巧，使疼痛得以缓解；g.截肢后可能出现幻肢痛——主观感觉已截掉的肢体仍然存在且有剧痛，多发生在夜间。予以耐心解释，解除忧虑。保护患者，防止外伤。

④有关肢体残缺护理　施行大型清创术或截肢术前，应向患者及家属说明施术的必要性与可能的影响，使患者勇于接受这一现实。鼓励患者叙述并耐心倾听截肢术后的感觉和悲哀。激励患者正视截肢并予以自我护理，但决不可勉强患者，增加其痛苦和压力。可介绍一些已适应截肢的残疾人，使其逐渐适应自身形体的变化和日常生活。介绍有关假肢的知识，使患者能予以接受并能进行适应性训练。对过度悲哀，有严重心理压抑的患者，应加强监护，预防"自杀"等意外发生。

（4）健康教育

①心理指导，对患者应抱关心、同情、热情的态度，给患者必要的心理疏通，战胜自卑心理，树立积极向上的生活态度。

②出院后帮助患者制定康复计划，加强功能锻炼，促进功能恢复。

③对有伤残者，可安装义肢，指导功能锻炼，恢复自理能力。

④鼓励患者多参加社会公益活动，再减轻精神压力，恢复自信心。

第五节　烧伤患者护理

烧伤是热液、热物或火焰造成全层或断层的皮肤组织细胞损伤。因紫外线、放射线、电和化学引起的皮肤损伤和烟雾吸入引起的呼吸道损伤亦被包括在烧伤范畴内。烧伤是一门边缘学科，它不但与各门基础医学有密切关系甚至与其他自然科学和社会科学均有关。烧伤专题的研究，如烧伤休克、感染、创面愈合、烧伤监护、植皮和皮肤培养、内脏并发症、营养代谢、烧伤免疫和中草药或外用药的研制等，使烧伤临床治疗护理水平显著提高。

平时成批烧伤多见于厂矿企业以及交通运输业中的意外事故。战时成批烧伤的发生可能会更多，预计成批烧伤以大城市人口密集的地方为多见，战时成批烧伤亦可能发生。厂矿企业等的烧伤个案病例也时有发生，生活中的烧（烫）伤不论在夏季还是冬季都有散在的出现。

烧伤治疗护理需一定时间，小面积浅度烧伤的护理主要为局部处理护理，而大面积深度烧伤则需复杂的对全身休克感染和并发症防治，以及营养支持的护理。烧伤病员不仅遭受肉体痛苦，还可伴有不同程度的精神创伤，复合损伤，及时和正确地救治对局部治疗护理和全身安全均十分重要，并起到安慰伤员、家属和亲友的作用。医护人员应以高度责任心和本着爱护伤员的精神用精湛的医术和整体护理技术开展急诊救护工作。

一、病因

（一）热力：以火焰烧伤和热（水）液烫伤为多见。火焰多为200～600℃，在火灾中，火焰温度可达1000℃以上；油类燃烧火势更猛。战争中，燃烧性武器，包括凝固汽油弹、磷弹等，因含汽油、镁及聚苯乙烯，爆炸燃烧时温度可达1500～3000℃以上。另外，水蒸汽、高温高压容器和管道喷溢的蒸汽，温度偏高；热金属、高温滚筒在受挤压下持续高温，致伤力均较强。

（二）化学物质：以强酸、强碱为多见。主要通过氧化、还原、腐蚀、原浆毒致伤。常见酸性物质有硫酸、硝酸、盐酸、氢氟酸等，可致蛋白变性、凝固、沉淀，并可致腐蚀。碱性物质有氢氧化钠、氢氧化钾、氢氧化钙和生石灰等。可致蛋白质沉淀、细胞脱水、脂肪皂化和液化

组织等。

（三）电指：高压电接触引起的烧伤。一般有体表接触电源，多有明显的出入口，创面不大。但烧伤深度深，组织损伤重。电弧烧伤是因近距离电弧放电引起，烧伤性质与热力烧伤相同。

（四）放射性物质：系指在医疗或实验中放射剂量失控、放射性泄漏及在战争中因核武器爆炸产生的放射物质、冲击波、光辐射等所致的烧伤。平时较少见。

二、烧伤后的病理生理改变

（一）直接损害：为热力作用下的损害。如皮肤蛋白质凝固、脱水、碳化。

（二）间接损害：在神经反射和化学递质间接作用下发生血管通透性和凝血机制改变。

1.神经反射：为反射性血管收缩。

2.化学递质：如 5-羟色胺、激肽、前列腺素、血栓烷素、白三烯、氧自由基和纤维结合蛋白等，与烧伤后有关因素作用于心脏、周围血管，影响心脏舒缩功能和周围血管阻力，可导致循环系统功能紊乱和严重障碍，临床上表现为休克。

以上两方面可以互相影响，密切关联，使组织灌注和供血、供氧发生困难，最终导致多脏器功能衰竭。

（三）精神创伤

烧伤病员除体表痛苦外，往往在精神上也造成了很大的创伤，不可忽视。有的因怕承担责任，或对今后的工作、学习、生活等产生焦虑而造成精神紧张。有的因高度紧张而觉察不出创面的局部疼痛。有的则因创面局部疼痛而高度紧张。由于疼痛和紧张而呼喊、哭叫，可致呼吸加深加快，造成通气过度，因此，心理护理是烧伤护理中的重要部分，既要做好病员各个时期的躯体护理，更要及早发现烧伤病员的心理障碍，积极加以疏导。在早期要解除病员的高度紧张状态，如因疼痛引起的精神紧张，可以局部予以止痛。如因烧伤造成的怕负责任等思想顾虑，则要加以耐心劝说，消除顾虑。以使病员很好地配合医护人员，树立起战胜疾病的信心和勇气。

三、烧伤患者的代谢与营养

（一）烧伤后的代谢反应

1.蛋白质代谢的变化

烧伤后蛋白质分解代谢反应增加，其标志是尿氮排出量增多，伴有钾、硫、磷的负平衡和体重减轻。在各种组织中，主要是肌蛋白首先加速分解，以提供糖原异生所需要的氨基酸。氮丢失的原因主要是蛋白质分解增加，合成受阻。氨基酸不能储存，未被利用的氨基酸被氧化而排出氮。

2.糖代谢的变化

烧伤后由于儿茶酚胺、胰高糖素分泌增加使糖原大量分解，血糖急剧升高或持续很久，可出现糖尿、多尿、脱水、血乳酸及丙酮升高，尿素增加与重碳酸盐下降。但血、尿中无酮体。血糖升高的来源是动员肝糖原，而肌肉糖原不直接分解为葡萄糖，只能无氧酵解为乳酸，血液把乳酸带至肝脏合成糖原。

3.脂肪代谢的变化

大面积烧伤患者，由于皮质醇等分解激素作用，脂肪分解增加，故早期血浆中游离脂肪酸和甘油三酯明显升高，而磷脂和胆固醇浓度下降。

4.烧伤后微量元素的变化

微量元素与感染、免疫、创面愈合等有密切关系，烧伤后锌、铜、铁等微量元素均有下降，应注意补充。

（二）烧伤后营养需要量

烧伤患者营养需要量与烧伤面积成正比，创面越大，营养需要量也越多。一般烧伤面积40%以下者，营养供应达正常人的1.5～2倍；蛋白需要更高。若营养不能满足烧伤患者的代谢需要，势必导致体内的蛋白消耗，免疫功能下降，继发败血症。因此，对烧伤患者必须千方百计供给各种营养物质。

1.热量需要量

（1）成人：104.6J／kg（体重）+167.36J／1%（烧伤面积）或 8368J+40 x%（烧伤面积）

（2）小儿：251.04J／kg（体重）+146.44J／1%（烧伤面积）

2.蛋白质需要量　根据烧伤患者尿氮排出和创面丢失而定。

（1）成人：正常成人每日尿氮排出量为6~10g。而40％烧伤面积患者伤后尿氮的排出量平均为20~25g，败血症时达35g。因此烧伤后蛋白质的补充比正常需要量大2~2.5倍。成人烧伤后每日蛋白质需要量=1.5g／kg（体重）+1~2g／1％（烧伤面积）。

（2）小儿：小儿每日蛋白质需要量=3.0g／kg（体重）+1.0g／1％（烧伤面积）。

3.脂肪的需要量　烧伤患者每日摄入的脂肪，应占每日摄入总热卡的1／4。但口服脂肪太多，会引起腹泻，故以静脉补充脂肪乳剂为佳，即有利于红细胞膜磷脂结构集合，还可使血中游离脂肪酸下降。

4.无机盐的补充　无机盐是生物体的必需组成部分。由于烧伤后超高代谢，发热出汗，胃肠道功能障碍，都可以造成钠，钾离子丢失。可根据主要的丢失情况，额外补充。

5.维生素的补充

（1）成人烧伤面积20％以上或小儿烧伤10％以上，应补充维生素B120mg 3次／d；维生素B210mg 3次／d；维生素B6 20mg 3次／d；维生素C 250mg 3次／d。

（2）成人烧伤面积40％以上者应补充鱼肝油2片3／d；维生素B120mg 3次／d；维生素B210mg 3次／d，维生素C 250mg 3次／d。

（三）营养供应的途径和方法

1.途径：常用的途径有口服、鼻饲、静脉、空肠造瘘等。

（1）口服：口服是主要的、生理的摄入营养的方法。通过咀嚼，食物的色、香、味可促进食欲，刺激消化腺分泌而增进食物的消化。凡未作气管切开或气管切开3d后者，舌无焦苔或腻苔，肠鸣音正常，均可口服饮食，越早越好。Ⅲ度50％以上的患者，肠鸣音常在48h恢复，因此口服或鼻饲多在伤后48h后开始。

口服饮食可分流质、半流质、厚流汁和胃病饮食。

（2）鼻饲：凡有严重头面部烧伤、吸入性损伤、烧伤面积50％以上，或张口困难，吞咽食物时返流或有呛入气管内可能者，特别是肠鸣音正常而厌食者，均应在伤后肠鸣音恢复之时就开始鼻饲营养，以维持肠道粘膜质量，降低分解代谢，预防肠源性感染。

鼻饲饮食的种类有：清流质或米汤，混合奶，要素饮食。

（3）静脉营养：①中心静脉导管插入法：一般用锁骨下静脉，其流量大、发生血栓机会少，但容易感染，因此，烧伤患者采用中心静脉插管者较少，除非万不得已，不宜选用；②周围静脉切开插管，是烧伤患者抗休克，维持静脉营养主要方法之一。这种方法比较安全，并发症少，同样可以输入"静脉高能营养"。大面积烧伤后1~2周多采用。切开静脉插入硅胶导管者最多不超过5d，一般3~5d；③周围静脉穿刺供给营养：小静脉穿刺供给营养是最好的静脉营养的方法。因为小静脉穿刺可每日或隔日更换1次，感染机会极少，适合烧伤长期静脉补充营养的需要。

（4）空肠造瘘：适用于严重烧伤合并幽门梗阻或肠系膜上动脉压迫症的患者。经空肠造瘘管给予混合奶或要素饮食，保持37℃，滴速要均匀。

2.供应营养的方法：烧伤患者的营养需要量高，单一途径输入难以满足需要，常常以静脉、口服、鼻饲3个途径同时应用，方可达到要求。

四、烧伤患者的早期处理与护理

（一）早期复苏、抗休克处理

1.入院后早期处理程序

（1）卫生整顿：除去烧焦的或不洁的衣服，敷料，使患者躺在清洁的被单上。如头面部或大面积烧伤应剃去头发，会阴部烧伤需剃除阴毛。

（2）确定烧伤的时间，了解烧伤原因及入院前处理情况，测体重并记录。

（3）按 ABC（Airway Breath Circulation，即 A、B、C 治疗方案。A—气道，即保持气道通畅；B—呼吸，即维持呼吸功能；C—循环，即心血管功能维护。）顺序立即检测呼吸、脉搏、血压以及体温，尿量，神志，皮肤温度，静脉充盈状态等。

（4）保持呼吸道通畅，吸入性损伤或大面积烧伤，往往行气管切开术或气管插管术，须立即给氧。

（5）迅速建立静脉通道：严重烧伤患者静脉输液需长期维持，应有计划地选用周围静脉，一般先远端后近端。如面积大、伤情复杂，伴有严重休克等，在有条件的单位可应用漂浮导管测定肺动脉压（PAP）和肺动脉楔压，作为输液的监测指标。当肺动脉压过高时（正常值为 2.39～3.39kPa / 0.93～1.33kPa），应减慢输液速度。输液的先后顺序及速度是防治烧伤休克的关键。遵循先快后慢，先晶后胶，先盐后糖的原则安排液体复苏计划，具体速度以休克的严重程度而定。维持血压、尿量等。

（6）采取血液标本，送检血型及交叉配血、血球压积、血生化等。

（7）留置导尿，观察每小时尿量及有无血红蛋白尿、肌红蛋白尿及血尿。

（8）严重烧伤应留置胃管，并测定胃液 pH 值、残留量及性状。

（9）做破伤风抗毒素及青霉素皮肤试验。

（10）记录液体出入量，处置措施和病情变化等。

（11）休克平稳后进行清创术。

2.伤情判断

（1）有无吸入性损伤：如有吸入性损伤应视为严重烧伤。

（2）烧伤面积估计：烧伤面积是指皮肤烧伤区域占全身体表面积的百分数。烧伤面积的估计是伤情判断和早期复苏补液的依据之一，对指导治疗有实际意义。适合我国情况的烧伤体表面积的估计方法主要有九分法、十分法和手掌法。

九分法：成人头颈部为 9%；双上肢为 18%（2×9%）；躯干为 27%（3×9%）；双下肢（包括臀部）为 46%（5×9%+1%）；共为 11×9%+1%－100%。

十分法：将人体表面分为 10 个 10%，头颈部为 lo%；双上肢为 20%；躯干部为 30%（包括臀部）；双下肢为 40%。

手掌法：以患者自身手掌五指并拢为体表面积的 1%。

（3）烧伤深度的估计：烧伤深度取决于传导到皮肤上热力的量。主要受两个因素影响—温度和热力的作用时间。（以成人为例，热水 50℃2min，55℃20s、60℃5s 即可造成深Ⅱ度烧伤）。临床采用三度四分法，即Ⅰ度、浅Ⅱ度、深Ⅱ度和Ⅲ度。

Ⅰ度烧伤（Epidermal bur.ns）：部分表皮层损伤，基底膜完整。为痛性红斑。几天内愈合。

浅Ⅱ度烧伤（Superficial burns）：基底膜部分损伤。有红斑、水泡、创面受压充盈试验阳性。10～15d 愈合。

深Ⅱ度烧伤（Deep burns）：基底膜全部损伤，真皮层部分损伤，毛囊周围仍有上皮细胞残存。有红斑、水疱、创面受压充盈试验阴性。3～4 周勉强愈合或不愈合，可能需要植皮。

Ⅲ度烧伤（Subdermal burns）：表皮和真皮全部损伤，严重者可达皮下组织或更深层组织损伤。创面为棕色，黑色或苍白，无水疱，无感觉。除非从创周上皮移行愈合，否则需植皮愈合。

（4）有无复合伤：常见的复合伤有：骨折和颅脑损伤、爆震伤、内出血、空腔脏器穿孔、血气胸、五官损伤等。

3.烧伤早期复苏抗体克处理程序

（1）迅速建立输液通道，及时、正确、合理地按公式补液。成人Ⅱ度和Ⅲ度烧伤面积超过15%、小儿烧伤面积超过10%的患者都可能发生休克。为适应烧伤低血容量休克的发展规律，临床上多遵循复苏补液公式，及时地补充各种液体。

国内常用公式：伤后第1个24h补液量（ml）：Ⅱ、Ⅲ度烧伤面积（％）×体重（kg）×1.5ml[（胶体液和电解液）+2000～3000（基础水分）。

胶体液和电解质液的分配，一般为1：2的比例，如果Ⅱ度烧伤面积超过70％、Ⅲ度烧伤面积超过50％者，可按1：1的比例补给。估计补液量的半量应在伤后8h内补给（一般伤后6h内渗出最快），伤后第2和第3个8h各输给总量的1／4量。

第2个24h补给量：胶体量和电解质量按第1个24h实际补液量的半量补充，基础水分不变。

从"需要什么就补什么"的观点出发，复苏液中部分或一半应用血浆等胶体液，有利于维持血管内胶体渗透压。但是，微血管通透性增强时，补充血浆后胶体微粒也难以保存在血管床内，而渗到组织间隙，导致组织间隙的胶体渗透压升高，加重水肿程度，延缓水肿消退，故目前不主张伤后过早地补充血浆。烧伤早期血液浓缩，输全血不利于烧伤后血液流变学的恢复，不利于改善微循环。因此，在烧伤早期补液治疗中，不宜采用全血。

（2）正确无误地采取血标本，为纠正水、电解质紊乱和酸碱失调提供正确依据。

（3）留置导尿管：①烧伤休克期根据引流尿液观察每小时尿量、比重、pH、颜色，以调整补液速度；②常规用1：5000呋喃西林液冲洗膀胱每日2～4次，冲洗液量，必须从尿量中扣除，以保证尿量的准确性。伤后第一次导尿引流出的尿为残余尿，不记录在第一个24h尿量内；③每日做好会阴部护理，防逆行感染的发生，导尿管留置时间不宜过长。

（4）留置胃管：达到监测、治疗和营养支持的目的。

（5）体位：原则上严重烧伤患者应取平卧位，头面颈烧伤者可采用颈过伸位。切忌在休克期采取俯卧位。

（6）普通病床：在常规铺床要求的基础上，加用橡皮布，无菌纱垫，休克期烦躁的患者注意约束保护。

（7）翻身床：不仅便于更换体位而且也便于大小便的处理、换药和切痂、植皮手术等。用于严重大面积烧伤患者。注意休克期不宜翻身，首次翻身俯卧时间不易过长，在0.5～1h内，且要严密观察，防止致命性窒息的发生。

（8）药物治疗：用H_2受体拮抗剂如西咪替丁、雷尼替丁、法莫替丁等预防应激性溃疡的发生；同时采用胃粘膜保护剂如硫糖铝制剂、胶原制剂、维生素A等保护上消化道粘膜。

（9）预防破伤风：烧伤后常规注射TAT1500U；严重烧伤或创面较深者，必要时还须追加TAT的注射。

（10）抗生素的预防性应用：烧伤早期青霉素仍是首选的抗生素，延迟住院或创面污染严重者可加用相应抗生素。

（11）正确记录出入量。

（12）临床观察指标：①单位时间尿量：30～50ml，或每小时稍多于0.5ml／kg；②神志：情况良好者为神志清楚，安静合作，口唇红润，四肢温暖。如神志淡漠，烦躁不安，四肢厥冷，口唇苍白，则表示补液不够，血容量不足；③血压：为观察休克的常用指标。但由于大面积深度烧伤往往四肢均烧伤，无法测量，再者靠单一血压并不能全面反映血流动力学的变化，因此要结合有关指标作综合分析。一般成人维持收缩压在 10.64～11.97kPa 以上，脉压大于 3.99kPa；④心率：成人不宜超过 120 次。心率过快、心音微弱、脉细速，提示循环血量不足；⑤呼吸：平稳。呼吸困难提示复苏补液不足。但应排除因紧张和疼痛引起的呼吸增快。还须鉴别吸入性损伤等原因引起的呼吸功能变化；⑥中心测压：放置中心静脉插管或漂浮导管，进行中心静脉压、肺动脉压和肺动脉楔压，有助于了解液体负荷和心功能；⑦血清电解质和血浆渗透压：变化不大。用高张盐溶液复苏时，需严密观察，以防不测。血清钠不超过 165mmol／L，血浆渗透压不高于 340mOsm／kg·H_2O 为宜；⑧红细胞计数和血细胞压积：判断血液浓缩的程度，以估计复苏补液的作用；⑨动脉血气：通过动脉血气的测量，了解氧分压、二氧化碳分压、氧饱和度、酸碱度和碱储备等情况，对复苏补液提供间接的、重要的综合分析资料；⑩其他：体温、心电图等均在观察之列。

（二）烧伤创面的处理和护理

创面处理是烧伤治疗成败的关键之一，贯穿着烧伤治疗的全过程。烧伤创面的变化，直接或间接地影响着机体内环境的稳定和病情的发展，并关系着预后与转归。因此，正确处理和护理好创面是治愈烧伤患者的重要环节之一，任何时候都不可忽视。

1.早期清创

主要是去除创面残留的致伤因子和污染物质及致病微生物，预防和控制局部感染，促进创面愈合。

（1）冷疗法：尽快用冷水（8～23℃）冷却创面，可减轻创面疼痛，局部迅速降温，降低创面的温度，可以改善毛细血管的通透性，减少组织的水肿程度。还可以抑制损伤毛细血管的活性物质的产生，能预防皮肤的进一步损伤，增加间生态细胞的存活机会。

冷疗方法简便，一般情况下都可进行冷疗。在伤后 30～60min 内冷疗有效，时间越早效果越好，但要注意对患者保暖。对于大面积烧伤和婴幼儿，冷疗时间不超过 5min。

（2）简单清创法：若无休克或其他需要立即处理的合并伤时，可立即清创。有休克时，先积极抗休克治疗，应待稳定后再清创。常用 0.1％新洁尔灭或 0.05％洗必泰溶液，轻轻地洗涤创面及正常皮肤。对大的已破溃的水泡，均应除去腐皮；完整的小水泡，保护其完整性，可自行吸收，并能起保护作用；完整的大水泡应在水泡低位处刺破引流。

2.局部处理的选择及其护理

（1）包扎疗法：利用适当厚度的消毒敷料，使烧伤创面不受外源性细菌侵入，并得到充分引流，保护创面。创面的温度既有利于细胞生长，也能促进浅Ⅱ度或深Ⅱ度创面的愈合。包扎疗法还有利于肢体制动和固定，使痛感减轻，达到保暖和防止交叉感染的目的，且有利于后送与转运。护理要点：

①应注意包扎肢体的肢端循环，抬高患肢，促进淋巴和静脉回流，减轻肿胀。

②敷料有液体外渗时，应立即加添或更换，保持外敷料清洁，防止污染和感染，尤其是大腿根部敷料，要防止大、小便的污染。

③大腿根部、腋下等处的包扎，应将肢体尽量分开，可用护架，不直接盖被褥。

④有高热、疼痛加剧或有臭味时，应通知医生及时处理。

⑤炎热季节应注意防中暑。

（2）暴露疗法：在干燥、温暖、经过消毒的特定环境中，将创面充分暴露于空气中，使创面迅速干燥而达到控制创面感染的目的。护理要点：

①保持室温，注意保暖。冬季室温 32～34℃，夏季 28～30℃。防止湿度过高，相对湿

度应维持在30%～40%为宜。

②严格执行消毒隔离制度，严防交叉感染。

③保持创面干燥，随时用无菌吸水敷料或棉签将渗液吸干。必要时创面用红外线灯照射，以促进创面干燥。灯与创面的距离50cm。

④Ⅲ度创面可用2.5%磺酊涂擦，保持焦痂干燥完整，防止细菌及真菌感染。

⑤暴露创面应做到充分暴露，不盖任何敷料或单被等。

⑥对暴露肢体适当约束，以防抓伤或擦伤。

⑦定时翻身，避免创面长期受压而加深。

⑧对环形烧伤的肢体要观察末梢循环，胸部Ⅲ度烧伤时，还应注意呼吸情况。

（3）半暴露：于清创后，创面覆盖一层抗菌湿纱布或生物敷料、人工薄膜，再暴露于空气中。适用于坏死组织已清除干净的深Ⅱ度创面；不适于包扎疗法的烧伤部位如头颈、会阴部等，及近愈合的植皮区和供皮区。

3.特殊部位烧伤的创面护理

特殊部位烧伤是指头、面、颈部、手部、会阴部及骨、关节烧伤。

（1）头、面、颈部烧伤：多伴有不同程度呼吸道损伤。

①保持呼吸道通畅，保持气道湿润，必要时床边备气管切开包。

②头面部烧伤反应强烈，渗出液多，肿胀明显，病情变化快，故应严密观察病情。给予适当的体位，头部垫高，以利水肿消退。颈部烧伤者应肩下垫枕，头后仰，使创面得以充分暴露。

③创面处理多采用暴露疗法，应剃净毛发，减少污染机会。

④及时擦干渗液，尤其是耳壳内常有分泌物或渗出液集聚，应及时清拭干净，并防止渗出液流入外耳道，引起中耳炎。

⑤避免烧伤部位受压，如外耳烧伤的伤员，平卧时宜用小枕头，两侧不接触耳壳，侧卧时宜用棉圈或带孔的枕头，使耳壳悬空，以免受压。如发生感染常可并发耳软骨炎。

⑥眼睑烧伤后，水肿严重影响眼睑开闭，除及时擦净渗出液外，同时滴入眼药水或眼药膏。如眼睑外翻不能闭合者，应注意角膜的保护，除涂抗菌素眼药膏之外，还要用小块油纱布覆盖，以防角膜炎及眼内感染。

⑦做好口腔鼻腔护理，保持清洁。每日清晨与饭后用盐水棉球清洁口腔，以防发生溃疡，去除鼻腔尘埃及痂皮，以利通气。

⑧做好心理护理。头面部烧伤患者往往心理负担很重，怕面部留下瘢痕，怕毁容等等。因此，特别要重视头面部烧伤患者的思想活动，耐心细致地做好心理护理。

（2）手部烧伤

①早期清创时，尽可能除去腐皮及皮肤皱褶内的污物，修剪指甲。

②采用包扎疗法，包扎不宜过紧，抬高患肢，以利静脉和淋巴的回流。

③保持功能位。对于深度烧伤，从美观及保持功能位的角度，往往采用大张植皮法。加强功能锻炼，防止关节僵硬。

（3）会阴部烧伤：多见于小儿。

①会阴部烧伤后应剃除阴毛，仔细清创，除去皱褶及凹陷处的分泌物。

②宜采用暴露疗法，两下肢尽量外展，使会阴部能充分暴露，防止感染。

③常伴有外生殖器烧伤，一般须留置导尿，因此要做好留置导尿管的护理。

④极易被大小便污染，大便后应用消毒液清洗。敷料污染后要及时更换消毒敷料。

（4）骨关节烧伤：一般在软组织创面经植皮修复之后，再进行骨关节处理，注意使其功能达到最大限度恢复。

4.烧伤植皮手术

（1）自体皮片移植术

①大张自体皮移植术。

②邮票状自体皮移植术。

③网状自体皮移植术。

（2）自体皮和异体皮混合移植术

①大张异体（种）皮打洞小块自体皮嵌入术。

②自体皮与异体皮间隔移植术。

③微粒皮片移植术。

5.植皮手术的护理

（1）供皮区护理

①术前准备供皮区准备与一般手术相同。头皮术当天清晨再剃毛1次，足底则在术前3d涂布尿素霜，使角质层软化后刮除之。

②术后护理：抬高患肢，保持供皮区敷料清洁，观察有无渗血、渗液及臭味，注意肢端血运；头皮及躯干等处的供皮区3～5d后常采用半暴露疗法，应尽量使其干燥，可用烤灯，促其干燥。

（2）植皮区术后的护理

①卧床休息，植皮部位固定抬高，植皮肢体严禁测量血压、上止血带，以免引起皮片下出血，影响皮片存活。

②帮助患者翻身时，不可牵拉植皮肢体，防止皮片滑动与移位，尽量用手托扶帮助翻身。

③对面部包扎者，应注意呼吸及口腔护理，并备好吸引器。

（3）植皮后的体位和固定　固定支架的选择采用小夹板、石膏绷带及热塑塑料。

①颈项：一般采用中立位或轻度的过伸位，以使皮片能够植在平整的基底上。由于颈部必须制动直到植皮存活，石膏或热塑塑料安放的范围必须上达颊部，下达胸骨，两侧达肩部，以防颈部移动。固定时必须防止植皮受压。平卧位时，不宜使用枕头，以免由于弯曲而增加对胸骨的压力，致皮肤破溃。

②躯干：躯干部植皮一般无需特殊固定。对婴儿和幼儿可用4寸厚的泡沫塑料固定体位，让其上肢伸展，在躯干侧面和上肢间填放泡沫塑料，四肢则用约束带固定。

③肩：肩关节应外展90°向前伸10°。上肢稍抬高，以防肩关节向前脱位。肩部植皮时宜用枕头或海绵使患者侧卧，患侧的上肢用支撑架托起。

④肘部：呈伸直，后旋位，石膏托或夹板应固定在屈侧面上；若在伸侧面上植皮，则宜采用轻度伸展和略微屈曲的体位，石膏托仍放置在屈侧。

⑤腕：腕部位置要求兼顾到植皮和关节活动。植皮早期宜采用伸展体位，当皮片粘附后可采取中间位；若因植皮部位需要轻度屈曲者，则3d后更换为伸展位。

⑥手：手背植皮时，宜固定于掌屈位；手掌植皮时，宜置背伸位。

⑦髋：髋关节宜外展10°～15°，以防髋关节向外脱出或半脱位。

⑧膝：保持在微屈的伸直位。

⑨踝：踝关节必须固定于90°，平卧时使两足置于"撑脚板"上，俯卧时应将小腿垫高，足悬空，或用石膏托固定以防足下垂。

（4）功能锻炼：当烧伤患者创面开始愈合时，即可开始循序渐进的功能锻炼活动。它可促进局部肿胀消退，防止肌肉萎缩，防止关节粘连僵硬，减轻肌肉废用性萎缩，并有助于大脑保持对有关肌肉的联系。

①主动活动：防止肌肉萎缩、恢复肌肉张力、协调肌肉间的支配能力等，只有依靠主动的功能锻炼才能取得。下肢必须在植皮2～3周创面愈合后方能下地锻炼行走，并穿带弹力袜筒或压力绷带，以防创面出血、起泡。

②被动活动：按摩：在创面远端或愈合创面上（以不磨擦创面为原则）进行按摩，以助消肿和解除肌肉痉挛，为主动活动做准备。对未僵硬的关节，进行轻柔的被动活动以防肌肉粘连，关节挛缩和畸形的发生；走动与加强：肌肉带动关节运动时，可在开始给予被动力量作为起动，以弥补肌力不足。在主动活动达到最大限度时为了扩大范围，也可给以有限的外力作为加强。

（三）小儿烧伤的治疗和护理特点

1.生理特点

（1）细胞外液量大，占体重的25%～47%，婴儿细胞外液量最高达体重的50%。

（2）皮肤不显性失水量大，婴儿每日失水量约30ml／kg。

（3）婴儿肾小球和肾小管功能尚未发育完善，尿稀释和浓缩功能及肾小球滤过功能均低于成人标准，一旦烧伤则难以维持水与电解质平衡。

（4）肺泡发育需至2岁才健全，小儿气管长度短、口径小，呼吸功能较成人差，烧伤后容易缺氧。

（5）体表面积和体重随年龄增长而增长。婴幼儿体表面积大于成人，最突出的特点是头大、腿短。不同年龄头部所占体表面积不同，年龄越小，头部占体表面积越大。

（6）神经系统发育不成熟，神经活动过程很不稳定，容易引起高热、惊厥和呕吐。

（7）由于生长发育的需要，小儿新陈代谢旺盛，基础代谢率比成人高，表现在心率、呼吸率均比成人快。因此，营养需要量比成人大。

（8）由于神经系统的不健全及呼吸功能差，小儿对药物的耐受性比成人差。如吗啡对婴幼儿有明显的抑制作用；小儿各种酶谱缺乏，容易发生药物中毒；肾功能差，因此对肾脏有损害的药物必须慎用，如多粘菌素B、卡那霉素、庆大霉素等。

2.烧伤面积的估计和严重程度：小儿烧伤面积的估计是根据小儿体表面积的特点而定，与成人9分法有相似的地方，且简便易记。即头部体表面积=9+（12－年龄），双下肢体表面积=41－（12－年龄），双上肢=2×9，躯干=3×9（含会阴部1%），小儿手掌法与成人同，为1%。眼、面颈部、手、会阴部烧伤及吸入性损伤均为严重烧伤，如有并发症或合并伤者也为严重烧伤。

3.治疗护理特点：由于小儿对休克的耐受性比成人差，故休克的发生率比成人高，约12%左右。因此，小儿烧伤应强调及早入院、及早治疗。烧伤面积超过10%，如不及时输液就可能发生休克。

（1）头面部烧伤的小儿往往水肿严重，甚至可引起呼吸困难，因此保持气道通畅十分重要，如有呼吸困难需立即行气管切开或气管插管。

（2）尽早建立输液通路，进行复苏补液。但小儿耐受性较成人差，补液过多过少均会带来严重的影响，如肺水肿或休克。

4.输液公式

第1个24h输液量：2岁以下晶胶溶液2ml／（kg·1%烧伤面积）+水分100～150ml

/kg，2岁以上晶胶溶液1.5ml/（kg·1%烧伤面积）+水分50～100ml/kg。胶：晶为1：1，其中半量于伤后第1个8h内输入，第2、3个8h各输总量的1/4。

第2个24h输液量：胶晶体为第1个24h的半量，水分为60～100ml/kg。

5.静脉输液中须注意的问题

（1）维持血压：小儿血压比成人低，收缩压=年龄×0.266+10.64（kPa）[年龄×2+80（mmHg）]。故应根据血压掌握输液量。

（2）维持尿量：尿量是判断血容量的重要指标。婴幼儿尿量正常为10ml/h，儿童为15ml/h。若尿量低于1ml/kg/h，则说明肾血流量不足，应及时输液。

（3）维持心率在140/min以下。超过180/min，除积极抗休克外还需采取相应措施，如心电监护、供氧及应用西地兰。

6.定期化验检查

要求以下指标在正常范围：红细胞压积：0～3岁在33%～38%；4～12岁39%～43%；血浆晶体渗透压280～310mmol/L；尿渗透压：血渗透压>1.3～2。

7.解热药选用

由于小儿体温中枢不稳定，容易产生高热、惊厥，当肛温超过39.5℃时，就应选用解热药。常肌注氨基比林（婴儿每次0.015～0.06，幼儿剂量加倍。儿童为成人的1/3～1/2）和口服消炎痛（0.5mg/kg）。用此类药物出汗多，须注意水电平衡。

8.创面护理

小儿烧伤创面的处理基本和成人相同，在早期宜采取包扎疗法以制动和保温。创面污染严重或已经感染，则可采取半暴露疗法，小儿皮肤较薄，自体供皮的厚度不超过0.3mm。小儿好动，护理中须加用约束带固定，防止抓破供皮区新生皮肤及坠床。

9.营养

儿童处于生长发育期，对营养的需求大于成人，烧伤以后更应注意补充营养。

（1）热量：251.208J/kg+146.538J/1%烧伤面积；

（2）蛋白质：39/kg+1g/1%烧伤面积。

10.防治感染

小儿烧伤后由于免疫功能不足、皮肤薄、天性好动，因此感染发生率高，创面脓毒症发生率亦高。败血症仍是小儿烧伤后死亡的主要原因，占70.6%。感染时常出现皮疹、瘀斑、出血点、荨麻疹或猩红热样皮疹，严重全身感染时可于创面周围出现脓疱疹，铜绿假单胞菌败血症时创面坏死斑多见。有以上情况出现时应即切除坏死组织和焦痂。

第六节 创伤的护理

创伤是指外界各类致伤因素对人体组织、器官造成的解剖结构破坏和生理功能紊乱。按致伤因素大致分为机械性创伤、物理性创伤、化学性创伤和生物性创伤几类。两种以上致伤因素对同一个体造成的伤害，称为复合性创伤。外科学手术也是一种特殊性损伤。

一、病因与发病机制

创伤后病理变化有局部与全身两方面。局部病理变化主要是创伤炎症、细胞增生和组织修复过程。创伤后的全身反应是机体各系统、器官对创伤的防御、代偿、应激反应。导致引起局部病理变化和全身反应。

二、临床表现

（一）全身表现

1.体温升高：常为损伤后血液、渗出液及组织分离产物吸收所致，体温约38℃。若有脑外伤可致中枢性高热，并发严重感染体温也可明显升高。

2.生命体征变化：创伤后在炎症介质的作用下表现疼痛，精神紧张，血容量减少等，并可引起脉搏和心率增加，血压稍高或下降，呼吸加深加快等变化。另外，可有口渴、尿少、神志淡漠或烦躁、疲倦，妇女可出现月经异常。

3.合并感染：创伤后常合并有化脓性感染。

4.严重并发症：重度创伤并发感染（或）休克后，可诱发全身炎性反应综合征（SIRs）和多器官功能不全综合征（MODS）。或有单一器官严重损害，如急性肾功能衰竭、成人呼吸窘迫综合征等严重并发症。

（二）局部表现

1.疼痛：与受伤部位的神经分布、创伤程度、范围、轻重、炎症反应强弱有关。创伤部位制动后疼痛可以减轻，一般伤后2～3d可以缓解，若持续加重，可能已并发感染。严重创伤后并休克患者常无疼痛主诉，应予注意。

2.肿胀：为伤后出血或炎症渗出所致，组织疏松和部位表浅者，肿胀较明显。并可伴有局部发红，触痛或有波动感（血肿所致）。

3.功能障碍：因疼痛限制运动和组织结构破坏可发生功能障碍。

4.组织损伤：开放性损伤可有伤口和创口，闭合性损伤则有特殊表现。

三、处理原则

（一）全身治疗：抢救严重创伤危重患者时有针对性地给器官功能以支持，维持组织器官灌注，减少手术创伤，防治感染和适当的营养支持，此为器官功能支持的四个方面。

（二）局部治疗：轻的闭合性损伤，如无内脏合并伤，多不需特殊处理，可自行恢复。对开放伤形成的污染伤口，必须尽早施行清创术，以使污染伤口变为清洁伤口，争取实现一期愈合。反之，如伤口已有明显感染现象，则应积极控制感染，加强换药，促其尽早二期愈合。

四、护理

（一）护理目标

1.水、电解质、酸碱平衡得以维持，代谢稳定。

2.疼痛控制，精神放松，患者可以安静休息。

3.伤处制动，伤口得以妥善处理。

4.感染得到防治，体温恢复正常。

5.患者全身营养得以改善。

6.患者情绪稳定，配合治疗。

（二）护理措施

1.一般创伤护理

（1）包扎伤口：颅脑、胸部、腹部等处的伤口应用无菌敷料或干净布料包扎，应注意加压包扎软化的胸壁、保护脱出的腹内脏器等。肢体出血应用加压包扎法止血。止血带只能作为最后手段使用，并应记录时间，每小时开放一次。

（2）有效固定：肢体骨折或脱位可用夹板（或代用品），或用健肢（或躯体）以中立位固定。固定后，应测试远端脉搏，若血运不良应予调整并记录。疑有颈椎骨折须用颈托固定。严重污染的开放性骨折，可保持在受伤位置包扎固定。妥善、及时的固定能减轻疼痛，避免加重创伤和出血，宜于转送。适当的体位和制动：一般应平卧，体位变化宜缓慢，防止体位性低血压。采取的体位应利于呼吸和静脉回流。伤处应用夹板、支架或石膏制动。

（3）预防感染：选用抗生素，开放性创伤应予破伤风预防注射。

（4）禁饮食者：若有胃潴留或疑有急性胃扩张，应置鼻胃管减压。

（5）维持体液平衡和营养：根据病情和血生化随时调整输液，严重创伤只要肠道有功能，尽量经肠内营养，维持组织、器官的基本功能，且不宜过量。

（6）镇静止痛：观察期应慎用。已确诊或准备急症手术者可在监视下给麻醉止痛剂。多发性创伤和循环功能不稳定时，一般不给止痛剂，特别是高危患者。

2.闭合性创伤护理

（1）一般软组织挫伤：早期冷敷，24h后可热敷或理疗，局部可用消炎止痛剂外敷。

（2）闭合性骨折、脱位：麻醉下手法复位并外固定，或施行手术。

（3）胸腹腔闭合性创伤：大多需施行急症手术，以止血、切除或修复脏器并施行引流。

（4）颅脑伤、头面伤等应行相应治疗。

3.开放性创伤护理：应在麻醉下施行清创术。多发性创伤需手术处理的次序通常是胸部、腹部、头颈部、泌尿生殖道、骨折及软组织。

4.心理护理　给伤员、家属以精神和心理支持十分重要。对可能需立即手术或预测会发生死亡的伤员，应给家属精神支持的机会。伤员入手术室或ICU监护前，应陪同伤员并提供完整的书面记录，包括与家属谈话的情况和他们所了解的有关资料。若有必要，代为保管伤员的衣服和贵重物品，存单上要有两人以上的签名。可能与违法犯罪有关的物品应妥善保存并记录。

（三）健康教育

1.心理指导。患者入院后应热情接待，帮助患者及家属了解医院的环境、人员、制度、介绍病情和治疗方案。尽快适应医院生活，使患者有安全感或信任感。创伤均属急诊病例，应简单明了地介绍手术及治疗程序、方法及注意事项，恰如其分地解答患者或家属的问题，以消除患者的焦虑和恐惧。减少创伤后耐受能力下降的危险，以配合治疗。分阶段进行创伤治疗的健康教育，了解病因，发展及治疗措施，手术前后的注意事项及预防知识，提高心理承受能力，增强机体的耐受能力，可促进创伤康复。

2.术前禁食、禁水，术后根据病情需要逐步改变饮食结构，以利康复。

3.非急诊手术患者术前教会深呼吸运动，咳嗽运动，翻身运动，肢体运动，防止术后并发症。

4.介绍术后各种引流管的放置位置，如何保护防止滑脱，及时更换及其他注意事项。

5.介绍减轻伤口疼痛及促进伤口愈合的方法。

6.出院指导。加强伤病器官的功能锻炼，鼓励患者积极参与家庭和社会团体的活动。尤其是创伤后伤残患者更应具体指导，消除自卑感，以健康心态投入正常生活。必要时定期家庭随访，制定具体计划和档案。

第十二章 普通外科疾病患者护理

第一节 甲状腺疾病患者的护理

（一）单纯性甲状腺肿

单纯性甲状腺肿，亦称非毒性甲状腺肿，是一种既非肿瘤、炎症，又无甲状腺功能亢进的单纯性甲状腺肿。在形态学上，单纯性甲状腺肿分为弥漫性肿大和结节性肿大两种，后者又称结节性甲状腺肿或腺瘤样甲状腺肿；在流行病学中又分为地方性和散发性两类，前者好发于"缺碘"的山区和丘陵地带，后者散发于非缺碘区的个体或个别家族。

1. 病因与发病机制

单纯性甲状腺肿是由于甲状腺素分泌不足，垂体前叶促甲状腺素（TSH）分泌增多，刺激甲状腺代偿性增大所致。其病因可分为三类：①甲状腺激素合成原料（碘）的缺乏是引起本病的主要因素。碘是合成甲状腺素的主要原料，高原山区土壤、饮水和食物内含碘量不足，因此该地区较多居民患有此病。②甲状腺激素需要量的激增。如在青春期和妊娠哺乳期，由于机体对甲状腺素的需要量剧增，甲状腺素相对不足，亦可引起甲状腺肿大。③甲状腺激素生物合成和分泌障碍。如食入过多萝卜、卷心菜、磺胺类及硫脲类药物等能阻止甲状腺激素的生物合成，而引起血液中甲状腺素减少，使垂体前叶促甲状腺激素分泌增加，引发本病。再如，隐性遗传的先天性过氧化酶或蛋白水解酶等缺乏，也能造成甲状腺激素生物合成和分泌的障碍，而引起甲状腺肿。值得注意的是高碘也可引起甲状腺肿，渤海地区居民由于长期摄入过多碘而引起地方性甲状腺肿。推测高碘可能抑制甲状腺激素的合成和分泌，促使TSH分泌增加，导致甲状腺肿大。

2. 临床表现

单纯甲状腺肿患者一般无全身症状，病程多较长，常在数年以上。甲状腺可有不同程度的肿大，早期，两侧甲状腺呈对称性弥漫性肿大，腺体表面光滑，质地柔软，生长缓慢。以后，在肿大甲状腺的一侧或两侧，可扪及多个（或单个）结节。若并发囊内出血，结节可在短期内明显增大。甲状腺肿发展到一定程度可压迫周围邻近组织器官，产生压迫症状：①气管受压，比较常见。一侧受压时，气管向对侧移位或变弯曲、狭窄而影响呼吸；两侧受压时，气管变为扁平。开始只在剧烈活动时感觉气促，逐渐发展到严重受压时，在休息睡眠状态，也有呼吸困难。气管壁受压过久，可使气管软骨产生软化改变。②极少数患者由于喉返神经或食管受压而引起声音嘶哑或吞咽困难。③偶有肿大甲状腺压迫深部大静脉，引起头、颈部的静脉血液回流障碍。此种情况多见于生长在胸廓上方的巨大甲状腺肿，尤其是胸骨后甲状腺肿。

结节性甲状腺肿，可继发甲状腺功能亢进，也可发生癌变。

3. 治疗原则

（1）青春期和妊娠期发病的生理性甲状腺肿：一般在发育期或分娩后自行消退，多不用药物治疗，可多食含碘丰富的海带、紫菜或碘盐等食品。必要时，可给予小剂量甲状腺素制剂，如甲状腺片30~60mg，2/d，3~6个月为一疗程，以抑制垂体前叶促甲状腺素的分泌，缓解或控制甲状腺的增生和肿大。

（2）非青春期和妊娠期的早期弥漫性甲状腺肿：应给予药物治疗。如服碘盐或注射碘制剂，或服用甲状腺激素制剂（甲状腺片）。

（3）手术治疗：单纯性甲状腺肿的手术适应证有：①出现气管、食管或喉返神经压迫症状者；②继发甲亢者；③可疑有癌变者；④因巨大的甲状腺肿而影响生活和工作者；⑤胸骨后甲状腺肿。

二、甲状腺炎

甲状腺炎性疾病临床上并不少见，有时与甲状腺癌甚难区别，有时误作手术处理。急性化脓性甲状腺炎发病急骤，有时可以致命，应引起重视。

（一）分类

甲状腺炎症的病因有细菌、病毒、自家免疫性反应，根据病因和发病急缓可分类如下：

1. 急性化脓性甲状腺炎
2. 亚急性甲状腺炎
3. 慢性甲状腺炎

（1）淋巴细胞性甲状腺炎，即桥本病。

（2）纤维性甲状腺炎（Riedel's 病）。

（二）急性化脓性甲状腺炎

急性化脓性甲状腺炎极为罕见，是一种甲状腺的细菌性化脓性感染。

1. 病因

大多数化脓性甲状腺炎由颈部甲状腺四周的其它感染直接蔓延所致,少数患者为败血症的细菌栓子转移而成。病原菌以葡萄球菌、链球菌或肺炎球菌多见，偶见大肠杆菌或产气杆菌。

2. 临床表现

本病起病急骤，患者常感突发性寒战、高热、颈部疼痛，触痛剧烈，头部运动受限，尤以后仰不能，部分患者可伴喉痛，吞咽困难，疼痛放射至耳、枕部。极少数患者急性期可出现轻度甲状腺功能亢进症状，这是由于甲状腺被破坏，导致腺体内储存的甲状腺激素大量释放而致。

3. 治疗

部分化脓性甲状腺炎不经治疗可自行消退。大部分患者在诊断确立后需休息、给予抗生素、热敷等治疗。由于大部分病原菌为革兰阳性球菌，故在细菌培养及药物敏感试验报告之前，可应用青霉素类抗生素治疗。若已形成脓肿，必须立即行切开引流术。

（三）亚急性甲状腺炎

1. 病因

本病常由病毒引起，最常见的腮腺炎病毒，故患者常在腮腺炎流行季节发病，同时可并发睾丸炎。实验室可分离出腮腺炎病毒，血清中抗病毒抗体滴定度增高。另外，在风湿热，链球菌感染后，碘治疗甲状腺疾病后，甚至外伤后亦可引起亚急性甲状腺炎。

2. 临床表现

常有发热，乏力及颈部疼痛。疼痛位于颈下部，向下颌角及耳垂部放射，部分患者可出现轻度甲状腺功能亢进的表现，如心悸、激动、多汗等症状。甲状腺可肿大，压痛伴结节，常波及整个甲状腺组织。这些临床表现快者数天至 1～2 周达高峰，慢者可持续数周或数月。少数患者最后可出现甲状腺功能减退。

3. 诊断

典型的病例诊断并不困难，但大多数患者需参考实验室检查来协助诊断，且实验室的检查又因病程的长短而存在差异。

（1）血象：最突出的是红细胞沉降率显著增高，有时可>100mm／h（Nestorgren 法），白细胞可有轻度增加，蛋白电泳球蛋白增高。

（2）新陈代谢：基础代谢率通常在－20～+20之间。

（3）碘代谢：当病变波及部分甲状腺时，^{131}I扫描，可见该部分甲状腺吸碘率下降，若病变波及全甲状腺，则可见甲状腺组织广泛的吸碘率下降。

（4）血清甲状腺激素测定：通常血清中T_3、T_4可有不同程度增高，随着病程的进展T_3、T_4可下降，甚至低于正常值。

在本病的诊断过程中，不同的病期需与慢性淋巴细胞性甲状腺炎、纤维性甲状腺炎等相鉴别。

4.治疗：部分患者在数周至数月内自行缓解。但大部分患者需作对症处理。若有疼痛、乏力及发热时，用阿司匹林2～4g/d，若效果欠佳，可短期使用强的松50mg/d，以后每周递减5mg/d，血沉降至正常可作为停药指标。出现甲状腺功能低下时，可给甲状腺片60～120mg/d或左旋甲状腺素片100μg/d，3～6个月，仅5%～10%的患者表现为永久性甲减。抗生素对本病治疗无帮助，除非并发有细菌性感染时，方考虑应用。

（四）慢性淋巴细胞性甲状腺炎

慢性淋巴细胞性甲状腺炎又称桥本甲状腺炎（Hashimoto's病）

1.病因

慢性淋巴细胞性甲状腺炎为自身免疫性疾病。由于机体抑制T细胞的功能有缺陷，辅助T细胞刺激B细胞产生抗甲状腺抗体（甲状腺球蛋白抗体和甲状腺微粒体抗体），早期抗甲状腺球蛋白抗体显著增高而抗甲状腺微粒体抗体并不太高，其后抗甲状腺球蛋白抗体可下降，甚至消失，而抗甲状腺微粒体抗体却持续升高多年。

慢性淋巴细胞性甲状腺炎有家族史，还可伴有其它自身免疫性疾病，如恶性贫血、肾上腺皮质功能减低、特发性甲状旁腺功能减低、重症肌无力和白斑病等。

2.临床表现

本病多见于女性，男女比例为1：4。病变早期可有甲状腺弥漫肿大，质地较坚实，表面平整，与周围组织无粘连，故常被患者忽视，病变后期由于甲状腺内被大量淋巴细胞浸润，正常甲状腺组织结构完全被破坏，纤维组织大量增生，甲状腺表面可呈分叶状，硬度也不一致，有时整个甲状腺可呈多结节状，血清中T_3、T_4水平降低，TSH增高，患者可出现甲状腺功能低下的症状和体征。在给予足量的甲状腺激素治疗过程中，若甲状腺不见缩小，反见增大时，应考虑病变有癌变可能，此时应作穿刺活检，以进一步明确诊断。

3.诊断

本病起病缓慢，又无明显的疼痛和压痛，常易被忽略。若发现一个弥漫肿大质地坚实的甲状腺，无甲状腺功能亢进症表现，而有甲状腺功能低下时，首先应考虑为慢性淋巴细胞性甲状腺炎。

实验室检查：血清T_3、T_4水平低下，TSH增高，抗甲状腺球蛋白抗体和抗甲状腺微粒体抗体升高，对本病的诊断有极大的帮助。必要时可行细针穿刺细胞学检查，当见到大量淋巴细胞浸润，找到Hurthle细胞时，诊断即可确立。

4.治疗

甲状腺炎症本身常无特殊治疗，除非病变早期出现甲状腺局部疼痛时，可给予少量肾上腺皮质激素治疗，如强的松30～50mg/d。大多数患者需给予甲状腺激素治疗，左旋甲状腺素片50～200μg/d或甲状腺干制剂40～120mg/d，通常经数周上述处理后，除非甲状腺已完全纤维化，甲状腺多可见不同程度的缩小。当出现压迫症状时，可行甲状腺峡部切除术。

（五）慢性纤维性甲状腺炎

慢性纤维性甲状腺炎又称硬化性甲状腺炎（Riedel's 病）。

1. 病因

本病原因不甚明了，但多数学者认为本病为病毒感染所致的亚急性甲状腺炎或自身免疫所致的慢性淋巴细胞性甲状腺炎的后续病变，其先驱病变较轻，易被忽视。

2. 临床表现

本病起病缓慢，病程亦较长。多数患者常不清楚起病时间。部分患者可回忆起数年前曾有颈部疼痛史，可能为亚急性甲状腺炎或慢性淋巴细胞性甲状腺炎。本病常同时累及甲状腺两侧腺叶，少数病例仅累及一侧腺叶。其最突出的表现为甲状腺逐步变硬，局部出现压迫感，甲状腺可见缩小，吞咽活动可减少或消失，与周围组织界限不清楚。由于病变对周围组织的浸润，故部分患者可出现呼吸困难或吞咽困难，压迫喉返神经时可见声音嘶哑或失音，若波及两侧喉返神经，则呼吸困难，需行气管切开。但本病常不引起周围淋巴结肿大，晚期可出现甲状腺功能减低。

3. 诊断

本病虽较少见，但因甲状腺质地坚硬，诊断一般无特殊困难，但常需与甲状腺未分化癌相鉴别，特别是晚期造成周围组织压迫时。病程的长短，疾病的进展速度可供鉴别。必要时可行穿刺活检。

4. 治疗

临床症状不明者，可给予甲状腺激素，左旋甲状腺素片 50～200μg/d 或甲状腺干制剂 40～60mg/d，以改善甲状腺功能低下。若出现压迫症状时，可行甲状腺峡部切开或切除，以减轻压迫症状。若因双侧喉返神经压迫，产生呼吸困难，则需行气管切开术或声带悬吊术，以保持呼吸道的通畅。甲状腺切除术对本病非但无益，反而可造成严重的并发症，如甲状旁腺损伤、喉返神经损伤等，故属禁忌。

三、甲状腺手术围手术期护理

充分做好术前准备，是防止术中、术后并发症，保证手术成功的关键。术后的严密观察与护理，是促进患者早日恢复健康的保障。运用护理程序对患者实施整体护理是做好围手术期护理的基础。

（一）术前护理

1. 心理护理

甲状腺手术患者术前有不同程度的焦虑心理，与下列因素有关：①对手术瘢痕的顾虑：不同年龄、性别对切口瘢痕的担忧程度也不同，一般女性，中、青年患者对切口的要求较高，怕手术瘢痕会带来身体形象受损，尤其在夏季颈部暴露在外时，怕影响美观，迫切期望手术瘢痕越小越好；②恶性肿瘤者：担心预后不良，影响寿命，对工作、家庭、经济带来不利。也有部分患者害怕良性疾病恶性变而担忧，以致造成睡眠形态紊乱；③过多顾虑和惧怕手术；④甲亢患者对手术治疗的种种忧虑和恐惧心理。

2. 护理措施

（1）患者入院后护士应热情接待，耐心介绍病房环境及负责医生、护士，使患者尽快熟悉医护人员并建立良好护患关系，取得患者信任。

（2）通过与患者交谈，在了解护理对象心理、生活环境的基础上，找出与焦虑有关因素，及时做好解释工作，为患者解决问题，消除疑虑及恐惧心理，安心、愿意地接受手术治疗和护理。

（3）甲亢患者本身可有精神紧张，情绪急躁，易激动及失眠等症状，因此对甲亢患者要解除对手术的恐惧感，避免过多的应激反应，减轻其不安情绪，不要向患者说明关于手术、手术经过及术后并发症等，要从关心、体贴入手，对他们的疑虑耐心、细微的解释，帮助树立战胜疾病的信心，达到主动配合手术的目的。

3.健康指导

为了减轻患者的心理负担，调动患者的主观能动性，积极配合治疗和护理，减少可能出现的并发症，护士应运用专业知识和技能给患者做好健康指导，向患者解释有关疾病的治疗、护理和有关保健知识，认识到参与护理的价值，达到预期效果。如甲亢患者在使用碘剂时，需讲明其治疗重要性，按时服药不能浪费点滴，并指导 Lugol 液滴在饼干或馒头上服用，或口服后用温开水将药杯中剩留药液稀释后再次服尽，以保证药液作用。

4.一般护理与准备

甲状腺手术前一般护理与外科手术前护理相同，尚须做好：①配血，注意"三查七对"，多个患者配血，要严格执行 1 次操作只对一个患者的制度；②备皮，术前 1d 作颈部皮肤准备。剃毛时不可逆行刮剃，备皮区尤其是疾病部位切记不可剃破，以防手术后感染及影响手术时机；③施行较广泛手术，除做普鲁卡因皮试外，还需做好青霉素皮肤试验，若青霉素皮试阳性者或用青霉素后发生过敏反应者，在使用先锋霉素前应做皮试，先锋霉素皮试药液浓度一般为 0.5mg/ml；④术前晚可给予镇静剂，尤其是甲亢患者，避免各种刺激因素，使之充分睡眠和休息；⑤术晨禁食：细致做好解释，避免患者产生禁食只是不吃主食却可以进水或糖果的误解；⑥术晨给予镇静剂及抑制气管分泌的麻醉剂。

5.观察要点

（1）术前除一般规检查外，出凝血时间、凝血酶原时间测定尤为重要。并且需作喉镜检查，以了解声带运动情况。护士应予关心，确保检查落实。

（2）对甲亢患者护士应正确测定基础代谢率（BMR），以了解甲亢控制情况，给医生选择手术时机提供依据。

（3）使用抗甲状腺素药时，观察有无副作用。硫脲类药物主要副作用有粒细胞减少与药疹，因此用药期间应定期（初治期每周 1 次，2～3 个月后每 2～4 周 1 次）检查白血球，如白细胞低于 $3.0×10^9/L$ 应停药观察，并给予升白细胞药物或强的松（30mg/d），恢复后可在密切观察下，改用另一种抗甲状腺素药物，但应注意硫脲类各药物之间有交叉反应。药疹一般可用抗组织胺药控制。

（4）服用甲基硫氧嘧啶药物时，用药前要测量脉搏，如患者服药后心率、基础代谢率、血 T_3、T_4 恢复或接近正常时，逐渐减量。如服用心得安治疗，在服药前也需测量脉搏，如低于 70/min，应停服 1 次。

（5）吸烟者术前应戒烟两周，对有呼吸道慢性炎症，如慢性气管炎者及时采取气溶、超声雾化或应用抗生素等措施。

（6）饮食，甲亢患者以高糖、高蛋白、高维生素易消化食物为宜。

（7）病室准备：患者接往手术室后，除更换床单、备好输液架，吸引器，氧气供应装置外，还应准备沙袋两只、气管切开包一个置床旁。如施行双侧甲状腺切除+颈淋巴结清除术，需准备负压吸引袋。

（二）术后护理

1.一般护理

（1）颈旁两侧置砂袋，以限制颈部活动，防止出血。

（2）半卧位，有利于呼吸及伤口渗出液的引流。全麻患者清醒后即改为半卧位。

（3）严密观察血压、脉搏、呼吸及体温变化。注意伤口渗血情况；有无呼吸困难、声音嘶哑、进水呛咳及手足搐搦，发现异常及时与医生取得联系，以便采取相应措施。

（4）甲状腺癌行颈部引流者，将引流管接负压吸引袋，并观察引流液的性质与量。若持续流出较多鲜红色血液，有活动性出血可能应及时与医生取得联系。

（5）保持伤口敷料清洁、干燥，敷料渗血多或被呕吐物污染后应及时更换，以防感染。

（6）保持呼吸道通畅，协助患者及时排出痰液，可采用蒸气吸入或超声雾化吸入。超声雾化药液配制：糜蛋白酶5mg+生理盐水20ml。若有呼吸道感染加用庆大霉素8万U。

（7）给予必要的镇静、止痛剂，保证患者充分休息。

（8）酌情给予抗生素以预防感染。使用时现配现用，保证抗生素疗效，同时须注意观察有无药物反应。

（9）术后第1～2天进流汁饮食，吞咽时患者常感咽喉部疼痛不适，应予解释并鼓励患者进食。首次进流汁时，宜嘱咐患者先少量慢喝，观察有无呛咳。

（10）甲亢患者术后要继续服用复方碘溶液，每日3次，每次10滴，共1周左右。或每日3次，每次16滴开始，逐日减量，每次减少1滴，至3滴/d，再维持此剂量两周。护士仍须给予服药指导。

（11）继续做好心理护理。患者术后有不同程度的疼痛及潜在并发症发生的可能，如伤口出血、声音嘶哑，手足抽搐及甲状腺危象等，易产生焦虑。护士要根据不同情况，采取相应的护理措施，使患者身心得到护理，顺利恢复健康。

2.术后主要并发症及护理

（1）创口内出血：术后伤口出血多发生在24～48小时内，尤以24小时内为多。主要是由于术中止血不彻底所致；少数患者因术后剧烈咳嗽，呕吐或活动等，使颈部血管内压升高，引起血管结扎线脱落。临床上轻者表现为颈部伤口敷料渗血多，气促，呼吸音粗糙，皮下淤血，颈部迅速肿胀。严重者表现为血肿压迫气管，引起呼吸困难，烦躁不安，口唇青紫，甚至发生窒息。有的患者（如甲亢、甲状腺癌根治者）可有大量鲜血从引流管流出，引起失血性休克。有的患者，由于引流管被血凝块堵塞，引流口不见出血，但呼吸道受压更为严重，此种情况往往易被忽视。护士在巡视中，应严密观察伤口敷料是否被鲜红血液湿透或出现上述症状，一旦发现立即报告医生，并检查伤口，必要时迅速剪开缝线，敞开伤口，清除切口内血块，解除压迫，急送手术室彻底止血。若同时伴有喉头水肿，则需行气管切开术。

（2）术后呼吸困难和窒息：是甲状腺术后最紧急，最严重的并发症，多发生在24～48h内，常见原因为创口内血肿压迫气管，手术操作或气管插管引起的喉头水肿；软化的气管失去支撑而发生塌陷；双侧喉返神经损伤；痰液阻塞；颈部软组织肿胀等。初始症状为颈部有压迫感，呼吸费力，气急烦躁，可见口唇及指端发绀，呼吸时有哮鸣音或笛音等。严重时出现呼吸时"三凹现象"即胸骨上窝、锁骨上窝及肋间隙吸气时有凹陷现象。护士在巡回中发现有上述情况，应及时与医生取得联系，采取紧急处理（包括检查伤口，排除血肿压迫）。轻度时可行半卧位、低流量给氧，每分钟1～2L、超声雾化吸入和应用少量地塞米松。严重时应果断施行气管切开术，待患者情况好转后，再送手术室进一步检查，止血或行其他处理。因此，术前应常规地在床旁放置气管切开包、消毒手套、氧气装置、吸引器、插灯和急救药品，以备急用。

（3）喉上神经损伤：手术时损伤喉上神经外支，会使环甲肌瘫痪，引起声带松弛、音调降低。如损伤内支，则使喉部粘膜感觉丧失，进食时，特别是进水或流汁时易发生呛咳、误咽。一般在治疗后可自行恢复。护理上应关心患者进食情况，给予饮食宣教，解释说明，并协助患者坐起进食或进半流质、半固体食物，避免呛咳。

（4）喉返神经损伤：暂时性损伤由术中钳夹、牵拉或血肿压迫神经引起；永久性损伤多因手术操作的直接损伤所致，如神经切断、缝扎。临床表现为声音嘶哑或失音，喉镜检查可见患侧声带外展麻痹。暂时性挫伤，经理疗后，一般在3~6个月内会逐渐恢复功能。一侧喉返神经损伤所引起的声音嘶哑也可由对侧代偿，6个月内发音好转。双侧神经损伤可出现严重的呼吸困难，需作气管切开。护士对已有喉返神经损伤的患者，应认真作好心理护理，实施护理措施，并适当应用促进神经恢复的药物，结合理疗，针灸，促进早日康复。

（5）甲状旁腺功能低下：手术中甲状旁腺误被切除、挫伤或血液供应受累，均可引起甲状旁腺功能低下。主要表现为低血钙（血钙浓度下降至2.0mmol／L以下，严重者可降至1.0~1.5mmol／L。正常为2.25~2.7Smmol／L），使神经肌肉应激性增高引起精神紧张，焦虑和手足抽搐。症状多发生于术后1~3d，在此期间应密切观察病情，注意面部，口唇周围和手、足有无针刺感和麻木。多数患者轻而短暂，经过2~3周后，未受损伤的甲状旁腺增生肥大，起到代偿作用，症状便可消失。严重者可出现面肌和手足有疼痛感觉的持续性痉挛，每天发作多次，每次持续10~20min或更长，甚至可发生喉和膈肌痉挛，引起窒息死亡。一旦发生这一并发症，护士应耐心作好护理和思想工作，积极配合医生治疗。在饮食上要适当控制，限制含磷较高的食物，如牛奶、瘦肉、蛋黄、鱼类等。抽搐发作时立即静脉注射10％葡萄糖酸钙或氯化钙10~20ml。症状轻者可口服葡萄糖酸钙或乳酸钙2~4g，每日3次，症状较重或长期不能恢复者，可加服维生素D_3，每日5万~10万U，以促进钙在肠道内吸收，最有效治疗口服二氢速固醇（A、T、IO）油剂，有提高血中钙含量的特殊作用，从而降低神经肌肉的应激性。

（6）甲状腺功能低下（甲减）：甲状腺功能减退的主要原因是手术切除腺体过多，或残留腺体缺血所致。早期多有食欲不振、怕冷、乏力、四肢酸痛、浮肿、心率减慢，体温在正常以下。继而出现粘液性水肿和各种功能障碍，基础代谢率低、血清胆固醇高、贫血、甲状腺摄131I率低等。

术后甲状腺功能低下，尚无理想的外科治疗方法。通常给予甲状腺素片40mg，2~3次／d，也有较好的效果。

甲状腺功能减退的患者对寒冷敏感。应指导患者注意保暖，及时增减衣服，以免受凉，防止呼吸道感染。由于患者基础代谢低下不爱活动，护士须给予关心、体贴，帮助患者建立正常的日常生活，饮食上宜进易消化及含碘多的食品如海带、贝、虾等，血清胆固醇高的患者，须限制摄入动物性脂肪。适当限制水、盐的摄取，按检查资料和症状予以调整，避免刺激性食物.同时加强皮肤护理，必须保持清洁，以免破损引起感染。

（7）甲状腺危象：甲状腺危象是甲亢患者最严重的并发症。常因术前准备不充分、症状未能很好控制而发生。患者多在36h内出现中枢神经、心血管、胃肠道等系统的功能紊乱症状，如高热，体温高达39℃以上，脉搏快而弱，心率大于120~140／min,可有心率失常，血压升高，精神惶恐，烦躁不安，甚至谵妄、昏迷，常伴有恶心、呕吐、腹泻，极度乏力、多汗等，严重者并发肺水肿、心力衰竭，如不及时处理或处理不当，患者常很快死亡。因此护士要对上述症状密切注意观察，定时巡回，一旦出现上述症状，即通知医生积极采取紧急处理。

护理上应做到：迅速建立静脉通道；吸氧；降温；注意皮肤清洁，多汗时及时更换衣服；如有呕吐及腹泻要不厌其烦地给予处理；并针对患者存在的焦虑问题做好心理护理；有条件将患者安置在单人房间或抢救室，必要时限制探视次数及时间，以保证患者充分休息。并发肺水肿时需协助患者采取端坐位，持续高流量给氧4～6L/min，50%酒精湿化吸氧。同时积极配合医生治疗。

甲状腺危象治疗包括以下几方面的措施：

①使用镇静药：患者烦躁不安，可用安定肌注或用冬眠合剂（哌替啶100mg，异丙嗪50mg、氯丙嗪50mg）。

②降温：物理降温可用酒精擦浴；头、腹股沟部及腋下置冰袋，必要时冰水灌肠。药物降温可用退热药物；冬眠合剂静脉滴注，尽量保持患者体温在37℃左右。

③口服复方碘溶液（Logol液）1～3ml，每日3次，不能口服时，可将碘液混在20ml牛奶中经直肠注入；紧急时，可用10%碘化钠5～10ml加于5%葡萄糖盐水500ml中静脉滴注，以降低循环血液中甲状腺素水平、抑制外周T_4转化为T_3。

④肾上腺皮质激素的应用：静脉滴注氢化考的松200～400mg或地塞米松10～20mg，每日1或2次。

⑤使用抗交感药物：如利血平1～2.5mg肌内注射，8h1次，心得安20mg口服4h1次，情况紧急时可用心得安1～3mg加于25%葡萄糖溶液20～100ml中缓慢静脉推注或滴注，以降低周围组织对儿茶酚胺的反应。

⑥大剂量维生素B、C应用。如有心力衰竭，加用毛地黄制剂。

⑦给氧：以减轻组织缺氧。

（三）出院指导

1.拆线后指导患者练习颈部动作，防止瘢痕挛缩，影响颈部活动。

2.出院后需继续服药治疗者，指导患者用药方法，并学会观察药物反应，如服用甲状腺素片，当出现心悸、心率大于100/min，应改用维持剂量，一般为20mg，每日3次，或门诊随访。服药期间，定期检查白血球，若下降至4000/mm^3时，应停药。

3.化疗或放疗者，教学患者会观察有否喉头水肿征象，如声音嘶哑、气急，甚至呼吸困难。应及时就诊。为预防减轻放疗反应。治疗前可用小剂量地塞米松，并定期化验白细胞，低于4000/mm^3也应停止治疗。

4.定期门诊随访。

第二节 腹外疝患者的护理

凡是腹内脏器或组织离开了原来的部位，通过腹壁或盆壁的先天性或后天性的缺损或薄弱区向体表突出，在局部体表形成一肿块者统称为腹外疝（abdominal external hernia）。腹外疝是腹部外科最常见的疾病之一，并以突出的解剖部位命名，其中以腹股沟疝发生率最高，占>90%，股疝次之，约占5%，另外还有切口疝、脐疝、白线疝以及腰疝等罕见疝。腹外疝的发生与腹壁强度降低和腹内压增高两大因素有关。

本节重点叙述腹股沟疝，腹腔内脏通过腹壁缺损在腹股沟区突出者，称为腹股沟疝（inguinal hernia）。腹股沟疝是最常见的腹外疝，占全部腹外疝的90%。

根据疝环与腹壁下动脉的关系，腹股沟疝分为腹股沟斜疝（indirect hernia）和腹股沟直疝（direct hernia）两种。斜疝从位于腹壁下动脉外侧的腹股沟管内环突出，向内、下、前斜行经腹股沟管，再穿出腹股沟管外环，继之可进入阴囊，占95%。直疝从腹壁下动脉内侧的腹股沟三角区直接由后向前突出，不经内环，也从不进入阴囊，仅占5%。腹股沟疝发生于男性者占多数。男女发病率之比为 15：1，右侧比左侧多见。老年患者中直疝发生率较多，但仍以斜疝为多见。

（一）病因与发病机制

腹股沟斜疝中先天性斜疝的发生与胚胎时期睾丸下降过程中鞘状突未能闭合有关。右侧睾丸下降比左侧略晚，鞘突闭锁也较迟，因此，右侧腹股沟斜疝较为多见。后天性斜疝腹膜鞘状突已经闭锁，而有新的疝囊形成。其发生主要与解剖上的缺陷、发育不良导致腹肌较弱而腹横肌与腹内斜肌对内环括约作用减弱，以及腹横肌（或联合肌腱）弓状下缘高位使之收缩时不能靠拢腹股沟韧带等有关。腹股沟直疝绝大多数属后天性，主要病因是腹壁发育不健全，腹股沟三角区肌肉和筋膜薄弱。

（二）临床表现

先天性斜疝分易复性疝和难复性疝。易复性斜疝的基本症状是腹股沟区可复性肿块的出现，开始肿块较小，仅在患者站立、劳动、行走、跑步、剧咳或婴儿啼哭等腹内压增高时出现，平卧或用手推压时肿块可回纳、消失。一般无特殊不适，偶尔伴局部胀痛和牵涉痛。随着疾病的发展，肿块可逐渐增大，自腹股沟下降至阴囊内或大阴唇，使行走不便和影响劳动。疝块回纳后，检查者可用示指尖轻轻经阴囊皮肤沿精索向上伸入扩大的外环，嘱患者咳嗽，则指尖有冲击感。用手指紧压腹股沟管内环位置，嘱患者用力咳嗽或站立，肿块不出现；若移开手指，则可见肿块从腹股沟中点自外上方向内下鼓出。这种压迫内环试验可用来鉴别斜疝和直疝，后者在疝块回纳后，用手指紧压住内环嘱患者咳嗽时，疝块仍可出现。

难复性斜疝除局部胀痛稍重外，主要特点是疝块不能完全回纳。滑动性斜疝除表现为较大而不能完全回纳的疝块外，尚有"消化不良"和便秘等症状。滑动性疝多见于右侧。

嵌顿性疝常发生在剧烈劳动或排便等腹内压骤增时，表现为疝块突然增大，并伴有明显疼痛。平卧或用手推送肿块不能使之回纳。还可伴有阵发性腹部绞痛、恶心、呕吐、便秘、腹胀等机械性肠梗阻的表现。疝一旦嵌顿，自行回纳的机会较小；多数患者的症状逐步加重，如不及时处理，终将成为绞窄性疝。

绞窄性疝的临床症状多较严重，可有脓毒症，甚至并发肠坏死、肠紊乱。

腹股沟直疝发病率较斜疝为低，约占腹股沟疝的 5%，多见于老年男性，常为双侧。

腹股沟直疝主要表现为腹股沟区可复性肿块。位于耻骨结节外上方呈半球形，多无疼痛及其他不适。当站立时，疝块即刻出现，平卧时消失。肿块绝不进入阴囊，由于直疝颈部宽大，极少嵌顿。还纳后可在腹股沟三角区直接扪及腹壁缺损，咳嗽时指尖有膨胀性冲击感。用手指在腹壁外紧压内环，让患者起立咳嗽，仍有疝块出现，可与斜疝鉴别（表 12—1）。

表 12—1　斜疝和直疝的鉴别

项目	斜疝	直疝
发病年龄	多见于儿童及青壮年	多见于老年
突出途径	经腹股沟管突出，可进阴囊	由直疝三角突出，不进阴囊
疝块外形	椭圆或梨形，上部呈蒂柄状	半球形，基底较宽
回纳疝块后压住内环	疝块不再突出	疝块仍可突出
精索与疝囊的关系	精索在疝囊后方	精索在疝囊前外方
疝囊颈与腹壁下动脉的关系	疝囊颈在腹壁下动脉外侧	疝囊颈在腹壁下动脉内侧
嵌顿机会	较多	极少

较多

（三）护理

1. 护理目标

（1）焦虑症状减轻或消失。

（2）无感染性并发症的发生。

（3）无血肿出现或血肿逐渐减轻到消失。

（4）术后无腹压增高因素，术后无疝复发。

（5）能够了解并能够自行控制引起疝复发的原因。

2. 护理措施

（1）心理护理：护理中应针对患者的焦虑心理，采取心理疏导的方法。向患者讲解采取手术的类型和方法、手术的安全性，请病区内类似手术的患者介绍手术成功的经验。多接触患者，减轻患者围手术期的紧张心理。幼儿患者，应减少对局部的各种刺激和检查，以免诱发疝嵌顿。

（2）术前护理

①积极采取措施、对症护理引起腹内压增高的各种因素，如慢性咳嗽、便秘、排尿困难等。

②巨大疝的患者，少活动、多休息，可使用疝带，防止疝嵌顿。

③密切观察腹部情况，若有腹痛或疝嵌顿的迹象，及时和医生联系，进行处理。

④注意了解老年人的重要生命器官的功能以及有无糖尿病存在。

⑤术前2周开始戒烟，注意保暖，防治感冒。

⑥皮肤准备。术前以清水清洗下腹部、会阴部及阴囊处，术前2h剃去毛发，避免损伤皮肤，防止感染。

⑦肠道准备。术前以肥皂水清洁灌肠，减少肠道内的粪便残渣量，尤其是有便秘习惯的患者。

⑧术前排空膀胱。

⑨对嵌顿时间长，合并有肠梗阻的患者，应注意遵医嘱补充水、电解质和留置胃肠减压等。怀疑合并感染的患者，及早使用抗生素。

（3）术后护理

①密切观察生命体征的变化。

②体位。术后平卧位，膝下垫枕，能够使关节屈曲，减少腹股沟区的缝合线张力。术后第2日，可取低半卧位。术后3~6d，可离床活动，应避免过大的活动量。年老体弱、巨大疝、复发疝、绞窄疝手术后应延长下床活动时间。无张力疝修补术可提前下床活动。

③切口处置放小盐袋，压迫24h，以减少伤口的渗血和腹内压增高时对伤口的冲击。婴幼儿可在切口处以适当压力加以包扎。

④保持会阴部清洁干燥，防止切口感染。婴幼儿应重点护理切口敷料，一旦被尿液浸湿，应及时更换。

⑤垫高阴囊，避免下坠。创面大时，阴囊处给以冷敷，防止阴囊血肿和水肿的发生。术后第2日可进普食，多食粗纤维食物。

⑥进一步防治和护理引起腹内压增高的因素。注意保暖，防止受凉引起咳嗽；保持大便通畅，若有便秘给通便药物；有尿潴留者及时导尿。

⑦术后卧床休息3d，3d后可起床但避免活动，7d后可适当活动。

第三节 腹部创伤患者的护理

腹部创伤在战时和平时均较常见，可分为闭合伤和开放伤。腹部创伤发病率在平时约占各种损伤的 0.4%～1.8%，多见于交通事故、工矿事故、生活事故如坠落、挤压和刀伤等。腹部创伤主要危险是实质性脏器或大血管损伤引起的大出血、休克及空腔脏器损伤所致的腹腔感染。因此，早期诊断有无内脏伤和及时治疗是降低腹部创伤死亡率和后遗症的关键。

（一）临床表现

由于伤情不同，腹部创伤后临床表现可有明显差异，从无明显症状体征到出现重度休克甚至死亡。主要病理变化是腹腔内出血和腹膜炎。最常见症状和体征有：腹痛和压痛、反跳痛、腹肌紧张、肠鸣音减弱或消失。

肝、脾、胰、肾等实质性器官或大血管损伤主要表现为腹腔内（或腹膜后）出血。患者面色苍白，脉搏细弱，脉压变小，收缩压可下降。持续性腹痛一般不很剧烈，腹肌紧张及压痛、反跳痛不如空腔脏器破裂时严重。出血多者可有腹胀和移动性浊音。

胃肠道、胆道等空腔脏器破裂，主要表现为弥漫性腹膜炎。除胃肠道症状（如恶心、呕吐、便血、呕血等）及稍后出现的全身性感染表现外，最突出的表现是腹部有剧烈的腹膜刺激征。另外空腔脏器破裂处也可有出血，但一般出血量不多，除非临近大血管有损伤。

如果实质性和空腔性脏器同时破裂，则出血性和腹膜炎表现同时存在。

（二）急救处理

迅速作全身检查，判断有无腹腔内脏损伤和其他部位多发伤，并紧急处理呼吸循环紊乱。迅速补充血容量，防治休克。怀疑有内脏伤者，立即建立两条以上静脉通道，作交叉配血。有休克者迅速输血输液，积极抗休克；伤情危重时在有效的支持下立即行剖腹探查手术。应用大剂量抗生素预防可能发生的腹腔感染；有开放伤者注射破伤风抗毒素 1500U，防止破伤风。置胃管持续胃肠减压，置尿管观察尿量。

（三）护理

腹部创伤的护理，重点在抗休克、预防感染、观察生命体征和手术后并发症，管理好各种管道、静脉输液和营养支持。

1.手术前护理

包括病情观察，协助医生作出正确的诊断，纠正休克和各种术前准备工作。腹部伤几乎均需急诊手术，而手术前准备对于保证手术顺利进行、避免手术中发生意外（如休克等），手术后发生切口感染及其他并发症有重要意义。

接到伤员首先检查有无呼吸道梗阻和呼吸功能障碍，清除呼吸道内的分泌物和异物，维持呼吸道通畅、保持良好的气体交换，必要时给予吸氧等。建立两条以上静脉通道，迅速输液，根据伤情备血输血维持血容量，必要时加压输血输液。有休克者按休克护理，无休克者给予半卧位，以利于呼吸及体位引流。凡疑有腹腔内脏伤者应禁食；对于未确诊者一律禁止使用止痛药物，以免延误诊断。密切观察病情变化，包括生命体征（体温、脉搏、呼吸、血压），神志，腹痛程度、部位及性质，有无腹膜刺激征、腹胀和恶心呕吐及呕吐物的性质和量，大小便情况等。发现问题及时报告医生协助处理。按常规备皮，根据需要做好药物过敏试验，随时做好手术准备。对于闭合性腹部伤或伤口不在腹部而怀疑腹内脏器伤时，协助医生进行诊断性腹腔穿刺或腹腔灌洗术；协助医生检查有无气胸、血胸、骨折等合并症。

2.术后护理

目的是观察伤情，预防、发现和处理并发症，尽量减少患者痛苦，促进功能恢复。

手术后全麻清醒、血压平稳后取半卧位以减少腹壁牵拉从而减少切口疼痛且有利于呼吸；同时腹腔中的残余液体可引流向低处积聚于膀胱直肠窝，不但可减轻中毒表现，而且一旦发生感染积脓，此处易于切开引流。

手术后禁食，经静脉输液维持营养和水、电解质平衡。准确记录24h出入量，尿量维持在30～50ml／h。对于长期不能进食者行完全胃肠外营养。一般禁食48～72h，待胃肠功能恢复、肛门有排气排便后开始给少量流质食物，6～7d后酌情改半流质饮食。加强各种引流管（如胃肠减压管、腹腔引流管、T管等）护理。能否保持引流管通畅，关系到患者的预后及生命安危。密切观察伤情变化，根据病情和手术种类确定测血压、体温、脉搏及呼吸的时间间隙。手术后体温一般每4h测1次，正常后改每日2次。伤员手术后1～3d因手术后反应体温皆略有升高（37.5～38.5℃），但很少超过38.5℃（除手术前有严重腹膜炎者），并逐步下降至正常。如手术后48～72h体温不下降反而升高应考虑手术后感染，最常见的是切口感染和肺部炎症。血压、脉搏、呼吸一般手术后24h内每2h测1次（休克未纠正或病情危重者每30min测1次），平稳后酌情延长测量间隔时间。如病情变化（如有内出血、呼吸异常等）及时通知医生配合抢救。

随时观察伤口有无出血、渗液、包扎是否严密、敷料有无脱落和移动，如敷料渗湿及时更换，发生移位或松脱随时调整，以免细菌侵入引起切口感染。手术2～3d后，切口疼痛逐渐减轻，如果反而加重或一度减轻后又加重，体温、血白细胞计数增高，可能有切口感染应检查切口情况。如系切口早期感染炎症，采取抗生素控制感染及局部理疗；如感染已发展至局部脓肿形成，应剪开缝线充分引流待创面清洁后一期缝合观察腹部症状和体征，主要观察腹痛、腹胀、腹膜刺激征、肠鸣音恢复及肛门排气等情况。手术后减少患者痛苦，使病员更好休息，1～2d内给予镇痛镇静药物，如哌替啶50～100mg（成人量），必要时6h1次。如手术后腹膜刺激征及腹痛不能缓解或加剧，出现腹胀，生命体征变化，警惕有无腹内吻合口瘘或空腔脏器损伤等立即报告医生处理。鼓励患者早期活动，以增加呼吸度，扩大肺活量；促进气管内分泌物排出，预防肺部并发症。可促进胃肠功能恢复；预防肠粘连。促进血液循环，预防下肢静脉血栓形成及促进伤口愈合。还可防止尿潴留及便秘。因此手术后除有休克、内出血者外，应尽量早期活动。

第四节 急性腹膜炎患者的护理

急性腹膜炎是一种常见的外科急腹症，根据病因可分为继发性腹膜炎和原发性腹膜炎两大类。按累及的范围可分为弥漫性和局限性。临床上所称的急性腹膜炎多系继发性细菌性腹膜炎。

（一）病因与发病机制

1.继发性腹膜炎

由腹内脏器穿孔、炎症、损伤、破裂或手术污染所引起。常见病因是急性阑尾炎、胃肠穿孔、急性胰腺炎等。病原菌以大肠埃希菌最多见，其次为厌氧类杆菌、肠球菌、链球菌、变形菌等，一般为多细菌混合性感染，毒性强。

2.原发性腹膜炎

腹腔内无原发病灶，病原菌经由血行、淋巴或经肠壁、女性生殖器进入腹腔引起腹膜炎。多见于儿童，多数在肾病、猩红热或营养不良等抵抗力低下时发生。病原菌多为肺炎链球菌和其他链球菌。腹腔受细菌侵犯或胃肠内容物刺激后，立即发生炎症反应：腹膜充血，水肿和通透性增加，渗出大量液体，稀释腹腔内毒素，早期为浆液性，后期转为脓性。

根据患者的抵抗力，感染的严重程度以及治疗后果，腹膜炎有多种不同的结局。如果患者的抵抗力强，致病菌毒力弱，腹膜腔对入侵的细菌可通过淋巴和吞噬细胞等途径将其清除，炎症可迅速消散。部分患者炎症可局限化而形成腹腔内脓肿。少数炎症扩散形成弥漫性腹膜炎而引起毒血症，麻痹性肠梗阻，严重水、电解质和酸碱平衡紊乱，最终导致多器官功能衰竭甚至死亡。

（二）临床表现

1.腹痛：为最主要症状。腹痛呈持续性，以原发病灶最为明显，随着炎症发展可波及全腹。

2.恶心、呕吐：为早期出现的症状。呕吐物为胃内容物，系反射性呕吐。晚期由于肠麻痹出现频繁呕吐，内容物常含胆汁，甚至粪样肠内容物。

3.全身中毒症状：常有高热、大汗、口干、脉速、呼吸浅快等全身中毒表现。腹膜炎后期可出现全身衰竭，严重脱水，代谢性酸中毒和休克。

4.腹部体征：腹式呼吸减弱或消失、腹胀。全腹有压痛、反跳痛、肌紧张称为腹膜刺激征。它以原发病灶处最显著。腹肌紧张程度随病因和患者全身情况不同而异。叩诊时可因腹胀而呈明显鼓音，胃肠道穿孔者肝浊音界可缩小或消失；腹腔液体多时有移动性浊音。听诊肠鸣音减弱或消失。

5.其他：白细胞计数和中性粒细胞增高。血液系生化检查发现电解质紊乱和代谢性酸中毒。腹部 X 线检查可见肠腔普遍积气，可有液平面。胃肠道穿孔时，多数可见膈下游离气体。诊断性腹腔穿刺可依据所得液体的颜色、混浊度、气体、涂片镜检等判断原发性病灶，以明确病因。B 超和 CT 检查对腹腔脓肿多可明确诊断。

（三）护理

1.护理目标

（1）补液及时，体液平衡维持良好，无电解质和酸碱平衡紊乱。

（2）及时发现并发症并得到处理。

（3）疼痛得到控制。

（4）生活得到照顾，患者情绪稳定。

（5）保持引流管通畅。

2.护理措施

（1）术前护理

①心理护理：做好解释工作，使其能解除忧虑，配合治疗。

（2）密切观察病情变化：定时测量体温、呼吸、脉搏、血压，观察尿量、腹部体征变化，有无脱水、休克的临床表现，对休克患者还应检测中心静脉压及血气分析数值。

③体位：在无休克情况下，患者宜取半卧位，使患者上身与床成 30°～40°角，膝下及足底部以软枕垫挡，防止下滑，以利于腹腔内渗出液、脓液等积聚在盆腔，使炎症局限。因盆腔腹膜吸收能力较上腹部差，可减少毒素的吸收，并可防止膈下脓肿。

④禁食：可减少胃肠道内容物继续流入腹腔，有利于控制感染的扩散。必须待肠蠕动恢复后，才可开始进食。

⑤胃肠减压：是腹膜炎治疗中重要措施之一，可减轻胃肠道内积气、积液，减少胃肠道内容物继续漏出流入腹腔，有利于减轻腹胀，使炎症局限，改善肠壁血液循环和促进胃肠道蠕动功能的恢复。做好胃肠减压护理，向患者讲述置胃管的重要性。告知其不能随意拔出胃

管及可能导致的后果，保持引流通畅，如管腔被阻塞可用少量无菌等渗盐水冲洗或挤压胃管，亦可注入少量空气。

⑥输液：建立静脉输液通道，及时补入适量的晶体液和胶体液，纠正水、电解质及酸碱平衡失调。必要时需输血浆或全血，以维持血容量。因腹膜炎时，腹腔内有大量液体渗出，加之呕吐，患者不仅丧失水、电解质，也丧失大量血浆。因此，就应根据患者的临床表现和血生化测定、中心静脉压等监测，静脉补入晶、胶体溶液，防止休克的发生。

⑦抗生素的应用：一般在腹膜炎确定后使用抗生素。在继发性腹膜炎，尤其是急性阑尾炎穿孔、胃肠穿孔，多为混合性感染（需氧菌与厌氧菌混合感染），因此需联合应用抗生素，根据病情发展和腹腔渗出液的药敏试验采用有效抗生素。

⑧疼痛的护理：对于诊断未确立或治疗方案尚未确定的患者，应严禁使用麻醉类止痛药，以免掩盖病情，延误诊断和及时治疗。

⑨腹腔穿刺是根据穿刺抽出的液体，以明确急性腹膜炎的性质，了解腹腔内脏器有无破裂或属哪个脏器破裂等诊断之用。常规物品准备，患者取45°倾斜侧卧位，穿刺点一般在髂前上棘与脐部连线的腹直肌外缘处。穿刺针进入腹腔后，如有血液、胆汁或肠液抽出，证明有内脏损伤，应立即准备手术治疗。

⑩口腔和皮肤护理：常规做好口腔和皮肤护理。

（2）术后护理

①护士应详细了解手术经过、麻醉情况、腹腔内炎症情况及手术方式，重点了解各种引流管放置部位及引流状况。

②体位：全麻清醒前应去枕平卧，头偏向一侧，以免呕吐时误吸。全麻清醒后或硬膜外麻醉平卧6h后，如血压、脉搏平稳，可改为半卧位，以利于腹腔引流，减轻腹胀。鼓励患者及早翻身，适当活动，预防肠粘连。

③继续禁食和胃肠减压：术后禁食2~3d，待肠功能恢复，肛门排气后方可拔除胃管，开始流质饮食。如无腹胀、腹痛、呕吐等不适，进食2~3d后可改为半流质饮食。对手术中行胃肠道切除吻合者，禁食时间酌情延长。做好胃肠减压的护理，向患者讲述置胃管的重要性。

④病情监测：注意观察体温、脉搏、呼吸、血压及尿量的改变。

⑤术后适当应用止痛剂：以减轻患者的不适，若切口疼痛明显应检查有无感染或其他情况，做好伤口的护理，预防伤口感染。

⑥维持水电解质和酸碱平衡：腹膜炎患者术前因腹腔内大量液体丧失，常有水电解质酸碱平衡失调，术后应增加营养，静脉补充水、电解质、维生素和蛋白质，必要时需输入血浆或全血，以补充机体高代谢和修复的需要。

⑦抗生素的应用：术后应继续使用广谱抗生素，以减轻和防止腹腔感染。

⑧引流管的护理：术后保持引流通畅，注意固定，不要受压、扭曲，并仔细观察引流量及性状的变化。常用双套引流管，是选用两根粗细不等的乳胶管，细管插在粗管内。外套管内径1~1.5cm，内套管内径0.6~0.7cm，有时再加一细滴液管，外套管侧壁有许多小孔，使压力比较分散、均匀，不易被组织吸附，以利于引流通畅无阻。内套管接负压吸引，可由滴液管滴入抗生素持续冲洗吸引，效果更好。观察引流管的颜色、性质和数量，如色泽鲜红，说明有继发性出血，应及时处理。注意引流管压迫和牵拉脱出。准确记录引流管的进量和出量，以便提供补充液体和电解质的依据。出现引流液突然减少，患者感腹胀、伴发热，应及时检查管腔有无堵塞或管子滑脱。若有堵塞可选用生理盐水冲洗，如管腔已堵塞，可将管子

拔出，消毒后重新放入。当 BI 流液减少，色清，患者体温正常、血细胞计数正常可考虑拔除引流管。如内脏出血而置引流管者，术后 48h 内渗血逐渐减少，则可拔管。引流袋应每日更换。

⑨并发症的观察和护理：注意急性化脓性腹膜炎术后并发腹腔、盆腔残余感染的发生，应密切观察患者的体温、白细胞计数、全身中毒症状及腹部局部体征的变化，观察有无大便次数增多、尿频或排尿困难，患者诉说下腹坠胀、里急后重等盆腔脓肿表现。出现异常情况，应及时通知医生积极处理。

（3）健康教育
①多食高蛋白、高热量、高维生素、易消化的饮食。
②注意体温及腹痛情况，保持大便通畅，防止便秘。
③出院后注意休息，适当活动，防止术后粘连。对发生突然腹痛加重者，应去医院就诊。
④注意饮食卫生，避免餐后剧烈运动。

第五节　肠梗阻患者的护理

任何原因引起的肠内容物的正常运行或通过发生障碍，均称为肠梗阻。肠梗阻是外科常见的急腹症，其病因复杂，病情多变，发展迅速。可导致全身性生理紊乱，甚至危及患者生命。

（一）病因与分类
1.按肠梗阻发生的基本原因可分为三类：
（1）机械性肠梗阻：最常见。由于某种原因引起肠腔狭窄，肠内容物通过发生障碍。常见原因有：
①肠腔阻塞：如寄生虫、大的胆石、粪块、异物等。
②肠壁病变：如先天性肠道闭锁、炎症、肿瘤、肠套叠等。
③肠管受压：如粘连带压迫、肠管扭转、嵌顿疝、腹腔脓肿或肿瘤等。
（2）动力性肠梗阻：梗阻原因是由于神经反射或毒素刺激引起肠壁肌肉功能紊乱失调所致。可分为麻痹性肠梗阻和痉挛性肠梗阻。
（3）血运性肠梗阻：较少见。由于肠管血运障碍，继而发生肠麻痹而使肠管失去运动能力。

2.按肠壁有无血运障碍可分为：
（1）单纯性肠梗阻：无血运障碍，只有肠管内容物通过受阻。
（2）绞窄性肠梗阻：不仅有肠管内容物通过受阻，同时有肠管血运障碍。可因肠系膜血管受压、栓塞或血栓形成等使相应肠段急性缺血，也可在单纯性肠梗阻时，因肠管高度膨胀，使肠壁小血管受压，而发生肠管血运障碍。

3.按梗阻程度可分为：高位肠梗阻、低位肠梗阻
4.按梗阻程度可分为：完全性肠梗阻和不完全性肠梗阻。
5.按病情缓急可分为：急性肠梗阻和慢性肠梗阻

（二）临床表现
尽管由于梗阻的原因、部位、病变程度、发病缓急的不同，可有不同的临床表现，但肠内容物不能顺利通过肠腔是共有的，其共同的表现有腹痛、呕吐、腹胀和停止自肛门排便排气。

1.症状

（1）腹痛：单纯机械性肠梗阻腹痛特点为阵发性剧烈腹痛，腹痛呈波浪式由轻而重，再由重而轻，平稳一段时间后再次发作。单纯性肠梗阻发展至绞窄性肠梗阻后，腹痛发作时间频繁，缓解时间缩短，腹痛呈持续性伴阵发性加重，且可出现腹膜炎体征。麻痹性肠梗阻腹痛多不明显，而呈持续性胀痛，肠鸣音减弱或消失。

（2）呕吐：早期为反射性，呕吐物为胃内容物，呕吐后腹痛可暂时缓解，而后再出现呕吐。梗阻部位愈高，呕吐出现愈早，次数愈频繁。高位肠梗阻时呕吐频繁，呕吐物主要为胃及十二指肠内容物。低位肠梗阻呕吐出现较晚，量少，呕吐物常有带臭味粪样物。

（3）肛门排便排气停止：完全性肠梗阻时，常无肛门排气及排便。不完全性肠梗阻可有多次少量排气、排便。肠管如有绞窄，可排出黏液样血便。

（4）腹胀：腹胀一般出现较晚，其程度与梗阻部位有关。高位肠梗阻腹胀不明显，有时可见胃型及蠕动波。低位肠梗阻及麻痹性肠梗阻腹胀显著，可为全腹胀。

2.体征

（1）全身变化：单纯性肠梗阻早期全身变化不明显，梗阻晚期或有绞窄性肠梗阻可有口唇干燥、眼窝凹陷、皮肤弹性消失、尿少或无尿等脱水表现，或脉搏细速、血压下降、面色苍白、四肢发凉等中毒和休克征象。

（2）腹部体征：单纯机械性肠梗阻可见腹胀、肠型和蠕动波，肠鸣音亢进，有气过水声或金属音，腹部轻压痛，无腹膜刺激征。绞窄性肠梗阻腹部有固定性压痛和腹膜刺激征，腹腔内有渗液，可有移动性浊音。麻痹性肠梗阻时腹胀均匀，肠鸣音减弱或消失。

（三）护理

1.护理措施

（1）一般护理

①禁食：待病情好转，梗阻缓解后12小时方可试进少量流食，但忌甜食和牛奶，以免引起肠胀气，48小时后试进半流食。

②胃肠减压：以减轻腹胀、腹痛。注意保持胃肠减压的通畅、有效，做好口腔护理，减轻患者的不适感。观察引流液的性质以判断梗阻的部位、程度，并记录引流量作为补液的参考，使出入液量保持平衡。

③体位：无休克者采取半卧位，以减轻腹痛、腹胀对膈肌的压迫，也有利于改善呼吸和循环功能。

④呕吐的护理：重症患者应将头转向一侧，以防呕吐物吸入气管，导致窒息及吸入性肺炎。呕吐后及时清除呕吐物，给予温开水漱口，保持口腔清洁。注意观察呕吐出现的时间、次数、性质及量并记录。

（2）病情观察：严密观察病情变化。注意生命体征及全身症状，了解是否存在口渴、尿少等脱水症状以及呼吸急促、脉率增快、脉压减小，烦躁不安、面色苍白等休克前期症状。严密观察和准确记录出入液量，包括呕吐物量、胃肠减压量、尿量以及输液总量。定时观察血象、电解质及血气分析结果。观察肠梗阻症状，认真观察病情变化，及时发现绞窄性肠梗阻。

2.用药及注意事项

（1）补液的护理：根据病情、不同的年龄以及出量的多少补充液体及电解质，必要时输血，以维持水电解质及酸碱平衡。

（2）抗生素的应用：遵医嘱使用抗生素以防治细菌感染，减少毒素吸收，减轻中毒症状。应注意用药后副作用及疗效观察。

（3）解痉止痛：确定肠绞窄后，可使用阿托品类解痉药，但禁用吗啡类止痛药物，以免掩盖病情而延误治疗。

3.健康指导

（1）告诉患者及家属胃肠减压对治疗疾病的重要意义取得配合。

（2）术后肠功能恢复后方可进食，忌产气的甜食和牛奶等。

（3）适当活动，吃易消化的食物，不宜暴饮暴食；不要在饭后剧烈运动。

（4）养成良好的卫生习惯，不吃不洁的食物，减少肠道寄生虫病。

（5）保持大便通畅，老年及肠功能不全有便秘现象者应及时给予缓泻剂，必要时灌肠，以协助其排便。

（6）有腹痛等不适应及时就诊。

第六节　阑尾炎患者的护理

急性阑尾炎（acute appendicitis）是外科最常见的急腹症。大多数患者能及时就医，获得良好的治疗效果。但有时诊断相当困难，处理不当可发生一些严重的并发症。因此，如何提高疗效，减少误诊，仍然是临床治疗和护理中的关键问题。急性阑尾炎可发生在任何年龄，20～30岁年龄组为高峰，约占总数的40%。男女之比为2～3：1。

（一）病因与发病机制

急性阑尾炎的确切病因尚不十分清楚，常表现为阑尾壁受到不同程度的细菌侵袭所致的化脓性感染，其发病机制较为复杂，归纳起来与下列因素有关：1.阑尾管腔的阻塞；2.细菌感染；3.神经反射。在病理学上大致可分为急性单纯性阑尾炎、急性化脓性（蜂窝织炎性）阑尾炎、急性穿孔性（坏疽性）阑尾炎3种类型，代表着炎症发展的不同阶段。在诊断和治疗上有着极其重要意义。

（二）临床表现

1.症状：主要表现为腹部疼痛、胃肠道反应和全身反应。

2.体征：常见的体征有右下腹部压痛、腹肌紧张和反跳痛等，是诊断阑尾炎的主要依据。

3.辅助检查：包括血尿便常规，X线及腹部B超。

（三）特殊类型阑尾炎

1.小儿急性阑尾炎

小儿急性阑尾炎临床上虽并不少见，但发病率低于成年人。①与成年人比较，小儿急性阑尾炎发展快，病情重，穿孔率高，并发症多；②小儿的大网膜发育不健全，对炎症的局限能力差，就诊时多数患儿有不同程度的急性化脓性腹膜炎；③临床症状不典型，胃肠道反应比较突出，有时以频繁的呕吐为最初的首要症状。个别病儿起病时就伴有39～40℃高热，也有以持续性腹泻为主要表现的；④上呼吸道感染、扁桃体炎、急性肠炎可能是小儿急性阑尾炎的诱发因素。这些疾病常导致小儿急性阑尾炎的临床表现不甚典型，容易误诊，加之小儿查体常不合作，腹部是否有压痛和压痛的范围、程度都不易确定。因此，必须争取患儿和家属的合作，反复检查，仔细比较，以求获得较准确的结果；⑤确诊后应立即手术切除阑尾。要注意加强术前准备和术后的综合治疗，以减少并发症的发生。

2.老年急性阑尾炎特点有

①随着我国人口的老龄化，>60岁老年人急性阑尾炎的发病率逐年上升；②老年人抵抗

力低下,阑尾壁薄,血管硬化,就诊时阑尾穿孔率高;③老年人大网膜已萎缩,穿孔后炎症不易局限,合并急性化脓性腹膜炎的机会较多;④临床表现不典型。老年人反应能力低,腹痛不明显,常无转移性特点;由于腹肌已萎缩,即使阑尾已穿孔,腹膜刺激征也不明显;有时阑尾周围脓肿形成,右下腹已出现包块时,也无急性炎症表现,反而酷似回盲部恶性肿瘤;⑤并存病多。常有心血管疾病、慢性肺疾病、胃肠道疾病及代谢性疾病如糖尿病等。这些疾病一方面会增加诊断上的难度,另一方面使治疗棘手,还使并发症增多,死亡率增高;⑥高龄不是手术的禁忌证。除单纯性阑尾炎在严密的观察下可保守治疗外,其他类型的阑尾炎必须手术治疗。但要加强术前的准备和术后的处理,保证手术的安全,减少术后并发症的发生。

3.妊娠期急性阑尾炎

特点有:①妊娠期急性阑尾炎的发病多见于25～35岁之间,约80%在妊娠的中、晚期;②由于孕妇生理方面的变化,一旦发生阑尾炎,孕妇死亡率增高,比一般患者高10倍,胎儿的死亡率也增加;③随子宫的增大,盲肠和阑尾的位置也随之改变,阑尾在向上移位的同时,其尖端还呈反时针方向旋转。有时盲肠和阑尾向外和向后移位,部分为胀大的子宫所覆盖;④妊娠期由于盆腔器官充血,炎症发展较快,阑尾发炎后穿孔的机会多。由于大网膜被推向一侧,不易限制炎症的发展,合并急性弥漫性腹膜炎的机会也增多;⑤妊娠早期阶段的急性阑尾炎的临床表现与一般阑尾炎相同,但妊娠中期和晚期的阑尾炎,腹痛和压痛的位置升高,肌紧张不明显,临床上容易误诊;⑥妊娠期急性阑尾炎的治疗,原则上首先应从孕妇的安全出发。妊娠<3个月发病者,原则上与非妊娠期相同,急诊切除阑尾最佳;妊娠中期的急性阑尾炎,症状严重者仍以手术治疗为好;妊娠晚期阑尾炎,孕妇早产率、胎儿死亡率增高,手术时应尽量减少对子宫的刺激;预产期和临产期的急性阑尾炎,诊断和治疗均较复杂,应与产科医生共同研究处理。

(四)护理

1.护理目标

(1)患者能够平静地看待疾病和积极配合手术治疗。

(2)患者能够识别和主动地避免引起和加重疼痛的因素,能够描述疼痛的特点。

(3)能够维持患者术后的身心舒适,无术后并发症发生。

(4)患者和家属对阑尾炎的一般知识有一定程度的了解,能够及时识别阑尾炎的一些症状特点,及时就医和积极配合治疗。

2.护理措施

(1)心理护理:患者入院时热情接待并及时安置床位,立即通知医生为其诊治;尽可能为患者提供安静、整洁、舒适的环境,避免各种不良刺激;减少对患者腹部的频繁查体,以减轻由疼痛引起患者的恐惧心理;对患者的恐惧表示理解和同情,鼓励其说出自己心中的感受,并耐心倾听,给予帮助;介绍疼痛的演变是疾病发展的正常表现,详细介绍治疗、护理、检查的目的以及手术的必要性,稳定患者的思想情绪,使患者对诊治充满信心。

(2)术前护理

①术前4～6h应禁饮食。

②密切观察疼痛的程度和性质,及时汇报,以协助医生诊断。

③采用减轻疼痛的卧姿,如右膝屈曲位。确定诊断和手术时间后可给以适量的镇痛剂和止吐剂。

④已化脓和穿孔者应遵医嘱给以广谱抗生素治疗。

⑤有弥漫性腹膜炎者,需行胃肠减压,静脉输液,注意纠正水、电解质紊乱。

（3）术后护理

①观察生命体征的改变，直至稳定。

②继续给以静脉输液、止痛镇静及遵医嘱抗感染等护理。

③鼓励和协助患者尽早下床活动，促使肛门及早排气。

④观察引流管液的引流性状，根据病情酌情拔除。

⑤患者肛门排气排便后，无明显的腹胀，可及早进食。从流食开始，观察进食后的反应，若有恶心、呕吐则应禁食。

⑥术后并发症的防护：术后并发症发生与阑尾炎的病理类型和手术时间的早晚有密切关系。未穿孔阑尾炎切除后，并发症发生率明显低于穿孔后手术者。发病后 24h 和 48h 后手术者，阑尾穿孔率分别为 20％和 70％。所以发病 24h 内应及时切除阑尾，以降低并发症的发生率。

内出血：术后 24h 的出血多因阑尾系膜结扎不牢或血管结扎线松脱所致。主要表现为腹腔内出血的症状，如腹痛、腹胀、休克和贫血。安置引流管者可见有血性液流出。应针对患者的恐惧心理加强护理，同时积极配血、输血并再次手术止血；

盆腔脓肿：穿孔性阑尾炎术后，腹腔脓汁吸收不完全，可在腹腔的不同部位形成残余脓肿，其中以盆腔脓肿最常见。大多发生在术后的 7～10d，表现为体温再度升高，大便次数增多，伴里急后重或有尿急、尿频、尿痛等膀胱刺激症状。肛指可见括约肌松弛，直肠前壁隆起。应及时遵医嘱抗炎，理疗，无效时经直肠或阴道后穹窿穿刺或切开引流；

粘连性肠梗阻：阑尾术后肠粘连的机会较多，与手术损伤、炎症刺激和引流管拔出过晚有关。一般先行综合的保守治疗，无效时应手术。

粪瘘：常因阑尾根部坏疽穿孔、阑尾残端处理不当所致，也可因手术粗暴误伤盲肠和回肠而引起。主要表现为伤口感染久治不愈或引流管有粪便和气体溢出。如粪瘘形成时感染已局限于回盲部周围，体液和营养丢失较轻，可先行保守治疗，多数患者粪瘘可自行愈合。如病程>3 个月仍未愈合，应手术治疗。护理中尤应重视维护切口及周围皮肤的清洁和干燥，避免引起过多的不适；

切口的并发症：包括切口感染、慢性窦道和切口疝，三者有一定的内在联系。切口感染多发生在术后 4～7d，也有两周后才出现的。主要表现为切口处跳痛、局部红肿伴压痛，体温再度上升。应立即拆除缝线，引流伤口，清除坏死组织，经常交换敷料促使其愈合，或待伤口内肉芽新鲜时二期缝合治愈。如伤口内异物（如线头）清除不干净，引流不畅，可长期不愈，遗留有一处或几处深而弯曲的肉芽创道，即为慢性窦道。病程可持续数月，有的甚至>1年，伤口时好时坏。如经保守治疗 3 个月仍不愈合者，可再次手术切除窦道，重新缝合。感染的伤口虽已愈合，但腹膜和肌层已裂开，小肠袢和网膜可由切口处突出于皮下瘢痕组织处，称为切口疝。如有明显症状，影响劳动，应行手术修补。

（4）健康教育

①急性阑尾炎是一种常见的急腹症，只要及早发现、及时就医，是完全可以治愈而无明显影响健康的并发症。

②诊断未确定之前，不要随便使用止痛剂，以免掩盖病情。

③要重视疼痛特点的微小变化，及时向医生汇报。

④不要暴饮暴食、过度劳累，避免感冒，及时治疗上呼吸道感染。

⑤阑尾切除术后应当加强活动，以防肠粘连的发生。

⑥术后如有切口红肿、渗液、直肠或膀胱刺激症状、不明原因的发热等现象，及时就医。

参考文献

[1]鲍连美，张晓峰，王谦，等. 临床实用护理手册. 天津：天津科学技术出版社, 2010.

[2]毕璧. 妇产科护理. 南京：东南大学出版社, 2009.

[3]陈健尔. 护理人文学. 杭州：浙江大学出版社, 2008.

[4]陈湘玉. 新编临床护理指南 护理常规卷. 南京：江苏科学技术出版社, 2010.

[5]陈晓燕. 妇产科护理. 武汉：湖北科学技术出版社, 2010.

[6]陈欣怡，康琳. 内科临床护理手册. 石家庄：河北科学技术出版社, 2010.

[7]董红艳，赵小义，邓荆云. 急救护理. 武汉：华中科技大学出版社, 2011.

[8]范秀珍. 护理学基础. 北京：人民卫生出版社, 2006.

[9]冯丽华，张清. 内科护理学. 北京：人民军医出版社, 2007.

[10]高颖慧，陈书变，姜秀珍. 临床护理与技术. 天津：天津科学技术出版社, 2009.

[11]何方. 儿科护理学. 北京：北京科学技术出版社, 2008.

[12]蒋红，高秋韵. 临床护理常规. 上海：复旦大学出版社, 2010.

[13]李朝华. 儿科临床护理手册. 石家庄：河北科学技术出版社, 2010.

[14]李群芳，邓荆云，张爱琴. 内科护理. 武汉：华中科技大学出版社, 2011.

[15]李淑迦. 护理与法. 北京：北京大学医学出版社, 2008.

[16]李小萍. 基础护理学. 北京：人民卫生出版社, 2006.

[17]刘伟，任素杰. 外科护理学. 北京：北京科学技术出版社, 2009.

[18]刘玉云，徐冬梅，刘峰. 临床护理与实践. 天津：天津科学技术出版社, 2008.

[19]路笃诚. 内科危重症与护理. 西安：陕西科学技术出版社, 2009.

[20]罗彩凤. 护理学基础. 镇江：江苏大学出版社, 2010.

[21]罗琼，宋小青. 妇产科护理学. 北京：科学出版社, 2010.

[22]马传贵. 综合临床诊疗与护理. 长春：吉林科学技术出版社, 2007.

[23]孟凡敏，迟秋艳，孙秀芳，等. 实用临床护理与技术. 天津：天津科学技术出版社, 2009.

[24]沈兴艳，刘淑艳，单晓红. 实用临床医疗护理技术. 哈尔滨：黑龙江科学技术出版社, 2009.

[25]孙红，卢金香，张德玲，等. 现代护理理论与实践. 天津：天津科学技术出版社, 2010.

[26]孙文菊，王庆芳，贾凤菊. 内科疾病诊疗指南与护理. 北京：中医古籍出版社, 2009.

[27]田玉凤. 实用临床护理指南. 北京：人民军医出版社, 2006.

[28]魏娟. 内科护理学. 北京：北京科学技术出版社, 2008.

[29]魏陶军，宁方霞，段元娥，等. 实用临床常见疾病护理. 昆明：云南科技出版社, 2009.

[30]徐传庚. 护理心理学. 北京：中国医药科技出版社, 2009.

[31]杨艳玲，陈长香. 外科护理学. 北京：人民军医出版社, 2007.

[32]叶春香. 儿科护理 第2版. 北京：人民卫生出版社, 2008.

[33]喻思红. 护理技术. 北京：高等教育出版社, 2007.

[34]翟向红. 产科护理. 北京：人民军医出版社, 2010.

[35]钟玉杰. 护理学基础. 北京：北京科学技术出版社, 2009.